百家經典

黃帝內經

佚名【原典】
朱斐【譯注】

U0084550

關於《黃帝內經》全譯本

《黃帝內經》共十八卷，《素問》、《靈樞》各有九卷、八十一篇。內容包括攝生、陰陽、臟象、氣血、經絡和論治之道。

《黃帝內經》是第一部中醫理論經典。中醫學作為一個學術體系的形成，是從《黃帝內經》開始的，所以《黃帝內經》被公認為中醫學的奠基之作。

《黃帝內經》是第一部養生寶典。《黃帝內經》中講到了怎樣治病，但更重要的講的是怎樣不得病，怎樣使在不吃藥的情況下就能夠健康、能夠長壽。《黃帝內經》有一個非常重要的思想：「治未病」。《黃帝內經》中說：「不治已病治未病，不治已亂治未亂。」

《黃帝內經》是第一部關於生命的百科全書。《黃帝內經》以生命為中心，裏面講了醫學、天文學、地理學、心理學、社會學，還有哲學、歷史等，是一部圍繞生命問題而展開的百科全書。國學的核心實際上就是生命哲學，《黃帝內經》就是以黃帝的名字命名的、影響巨大的國學經典。

關於　朱斐

中醫師，浙江中醫大學畢業，加拿大傳統醫學會理事、國際醫事顧問，浙江省氣功科學研究會會員，寧波市科普作家協會理事。

序 言

朱斐

《黃帝內經》由《素問》和《靈樞》組成，為中國現存最早的醫學典籍，大約成書於戰國至西漢時期。它集中反映了中國古代的醫學成就，創立了中國醫學的理論體系，奠定了中醫學發展的基礎，始終指導著中國醫學的發展，直到今天仍具有重要的研究價值。《素問》《靈樞》各有九卷，八十一篇，所論內容十分豐富，包括陰陽五行、臟象氣血、腧穴針道、病因病機、診法病證、治則治法、醫德養生、運氣學說等，較為詳盡地論述了人體生理、病理、診斷、治療的有關內容，突出了古代的哲學思想，強調了人體內外統一的整體觀念，從而成為中醫的基本理論。

流傳了兩千多年的《黃帝內經》是凝聚了中華民族智慧結晶的中醫理論經典，書中提出的天人合一、陰陽平衡、順應四時等理念，一直被人們視作養生保健的最高準則。黃帝擁有一支通曉醫藥的能人隊伍，如岐伯、雷公、伯高、少師、少俞等。書中敘述群賢研究醫療的心得，都鞭辟入裏，後人難以望其項背。在遠古時代，沒有注射筒、血壓計、體溫計等基本的醫療器材，更沒有顯微鏡、X光、超音波、斷層掃描等複雜的檢驗設備，也沒有經過多年臨床試驗的藥物。那麼，為什麼我們的祖先會擁有如此高的智慧，能夠建立起一套顛撲不破的醫學理論呢？

如同道家經典的玄妙縹緲，《黃帝內經》的內容也十分深奧，後人很難完全理解其中的含義，雖然歷代名家批註迭出，但大多無法成為天下公認的範本，即使是金元四大家也只能參透其中的一部分。試問在科學昌明的現代，醫學家們能否追根究底，一窺這部寶典的全貌與真髓呢？

有位學者說：「得訣歸來好看書。」同樣的，若要讀懂《黃帝內經》，必須將貫穿書中的幾項基本元素詳加拆解，唯有進一步瞭解陰陽、氣血這些關鍵字匯的真實含義，剖析其物理規則，並用現代白話、科學語言來解釋，使其通俗易懂，才能拉近《黃帝內經》與我們之間的距離，讓我們充分得到它的灌溉與滋養。

　　西方醫學之父、古希臘名醫希波克拉底說過：「人體內擁有的自然療癒力量，是我們遠離疾病的最佳稟賦。」這位古希臘的醫生在西元前四百多年就已告訴我們，自己的身體潛力無限，足堪依靠。在東方，幾乎在同一時代問世的《黃帝內經》也有相同的看法，養生的智慧就在於瞭解人類與自然界之間的關係，順應自然界的運行規律，並且善於培養自身的能量，這才是我們避免疾病、健康延年的養生之道，也是診治疾病、救死扶傷的醫學之道。

　　「道以醫顯」，醫道也是中國文化最集中的體現，陰陽、五行、中庸等觀念在醫道中無不盡顯；另一方面，「從醫入道」又是掌握傳統文化精髓的快捷方式。《黃帝內經》在國學經典中的地位非常獨特，它幾乎是唯一一本以聖王命名的書。這就意味著生命之學在我國古代文化中被認為是帝王之業，是大功德和大慈悲。因此，學習《黃帝內經》是在培固我們的智慧元氣，是一種根本性的學習。在古人眼裏，身體就是天下，就是國家。中國人講「修身、齊家、治國、平天下」，一切皆以修身為本。所以，中醫有一句話，叫作「上醫醫國，中醫醫人，下醫醫病」。「上醫醫國」的意思，是「天下即人身」，就是掌控好了人身的人就可以治理整個國家。千百年來，什麼都變了，但是人沒有變，人的本性沒有變，而所有的思想都是從人的身體中發出來的。因此，無論世界如何風雲變幻，世界上最高的學問始終是研究「人」的學問，而中國文化更是以人為本的文化。

　　為了闡述《黃帝內經》這部書的學術思想，幫助後學者更好地閱讀原書，編者在書中每篇之前添加了說明，對該篇的主旨進行了概括，在篇末對部分篇目作了簡要的評析。在白話文的翻譯上也參考了國內已出版的許多版本，但《黃帝內經》內容艱深，翻譯中難免有誤讀、誤解之處，還望大家批評指正。此外，本書在編寫過程中還得到了朱家華副教授和陳桔梅女士的大力支持和指導，在此也一併感謝。

目　錄

上古天真論篇第一

提示：本篇說明古代相傳的養生方法，並從人體生理上生長衰老的自然規律，提出古代醫學對人體生理的認識。

【原文】

昔在黃帝，生而神靈，弱而能言，幼而徇齊，長而敦敏，成而登天。

乃問于天師曰：余聞上古之人，春秋皆度百歲，而動作不衰；今時之人，年半百而動作皆衰者，時世異耶？人將失之耶？

岐伯對曰：上古之人，其知道者，法于陰陽，和于術數，食飲有節，起居有常，不妄作勞，故能形與神俱，而盡終其天年，度百歲乃去。今時之人不然也，以酒為漿，以妄為常，醉以入房，以欲竭其精，以耗散其真，不知持滿，不時御神，務快其心，逆于生樂，起居無節，故半百而衰也。

【譯文】

上古時代的黃帝，生來就非常聰明，小時候就善於言談，幼年時就對周圍事情領會得很快，長大之後，既敦厚又勤勉，到成年時，做了天子。

他問岐伯：我聽說上古時候的人，都能活過百歲，而行動卻不顯衰弱；現在的人，年齡剛到半百，行動就衰弱無力了，這是時代不同所造成的呢，還是因為現在的人不會養生造成的？

岐伯回答說：上古時代的人，那些懂得養生之道的，能夠順應天地陰陽自然變化的規律，調和養生的辦法，飲食有節制，作息有規律，不過度操勞，因此能夠形神俱旺，活到天賦的自然年齡，百歲以後才去世。現在的人就不是這樣了，把酒當漿水般濫飲而無節制，把不正常的事當成正常的生活習慣，醉酒後行房事，因過分縱情聲色，

而使陰精竭絕，真氣耗散，不懂得保持精氣的充滿，經常不適當地勞神，且一味地追求感官的快樂，違背生活規律來取樂，起居作息毫無規律，所以到五十歲就衰老了。

【原文】

夫上古聖人之教下也，皆謂之虛邪賊風，避之有時，恬憺虛無，真氣從之，精神內守，病安從來。是以志閑而少欲，心安而不懼，形勞而不倦，氣從以順，各從其欲，皆得所願。故美其食，任其服，樂其俗，高下不相慕，其民故曰樸。是以嗜欲不能勞其目，淫邪不能惑其心，愚智賢不肖不懼于物，故合于道。所以能年皆度百歲，而動作不衰者，以其德全不危也。

【譯文】

古代精通修養之道的人，經常教導人們說：對虛邪賊風等致病因素要及時避開，要保持心情清靜安閒，排除雜念妄想，使真氣順暢，精神守持於內，這樣，疾病就不會發生。因此，人們就可以心志安閒，少有欲望，情緒安定而沒有焦慮，形體勞作而不覺疲倦，真氣從容和順，每個人都能滿足自己的願望。人們無論吃什麼食物都覺得味美，隨便穿什麼衣服也都感到滿意，大家都喜愛自己的風俗習慣，愉快地生活，社會地位無論高低，都不互相羨慕，所以這些人稱得上樸實無華。因而不正當的嗜欲不會干擾他的視聽，淫亂邪說也不會惑亂他的心志。無論愚笨的還是聰明的，能力大的還是能力小的，都不追求酒色等身外之物，所以符合養生之道。他們之所以能夠年齡超過百歲而動作卻不顯衰老，這是因為他們領會和掌握了修身養性的方法，身體沒有招致疾病的危害。

【原文】

帝曰：人年老而無子者，材力盡邪？將天數然也？

岐伯曰：女子七歲腎氣盛，齒更髮長。

二七而天癸至，任脈通，太沖脈盛，月事以時下，故有子。

三七腎氣平均，故真牙生而長極。

四七筋骨堅，髮長極，身體盛壯。

五七陽明脈衰，面始焦，髮始墮。

六七三陽脈衰于上，面皆焦，髮始白。

七七任脈虛，太沖脈衰少，天癸竭，地道不通，故形壞而無子也。

【譯文】

黃帝問：人年老之後，不能再生育子女，是由於精力衰竭了呢，還是受自然規律的限定？

岐伯說：女子到了七歲，腎氣開始旺盛，乳齒更換，頭髮生長。

十四歲時，天癸（元陰、腎精）產生，任脈通暢，太沖脈旺盛，月經按時來潮，具備了生育子女的能力。

二十一歲時，腎氣充滿，智齒生出，牙齒就長全了。

二十八歲時，筋骨強健有力，頭髮的生長達到最茂盛的階段，此時身體最為強壯。

三十五歲時，陽明經脈氣血漸衰弱，面部開始憔悴，頭髮也開始脫落。

四十二歲時，三陽經脈氣血衰弱，面部憔悴無華，頭髮開始變白了。

四十九歲時，任脈氣血虛弱，太沖脈的氣血也衰減了，天癸枯竭，月經斷絕，所以形體衰老，失去了生育能力。

【原文】

丈夫八歲腎氣實，髮長齒更。

二八腎氣盛，天癸至，精氣溢瀉，陰陽和，故能有子。

三八腎氣平均，筋骨勁強，故真牙生而長極。

四八筋骨隆盛，肌肉滿壯。

五八腎氣衰，髮墮齒槁。

六八陽氣衰竭于上，面焦，髮鬢斑白。

七八肝氣衰，筋不能動，天癸竭，精少，腎臟衰，形體皆極。

八八則齒髮去。

腎者主水，受五臟六腑之精而藏之，故五臟盛，乃能瀉。今五臟皆衰，筋骨解墮，天癸盡矣，故髮鬢白，身體重，行步不正，而無子耳。

【譯文】

男子到了八歲，腎氣開始充實，頭髮開始生長，乳齒也已更換。

十六歲時，腎氣旺盛，天癸產生，精氣滿溢而能外瀉，兩性交合，就能生育子女。

二十四歲時，腎氣充滿，筋骨強健有力，智齒生長，牙齒長全。

三十二歲時，筋骨豐隆盛實，肌肉亦豐滿健壯。

四十歲時，腎氣衰退，頭髮開始脫落，牙齒開始枯槁。

四十八歲時，上部陽氣逐漸衰竭，面部變得憔悴無華，頭髮和兩鬢變白。

五十六歲時，肝氣衰弱，筋骨活動不便，天癸枯竭，精氣減少，腎臟衰，牙齒頭髮脫落，形體衰疲。

六十四歲時，牙齒和頭髮都已掉光。

腎臟具有調節水液的功能，接受其他各臟腑的精氣而加以貯藏，所以五臟功能旺盛，腎臟才有精氣排泄。現在年老，五臟功能都已衰退，筋骨懈惰無力，天癸竭盡。所以髮鬢都變白，身體沉重，步伐不穩，也不能生育子女了。

【原文】

帝曰：有其年已老而有子者，何也？

岐伯曰：此其天壽過度，氣脈常通，而腎氣有餘也。此雖有子，男不過盡八八，女不過盡七七，而天地之精氣皆竭矣。

帝曰：夫道者，年皆百數，能有子乎？

岐伯曰：夫道者，能卻老而全形，身年雖壽，能生子也。

【譯文】

黃帝問：有的人年紀已老，卻仍能生育，是什麼道理呢？

岐伯說：這是他天賦的精力超過常人，氣血經脈保持暢通，腎氣有餘的緣故。這種人雖有生育能力，但男子一般不超過六十四歲，女子一般不超過四十九歲，精氣便枯竭了。

黃帝問：掌握養生之道的人，年齡都可以達到一百歲左右，還能生育嗎？

岐伯說：掌握養生之道的人，能防止衰老而保全形體，雖然年高，也能生育子女。

【原文】

黃帝曰：余聞上古有真人者，提挈天地，把握陰陽，呼吸精氣，獨立守神，肌肉若一，故能壽敝天地，無有終時，此其道生。

中古之時，有至人者，淳德全道，和于陰陽，調于四時，去世離俗，積精全神，遊行天地之間，視聽八達之外。此蓋益其壽命而強者也，亦歸于真人。

其次有聖人者，處天地之和，從八風之理，適嗜欲于世俗之間，無恚嗔之心，行不欲離于世，被服章，舉不欲觀于俗，外不勞形于事，內無思想之患，以恬愉為務，以自得為功，形體不敝，精神不散，亦可以百數。

其次有賢人者，法則天地，象似日月，辨列星辰，逆從陰陽，分別四時，將從上古，合同于道，亦可使益壽而有極時。

【譯文】

黃帝說：我聽說上古時代有被稱為真人的人，他們掌握了天地陰陽變化的規律，能夠調節呼吸，吸收精純的清氣，超然獨處，令精神

守持於內，鍛鍊身體，使形體筋肉與精神達到高度的協調統一，所以他的壽命與天地相當而沒有終了的時候，這是他修道養生的結果。

中古的時候，有被稱為至人的人，他們具有淳厚的道德，能全面地掌握養生之道，適應陰陽四時的變化，避開世俗社會生活的干擾，積蓄精氣，集中精神，使其悠然遊走於廣闊的天地自然之中，讓視覺和聽覺可達八方之外。這是他延長壽命和強健身體的方法，這種人也可以歸於真人的行列。

其次有稱為聖人的人，他們能夠安處於天地自然之間，順從八風的活動規律，使自己的嗜欲同世俗社會相適應，沒有惱怒怨恨之情，行為不離開世俗的一般準則，穿著裝飾普通紋彩的衣服，舉動也沒有炫耀於世俗的地方；在外，他不使形體因為事務而過度勞累，在內也沒有任何思想負擔，以安靜、愉快為要務，以悠然自得為滿足，所以他的形體不易衰憊，精神不易耗散，壽命也可達到百歲左右。

其次還有被稱為賢人的人，他們能夠依據天地的變化，日月的升降，星辰的位置，以順從陰陽的消長，適應四時的變遷，追隨上古真人，使生活符合養生之道，這樣的人也能增益壽命，但仍有終結的時候。

簡　評

本篇提出了養生的基本原則，論述了腎氣在生命活動中的重要性及養生的四種境界等。強調人們需內守精神，外避虛邪，飲食有節、起居有常、勞作適度，才能延年益壽。並且對當時背離養生之道，不能盡天年的人，給予嚴厲的批評。其中許多觀點雖然發自兩千多年前，但在今天對於探索人類健康、防止早衰的規律，仍然有著重要的指導意義和參考價值。其中「法於陰陽，和於術數，飲食有節，起居有常，不妄作勞」，「虛邪賊風，避之有時；恬憺虛無，真氣從之；精神內守，病安從來」等文字，已成了許多養生人士的座右銘。

四氣調神大論篇第二

提示：本篇旨在說明四季氣候的變化規律及人們應該怎樣去適應它，以調養五臟神志的意義。

【原文】

春三月，此謂發陳。天地俱生，萬物以榮，夜臥早起，廣步于庭，被髮緩形，以使志生。生而勿殺，予而勿奪，賞而勿罰，此春氣之應，養生之道也。逆之則傷肝，夏為寒變，奉長者少。

夏三月，此謂蕃秀。天地氣交，萬物華實，夜臥早起，無厭于日，使志無怒，使華英成秀，使氣得泄，若所愛在外，此夏氣之應，養長之道也。逆之則傷心，秋為痎瘧，奉收者少，冬至重病。

秋三月，此謂容平。天氣以急，地氣以明，早臥早起，與雞俱興，使志安寧，以緩秋刑，收斂神氣，使秋氣平，無外其志，使肺氣清，此秋氣之應，養收之道也。逆之則傷肺，冬為飧泄，奉藏者少。

冬三月，此謂閉藏。水冰地坼，無擾乎陽，早臥晚起，必待日光，使志若伏若匿，若有私意，若已有得，去寒就溫，無泄皮膚，使氣亟奪，此冬氣之應，養藏之道也。逆之則傷腎，春為痿厥，奉生者少。

【譯文】

春季三個月，稱為發陳，是推陳出新，生命萌發的季節。天地自然，都富有生氣，萬物顯得欣欣向榮。此時，人們應該入夜即眠，早些起身，披散開頭髮，解開衣帶，舒緩形體，放寬步子，在庭院中漫步，使精神愉快，胸懷開暢。保持萬物的生機，不要濫行殺伐，多施與，少斂奪，多獎勵，少懲罰，這是適應春季的時令，保養生發之氣的方法。如果違背了春生之氣，就會損傷肝臟，到夏季就會發生寒性病變，這是因為供奉夏季養長之氣的能力減弱了。

夏季三個月，稱為蕃秀，是自然界萬物繁茂秀美的季節。此時，天氣下降，地氣上騰，天地之氣相交，植物開花結實，長勢旺盛。人們應該在夜晚睡眠，早早起身，不要厭惡白天太長，情志應保持愉快，切勿發怒，要使精神面貌適應夏氣以成其秀美，使氣機宣暢，通泄自如，精神飽滿，對外界事物保持濃厚的興趣。這是適應夏季的氣候，保護養長之氣的方法。如果違背了夏長之氣，就會損傷心臟，供奉秋天養收之氣的能力就會減弱，到秋天容易發生瘧疾，冬天再次發生疾病。

秋季三個月，稱為容平，是自然界萬物成熟，平定收斂的季節。此時，天高風急，地氣清肅，人們應早睡早起，和雞的活動時間相仿，以保持神志的安寧，減緩秋季肅殺之氣對人體的侵害；收斂神氣，以適應秋季容平的特徵，不使神思外馳，以保持肺氣的清和，這就是適應秋天養收之氣的方法。若違背了秋收之氣，就會傷及肺臟，供奉冬日閉藏之氣的能力就會減弱，冬天就要發生飧泄病。

冬季三個月，稱為閉藏，是生機潛伏，萬物蟄藏的季節。當此時節，水寒成冰，大地龜裂，人應該早睡晚起，待到日光照耀時起床，不要輕易地擾動陽氣，要使神志深藏於內，安靜自若，好像有個人的隱秘，嚴守而不外泄，又像得到了渴望得到的東西，把它密藏起來一樣；要躲避寒冷，求取溫暖，不要使皮膚開泄而使陽氣不斷地損失，這是適應冬季的氣候而保養人體閉藏機能的方法。違背了冬令的閉藏之氣，就會損傷腎臟，供奉春日生發之氣的能力就會減弱，春天就會發生痿厥病。

【原文】

天氣，清淨光明者也，藏德不止，故不下也。

天明則日月不明，邪害空竅，陽氣者閉塞，地氣者冒明，雲霧不精，則上應白露不下。

交通不表，萬物命故不施，不施則名木多死。

惡氣不發，風雨不節，白露不下，則菀槁不榮。

賊風數至，暴雨數起，天地四時不相保，與道相失，則未央絕
滅。

唯聖人從之，故身無奇病，萬物不失，生氣不竭。

逆春氣，則少陽不生，肝氣內變。

逆夏氣，則太陽不長，心氣內洞。

逆秋氣，則少陰不收，肺氣焦滿。

逆冬氣，則太陰不藏，腎氣獨沉。

夫四時陰陽者，萬物之根本也，所以聖人春夏養陽，秋冬養陰，
以從其根，故與萬物沉浮于生長之門。逆其根，則伐其本，壞其真
矣。

【譯文】

天氣是清淨光明的，由於天潛藏生生之德，運行不息，所以萬物
生長才能永久保持而不會消亡。

如果天不藏「德」，天氣陰霾晦暗，那麼日月就會沒有光輝，陰
霾邪氣侵害山川，陽氣閉塞不通，大地昏蒙不明，雲霧彌漫，日色無
光，相應的雨露不能下降。

天地之氣不交，萬物的生命就不能綿延。生命不能綿延，自然界
高大的樹木也會死亡。

惡劣的氣候發作，風雨無時，雨露當降而不降，草木不得滋潤，
生機鬱塞，茂盛的禾苗也會枯槁不榮。

賊風頻頻而至，暴雨不時而作，天地四時的變化失去了秩序，違
背了正常的規律，以至於萬物的生命未及一半就夭折了。

只有聖人能適應自然變化，注重養生之道，所以身體沒有大病；
如果萬物不背離自然發展規律，那麼它的生機就不會竭絕。

違背了春生之氣，少陽之氣就不能生發，以致肝氣內鬱淤而發生
病變。

違背了夏長之氣，太陽之氣就不能生長，以致心氣內虛。

違背了秋收之氣，少陰之氣就不能收斂，以致肺熱葉焦而脹滿。

違背了冬藏之氣，太陰之氣就不能潛藏，以致腎氣衰弱。

四時陰陽的變化，是萬物生命的根本。所以聖人在春夏季節保養陽氣以適應生長的需要，在秋冬季節保養陰氣以適應收藏的需要。順從了生命發展的根本規律，就能與萬物一樣，在生、長、收、藏的生命過程中運動發展。如果違背了這個規律，就會戕伐生命力，破壞真元之氣。

【原文】

故陰陽四時者，萬物之終始也，死生之本也，逆之則災害生，從之則苛疾不起，是謂得道。道者，聖人行之，愚者佩之。從陰陽則生，逆之則死，從之則治，逆之則亂。反順為逆，是謂內格。

是故聖人不治已病治未病，不治已亂治未亂，此之謂也。夫病已成而後藥之，亂已成而後治之，譬猶渴而穿井，鬥而鑄錐，不亦晚乎！

【譯文】

因此，陰陽四時是萬物生長的起始與終結，是盛衰存亡的根本。違背了它，就會產生災害；順從了它，就不會發生重病，這樣便可謂懂得了養生之道。對於養生之道，聖人能夠加以實行，愚人則時常有所違背。順從陰陽的消長，就能生存，違背了就會死亡。順從了它，就會正常；違背了它，就會混亂。相反，如背道而行，就會使機體與自然環境相格拒。

所以聖人不是等到病已經發生再去治療，而是要在生病之前就先預防；如同不是等到亂事已經發生了再去治理，而是在它發生之前就去防止。如果疾病已發生，然後再去治療，混亂已經形成，然後再去治理，就如同口渴時才想著掘井，戰亂發生了再去製造兵器，那不是太晚了嗎！

簡評

　　本篇以中國文化哲學中「天人合一」的觀點，從「天人相名」的角度闡述養生應遵循的原則和方法，具體講述順應自然界四季變化規律的養生之道和養生不當將會造成的後果。強調「志」（人的精神狀態）對養生及治療的意義，提出養「志」要符合陰陽二氣生長收藏的規律。篇中還提出了「不治已病治未病」的預防保健思想。這是中醫學不同於西醫學的獨特理念，而養生是治未病的第一要義，治未病則是醫學的最高境界。依照四時變化規律養生是養生的綱領，是一切養生方法的根本要求。這些都是中華養生學的精髓，已成為當今醫學界人士的共識。本篇中有許多養生名言，如「春夏養陽，秋冬養陰」、「陰陽四時者，萬物之終始也，死生之本也」、「不治已病治未病，不治已亂治未亂」、「（春）夜臥早起，廣步於庭，被髮緩形，以使志生」、「（夏）夜臥早起，無厭於日」、「（秋）早臥早起，與雞俱興，使志安寧，以緩秋刑」、「（冬）早臥晚起，必待日光」等，值得銘記。

生氣通天論篇第三

　　提示：本篇是說明人的生氣與自然的密切關係，強調要本於陰陽，所述各種致病的原因和症狀，都離不開陰陽變化。其中既著重說明陽氣失常在病理上的影響，又提出了「陰平陽秘」的重要性。

【原文】

　　黃帝曰：夫自古通天者，生之本，本于陰陽。天地之間，六合之內，其氣九州、九竅、五臟、十二節，皆通乎天氣。其生五，其氣三。數犯此者，則邪氣傷人，此壽命之本也。

　　蒼天之氣，清淨則志意治，順之則陽氣固，雖有賊邪，弗能害也，此因時之序。故聖人傳精神，服天氣，而通神明。失之則內閉九竅，外壅肌肉，衛氣散解，此謂自傷，氣之削也。

陽氣者，若天與日，失其所，則折壽而不彰。故天運當以日光明，是故陽因而上，衛外者也。

因于寒，欲如運樞，起居如驚，神氣乃浮。

因于暑，汗，煩則喘喝，靜則多言，體若燔炭，汗出而散。

因于濕，首如裹，濕熱不攘，大筋緛短，小筋弛長，短為拘，弛長為痿。

因于氣，為腫，四維相代，陽氣乃竭。

【譯文】

黃帝說：自古以來，都認為人與自然界的密切結合是生命的根本，而這個根本不外乎天之陰陽。天地之間，四方上下之內，大如九州之域，小如人的九竅、五臟、十二節，都與自然陰陽之氣相通。天之陰陽衍生五行之氣，又依盛衰消長而分為三陰三陽。如果經常違背陰陽五行的變化規律，那麼邪氣就會傷害人體。因此，適應這個規律是壽命得以延續的根本。

蒼天之氣清淨，人的精神就會相應地調暢平和。順應天氣的變化，就會陽氣固密，雖有賊風邪氣，也不能加害於人，這是適應時序陰陽變化的結果。所以聖人能夠專心致志，順應天氣，而通達陰陽變化之理。如果違背了順應天氣的原則，就會內使九竅不通，外使肌肉壅塞，衛氣渙散，這種由於人們不能適應自然變化所導致的傷損，稱為自傷，陽氣會因此而受到削弱。

人身的陽氣，就像天上的太陽一樣重要，假若陽氣不能在體內正常運行，發揮其重要作用，人就會減損壽命，生命機能亦暗弱不足。所以天體的正常運行，是因太陽的光明普照而顯現出來，而人的陽氣也應在上向外，並起到保護身體，抵禦外邪的作用。

人若受了寒，陽氣就如門軸在門臼中運轉一樣相應抗拒。若起居猝急，擾動陽氣，就容易使陽氣向外浮越。

人若受了暑，則汗多煩躁，喝喝而喘，即使不煩喘時也會多言多語。若身體發高熱，則像碳火燒灼一樣，必須出汗，熱邪才能散去。

人若受了濕，頭部像有物蒙裹一樣沉重。若濕熱相兼而不得排除，則傷害大小諸筋，而出現短縮或弛縱的情況，短縮的造成拘攣，弛縱的造成痿弱。

人若受了風，可致浮腫。以上四種邪氣互相維繫，纏綿不離，相互更替傷人，就會使陽氣衰竭。

【原文】

陽氣者，煩勞則張，精絕，辟積于夏，使人煎厥。目盲不可以視，耳閉不可以聽，潰潰乎若壞都，汩汩乎不可止。

陽氣者，大怒則形氣絕，而血菀于上，使人薄厥。有傷于筋，縱，其若不容。汗出偏沮，使人偏枯。汗出見濕，乃坐痤疿。膏粱之變，足生大丁，受如持虛。勞汗當風，寒薄為皶，鬱乃痤。

陽氣者，精則養神，柔則養筋。開闔不得，寒氣從之，乃生大僂；陷脈為瘻，留連肉腠，俞氣化薄，傳為善畏，及為驚駭；營氣不從，逆于肉理，乃生癰腫；魄汗未盡，形弱而氣爍，穴俞以閉，發為風瘧。

【譯文】

在人體煩勞過度時，陽氣就會亢盛而外越，使陰精逐漸耗竭。如此多次重復，陽癒盛而陰癒虧，到夏季暑熱之時，便易使人發生煎厥病。發作的時候眼睛昏蒙看不見東西，耳朵閉塞聽不到聲音，混亂之時就像都城崩毀，急流奔瀉一樣不可收拾。

人的陽氣，在大怒時就會上逆，血隨氣生而淤積於上，與身體其他部位阻隔不通，使人發生薄厥病。若傷及諸筋，使筋弛縱不收，而不能隨意運動。經常半身出汗，可以演變為半身不遂。出汗的時候，遇到濕邪阻遏就容易發生小的瘡癤和疿子。經常吃肥肉精米厚味，足以導致發生疔瘡，而且很容易患病，就像以空的容器接收東西一樣。在勞動出汗時遇到風寒之邪，迫聚於皮腠形成粉刺，鬱積化熱而成瘡癤。

人的陽氣，既能養神而使精神清爽，又能養筋而使諸筋柔韌。汗孔的開閉調節失常，寒氣就會隨之侵入，損傷陽氣，以致筋失所養，造成身體俯曲不伸。寒氣深陷脈中，留連肉與皮膚之間，氣血不通而淤積，久而成為瘡瘻。繼而寒氣從腧穴侵入，迫及五臟，損傷神志，就會出現恐懼和驚駭的症狀。由於寒氣的稽留，營氣不能順利地運行，阻逆於肌肉之間，就會發生癰腫。汗出未止的時候，形體與陽氣都受到一定的削弱，如果這時風寒內侵，腧穴閉阻，就會發生風瘧。

【原文】

故風者，百病之始也。清靜則肉腠閉拒，雖有大風苛毒，弗之能害，此因時之序也。

故病久則傳化，上下不並，良醫弗為。故陽畜積病死，而陽氣當隔，隔者當瀉，不亟正治，粗乃敗之。故陽氣者，一日而主外，平旦人氣生，日中而陽氣隆，日西而陽氣已虛，氣門乃閉。是故暮而收拒，無擾筋骨，無見霧露。反此三時，形乃困薄。

岐伯曰：陰者，藏精而起亟也；陽者，衛外而為固也。陰不勝其陽，則脈流薄疾，並乃狂；陽不勝其陰，則五臟氣爭，九竅不通。是以聖人陳陰陽，筋脈和同，骨髓堅固，氣血皆從；如是則內外調和，邪不能害，耳目聰明，氣立如故。

【譯文】

風邪是引起各種疾病的始因，但只要遵循精神安定和勞逸適度等養生原則，那麼，肌肉腠理就會密閉而有抗拒外邪的能力，雖有大風苛毒的侵染，也不能傷害，這就是順應時序變化規律來養生的結果。

病久不癒，邪留體內，則會內傳並進一步演變，到了上下不通、陰陽阻隔的時候，即使有良醫，也無能為力了。所以陽氣蓄積，鬱阻不通時，也會致死。對於這種陽氣蓄積，阻隔不通的病症，應採用通瀉的方法治療，如不迅速正確地施治，而被粗疏的醫生所誤，就會導致死亡。人身的陽氣，白天運行於身體外部：清晨的時候，陽氣開始

活躍，並趨向於外；中午時，陽氣最旺盛；太陽偏西時，體表的陽氣逐漸虛少，汗孔也開始閉合。所以到了晚上，陽氣收斂，拒守於內，這時不要擾動筋骨，也不要接近霧露。如果違反了一天之內這三個時段的陽氣活動規律，身體就會被邪氣侵擾，以致困乏而衰弱。

岐伯說：陰是藏精於內而不斷地扶持陽氣的；陽是衛護於外而使體表固密的。如果陰不勝陽，陽氣亢盛，就會使血脈流動迫促，如果再受熱邪，陽氣更盛就會發為狂症。如果陽不勝陰，陰氣亢盛，就會使五臟之氣不調，以致九竅不通。所以聖人使陰陽平衡，無所偏勝，從而達到筋脈調和，骨髓堅固，血氣暢順。這樣，則會內外調和，邪氣不能侵害，耳目聰明，真氣正常運行。

【原文】

風客淫氣，精乃亡，邪傷肝也。因而飽食，筋脈橫解，腸澼為痔；因而大飲，則氣逆；因而強力，腎氣乃傷，高骨乃壞。

凡陰陽之要，陽密乃固；兩者不和，若春無秋，若冬無夏；因而和之，是謂聖度。故陽強不能密，陰氣乃絕；陰平陽秘，精神乃治；陰陽離決，精氣乃絕。

因于露風，乃生寒熱。是以春傷于風，邪氣留連，乃為洞泄；夏傷于暑，秋為痎瘧；秋傷于濕，上逆而咳，發為痿厥；冬傷于寒，春必溫病。四時之氣，更傷五臟。

【譯文】

風邪侵犯人體，傷及陽氣，並逐步侵入內臟，精血也就日漸消亡，這是由於邪氣傷肝所致。若飲食過飽，胃腸間的筋脈會因食物的充塞而橫逆損傷，就要發生下痢膿血或變成痔瘡。若飲酒過量，會造成氣機上逆。若強行房事，會損傷腎氣，腰部脊骨也會受傷。

大凡陰陽的關鍵，以陽氣的緻密最為重要。陽氣緻密，陰氣就能固守於內。陰陽二者不能協調，就像一年之中，只有春天而沒有秋天，只有冬天而沒有夏天一樣。因此，陰陽的協調配合，相互為用，

是維持正常生理狀態的最高標準。所以陽氣亢盛，不能固密，陰氣就會竭絕。陰氣和平，陽氣固密，人的精神活動才會正常。如果陰陽分離決絕，人的精氣就會隨之而耗竭。

　　由於霧露風寒之邪的侵犯，身體就會發生寒熱。如果春天傷於風邪，留而不去，就會發生急驟的泄瀉。夏天傷於暑邪，到秋天會發生瘧疾病。秋天傷於濕邪，邪氣上逆，會發生咳嗽，並且可能發展為痿厥病。冬天傷於寒邪，到來年的春天，就要發生溫病。四時的邪氣，會隨著季節的更替而交替傷害人的五臟。

【原文】

　　陰之所生，本在五味；陰之五宮，傷在五味。是故味過于酸，肝氣以津，脾氣乃絕；味過于鹹，大骨氣勞，短肌，心氣抑；味過于甘，心氣喘滿，色黑，腎氣不衡；味過于苦，脾氣不濡，胃氣乃厚；味過于辛，筋脈沮馳，精神乃央。是故謹和五味，骨正筋柔，氣血以流，腠理以密，如是則骨氣以精。謹道如法，長有天命。

【譯文】

　　陰精的產生，來源於飲食五味。但是儲藏陰精的五臟，也會因五味而受傷。過食酸味，會使肝氣亢盛，從而導致脾氣衰竭；過食鹹味，會使骨骼損傷，肌肉短縮，心氣抑鬱；過食甜味，會使心氣滿悶，氣逆作喘，顏面發黑，腎氣失去平衡；過食苦味，會使脾氣過燥而不濡潤，從而使胃氣壅滯脹滿；過食辛味，會使筋脈敗壞，發生弛縱，精神也會受損。因此謹慎地調和五味，會使骨骼強健，筋脈柔和，氣血通暢，腠理緻密，這樣，骨氣就精強有力。所以人們只有謹慎而嚴格地按照養生之道去做，才能享受天賦的壽命。

簡　評

　　本篇闡述人的生命與自然之間密切的關係，提出「生之本，本於陰陽」，強調生命存在的根本是陰陽。人體所患各種病的原因與症狀，均離

不開陰陽變化，地之五行之氣，天之三陰三陽之氣都由陰陽之氣化生而成。養生的關鍵是順從五行和三陰三陽之氣的規律，這就是「和於術數」，假如違背這一規律，邪氣就會侵入人體。篇中還特別強調陽氣在養生中的意義，指出陽氣是長壽的根基，養生的關鍵在於保養陽氣。這一觀點後來成為中醫溫補學派的理論依據。起居不節，損傷陽氣會導致各種疾病，保養陽氣就是「治未病」。怎樣護衛陽氣？要保持精神安靜，意志安定，做到因時之序，順應自然。同時指出陽氣的作用依賴於陰氣的供給，陰陽二氣必須協調配合，陰氣和平，陽氣固密，人的精神才會飽滿。文中提出保養精氣神的方法，強調自我保養陽氣，就能提高免疫力，只要「正氣存內」，就能抗病毒。這些論述，為中醫學「治未病」奠定了理論基礎。

　　篇中有不少養生名言，如「陽氣者若天與日，失其所，則折壽而不彰」，「陽氣者，精則養神，柔則養筋」，「陰者，藏精而起亟也；陽者，衛外而為固也」，「陰平陽秘，精神乃治；陰陽離決，精氣乃絕」等。

金匱真言論篇第四

　　提示：本篇說明四季的氣候變化，會影響人體的臟腑，發生疾病。又介紹了人體、四時、五行、五色、五味、五音等的聯繫情況，顯示出天人之間與各方面的關係和疾病變化。

【原文】

　　黃帝問曰：天有八風，經有五風，何謂？

　　岐伯對曰：八風發邪，以為經風，觸五臟，邪氣發病。所謂得四時之勝者，春勝長夏，長夏勝冬，冬勝夏，夏勝秋，秋勝春，所謂四時之勝也。

　　東風生于春，病在肝，俞在頸項；南風生于夏，病在心，俞在胸脅；西風生于秋，病在肺，俞在肩背；北風生于冬，病在腎，俞在腰

股；中央為土，病在脾，俞在脊。

故春氣者，病在頭；夏氣者，病在臟；秋氣者，病在肩背；冬氣者，病在四肢。

故春善病鼽衄，仲夏善病胸脅，長夏善病洞泄寒中，秋善病風瘧，冬善病痹厥。故冬不按蹻，春不鼽衄；春不病頸項，仲夏不病胸脅；長夏不病洞泄寒中，秋不病風瘧，冬不病痹厥、飧泄而汗出也。

【譯文】

黃帝問道：自然界有八方之風，人的經脈又有五臟之風的說法，這是怎麼回事呢？

岐伯回答：自然界的八風是外部的致病邪氣，它侵犯經脈，產生經脈的風病。風邪還會繼續循經脈而侵害五臟，使五臟發生病變。一年的四個季節，有相克的關係，如春勝長夏，長夏勝冬，冬勝夏，夏勝秋，秋勝春，這就是所謂四時氣候相克。

東風生於春季，病多發生在肝經，外邪容易從位於頸項的腧穴侵入。南風生於夏季，病多發生於心經，外邪容易從位於胸脅的腧穴侵入。西風生於秋季，病多發生在肺經，外邪容易從位於肩背的腧穴侵入。北風生於冬季，病多發生在腎經，外邪容易從位於腰股的腧穴侵入。長夏季節和中央的方位屬於土，病多發生在脾經，外邪容易從位於脊背的腧穴侵入。

所以春季邪氣傷人，多病在頭部；夏季邪氣傷人，多病在心；秋季邪氣傷人，多病在脊背；冬季邪氣傷人，多病在四肢。

春天多發生鼽衄（指鼻出血和流清涕），夏天多發生在胸脅方面的疾患，長夏季多發生腹瀉等裏寒病，秋天多發生風瘧，冬天多發生痹厥之症。若冬天不做劇烈運動而擾動潛伏的陽氣，來年春天就不會發生鼽衄和頸項部位的疾病，夏天就不會發生胸脅的疾患，長夏季節就不會發生洞瀉一類的裏寒病，秋天就不會發生風瘧病，冬天也不會發生痹厥、饗泄、汗出過多等病症。

【原文】

夫精者，身之本也。故藏于精者，春不病溫。夏暑汗不出者，秋成風瘧。此平人脈法也。

故曰：陰中有陰，陽中有陽。平旦至日中，天之陽，陽中之陽也；日中至黃昏，天之陽，陽中之陰也；合夜至雞鳴，天之陰，陰中之陰也；雞鳴至平旦，天之陰，陰中之陽也。故人亦應之。

夫言人之陰陽，則外為陽，內為陰；言人身之陰陽，則背為陽，腹為陰；言人身之臟腑中陰陽，則臟者為陰，腑者為陽。肝、心、脾、肺、腎，五臟皆為陰，膽、胃、大腸、小腸、膀胱、三焦，六腑皆為陽。

所以欲知陰中之陰、陽中之陽者，何也？為冬病在陰，夏病在陽，春病在陰，秋病在陽，皆視其所在，為施針石也。

故背為陽，陽中之陽，心也；背為陽，陽中之陰，肺也；腹為陰，陰中之陰，腎也；腹為陰，陰中之陽，肝也；腹為陰，陰中之至陰，脾也。

此皆陰陽、表裏、內外、雌雄，相輸應也，故以應天之陰陽也。

【譯文】

精是人體的根本，所以陰精內藏而不外泄，春天就不會得溫熱病。夏暑陽盛，如果不能排汗散熱，到秋天就會釀成風瘧病。這是診察人四時發病的一般規律。

所以說：陰陽之中，還各有陰陽。白晝屬陽，清晨到中午，為陽中之陽；中午到黃昏，則屬陽中之陰；黑夜屬陰，半夜到雞鳴，為陰中之陰；雞鳴到清晨，則屬陰中之陽。人的情況也與此相應。

就人體陰陽而論，外部屬陽，內部屬陰。就身體的部位來分陰陽，背為陽，腹為陰。就臟腑的陰陽而言，則臟屬陰，腑屬陽，即肝、心、脾、肺、腎這五臟都屬陰，膽、胃、大腸、小腸、膀胱、三焦這六腑都屬陽。

為什麼要瞭解陰陽之中復有陰陽的道理呢？這是要分析四時疾病

的在陰在陽，以作為治療的依據，如冬病在陰，夏病在陽，春病在陰，秋病在陽，都要根據疾病的部位來施用針刺或砭石的療法。

所以，背為陽，陽中之陽為心，陽中之陰為肺。腹為陰，陰中之陰為腎，陰中之陽為肝，陰中的至陰為脾。

以上這些都是人體陰陽、表裏、內外、雌雄相互聯繫又相互對應的例證，所以人與自然界的陰陽是相應的。

【原文】

帝曰：五臟應四時，各有收受乎？

岐伯曰：有。東方青色，入通于肝，開竅于目，藏精于肝，其病發驚駭。其味酸，其類草木，其畜雞，其穀麥，其應四時，上為歲星，是以春氣在頭也。其音角，其數八，是以知病之在筋也，其臭臊。

南方赤色，入通于心，開竅于耳，藏精于心，故病在五臟。其味苦，其類火，其畜羊，其穀黍，其應四時，上為熒惑星，是以知病之在脈也，其音徵，其數七，其臭焦。

中央黃色，入通于脾，開竅于口，藏精于脾，故病在舌本。其味甘，其類土，其畜牛，其穀稷，其應四時，上為鎮星，是以知病之在肉也，其音宮，其數五，其臭香。

西方白色，入通于肺，開竅于鼻，藏精于肺，故病在背。其味辛，其類金，其畜馬，其穀稻，其應四時，上為太白星，是以知病之在皮毛也，其音商，其數九，其臭腥。

北方黑色，入通于腎，開竅于二陰，藏精于腎，故病在膝。其味咸，其類水，其畜彘，其穀豆，其應四時，上為辰星，是以知病之在骨也，其音羽，其數六，其臭腐。

故善為脈者，謹察五臟六腑，一逆一從，陰陽、表裏、雌雄之紀，藏之心意，合心于精。非其人勿教，非其真勿授，是謂得道。

【譯文】

黃帝問：五臟除與四時相應外，它們各自還有相類的事物可以歸納起來嗎？

岐伯說：有。比如東方青色，與肝相通，肝開竅於目，精氣內藏於肝，在五味中為酸，與木同類，在五畜中為雞，在五穀中為麥，與四時中的春季相應，在天體中為歲星，春天陽氣上升，所以其氣在頭，在五音中為角，在五行生成數中為八，因肝主筋，所以它的疾病多發生在筋。此外，在嗅味中為臊。

南方赤色，與心相通，心開竅於耳，精氣內藏於心，在五味中為苦，與火同類，在五畜中為羊，在五穀中為黍，與四時中的夏季相應，在天體為熒惑星，疾病多發生在脈和五臟，在五音中為徵，在五行生成數中為七。此外，在嗅味中為焦。

中央黃色，與脾相通，脾開竅於口，精氣內藏於脾，在五味為甘，與土同類，在五畜中為牛，在五穀中為稷，與四時中的長夏相應，在天體中為鎮星，疾病多發生在舌根和肌肉，在五音中為宮，在五行生成數中為五。此外，在嗅味中為香。

西方白色，與肺相通，肺開竅於鼻，精氣內藏於肺，在五味中為辛，與金同類，在五畜中為馬，在五穀中為稻，與四時中的秋季相應，在天體中為太白星，疾病多發生在背部和皮毛，在五音中為商，在五行生成數中為九。此外，在嗅味中為腥。

北方黑色，與腎相同，腎開竅於前後二陰，精氣內藏於腎，在五味中為鹹，與水同類，在五畜中為彘（豬），在五穀中為豆，與四時中的冬季相應，在天體中為辰星，疾病多發生在四肢和骨，在五音中為羽，在五行生成數中為六。此外，在嗅味中為腐。

所以善於診脈的醫生，能夠謹慎細心地審察五臟六腑的變化，瞭解其順逆的情況，把陰陽、表裏、雌雄的對應和聯繫，綱目分明地加以歸納，並把這些精深的道理，深深地記在心中。這些理論，至為寶貴，對於那些不是真心實意地學習而又不具備一定條件的人，切勿輕易傳授，這才是愛護和珍視這門學問的正確態度。

簡 評

本篇講述四季氣候變化會影響人的五臟六腑，以致發生疾病。又介紹了人體、四時、五行、五色、五味、五音等的聯繫情況，顯示了天人之間與各方面的關係和疾病變化。

五臟應四時是中醫學的核心理論，是天人相應觀念的具體化，作為天人相應觀念具體展開的五臟應四時理論不僅是中醫學的基礎理論，也是古代中國普遍信奉的世界觀、價值觀體系。古人認為世界是有秩序的，其秩序源於天地四時、陰陽五行，萬物通過五行聯繫為一個統一的整體，五行之間具有生克制化關係，不同五行屬性之間的事物也存在著相互滋生成抑制的關係。中醫學就是根據這一理論來指導養生和治病的。五臟應四時理論是《內經》核心的學術思想，貫穿全書之中。

陰陽應象大論篇第五

提示：本篇說明人體的陰陽和天地四時的陰陽是息息相通的，提出有關病因、病情、診法、治則等方面的要求。

【原文】

黃帝曰：陰陽者，天地之道也，萬物之綱紀，變化之父母，生殺之本始，神明之府也。治病必求于本。

故積陽為天，積陰為地。陰靜陽躁，陽生陰長，陽殺陰藏。陽化氣，陰成形。寒極生熱，熱極生寒；寒氣生濁，熱氣生清。清氣在下，則生飧泄，濁氣在上，則生䐜脹。此陰陽反作，病之逆從也。

故清陽為天，濁陰為地。地氣上為雲，天氣下為雨；雨出地氣，雲出天氣。故清陽出上竅，濁陰出下竅；清陽發腠理，濁陰走五臟；清陽實四肢，濁陰歸六腑。

水為陰，火為陽。陽為氣，陰為味。味歸形，形歸氣，氣歸精，精歸化；精食氣，形食味，化生精，氣生形。味傷形，氣傷精；精化

為氣，氣傷于味。

陰味出下竅，陽氣出上竅。味厚者為陰，薄為陰之陽；氣厚者為陽，薄為陽之陰。味厚則泄，薄則通；氣薄則發洩，厚則發熱。

【譯文】

黃帝說：陰陽是宇宙間的普遍規律，是一切事物的綱領，萬物變化的起源，生長毀滅的根本，有很大道理在其中。凡醫治疾病，必須求得病情變化的根本，而道理也不外乎陰陽二字。

以自然界為喻，清陽之氣聚於上，而成為天，濁陰之氣積於下，而成為地。陰是比較靜止的，陽是比較躁動的；陽主生發，陰主成長；陽主肅殺，陰主收藏。陽能化生力量，陰能構成形體。寒到極點會生熱，熱到極點會生寒；寒氣能產生濁陰，熱氣能產生清陽；清陽之氣居下而不升，就會發生泄瀉之病，濁陰之氣居上而不降，就會發生脹滿之病。這就是陰陽的正常和反常變化，因此疾病也就有逆證和順證的區別。

所以大自然的清陽之氣上升為天，濁陰之氣下降為地。地氣蒸發上升為雲，天氣凝聚下降為雨；雨是地氣上升後轉變而成的，雲是由天氣蒸發水氣而成的。人體的變化也是這樣，清陽之氣出於上竅，濁陰之氣出於下竅；清陽發洩於腠理，濁陰內注於五臟；清陽充實四肢，濁陰內走六腑。

以水火劃分陰陽，水屬陰，火屬陽。陽是無形的氣，陰是有形的味。人體的功能屬陽，所飲食物屬陰。食物可以滋養身體，而形體的生成又須賴氣化的功能，功能是由精所產生的，就是說精可以化生功能。而精又是由氣化而產生的，所以形體的滋養全靠飲食，食物經過生化作用而產生精，再經過氣化作用滋養形體。如果飲食不節，反能損傷形體，機能活動太過，亦可以使精氣耗傷，精可以產生功能，但功能也可以因為飲食不節而受損傷。

味屬陰，所以趨向下竅；氣屬於陽，所以趨向上竅。味厚的屬純陰，味薄的屬於陰中之陽；氣厚的屬純陽，氣薄的屬於陽中之陰。味

厚的有瀉下的作用，味薄的有疏通的作用；氣薄的能向外發洩，氣厚的能助陽生熱。

【原文】

　　壯火之氣衰，少火之氣壯，壯火食氣，氣食少火，壯火散氣，少火生氣。氣味辛甘發散為陽，酸苦湧泄為陰。陰勝則陽病，陽勝則陰病。陽勝則熱，陰勝則寒。重寒則熱，重熱則寒。

　　寒傷形，熱傷氣；氣傷痛，形傷腫。故先痛而後腫者，氣傷形也；先腫而後痛者，形傷氣也。

　　風勝則動，熱勝則腫，燥勝則乾，寒勝則浮，濕勝則濡瀉。

　　天有四時五行，以生長收藏，以生寒暑燥濕風。人有五臟化五氣，以生喜怒悲憂恐。故喜怒傷氣，寒暑傷形。暴怒傷陰，暴喜傷陽。厥氣上行，滿脈去形。喜怒不節，寒暑過度，生乃不固。故重陰必陽，重陽必陰。故曰：冬傷于寒，春必溫病；春傷于風，夏生飧泄；夏傷于暑，秋必痎瘧；秋傷于濕，冬生咳嗽。

【譯文】

　　陽氣太過，能使元氣衰弱，陽氣正常，能使元氣旺盛；因為過度亢奮的陽氣，會損害元氣，而元氣卻依賴正常的陽氣，所以過度亢盛的陽氣，能耗散元氣，正常的陽氣，能增強元氣。凡氣味辛甘而有發散功用的，屬於陽，氣味酸苦而有通泄功用的，屬於陰。人體的陰陽是相對平衡的，如果陰氣偏勝，則陽氣受損而為病，陽氣偏勝，則陰氣耗損而為病。陽偏勝則表現為熱性病症，陰偏勝則表現為寒性病症。寒到極點，會表現熱象，熱到極點，會表現寒象。

　　寒能傷形體，熱能傷真氣；真氣受傷，可以產生疼痛，形體受傷，可以發生腫脹。所以先痛而後腫的，是真氣先傷而後及於形體；先腫而後痛的，是形體先病而後及於真氣。

　　風邪太過，則會發生痙攣動搖；熱邪太過，則會發生紅腫；燥氣太過，則會發生乾枯；寒氣太過，則會發生浮腫；濕氣太過，則會發

生濡瀉。

大自然的變化，有春、夏、秋、冬四時的交替，有木、火、土、金、水五行的變化，因此，產生了寒、暑、燥、濕、風的氣候，形成了生、長、化、收、藏的規律。人有肝、心、脾、肺、腎五臟，五臟之氣化生五志，產生了喜、怒、悲、憂、恐五種不同的情志活動。喜怒等情志變化，可以傷氣，寒暑外侵，可以傷形。突然大怒，會損傷陰氣，突然大喜，會損傷陽氣。氣逆上行，充滿經脈，則神氣浮越，離去形體了。所以喜怒不加以節制，寒暑不善於調適，生命就不能牢固。陰極可以轉化為陽，陽極可以轉化為陰。所以冬季受了寒氣的傷害，春天就容易發生溫病；春天受了風邪的傷害，夏季就容易發生飧泄；夏季受了暑氣的傷害，秋天就容易發生瘧疾；秋季受了濕氣的傷害，冬天就容易發生咳嗽。

【原文】

帝曰：余聞上古聖人，論理人形，列別臟腑，端絡經脈，會通六合，各從其經；氣穴所發，各有處名；溪谷屬骨，皆有所起；分部逆從，各有條理；四時陰陽，盡有經紀；外內之應，皆有表裏。其信然乎？

岐伯對曰：東方生風，風生木，木生酸，酸生肝，肝生筋，筋生心，肝主目。其在天為玄，在人為道，在地為化。化生五味，道生智，玄生神。神在天為風，在地為木，在體為筋，在臟為肝，在色為蒼，在音為角，在聲為呼，在變動為握，在竅為目，在味為酸，在志為怒。怒傷肝，悲勝怒；風傷筋，燥勝風；酸傷筋，辛勝酸。

南方生熱，熱生火，火生苦，苦生心，心生血，血生脾，心主舌。其在天為熱，在地為火，在體為脈，在臟為心，在色為赤，在音為徵，在聲為笑，在變動為憂，在竅為舌，在味為苦，在志為喜。喜傷心，恐勝喜；熱傷氣，寒勝熱；苦傷氣，鹹勝苦。

中央生濕，濕生土，土生甘，甘生脾，脾生肉，肉生肺，脾主口。其在天為濕，在地為土，在體為肉，在臟為脾，在色為黃，在音

為宮，在聲為歌，在變動為噦，在竅為口，在味為甘，在志為思。思傷脾，怒勝思；濕傷肉，風勝濕；甘傷肉，酸勝甘。

西方生燥，燥生金，金生辛，辛生肺，肺生皮毛，皮毛生腎，肺主鼻。其在天為燥，在地為金，在體為皮毛，在臟為肺，在色為白，在音為商，在聲為哭，在變動為咳，在竅為鼻，在味為辛，在志為憂。憂傷肺，喜勝憂；熱傷皮毛，寒勝熱；辛傷皮毛，苦勝辛。

北方生寒，寒生水，水生鹹，鹹生腎，腎生骨髓，髓生肝，腎主耳。其在天為寒，在地為水，在體為骨，在臟為腎，在色為黑，在音為羽，在聲為呻，在變動為慄，在竅為耳，在味為鹹，在志為恐。恐傷腎，思勝恐；寒傷血，燥勝寒；鹹傷血，甘勝鹹。

故曰：天地者，萬物之上下也；陰陽者，血氣之男女也；左右者，陰陽之道路也；水火者，陰陽之徵兆也；陰陽者，萬物之能始也。

故曰：陰在內，陽之守也；陽在外，陰之使也。

【譯文】

黃帝問道：我聽說上古時代的聖人，講求人體的形態，分辨內在的臟腑，瞭解經脈的分佈，交會、貫通有四方上下，各依其經絡之循行路線起止；氣穴之處，各有名稱；肌肉空隙以及關節，各有其起點；分屬部位的或逆或順，各有條理；與天之四時陰陽，都有經緯紀綱；外面的環境與人體內部的相互關聯，都有表有裏。這些說法都對嗎？

岐伯回答說：東方應春，陽氣上升則生風，風氣與木氣相應，木氣能生酸味，酸味能滋養肝氣，肝氣又能養筋，筋膜柔和則又能養心，肝氣上通於目。它在自然界中是精深玄妙的，是人能瞭解自然界變化的道理，在地能生化萬物。大地有生化，所以能產生一切生物；人能知道自然界變化的道理，就能產生一切智慧；宇宙間的深遠微妙，是變幻莫測的。它的變化，在自然界為六氣中的風，在地面上為五行中的木，在人體為筋，在五臟為肝，在五色為蒼，在五音為角，

在五聲為呼，在病變的表現為握，在七竅為目，在五味為酸，在情志的變動為怒。怒氣能傷肝，悲能夠抑制怒；風氣能傷筋，燥能夠抑制風；過食酸味能傷筋，辛味能抑制酸味。

南方應夏，陽氣盛而生熱，熱盛則生火，火氣能產生苦味，苦味能滋長心氣，心氣能化生血氣，血氣充足，則又能生脾，心氣上通於舌。它的變化在天為熱氣，在地為火氣，在人體為血脈，在五臟為心，在五色為赤，在五音為徵，在五聲為笑，在病變的表現為憂，在竅為舌，在五味為苦，在情志的變動為喜。喜能傷心，恐懼能抑制喜；熱能傷氣，寒氣能抑制熱；苦能傷氣，鹹味能抑制苦味。

中央應長夏，長夏生濕，濕與土氣相應，土氣能產生甘味，甘味能滋養脾氣，脾氣能滋養肌肉，肌肉豐滿，則又能養肺，脾氣上通於口。它的變化在天為濕氣，在地為土氣，在人體為肌肉，在五臟為脾，在五色為黃，在五音為宮，在五聲為歌，在病變的表現為噦，在竅為口，在五味為甘，在情志的變動為思。思慮傷脾，以怒氣抑制思慮；濕氣能傷肌肉，以風氣抑制濕氣；甘味能傷肌肉，酸味能抑制甘味。

西方應秋，秋天氣急而生燥，燥與金氣相應，金能產生辛味，辛味能滋養肺氣，肺氣能滋養皮毛，皮毛潤澤，則又能養腎，肺氣上通於鼻。它的變化在天為燥氣，在地為金氣，在人體為皮毛，在五臟為肺，在五色為白，在五音為商，在五聲為哭，在病變的表現為咳，在竅為鼻，在五味為辛，在情志的變動為憂。憂能傷肺，以喜抑制憂；熱能傷皮毛，寒能抑制熱；辛味能傷皮毛，苦味能抑制辛味。

北方應冬，冬天生寒，寒氣與水氣相應，水氣能產生鹹味，鹹味能滋養腎氣，腎氣能滋長骨髓，骨髓充實，則又能養肝，腎氣上通於耳。它的變化在天為寒氣，在地為水氣，在人體為骨髓，在五臟為腎，在五色為黑，在五音為羽，在五聲為呻，在病變的表現為戰慄，在竅為耳，在五味為鹹，在情志的變動為恐。恐能傷腎，思能夠抑制恐；寒能傷血，燥能夠抑制寒；鹹能傷血，甘味能抑制鹹味。

所以說：天地是在萬物的上下之位；陰陽之道，在人則為男為

女，在體則為血為氣；左右為陰陽運行不息的道路；水性寒，火性熱，是陰陽的象徵；陰陽的變化，是萬物生長的原始動力。

因此說：陰陽是互相為用的，陰在內，有陽作為它的守衛；陽在外，有陰作為它的輔佐。

【原文】

帝曰：法陰陽奈何？

岐伯曰：陽勝則身熱，腠理閉，喘粗為之俯仰，汗不出而熱，齒乾以煩冤，腹滿死，能冬不能夏。陰勝則身寒，汗出，身常清，數栗而寒，寒則厥，厥則腹滿死，能夏不能冬。此陰陽更勝之變，病之形能也。

帝曰：調此二者奈何？

岐伯曰：能知七損八益，則二者可調，不知用此，則早衰之節也。

年四十而陰氣自半也，起居衰矣；

年五十，體重，耳目不聰明矣；

年六十，陰痿，氣大衰，九竅不利，下虛上實，涕泣俱出矣。

故曰：知之則強，不知則老，故同出而名異耳。智者察同，愚者察異。愚者不足，智者有餘；有餘則耳目聰明，身體輕強，老者復壯，壯者益治。

是以聖人為無為之事，樂恬憺之能，從欲快志于虛無之守，故壽命無窮，與天地終，此聖人之治身也。

天不足西北，故西北方陰也，而人右耳目不如左明也；地不滿東南，故東南方陽也，而人左手足不如右強也。

【譯文】

黃帝問道：陰陽的法則怎樣運用於醫學上呢？

岐伯回答說：如陽氣太過，則身體發熱，腠理緊閉，氣粗喘促，呼吸困難，身體亦為之俯仰擺動，無汗發熱，牙齒乾燥，煩悶，如見

腹部脹滿，是死症，這是屬於陽勝之病，所以冬天尚能支持，夏天就不能耐受了。陰氣勝則身發寒而汗多，或身體常覺冷而不時戰慄發寒，甚至手足厥逆，如見手足厥逆而腹部脹滿的，是死症，這是屬於陰勝的病，所以夏天尚能支持，冬天就不能耐受了。這就是陰陽互相勝負變化所引起疾病的症狀。

黃帝問道：調攝陰陽的辦法是什麼？

岐伯說：如果懂得了七損八益的養生之道，則人身的陰陽就可以調攝，如不懂得這些道理，就會發生早衰現象。

一般的人，年到四十，腎臟的精氣已經自然衰減一半了，其起居動作，亦漸漸衰退；

到了五十歲，身體覺得沉重，耳目也不夠聰明了；

到了六十歲，陽氣萎弱，腎氣大衰，九竅不能通利，出現下虛上實的現象，會常常流眼淚鼻涕。

所以說，知道調攝的人身體就強健，不懂得調攝的人身體就容易衰老；本來是同樣的身體，結果卻出現了強弱不同的兩種情況。懂得養生之道的人，在未病時就能夠注意養生；不懂得養生之道的人，在發病後才知道調養。不善於調攝的人，常感不足，而重視調攝的人，就常能有餘；有餘則耳目聰明，身體輕強，即使已經年老，亦可以身體強壯，當然本來強壯的就更好了。

所以聖人不做勉強的事情，不胡思亂想，有樂觀愉快的旨趣，常使心曠神怡，保持著寧靜的生活，所以能夠壽命無窮，盡享天年。這是聖人保養身體的方法。

天氣是不足於西北方的，所以西北方屬陰，而人與天氣相應，因此人的右耳目也不及左邊的聰明；地氣是不足於東南方的，所以東南方屬陽，而人的左手足也不及右邊的強。

【原文】

帝曰：何以然？

岐伯曰：東方陽也，陽者其精並于上，並于上，則上明而下虛，

故使耳目聰明，而手足不便也；西方陰也，陰者其精並于下，並于下，則下盛而上虛，故其耳目不聰明，而手足便也。故俱感于邪，其在上則右甚，在下則左甚，此天地陰陽所不能全也，故邪居之。

故天有精，地有形；天有八紀，地有五裏，故能為萬物之父母。清陽上天，濁陰歸地，是故天地之動靜，神明為之綱紀，故能以生長收藏，終而復始。

惟賢人上配天以養頭，下象地以養足，中傍人事以養五臟。天氣通于肺，地氣通于嗌，風氣通于肝，雷氣通于心，谷氣通于脾，雨氣通于腎。

六經為川，腸胃為海，九竅為水注之氣。以天地為之陰陽，陽之汗，以天地之雨名之；陽之氣，以天地之疾風名之。暴氣象雷，逆氣象陽。故治不法天之紀，不用地之理，則災害至矣。

【譯文】

黃帝問道：這是什麼道理？

岐伯說：東方屬陽，陽性向上，所以人體的精神集合於上部，集合於上部則上部強盛而下部虛弱，所以使耳目聰明，而手足不便利；西方屬陰，陰性向下，所以人體的精氣集合於下部，集合於下部則下部強盛而上部虛弱，所以耳目不聰明而手足便利。如雖左右同樣感受了外邪，但在上部則身體的右側較重，在下部則身體的左側較重，這是天地陰陽之所不能全，而人身亦有陰陽左右之不同，所以邪氣就能乘虛而居留了。

所以天有精氣，地有形體；天有八節的氣序，地有五方的佈局，因此天地是萬物生長的根本。無形的清陽之氣上生於天，有形的濁陰之氣下歸於地，所以天地的運動與靜止，是由陰陽的神妙變化來決定的，因而能使萬物春生、夏長、秋收、冬藏，終而復始，循環不休。

懂得這些道理的人，他把人體上部的頭來比天，下部的足來比地，中部的五臟來比人事以調養身體。天的輕清之氣通於肺，地的水穀之氣通於咽，風木之氣通於肝，雷火之氣通於心，溪谷之氣通於

脾，雨水之氣通於腎。

六經猶如河流，腸胃猶如大海，上下九竅以水津之氣貫注。如以天地來比類人體的陰陽，則陽氣發洩的汗，像天下的雨；人身的陽氣，像天地的疾風。人的暴怒之氣，像天有雷霆；逆上之氣，像陽熱的火。所以調養身體而不取法於自然的規律，那麼疾病就要發生了。

【原文】

故邪風之至，疾如風雨。故善治者治皮毛，其次治肌膚，其次治筋脈，其次治六腑，其次治五臟。治五臟者，半死半生也。

故天之邪氣，感則害人五臟；水穀之寒熱，感則害于六腑；地之濕氣，感則害皮肉筋脈。

故善用針者，從陰引陽，從陽引陰；以右治左，以左治右；以我知彼，以表知裏；以觀過與不及之理，見微得過，用之不殆。

善診者，察色按脈，先別陰陽；審清濁，而知部分；視喘息，聽音聲，而知所苦；觀權衡規矩，而知病所主；按尺寸，觀浮沉滑澀，而知病所生。以治無過，以診則不失矣。

故曰：病之始起也，可刺而已；其盛，可待衰而已。故因其輕而揚之，因其重而減之，因其衰而彰之。

形不足者，溫之以氣；精不足者，補之以味。其高者，因而越之；其下者，引而竭之；中滿者，瀉之于內。其有邪者，漬形以為汗；其在皮者，汗而發之；其慓悍者，按而收之；其實者，散而瀉之。審其陰陽，以別柔剛，陽病治陰，陰病治陽；定其血氣，各守其鄉，血實宜決之，氣虛宜掣引之。

【譯文】

所以外感致病因素傷害人體，急如疾風暴雨。善於治病的醫生，病邪在皮毛的時候，就給予治療；技術較差的，病邪在肌膚才治療；再差的，病邪在筋脈才治療；更差的，病邪在六腑才治療；最差的，病邪在五臟時才治療。病邪傳入到五臟，就非常嚴重，這時治療的效

果，只有半死半生了。

所以自然界中的邪氣，侵襲了人體就能傷害五臟；飲食或寒或熱，就會損害人的六腑；地的濕氣，感染了就能損害皮肉筋脈。

所以善於運用針法的醫生，有時從陰引陽，有時從陽引陰；取右邊以治療左邊的病，取左邊以治療右邊的病，以自己的正常狀態來比較病人的異常狀態，以在表的症狀，瞭解裏面的病變；並且憑此判斷太過或不及，就能在疾病初起的時候，知道病邪之所在，此時進行治療，就不會致使病情發展到危險的地步了。

所以善於診治的醫生，通過診察病人的面色和脈象，先辨別病症的陰陽；審察浮絡的五色清濁，而知道病的部位；觀察呼吸，聽病人發出的聲音，可以得知病人的病痛所在；診察四時色脈的正常與否，來分析為何臟何腑的病，診察尺膚寸口的脈象，從它的浮、沉、滑、澀來瞭解疾病所產生的原因。這樣在診斷上就不會有差錯，治療也沒有過失了。

所以說：病在初起的時候，可用刺法而癒；及其病勢正盛，必須待其稍微衰退，然後刺之而癒。所以病輕的，使用發散輕揚之法治療；病重的，使用消減之法治療；其氣血衰弱的，應用補益之法治療。

形體虛弱的，當以溫補其氣；精氣不足的，當補之以厚味。如病在上的，可用吐法；病在下的，可用疏導之法；病在中為脹滿的，可用瀉下之法；其邪在外表，可用湯藥浸漬以使出汗；邪在皮膚，可用發汗，使其外泄；病勢急暴的，可用抑收法；病實症，則用散法或瀉法。觀察病是屬陰還是屬陽，來決定應當用柔劑還是用剛劑，陽病應當治陰，陰病應當治陽；確定病邪在氣在血，更防其血病再傷及氣，氣病再傷及血，所以血實的適宜用瀉血法，氣虛的宜用升補法。

簡　評

本篇是中醫學陰陽理論最重要的文章。文中論述陰陽的基本概念和規律，並聯繫自然界與人體生理、病理變化的各種徵象加以論證。提出

早期治療的意義，針刺、診病及治療的基本原則。文中提出人體的運動生化規律與天地自然規律是一致的，這就是所謂的天人性命之理。這種理念在今天可能很多人會難以理解，甚至會被認為十分荒誕，但陰陽理論自古以來卻有效地指導著臨床實踐，一些人對中醫理論的質疑，只能說明其中蘊含的科學真理尚未被人們完全認識而已。

　　本篇提到的「七損八益」說是歷代醫學家爭論頗多的話題。對其中含義各有不同的解讀。這是中醫理論在發展中的學術深化現象。《內經》重視房事與養生和疾病的關係，對房事過勞所產生的疾病和發病機理作了較詳細的闡述，為中醫房事養生和治療奠定了理論基礎。

　　本篇後一部分從陰陽、左右、彼我、表裏相對的角度提出的治療原則，完全體現了中醫學系統整體的診療理念。特別提到醫家要「見微得過」，注意對微細徵兆的診察，才能發現隱匿的重大病患，這在臨床醫學中有重要價值，其中提出治病應依據發病的不同階段和病情採用不同的治療方法，體現了中國文化因人、因時、因地制宜的偉大思想，是中醫學取得良好療效的哲學根據。

　　本篇中的養生治病名言很多，如「治病必求於人」、「壯火之氣衰，少火之氣壯」、「陰在內，陽之守也；陽在外，陰之使也」、「怒傷肝，悲勝怒；風傷筋，燥勝風；酸傷筋，辛勝酸」、「喜傷心，恐勝喜；熱傷氣，寒勝熱；苦傷氣，鹹勝苦」、「思傷脾，怒勝思；濕傷肉，風勝濕；甘傷肉，酸勝甘」、「恐傷腎，思勝恐；寒傷血，燥勝寒；鹹傷血，甘勝鹹」等。

陰陽離合論篇第六

　　提示：本篇說明陰陽的基本意義，雖然千變萬化，但總歸只是陰陽離合，人和天地陰陽是相應的，人體內三陰三陽的離合起迄，也有一定規律，本文有明確的分析。

【原文】

黃帝問曰：余聞天為陽，地為陰，日為陽，月為陰，大小月三百六十日成一歲，人亦應之。今三陰三陽，不應陰陽，其故何也？

岐伯對曰：陰陽者，數之可十，推之可百；數之可千，推之可萬；萬之大，不可勝數，然其要一也。天覆地載，萬物方生，未出地者，命曰陰處，名曰陰中之陰；則出地者，命曰陰中之陽。陽予之正，陰為之主。故生因春，長因夏，收因秋，藏因冬。失常則天地四塞。陰陽之變，其在人者，亦數之可數。

帝曰：願聞三陰三陽之離合也。

岐伯曰：聖人南面而立，前曰廣明，後曰太沖。太沖之地，名曰少陰；少陰之上，名曰太陽。太陽根起于至陰，結于命門，名曰陰中之陽。中身而上，名曰廣明；廣明之下，名曰太陰；太陰之前，名曰陽明，陽明根起于厲兌，名曰陰中之陽。厥陰之表，名曰少陽。少陽根起于竅陰，名曰陰中之少陽。是故三陽之離合也：太陽為開，陽明為闔，少陽為樞。三經者，不得相失也，搏而勿浮，命曰一陽。

【譯文】

黃帝問道：我聽說天屬陽，地屬陰，日屬陽，月屬陰，大月和小月合起來三百六十天而成為一年，人體也與此相應。如今聽說人體的三陰三陽，和天地陰陽之數不相符合，這是什麼道理？

岐伯回答說：天地陰陽的範圍，極其廣泛，在具體運用時，經過進一步推演，則可以由十到百，由百到千，由千到萬，再演繹下去，甚至是數不盡的，但它的根本規律只有一個，那就是對立統一的陰陽之道。天地之間，萬物初生，未長出地面的時候，叫作居於陰處，稱之為陰中之陰；若已長出地面的，就叫作陰中之陽。有陽氣，萬物才能生長，有陰氣，萬物才能成形。所以萬物的發生，因於春氣的溫暖；萬物的盛長，因於夏氣的炎熱；萬物的收成，因於秋氣的清涼；萬物的閉藏，因於冬氣的寒冷。如果四時陰陽失序，氣候無常，天地間生長收藏的變化就會失常。這種陰陽變化是有一定的規律的，並且

可以推測而知。

　　黃帝說：我願意聽你講講三陰三陽的離合情況。

　　岐伯說：聖人面向南方站立，就人身前後而言，前方名叫廣明，後方名叫太沖，行於太沖部位的經脈，叫作少陰。在少陰經上面的經脈，名叫太陽，太陽經的下端起於足小趾外側的至陰穴，其上端結於睛明穴，因太陽為少陰之表，故稱為陰中之陽。再以人身上下而言，上半身屬於陽，稱為廣明，廣明之下稱為太陰，太陰前面的經脈，名叫陽明，陽明經的下端起於足大趾側次趾之端的厲兌穴，因陽明是太陰之表，故稱為陰中之陽。厥陰為裏，少陽為表，故厥陰經之表為少陽經，少陽經下端起於竅陰穴，因少陽居厥陰之表，故稱為陰中之少陽。因此，三陽經的離合，可以這樣說，太陽主表為開，陽明主裏為闔，少陽介於表裏之間為樞。但三者之間，不是各自為政，而是相互緊密聯繫著的，所以合起來稱為一陽。

【原文】

　　帝曰：願聞三陰。

　　岐伯曰：外者為陽，內者為陰，然則中為陰，其沖在下，名曰太陰，太陰根起于隱白，名曰陰中之陰。太陰之後，名曰少陰，少陰根起于湧泉，名曰陰中之少陰。少陰之前，名曰厥陰，厥陰根起于大敦，陰之絕陽，名曰陰之絕陰。

　　是故三陰之離合也：太陰為開，厥陰為闔，少陰為樞。三經者，不得相失也，搏而勿沉，名曰一陰。

　　陰陽，積傳為一周，氣裏形表而為相成也。

【譯文】

　　黃帝說：我願意再聽你講講三陰的離合情況。

　　岐伯說：在外的為陽，在內的為陰，所以在裏的經脈稱為陰經，行于少陰前面的稱為太陰，太陰經的根起於足大趾之端的隱白穴，稱為陰中之陰。太陰的後面，稱為少陰，少陰經的根起於足心的湧泉

穴，稱為陰中之少陰。少陰的前面，稱為厥陰，厥陰經的根起於足大趾之端的大敦穴，由於兩陰相合而無陽，厥陰又位於最裏，所以稱為陰之絕陰。

因此，三陰經之離合，可以這樣說，太陰是三陰之表為開，厥陰是三陰之裏為闔，少陰位於太、厥表裏之間則為樞。但三者之間，不能各自為政，而是相互協調緊密聯繫著的，所以合起來稱為一陰。

陰陽之氣，運行不息，遞相傳注於周身，氣運於裏，形立於表，這就是陰陽離合、表裏相成的緣故。

陰陽別論篇第七

提示：本篇根據脈有陰陽為主，來論證病情和判斷預後。

【原文】

黃帝問曰：人有四經十二從，何謂？

岐伯對曰：四經應四時，十二從應十二月，十二月應十二脈。脈有陰陽，知陽者知陰，知陰者知陽。

凡陽有五，五五二十五陽。所謂陰者，真臟也，見則為敗，敗必死也；所謂陽者，胃脘之陽也。別于陽者，知病處也；別于陰者，知死生之期。

三陽在頭，三陰在手，所謂一也。別于陽者，知病忌時；別于陰者，知死生之期。謹熟陰陽，無與眾謀。

所謂陰陽者，去者為陰，至者為陽；靜者為陰，動者為陽；遲者為陰，數者為陽。

凡持真脈之臟脈者，肝至懸絕急，十八日死；心至懸絕，九日死；肺至懸絕，十二日死；腎至懸絕，七日死；脾至懸絕，四日死。

【譯文】

　　黃帝問道：人有四經十二從，這是什麼意思？

　　岐伯回答說：四經是指與四季相應的正常脈象，十二從是指與十二月相對應的十二經脈。脈有陰有陽，瞭解什麼是陽脈，就能知道什麼是陰脈，瞭解什麼是陰脈，就能知道什麼是陽脈。

　　陽脈有五種，就是春微弦，夏微鉤，長夏微緩，秋微毛，冬微石。五時各有五臟的正常脈象，所以五時配合五臟，則有二十五種陽脈。所謂陰脈，就是脈沒有胃氣，稱為真臟脈象。真臟脈是胃氣已經敗壞的象徵，敗象已見，就可以斷其必死。所謂陽脈，就是指有胃氣的沖和脈。辨別陽脈的情況，就可以知道病變的部位；辨別真臟脈的情況，就可以知道患者死期。

　　三陽經脈的診察部位，在結喉兩旁的人迎穴，三陰經脈的診察部位，在手部的寸口。一般在健康狀態之下，人迎與寸口的脈象是一致的。辨別屬陽的胃脈，能知道時令氣候和疾病的宜忌；辨別屬陰的真臟脈，能知道病人的死生時期。臨症時應謹慎而熟練地辨別陰脈與陽脈，就不致疑惑不絕而眾議紛紜了。

　　脈象的陰陽情況是這樣的：脈去為陰，脈來為陽；脈靜為陰，脈動為陽；脈慢為陰，脈快為陽。

　　凡診得無胃氣的真臟脈，例如：肝脈來的形象，如一線孤懸，似斷似絕，或者來得弦急而硬，十八天當死；心脈來時，孤懸斷絕，九天當死；肺脈來時，孤懸斷絕，十二天當死；腎脈來時，孤懸斷絕，七天當死；脾脈來時，孤懸斷絕，四天當死。

【原文】

　　曰：二陽之病發心脾，有不得隱曲，女子不月；其傳為風消，其傳為息賁者，死不治。

　　曰：三陽為病，發寒熱，下為癰腫，及為痿厥腨；其傳為索澤，其傳為頹疝。

　　曰：一陽發病，少氣，善咳，善泄；其傳為心掣，其傳為隔。

二陽一陰發病，主驚駭，背痛，善噫，善欠，名曰風厥。

二陰一陽發病，善脹，心滿，善氣。

三陽三陰發病，為偏枯，痿易，四肢不舉。

鼓一陽曰鉤，鼓一陰曰毛，鼓陽勝急曰弦，鼓陽至而絕曰石，陰陽相過曰溜。

陰爭于內，陽擾于外，魄汗未藏，四逆而起，起則熏肺，使人喘鳴。

陰之所生，和本曰和。是故剛與剛，陽氣破散，陰氣乃消亡；淖則剛柔不和，經氣乃絕。

死陰之屬，不過三日而死；生陽之屬，不過四日而已。

【譯文】

一般說：胃腸有病，則可影響心脾，病人往往有難以告人的隱情，如果是女子就會月經不調，甚至閉經。若病久傳變，或者形體逐漸消瘦，或者呼吸短促，氣息上逆，就不可治療了。

一般說：太陽經發病，多有寒熱的症狀，或者下部發生浮腫，或者兩足痿弱無力而逆冷，腿肚酸痛。若病久傳化，或為皮膚乾燥而不潤澤，或變為陰囊腫大。

一般說：少陽經發病，則會氣虛不足，或易患咳嗽，或易患泄瀉。若病久傳變，或為心虛掣痛，或為飲食不下，阻塞不通。

陽明與厥陰發病，主病驚駭，背痛，常常噯氣、呵欠，名叫風厥。

少陰和少陽發病，腹部脹滿，心下煩悶，容易歎氣。

太陽和太陰發病，則為半身不遂的偏枯症，或者筋骨鬆弛而痿弱無力，或者四肢不能舉動。

脈搏鼓動於指下，來時有力，去時力衰，勢如曲鉤，叫作鉤脈；稍無力，來勢輕虛而浮，像羽毛一樣輕浮，叫作毛脈；有力而緊張，如按琴瑟的弦，叫作弦脈；有力而必須重按，輕按不足，像石下沉，叫作石脈；既非無力，又不過於有力，一來一去，脈象和緩，流通平

順，叫作滑脈。

陰陽失去平衡，以致陰氣爭盛於內，陽氣擾亂於外，汗出不止，四肢厥冷，寒氣就會傷肺，發生喘鳴。

陰氣之所以能生成並得以調和，在於陰陽的平衡，是謂正常。如果以剛與剛，則陽氣過盛就會破散，陰氣也必隨之消亡；倘若陰氣獨盛，則寒濕偏勝，亦為剛柔不和，經脈氣血亦致敗絕。

屬於死陰的病，不過三日就要死；屬於生陽的病，不過四天就會痊癒。

【原文】

所謂生陽、死陰者，肝之心謂之生陽，心之肺謂之死陰，肺之腎謂之重陰，腎之脾謂之辟陰，死不治。

結陽者，腫四肢；結陰者，便血一升，再結二升，三結三升；陰陽結斜，多陰少陽曰石水，少腹腫。二陽結謂之消，三陽結謂之隔，三陰結謂之水，一陰一陽結謂之喉痺。

陰搏陽別，謂之有子；陰陽虛，腸澼死；陽加于陰，謂之汗；陰虛陽搏，謂之崩。

三陰俱搏，二十日夜半死；二陰俱搏，十三日夕時死；一陰俱搏，十日死；三陽俱搏且鼓，三日死；三陰三陽俱搏，心腹滿，發盡，不得隱曲，五日死；二陽俱搏，其病溫，死不治，不過十日死。

【譯文】

所謂生陽、死陰，例如肝病傳心，為木生火，得其生氣，叫作生陽；心病傳肺，為火克金，金被火消亡，叫作死陰；肺病傳腎，以陰傳陰，叫作重陰；腎病傳脾，水反侮土，叫作辟陰，是不治的死症。

邪氣鬱結於陽經，則四肢浮腫，以四肢為諸陽之本；邪氣鬱結於陰經，則大便下血，以陰絡傷則血下溢，初結一升，再結二升，三結三升，越來越嚴重；陰經陽經都有邪氣鬱結，而偏重於陰經方面的，就會發生「石水」之病，小腹腫脹；邪氣鬱結於二陽（足陽明胃、手

陽明大腸），則腸胃俱熱，多為消渴之症；邪氣鬱結於三陽（足太陽膀胱、手太陽小腸），則多為上下不通的隔症；邪氣鬱結於三陰（足太陰脾、手太陰肺），多為水腫脹滿的病；邪氣鬱結於一陰一陽（指厥陰和少陽），多為喉痹之病。

陰脈搏動有力，與陽脈有明顯的區別，這是懷孕的現象；陰陽脈（尺脈、寸脈）俱虛而患有痢疾的，這是死症；陽脈加倍勝於陰脈，當有汗出；陰脈虛而陽脈搏動有力，火迫血行，在婦人就會發生血崩。

三陰（指手太陰肺、足太陰脾）之脈，都搏擊於指下，大約過二十天就會在半夜時死亡；二陰（指手少陰心、足少陰腎）之脈俱搏擊於指下，大約到十三天傍晚時會死亡；一陰（指手厥陰心包絡、足厥陰肝）之脈俱搏擊於指下，十天就要死亡；三陽（指足太陽膀胱、大腸小腸）之脈俱搏擊於指下，而鼓動過甚的，三天就要死亡；三陰三陽之脈俱搏，心腹脹滿，陰陽之氣發洩已盡，大小便不通，則五日死；二陽（指足陽明胃、手陽明大腸）之脈俱搏擊於指下，如患有溫病的，則無法治療，不過十日就要死亡。

靈蘭秘典論篇第八

提示：本篇討論了人身十二臟腑的功能，指出了心的主宰作用，並說明各個臟器之間的相互聯繫，從而證明人體是完整的統一體。

【原文】

黃帝問曰：願聞十二臟之相使，貴賤何如？

岐伯對曰：悉乎哉問也！請遂言之。

心者，君主之官也，神明出焉。肺者，相傳之官，治節出焉。肝者，將軍之官，謀慮出焉。膽者，中正之官，決斷出焉。膻中者，臣使之官，喜樂出焉。脾胃者，倉廩之官，五味出焉。大腸者，傳道之

官，變化出焉。小腸者，受盛之官，化物出焉。腎者，作強之官，伎巧出焉。三焦者，決瀆之官，水道出焉。膀胱者，州都之官，津液藏焉，氣化則能出矣。

凡此十二官者，不得相失也，故主明則下安，以此養生則壽，歿世不殆，以為天下則大昌；主不明則十二官危，使道閉塞而不通，形乃大傷，以此養生則殃，以為天下者，其宗大危。戒之戒之！

至道在微，變化無窮，孰知其原？窘乎哉！消者瞿瞿，孰知其要？閔閔之當，孰者為良？

恍惚之數，生于毫釐；毫釐之數，起于度量，千之萬之，可以益大，推之大之，其形乃制。

黃帝曰：善哉！余聞精光之道，大聖之業，而宣明大道，非齋戒擇吉日，不敢受也。黃帝乃擇吉日良兆，而藏靈蘭之室，以傳保焉。

【譯文】

黃帝問道：我想聽你談一下人體六臟六腑這十二個器官的職責分工，它們的高低貴賤是怎樣的呢？

岐伯回答說：你問得真詳細呀！請讓我談談這個問題。

心，主宰全身，是君主之官，人的精神意識思維活動都由此而出。肺，是宰相之官，猶如宰相輔佐著君主，因主一身之氣而調節全身的活動。肝，像將軍一樣勇武，稱為將軍之官，謀略由此而出。膽，剛果決斷，是秉持中正之官，具有判斷能力。膻中，維護著心而接受其命令，是內臣，君主的喜樂，靠它傳達出來。脾和胃接受水穀，好像倉庫，是倉廩之官，五味的營養靠它們的作用而得以消化、吸收和運輸。大腸是傳導之官，它能傳送食物的糟粕，使其變化為糞便排除體外。小腸是受盛之官，它承受胃中下行的食物而進一步分化清濁。腎，是作強之官，它能夠增強人的能力而產生各種技巧。三焦，是疏導之官，它能夠通行水道。膀胱是州都之官，蓄藏津液，通過氣化作用，方能排除尿液。

以上這十二器官，雖有分工，但其應該協調作用而不能相互脫

節。所以君主如果明智順達，則下屬也會安定正常，用這樣的道理來養生，就可以使人長壽，終身不會發生嚴重的疾病，用來治理天下，就會使國家昌盛繁榮。君主如果不明智順達，那麼，包括十二器官就都要發生危險；各器官發揮正常作用的途徑閉塞不通，形體就會受到嚴重傷害。在這種情況下，談養生續命是不可能的，只會招致災殃，縮短壽命。同樣，以君主之昏憒不明來治理天下，那政權就危險難保了，要警惕再警惕！

　　醫學的道理是微妙難測的，變化也沒有窮盡，誰能知道它的本源呢？實在是困難得很呀！那些道理極精微而不易審察，誰能知道它的奧妙之處！那些道理深遠難明，就像被遮蔽著，怎能瞭解到它的精華是什麼！事物的發展規律都是從極其微小的時候開始的，雖然極其微小，也是可以度量的，把它們千萬倍地積累擴大，推衍增益，就可以演變成各種各樣的形體了。

　　黃帝說：好啊！我聽到了精純明徹的道理，這真是大聖人建立事業的基礎。對於這宣暢明白的宏大理論，如果不誠心誠意地選擇吉祥的日子，是不敢接受的。於是黃帝選擇了吉日良辰，把這些理論珍藏在靈蘭之室，很好地保存起來，以便流傳後世。

簡　評

　　本篇以古代君主統領下的行政系統的職能來類比十二臟腑的生理功能。論述臟腑之間的協調配合是完成生命活動的關鍵。強調作為君主的心在生命活動和養生中具有主宰作用。指出人的主觀狀況會對生理機能產生積極或消極的影響。人們養生應該尊重和順從自然節律，一切按自然之道去做，這樣就能「主明則下安，以此養生則壽，歿世不殆，以為天下則大昌」，同時告誡我們養生應從細微處做起，並且能持之以恆，才能取得良好的效果。

黃帝內經

六節臟象論篇第九

提示：本篇首論天度，再論臟象、脈象，著重說明人體內在臟腑與外界環境的密切聯繫。

【原文】

黃帝問曰：余聞天以六六之節，以成一歲，人以九九制會，計人亦有三百六十五節，以為天地，久矣，不知其所謂也？

岐伯對曰：昭乎哉問也！請遂言之。夫六六之節、九九制會者，所以正天之度、氣之數也。天度者，所以制日月之行也；氣數者，所以紀化生之用也。

天為陽，地為陰，日為陽，月為陰，行有分紀，周有道理，日行一度，月行十三度而有奇焉，故大小月三百六十五日而成歲，積氣餘而盈閏矣。

立端于始，表正于中，推餘于終，而天度畢矣。

帝曰：余已聞天度矣，願聞氣數，何以合之？

岐伯曰：天以六六為節，地以九九制會；天有十日，日六竟而周甲，甲六復而終歲，三百六十日法也。

夫自古通天者，生之本，本于陰陽。其氣九州、九竅，皆通乎天氣，故其生五，其氣三。三而成天，三而成地，三而成人，三而三之，合則為九。九分為九野，九野為九臟，故形臟四，神臟五，合為九臟以應之也。

【譯文】

黃帝問道：我聽說天體的運行是以六個甲子日成為一年，地氣是以九九極數的變化與天相通的，人也有三百六十五節，與天地相應，這些說法，已聽到很久了，但不知是什麼道理？

岐伯答道：你提的問題很高明啊！請讓我就此問題談談看法。六

六之節和九九制會，是用來確定天度和氣數的。天度，是計算日月行程遲速的；氣數，是標誌萬物化生週期之用的。

天屬陽，地屬陰，日屬陽，月屬陰。日月的運行有一定的部位和秩序，其環周也有一定的軌道。每一晝夜，日行一度，月行十三度有餘，所以大月、小月合起來三百六十五天，成為一年，由於月份的不足，節氣有盈餘，於是產生了閏月。

確定了歲首冬至並以此為開始，用圭表測量日影的變化以推正中氣的時間，隨著日月的運行而推算節氣的盈餘，直到歲末，整個天度的變化就可以完全計算出來了。

黃帝說：我已經聽到了天度的道理，還想知道氣數是怎樣與天度相配合的。

岐伯說：天以六六為節制，地以九九之數來與之相通，天有十干，代表十日，十干循環六次而成一個甲子，甲子日重復六次而一年終了，這是三百六十日的計算方法。

自古以來，都以通於天氣而為生命的根本，而這個根本不外乎天之陰陽。地的九州，人的九竅，都與天氣相通，因此天衍生五行，而陰陽之氣又依盛衰消長而各分為三。三氣合而成天，三氣合而成地，三氣合而成人，三三而合成九氣。在地分為九野，在人體分為九臟，有形臟四個，神臟五個，合成九臟，以應天氣。

【原文】

帝曰：余已聞六六九九之會也，夫子言積氣盈閏，願聞何謂氣？請夫子發蒙解惑焉！

岐伯曰：此上帝所秘，先師傳之也。

帝曰：請遂聞之。

岐伯曰：五日謂之候，三候謂之氣，六氣謂之時，四時謂之歲，而各從其主治焉。五運相襲，而皆治之，終期之日，周而復始；時立氣布，如環無端，候亦同法。故曰：不知年之所加，氣之盛衰，虛實之所起，不可以為工矣。

帝曰：五運之始，如環無端，其太過不及何如？

岐伯曰：五氣更立，各有所勝，盛虛之變，此其常也。

帝曰：平氣何如？

岐伯曰：無過者也。

帝曰：太過不及奈何？

岐伯曰：在經有也。

帝曰：何謂所勝？

岐伯曰：春勝長夏，長夏勝冬，冬勝夏，夏勝秋，秋勝春，所謂得五行時之勝，各以氣命其臟。

【譯文】

黃帝說：我已經明白了六六九九配合的道理，但先生說氣的盈餘積累成為閏月，我想聽您講一下什麼是氣呢？請您來啟發我的蒙昧，解除我的疑惑！

岐伯說：這是上帝秘而不宣的理論，是我的老師傳授給我的。

黃帝說：就請全部講給我聽吧。

岐伯說：五天稱為一候，三候稱為一個節氣，六氣稱為一時，四時稱為一歲，一年四時，各隨其五行的配合而分別主宰氣候。木、火、土、金、水五行隨時間的變化而遞相承襲，各有主治之時，到一年終結時，再從頭開始循環。一年分立四時，四時分佈節氣，逐步推移，如圓環無端，節氣中再分候，也是這樣推移下去。所以說，不知當年主客氣的加臨、節氣的盛衰、虛實的起因等情況，就不能當一個好醫生。

黃帝說：五行的推移，周而復始，如環無端，它的太過與不及是怎樣的呢？

岐伯說：五行之氣更迭主時，互有勝克，從而有盛衰的變化，這是正常的現象。

黃帝說：平氣是怎樣的呢？

岐伯說：這是沒有太過和不及。

黃帝說：太過和不及的情況是怎樣的呢？

岐伯說：這些情況在經書中已有記載。

黃帝說：什麼叫作所勝？

岐伯說：春勝長夏，長夏勝冬，冬勝夏，夏勝秋，秋勝春，這就是時令根據五行規律而互相勝負的情況。人的五臟就是根據四時五行之氣來命名的。

【原文】

帝曰：何以知其勝？

岐伯曰：求其至也，皆歸始春。未至而至，此謂太過，則薄所不勝，而乘所勝也，命曰氣淫。不分邪僻內生，工不能禁。至而不至，此謂不及，則所勝妄行，而所生受病，所不勝薄之也，命曰氣迫。所謂求其至者，氣至之時也。謹候其時，氣可與期；失時反候，五治不分，邪僻內生，工不能禁也。

帝曰：有不襲乎？

岐伯曰：蒼天之氣，不得無常也。氣之不襲，是謂非常，非常則變矣。

帝曰：非常而變奈何？

岐伯曰：變至則病，所勝則微，所不勝則甚，因而重感于邪則死矣。故非其時則微，當其時則甚也。

帝曰：善。余聞氣合而有形，因變以正名。天地之運，陰陽之化，其于萬物，孰少孰多，可得聞乎？

岐伯曰：悉哉問也！天至廣不可度，地至大不可量，大神靈問，請陳其方。草生五色，五色之變，不可勝視；草生五味，五味之美，不可勝極。嗜欲不同，各有所通。天食人以五氣，地食人以五味。五氣入鼻，藏于心肺，上使五色修明，音聲能彰；五味入口，藏于腸胃，味有所藏，以養五氣，氣和而生，津液相成，神乃自生。

【譯文】

黃帝說：怎樣知道它們之間的相勝情況呢？

岐伯說：首先要推求臟氣到來的時間，一般從立春開始向下推算。如果時令未到而相應的臟氣先期來過，則稱為太過，某氣太過就會侵侮其所不勝之氣，欺凌其所勝之氣，這就叫作氣淫；時令已到而相應的臟氣未到，稱為不及，某氣不及，其所勝之氣會因缺乏制約而妄行，所生之氣會因缺乏資助而困弱，所不勝之氣更會加以相迫，這就叫作氣迫。所謂「求其至」，就是要根據時令推求臟氣到來的早晚，要謹慎地等候時令的變化，臟氣的到來是可以預期的。如果搞錯了時令或違反了時令與臟氣相合的關係，以至於分不出五行之氣主治的時間，那麼，當邪氣內擾，病及於人之時，好的醫生也無能為力了。

黃帝說：五行之氣有不相承襲的嗎？

岐伯說：天的五行之氣，在四時中的分佈不可能沒有常規。如果五行之氣不按規律依次相承，就是反常的現象，反常就會變而為害。

黃帝問：反常變為害又當如何？

岐伯說：這就會使人發生病變，如在某一時令出現的反常氣運，為當旺之氣所勝，則其病輕微，若為當旺之氣所不勝，則其病深重，而若同時感受其他邪氣，就會造成死亡。所以反常氣運的出現，不在其所克制的某氣當旺之時令，病就輕微；若恰在其所克制的某氣當旺之時令發病，則病深重。

黃帝說：講得好。我聽說天地之氣和合而有萬物的形體，又由於其變化多端以至萬物形態各異而定有不同的名稱。天地的氣運，陰陽的變化，它們對於萬物的生成，就其作用而言，哪個多，哪個少，可以聽你講一講嗎？

岐伯說：問得實在是詳細呀！但天極其廣闊，不可測度，地極其博大，也很難測量，像您這樣偉大神靈的聖主既然發問，就請讓我陳述一下其中的道理吧。草木顯現五色，而五色的變化，是看也看不盡的；草木產生五味，而五味的醇美，是嘗也嘗不完的。人們對色味的

嗜欲不同，而各色味是分別與五臟相通的。天供給人們以五氣，地供給人們以五味。五氣由鼻吸入，貯藏於心肺，其氣上升，使面部的五色明潤，聲音洪亮；五味入於口中，貯藏於腸胃，經消化吸收，五味精微內注於五臟，以養五臟之氣，臟氣和諧而保有生化機能，津液隨之生成，神氣也就在此基礎上自然產生了。

【原文】

帝曰：臟象何如？

岐伯曰：心者，生之本，神之變也；其華在面，其充在血脈，為陽中之太陽，通于夏氣。

肺者，氣之本，魄之處也；其華在毛，其充在皮，為陽中之太陰，通于秋氣。

腎者，主蟄，封藏之本，精之處也；其華在發，其充在骨，為陰中之少陰，通于冬氣。

肝者，罷極之本，魂之居也；其華在爪，其充在筋，以生血氣，其味酸，其色蒼，此為陽中之少陽，通于春氣。

脾、胃、大腸、小腸、三焦、膀胱者，倉廩之本，營之居也，名曰器，能化糟粕，轉味而入出者也；其華在唇四白，其充在肌，其味甘，其色黃，此至陰之類，通于土氣。

凡十一臟，取決于膽也。

故人迎一盛，病在少陽，二盛病在太陽，三盛病在陽明，四盛已上為格陽。

寸口一盛，病在厥陰，二盛病在少陰，三盛病在太陰，四盛已上為關陰。

人迎與寸口俱盛四倍已上為關格，關格之脈羸，不能極于天地之精氣，則死矣。

【譯文】

黃帝說：臟象是怎樣的呢？

岐伯說：心是生命的根本，為神識所居之處，其榮華表現於面部，其充養的組織在血脈，為陽中的太陽，與夏氣相通。

肺是氣的根本，為魄所居之處，其榮華表現在毫毛，其充養的組織在皮膚，是陽中的太陰，與秋氣相通。

腎主蟄伏，是封藏經氣的根本，為精所居之處，其榮華表現在頭髮，其充養的組織在骨，為陰中之少陰，與冬氣相通。

肝，是人體耐受疲勞的根本，為魄所居之處，其榮華表現在爪甲，其充養的組織在筋，可以生養血氣，其味酸，其色蒼青，為陽中之少陽，與春氣相通。

脾、胃、大腸、小腸、三焦、膀胱，是倉廩之本，為營氣所居之處，因其功能像是盛貯食物的器具，故稱為器，它們能吸收水穀精微，化生為糟粕，管理飲食五味的轉化、吸收和排泄，其榮華表現在口唇四旁的白肉，其充養的組織在肌肉，其味甘，其色黃，屬於至陰之類，與土氣相通。

以上十一臟功能的發揮，都取決於膽氣的升發。

人迎脈搏大於平時一倍，病在少陽；大兩倍，病在太陽；大三倍，病在陽明；大四倍以上，為陽氣太過，陰無以通，是為格陽。

寸口脈搏大於平時一倍，病在厥陰；大兩倍，病在少陰；大三倍，病在太陰；大四倍以上，為陰氣太過，陽無以交，是為關陰。若人迎脈與寸口脈俱大於常時四倍以上，為陰陽氣俱盛，不得相和，是為關格。關格之脈盈盛太過，標誌著陰陽極亢，不能夠再通達天地陰陽之精氣，就會很快死去。

五臟生成篇第十

提示：本篇說明五臟、五味、五色、五脈之間的相生、相克、相反、相成的關係，講述了色診、脈診在臨床上的應用。

【原文】

心之合脈也，其榮色也，其主腎也。

肺之合皮也，其榮毛也，其主心也。

肝之合筋也，其榮爪也，其主肺也。

脾之合肉也，其榮唇也，其主肝也。

腎之合骨也，其榮發也，其主脾也。

是故多食鹹，則脈凝泣而變色；多食苦，則皮槁而毛拔；多食辛，則筋急而爪枯；多食酸，則肉胝而唇揭；多食甘，則骨痛而發落。此五味之所傷也。故心欲苦，肺欲辛，肝欲酸，脾欲甘，腎欲鹹。此五味之所合也。

五臟之氣，故色見青如草茲者死，黃如枳實者死，黑如炲者死，赤如衃血者死，白如枯骨者死，此五色之見死也；青如翠羽者生，赤如雞冠者生，黃如蟹腹者生，白如豕膏者生，黑如烏羽者生，此五色之見生也。生于心，如以縞裹朱；生于肺，如以縞裹紅；生于肝，如以縞裹紺；生于脾，如以縞裹栝樓實；生于腎，如以縞裹紫。此五臟所生之外榮也。

色味當五臟：白當肺、辛，赤當心、苦，青當肝、酸，黃當脾、甘，黑當腎、鹹。故白當皮，赤當脈，青當筋，黃當肉，黑當骨。

【譯文】

心臟與脈相配合，其榮華表現在面色，腎臟能制約心臟。

肺與皮膚相配合，其榮華表現在毫毛，心臟能制約肺臟。

肝臟與筋相配合，其榮華表現在爪甲，肺臟能制約肝臟。

脾臟與肉相配合，其榮華表現在口唇，肝臟能制約脾臟。

腎臟與骨相配合，其榮華表現在頭髮，脾臟能制約腎臟。

所以過食鹹味，則使血脈凝塞不暢，而顏面色澤發生變化；過食苦味，則使皮膚乾枯而毫毛脫落；過食辛味，則使筋脈拘攣而爪甲枯槁；過食酸味，則使肌肉粗厚皺縮而口唇掀揭；過食甘味，則使骨骼疼痛而頭髮脫落。這些都是偏食五味所造成的損害。所以心欲得苦

味，肺欲得辛味，肝欲得酸味，脾欲得甘味，腎欲得鹹味，這是五味分別與五臟之氣的對應關係。

五臟各有氣色見於面部，如面色出現青如死草，枯暗無華的，為死症；出現黃如枳實的，為死症；出現黑如煤灰的，為死症；出現赤如敗血凝結的，為死症；出現白如枯骨的，為死症。這是五色中表現為死症的情況。面色青如翠鳥的羽毛，主生；紅如雞冠的，主生；黃如蟹腹的，主生；白如豬脂的，主生；黑如烏鴉毛的，主生。這是五色中表現有生機的情況。心有生機，面色就像細白的薄絹裹著朱砂；肺有生機，面色就像細白的薄絹裹著紅色的東西；肝有生機，面色就像細白的薄絹裹著紺色的東西；脾有生機，面色就像細白的薄絹裹著栝樓實；腎有生機，面色就像細白的薄絹裹著紫色的東西。這些色澤都是五臟的生機顯露於外的榮華表現。

五色、五味與五臟相應：白色和辛味應於肺，赤色和苦味應於心，青色和酸味應於肝，黃色和甘味應於脾，黑色和鹹味應於腎。因五臟外合五體，所以白色應於皮，赤色應於脈，青色應於筋，黃色應於肉，黑色應於骨。

【原文】

諸脈者，皆屬于目；諸髓者，皆屬于腦；諸筋者，皆屬于節；諸血者，皆屬于心；諸氣者，皆屬于肺。此四肢八溪之朝夕也。故人臥血歸于肝，目受血而能視，足受血而能步，掌受血而能握，指受血而能攝。臥出而風吹之，血凝于膚者為痹，凝於脈者為泣，凝於足者為厥，此三者，血行而不得反其空，故為痹厥也。人有大谷十二分，小溪三百五十四名，少十二俞，此皆衛氣之所留止，邪氣之所客也，針石緣而去之。

診病之始，五決為紀，欲知其始，先建其母。所謂五決者，五脈也。

是以頭痛巔疾，下虛上實，過在足少陰、巨陽，甚則入腎。徇蒙招尤，目冥耳聾，下實上虛，過在足少陽、厥陰，甚則入肝。腹滿

脈，支鬲胠脅，下厥上冒，過在足太陰、陽明。咳嗽上氣，厥在胸中，過在手陽明、太陰。心煩頭痛，病在鬲中，過在手巨陽、少陰。

【譯文】

人體的各條脈絡，都連屬於目，而諸髓都連屬於腦，諸筋都連屬於骨節，諸血都連屬於心，諸氣都連屬於肺。同時，氣血的運行如同潮水一樣朝夕來往於上肢肘腕與下肢膝踝之間。所以當人睡眠時，血歸藏於肝，目得血之濡養則能視物；足得血之濡養，就能行走；手掌得血之濡養，就能握物；手指得血之濡養，就能拿取。如果剛剛睡醒就外出受風，血液的循環就要凝滯，凝於肌膚的，就會發生痹症；凝於經脈的，就會發生氣血運行的滯澀；凝於足部的，該部就會發生厥冷。這三種情況，都是由於氣血的運行不能返回組織間隙的孔穴之處，所以造成痹厥等症。全身有大谷十二處，小溪三百五十四處，這裏面減除了十二臟腑各自的腧穴數目。以上這些都是衛氣留止的地方，也是邪氣容易客居之所。治病時，可循著這些部位施以針石，以祛除邪氣。

診病的根本，要以五決為綱紀。想要瞭解疾病發生的關鍵，必先確定病變的原因。所謂五決，就是五臟之脈，以此診病，即可決斷病根所在。

所以頭痛等巔頂部位的疾患，屬於下虛上實的，病變在足少陰和足太陽經，如果病情惡化，可內傳於腎。頭暈眼花、身體搖動、目暗耳聾，屬下實上虛的，病變在足少陽和足厥陰經，如果病情惡化，可內傳於肝。腹滿脹起，胸膈肋間像撐柱般，下體陰冷，上體眩暈，屬於下部逆氣上犯的，病變在足太陰和足陽明經。咳嗽氣喘，氣機逆亂於胸中，病變在手陽明和手太陰經。心煩頭痛，胸膈不適的，病變在手太陽和手少陰經。

【原文】

夫脈之小、大、滑、澀、浮、沉，可以指別；五臟之象，可以類

推；五臟相音，可以意識；五色微診，可以目察。能合脈色，可以萬全。

赤，脈之至也，喘而堅，診曰有積氣在中，時害于食，名曰心痹，得之外疾，思慮而心虛，故邪從之。

白，脈之至也，喘而浮，上虛下實，驚，有積氣在胸中，喘而虛，名曰肺痹，寒熱，得之醉而使內也。

青，脈之至也，長而左右彈，有積氣在心下支肤，名曰肝痹，得之寒濕，與疝同法，腰痛，足清，頭痛。

黃，脈之至也，大而虛，有積氣在腹中，有厥氣，名曰厥疝，女子同法，得之疾使四肢汗出當風。

黑，脈之至也，上堅而大，有積氣在小腹與陰，名曰腎痹，得之沐浴清水而臥。

凡相五色之奇脈，面黃目青，面黃目赤，面黃目白，面黃目黑者，皆不死也。面青目赤，面赤目白，面青目黑，面黑目白，面赤目青，皆死也。

【譯文】

脈象的小、大、滑、濇、浮、沉等，可以通過醫生的手指加以鑒別；五臟的功能可以通過相類事物加以推測；五臟各自應和的聲音，可以憑意會而識別；五色的微小變化，可以用眼睛來觀察。診病時，如能將色、脈兩者合在一起進行分析，就可以萬無一失了。

外現赤色，脈來急疾而堅實的，可診為邪氣積聚於中脘，常表現為妨礙飲食，病名叫作心痹。這種病得之於外邪的侵襲，是由於思慮過度以致心氣虛弱，邪氣才隨之而入的。

外現白色，脈來急疾而浮大的，這是上虛下實，故常出現驚駭的症狀，病邪積聚於胸中，咳喘且虛驚，這種病的病名叫作肺痹，它有時發寒熱，常因醉後行房而誘發。

外現青色，脈來長而弦，並且左右彈擊手指，這是病邪積聚於心下，支撐胸肋，這種病的病名叫作肝痹，多因受寒濕而得，與疝的病

理相同，它的症狀有腰痛、足冷、頭痛等。

外現黃色，而脈搏虛大的，這是病邪積聚在腹中，由逆氣產生，病名叫作厥疝，女子也有這種情況，多由四肢過度勞累，汗出受風所誘發。

外現黑色，脈象堅實而大，這是病邪積聚在小腹與前陰，病名叫作腎痹，多因冷水沐浴後就睡眠所引起的。

凡是觀察五色，面黃目青、面黃目赤、面黃目白、面黃目黑的，都不是死的徵象。如見面青目赤、面赤目白、面青目黑、面黑目白、面赤目青的，皆為死亡之徵象。

簡　評

本篇運用五行學說，從五臟與五體、五味、五色、五脈的關係上，闡述了診色脈以察五臟的問題，以及色脈診在臨床上的具體應用。提示人們可以通過觀察五合、五榮的變化判斷五臟的變化，為調整養生方法提供依據。還論述了五味過嗜所致的五合（五體）的病理變化，提示人們養生應遵循五味中和的原則，不可過食五味。同時論述了脈、髓、筋、血、氣與目、腦、節、心、肺的生理聯繫，以及受血而有目視、足步、掌握、指攝的生理功能，提示人們在養生中注意對這些器官的保護。論述中涉及治病的診療問題，對指導養生也有一定幫助。

文中所提「診病之始，五決為紀。預知其始，先建其母」的觀點，在中醫界頗有影響。

五臟別論篇第十一

提示：本篇說明了奇恒之腑與傳化之腑在人體生理上的不同功能，並對診脈取寸口的道理做出了解釋，其中還提出了「拘于鬼神者，不可與言至德」的觀點，顯示出中醫很早就有反對迷信鬼神的思想。

【原文】

黃帝問曰：余聞方士，或以腦髓為臟，或以腸胃為臟，或以為腑。敢問更相反，皆自謂是。不知其道，願聞其說。

岐伯對曰：腦、髓、骨、脈、膽、女子胞，此六者，地氣之所生也，皆藏于陰而象于地，故藏而不瀉，名曰奇恒之腑。夫胃、大腸、小腸、三焦、膀胱，此五者，天氣之所生也，其氣象天，故瀉而不藏，此受五臟濁氣，名曰傳化之腑。此不能久留，輸瀉者也。魄門亦為五臟使，水穀不得久藏。所謂五臟者，藏精氣而不瀉也，故滿而不能實。六腑者，傳化物而不藏，故實而不能滿也。所以然者，水穀入口，則胃實而腸虛；食下，則腸實而胃虛，故曰實而不滿，滿而不實也。

帝曰：氣口何以獨為五臟主？

岐伯曰：胃者，水穀之海，六腑之大源也。五味入口，藏于胃，以養五臟氣；氣口亦太陰也，是以五臟六腑之氣味，皆出于胃，變見于氣口。故五氣入鼻，藏于心肺；心肺有病，而鼻為之不利也。凡治病必察其下，適其脈，觀其志意，與其病也。

拘于鬼神者，不可與言至德；惡于針石者，不可與言至巧；病不許治者，病必不治，治之無功矣。

【譯文】

黃帝問道：我聽說方士之中，有人以腦和髓為臟，有人以腸和胃為臟，也有的把這些都稱為腑，如果向他們提出相反的意見，他們卻又都堅持自己的看法。不知哪種說法是對的，希望你談一談這個問題。

岐伯回答說：腦、髓、骨、脈、膽、女子胞，這六種是稟承地氣而生的，都能貯藏陰精，就像大地包藏萬物一樣，所以它們的作用是藏精氣而不瀉，叫作奇恒之腑。胃、大腸、小腸、三焦、膀胱，這五者是稟承天氣所生的，它們的作用，像天體一樣地健運周轉，所以是瀉而不藏的，它們受納五臟的濁氣，所以稱為傳化之腑。這是因為濁

氣不能久停其間，而必須及時轉輸和排泄。此外，肛門也為五臟行使輸瀉濁氣的工作，這樣，水穀的糟粕就不會久留於體內了。所謂五臟，它的功能是貯藏精氣而不向外發瀉的，所以它是經常精氣飽滿，而不是由水穀充實。六腑，它的功能是將水穀加以傳化，而不是加以貯藏，所以它有時顯得充實，但不能永遠保持盛滿。之所以出現這種情況，是因為水穀入口下行，先使胃充實了，但腸中還是空虛的；食物再下行，腸充實了，而胃中就空虛了，這樣依次傳遞。所以說六腑是一時的充實，而不是持續的盛滿，五臟則是持續盛滿而不是一時的充實。

黃帝問道：為什麼單獨切按氣口脈就能診斷出五脈之氣如何呢？

岐伯說：胃是水穀之海，六腑的泉源。飲食五味入口，留在胃中，經脾的運化轉輸，以充養五臟之氣。脾為太陰經，主運輸布散津液，氣口為手太陰肺經所經過之處，屬太陰經脈，而肺經主朝百脈，所以五臟六腑的水穀精微，都出自胃，而反映於氣口脈上。而五氣入鼻，藏留於心肺，所以心肺有了病變，鼻的功能就差了。凡治病先要問病人的二便情況，審視其脈象的虛實，查看其神志精神的狀態以及所表現的其他症狀。

對那些相信鬼神迷信的人，是不能與其談論至深的醫學理論的；對那些討厭針石治療的人，也不可能和他們講什麼醫療技巧。有病而不許治療的人，他的病是治不好的，勉強治療也收不到應有的功效。

異法方宜論篇第十二

提示：本篇說明各地區因自然環境、生活條件不同，影響各地居民的體質，因而在病症、病因、治療等方面均有些差別。因此在治療時，需根據病人的病情因地制宜、因人制宜，同病異治，療法相同，這叫「異法方宜」。

【原文】

黃帝問曰：醫之治病也，一病而治各不同，皆癒，何也？

岐伯對曰：地勢使然也。故東方之域，天地之所始生也，魚鹽之地，海濱傍水。其民食魚而嗜鹹，皆安其處，美其食。魚者使人熱中，鹽者勝血，故其民皆黑色疏理，其病皆為癰瘍，其治宜砭石。故砭石者，亦從東方來。

西方者，金玉之域，沙石之處，天地之所收引也。其民陵居而多風，水土剛強，其民不衣而褐薦，其民華食而脂肥，故邪不能傷其形體，其病生于內，其治宜毒藥。故毒藥者，亦從西方來。

北方者，天地所閉藏之域也，其地高陵居，風寒冰冽。其民樂野處而乳食，臟寒生滿病，其治宜灸焫。故灸焫者，亦從北方來。

南方者，天地所長養，陽之所盛處也，其地下，水土弱，霧露之所聚也。其民嗜酸而食腐，故其民皆致理而赤色，其病攣痹，其治宜微針。故九針者，亦從南方來。

中央者，其地平以濕，天地所以生萬物也眾。其民食雜而不勞，故其病多痿厥寒熱，其治宜導引按。故導引按者，亦從中央出也。

故聖人雜合以治，各得其所宜。故治所以異而病皆癒者，得病之情，知治之大體也。

【譯文】

黃帝問道：醫生治療疾病，同樣的病而採取各種不同的治療方法，但結果都能痊癒，這是什麼道理？

岐伯回答說：這是地理形勢不同，而治法各有所宜的緣故。例如東方地區氣候溫和，類似春天，是出產魚和鹽的地方。由於地處海濱靠近水，所以該地方的人們多吃魚類而喜歡鹹味，他們安居在這個地方，以魚、鹽為美食。但由於魚性屬火，多吃魚類會使熱邪滯留在體內；因為鹹能走血，過多地吃鹽，又會耗傷血液，所以該地區的人們，大多皮膚色黑，肌理鬆疏，多發癰瘍之類的疾病。在治療上，大多適合用砭石去治。因此，砭石療法，也是從東方傳來的。

西方地區，盛產金玉，多為曠野，遍地沙石，這裏的自然氣候，像秋令之氣，有一種收斂引急的氣象。該地的人們，依山陵而居，其地多風，水土的性質又屬剛強，而他們的生活，不甚考究衣服，穿毛布，睡草席，但飲食都是鮮美酥酪骨肉之類，因此身體肥胖，外邪不容易侵犯他們的身體。他們發病，大多屬於內傷類疾病。在治療上，宜用藥物。所以藥物療法，是從西方傳來的。

　　北方地區，自然氣候如同冬天的閉藏氣象，地形較高，人們居於高陵之上，經常處在風寒冰冽的環境中。該地的人們，喜好遊牧生活，四野隨意住宿，吃的是牛羊乳汁，因此內臟受寒，易生脹滿的疾病。在治療上，宜用艾火灸灼。所以艾火灸灼的治療方法，是從北方傳來的。

　　南方地區，像自然界萬物長養的夏季氣候，是陽氣最盛的地方，地勢低下，水土薄弱，因此霧露經常聚集。該地的人們，喜歡吃酸類和腐熟的食品，其皮膚腠理緻密而帶紅色，易發生筋脈拘攣、四肢麻木等疾病。在治療上，宜用微針針刺。所以九針療法，是從南方傳來的。

　　中央地區，地形平坦而多潮濕，物產豐富，所以人們的食物種類很多，生活比較安逸。這裏發生的疾病，多是痿弱、厥逆、寒熱等病，這些病的治療，宜用導引按的方法。所以導引按療法，是從中央地區推廣出去的。

　　總之，一個高明的醫生，是能夠將這許多治病方法綜合起來，根據具體情況，隨機應變，靈活運用，使患者得到適宜治療。因此治法儘管不同，結果卻都能痊癒，這是醫生能夠瞭解病情，並掌握了治療大法的緣故。

移精變氣論篇第十三

提示：本篇說明色診、脈診在診斷上的重要意義，同時提出詳細問診的重要性。

【原文】

黃帝問曰：余聞古之治病，惟其移精變氣，可祝由而已。今世治病，毒藥治其內，針石治其外，或癒或不癒，何也？

岐伯對曰：往古人居禽獸之間，動作以避寒，陰居以避暑，內無眷慕之累，外無伸官之形，此恬憺之世，邪不能深入也。故毒藥不能治其內，針石不能治其外，故可移精祝由而已。

當今之世不然，憂患緣其內，苦形傷其外，又失四時之從，逆寒暑之宜，賊風數至，虛邪朝夕，內至五臟骨髓，外傷空竅肌膚，所以小病必甚，大病必死，故祝由不能已也。

【譯文】

黃帝問道：我聽說古時治病，只要對病人移易精神和改變氣的運行，用一種「祝由」（即巫術）的方法，病就可以好了。現在醫病，要用藥物治其內，針石治其外，疾病還是有的痊癒，有的不痊癒，這是什麼原因呢？

岐伯回答說：古時候的人們，生活簡單，巢穴居處，在禽獸之間追逐生存，寒天到了，利用活動來消除寒冷，暑熱來了，就到陰涼的地方避暑氣，在內沒有眷戀美慕的情志牽掛，在外沒有奔走求官的勞累形役，這是處在一個安靜淡薄、不謀勢利、精神內守的意境裏，邪氣是不可能深入侵犯的。所以既不需要藥物治其內，也不需要針石治其外。即使有了疾病的發生，只要對病人行移易精神和改變氣的運行，用「祝由」的方法，病就可以好了。

現在的人就不同了，內為憂患所牽累，外為勞苦所形役，又不能

順從四時氣候的變化，常常遭受到「虛邪賊風」的侵襲，正氣先餒，外邪乘虛侵襲，內犯五臟骨髓，外傷孔竅肌膚，這樣輕病必重，重病必死，所以用祝由的方法就不能醫好疾病了。

【原文】

帝曰：善。余欲臨病人，觀死生，決嫌疑，欲知其要，如日月光，可得聞乎？

岐伯曰：色脈者，上帝之所貴也，先師之所傳也。

上古使僦貸季，理色脈而通神明，合之金木水火土、四時、八風、六合，不離其常，變化相移，以觀其妙，以知其要。欲知其要，則色脈是矣。色以應日，脈以應月，常求其要，則其要也。夫色之變化，以應四時之脈，此上帝之所貴，以合于神明也，所以遠死而近生。生道以長，命曰聖王。

中古之治病，至而治之，湯液十日，以去八風五痹之病，十日不已，治以草蘇草荄之枝，本末為助，標本已得，邪氣乃服。

暮世之治病也則不然，治不本四時，不知日月，不審逆從，病形已成，乃欲微針治其外，湯液治其內，粗工凶凶，以為可攻，故病未已，新病復起。

【譯文】

黃帝道：好！我想要臨診病人，能夠察其死生，決斷疑惑，掌握要領，如同日月之光一樣地心中明瞭，這種診法可以講給我聽嗎？

岐伯曰：在診法上，色和脈的診察方法，是上帝所珍重，先師所傳授的。

上古有位名醫叫僦貸季，他研究色和脈的道理，通達神明，能夠聯繫到金木水火土以及四時、八風、六合，根據正常的規律和相互的變化來綜合分析，觀察它的變化奧妙，從而知道其中的要領。我們如果要能懂得這些要領，就要研究色脈。氣色是像太陽一樣有陰有晴，脈息就像月亮一樣有盈有虧，從色脈中得其要領，正是診病的重要關

鍵。而氣色的變化，與四時的脈象是相應的，這是上帝所十分珍重的，這是它合於神明的緣故。若能明白原理，心領神會，便可運用無窮，知道去回避死亡而達到生命的安全。能夠做到這樣就可以長壽，而人們也將稱頌你為「聖王」了。

中古時候的醫生治病，多在疾病發生時便及時治療。先用湯液十天，以祛除「八風」「五痹」的病邪。如果十天不癒，再用草藥治療。此外，病人需與醫生配合，這樣醫生就能掌握病情，處理得當，所以邪氣就被征服，疾病也就痊癒。

至於後世的醫生治病，就不是這樣了。治病不能根據四時的變化，不知道陰陽色脈的重要，也不能夠辨別其順逆，等到疾病已經形成了，才想用微針治其外，湯液治其內。醫術淺薄、粗枝大葉的醫生，還認為可以用攻法，不知病已形成，非攻可癒，以致原來的疾病沒有治癒，又因治療的錯誤，產生了新的疾病。

【原文】

帝曰：願聞要道。

岐伯曰：治之要極，無失色脈，用之不惑，治之大則。逆從倒行，標本不得，亡神失國！去故就新，乃得真人。

帝曰：余聞其要于夫子矣！夫子言不離色脈，此餘之所知也。

岐伯曰：治之極于一。

帝曰：何謂一？

岐伯曰：一者因得之。

帝曰：奈何？

岐伯曰：閉戶塞牖，繫之病者，數問其情，以從其意，得神者昌，失神者亡。

帝曰：善。

【譯文】

黃帝道：我願聽聽有關治療的根本道理。

　　岐伯說：診治疾病極重要的關鍵在於不要搞錯色診脈診，能夠運用色脈而沒有絲毫疑惑，這是臨證診治的最大原則。假使色脈的診法不能掌握，則對病情的順逆無從理解，而處理亦將有倒行逆施的危險；醫生的認識與病情不能取得一致，這樣去治病，會損害病人的精神，若用以治國，是要使國家滅亡的！因此現世的醫生一定要去掉舊習的簡陋知識，要鑽研嶄新的色脈學問，努力進取，以達到上古真人的水準。

　　黃帝道：我已聽到你講的這些重要道理，你這番話說的主要精神是不離色脈，這是我已知道的。

　　岐伯說：診治疾病的主要關鍵，還有一個。

　　黃帝道：是一個什麼關鍵？

　　岐伯說：這個關鍵就是問診。

　　黃帝道：怎樣問法？

　　岐伯說：選擇一個安靜的環境，關好門窗，其心專注於病人，耐心細緻地詢問病情，務使病人毫無顧慮，盡情傾訴，從而得知其中的真情，並觀察病人的神色。有神氣的，預後良好；沒有神氣的，預後不良。（預後：醫學名詞，即根據病人目前狀況來推算未來治療的結果。）

　　黃帝說：講得很好。

簡　評

　　健康的身體要靠科學的養生，不能依賴針石藥物等醫學手段。這是本篇中作者對人們的告誡。人們只要能持有一種「內無眷慕之累，外無伸官之形」的恬淡虛無的積極心態，加上「動作以避寒，陰居以避暑」的形體運動，就能「正氣存內，邪不可干」，做到健康長壽。這也是中醫學的一個基本觀點。文中對當時人們經常為憂慮所苦，形體經常被勞累所傷，違背四時氣候變化，不注意避開賊風虛邪，造成病患發展成為重病等現象的批評，至今仍然有很強的針對性，也切中當今社會的時弊。

湯液醪醴論篇第十四

提示：本篇對湯液醪醴的製造和應用作了說明，並對五臟傷竭的病因作了分析，提出了原則性的治療方法。

【原文】

黃帝問曰：為五穀湯液及醪醴，奈何？

岐伯對曰：必以稻米，炊之稻薪，稻米者完，稻薪者堅。

帝曰：何以然？

岐伯曰：此得天地之和，高下之宜，故能至完；伐取得時，故能至堅也。

帝曰：上古聖人作湯液醪醴，為而不用，何也？

岐伯曰：自古聖人之作湯液醪醴者，以為備耳，夫上古作湯液，故為而弗服也。中古之世，道德稍衰，邪氣時至，服之萬全。

帝曰：今之世不必已，何也？

岐伯曰：當今之世，必齊毒藥攻其中，鑱石、針艾治其外也。

帝曰：形弊血盡而功不立者何？

岐伯曰：神不使也。

【譯文】

黃帝問道：怎樣用五穀來做成湯液醪醴？

岐伯回答說：必須要用稻米作原料，以稻稈作燃料，因為稻米之氣完備，稻稈又很堅勁。

黃帝問道：何以見得？

岐伯說：稻穀得天地之和氣，生長在高下適宜的地方，所以得氣最完備；收割在秋季，因此稻稈堅實。

黃帝問道：上古時代有學問的醫生，製成湯液醪醴，雖然製好，卻備在那裏不用，這是什麼道理？

岐伯說：上古之時有學問的醫生，他做好的湯液醪醴，是以備萬一的，因為上古太和之世，人們身心康泰，很少患疾病，所以雖製成了湯液，還是放在那裏不用的。到了中古時代，養生之道稍衰，人們的身心比較虛弱，因此外界邪氣時常乘虛傷人，但只要服些湯液醪醴，病就可以好了。

　　黃帝問道：現在的人，雖然服了湯液醪醴，而病不一定好，這是什麼緣故呢？

　　岐伯說：現在的人和中古時代又不同了，一有疾病，必定要用藥物內服，砭石、針灸外治，所患的病才能痊癒。

　　黃帝問道：一個病情發展到了形體敗壞、氣血竭盡的地步，治療就沒有辦法見效，這是什麼道理？

　　岐伯說：這是因為病人的精神，已經不能發揮它應有的作用了。

【原文】

　　帝曰：何謂神不使？

　　岐伯曰：針石，道也。精神不進，志意不治，故病不可癒。今精壞神去，榮衛不可復收。何者？嗜欲無窮，而憂患不止，精氣弛壞，榮泣衛除，故神去之而病不癒也。

　　帝曰：夫病之始生也，極微極精，必先入結于皮膚。今良工皆稱曰病成，名曰逆，則針石不能治，良藥不能及也。今良工皆得其法，守其數，親戚兄弟遠近，音聲日聞于耳，五色日見于目，而病不癒者，亦何暇不早乎？

　　岐伯曰：病為本，工為標，標本不得，邪氣不服，此之謂也。

　　帝曰：其有不從毫毛而生，五臟陽以竭也，津液充郭，其魄獨居，孤精于內，氣耗于外，形不可與衣相保，此四極急而動中，是氣拒于內，而形施于外，治之奈何？

　　岐伯曰：平治于權衡，去宛陳莝，微動四極，溫衣，繆刺其處，以復其形。開鬼門，潔淨府，精以時服，五陽已布，疏滌五臟。故精自生，形自盛，骨肉相保，巨氣乃平。

　　帝曰：善。

【譯文】

黃帝問道：什麼叫作精神不能發揮它的應有作用？

岐伯說：針石治病，這不過是一種方法而已。現在病人的神氣已經衰微，志意已經散亂，縱然有好的方法，神氣不起應有作用，那麼病就不能好。況且病人的嚴重情況，是已經達到精神敗壞，神氣離去，榮衛不可以再恢復的地步了。為什麼病情會發展到這樣的地步呢？是由於不懂得養生之道，嗜好欲望沒有窮盡，憂愁患難又沒有止境，以致精氣敗壞，榮血枯澀，衛氣消失，所以神氣離開人體並失去作用，對治療上的方法已失去反應，當然他的病就不會好了。

黃帝問道：凡病初起，固然是精微難測，但大致情況，是必定先侵襲潛留在皮膚裏，所謂表證。現在經過醫生一看，都說是病已經形成，而且發展和預後很不好，用針石不能治癒，吃湯藥也不管用了。現在醫生都能掌握醫道的法度，遵守醫道的具體技術，與病人像親戚兄弟一樣親近，聲音的變化每天都能聽到，五色的變化每天都能看到，然而病卻醫不好，這是不是治療得不及時呢？

岐伯說：病人為本，醫生為標，病人與醫生不能相互配合，病邪就不能制伏，道理就在這裏。

黃帝問道：有的病不是發生在外表皮毛，而是由於五臟的陽氣衰竭，以致水氣充滿於皮膚，而陰氣獨盛；陰氣獨居於內，則陽氣更耗於外，形體浮腫，不能穿原來的衣服，四肢腫急而影響到內臟，這是陰氣格拒於內，而水氣弛張於外。這種病該怎樣治療呢？

岐伯說：要平復水氣，當根據病情，衡量輕重，驅除體內的積水，並叫病人四肢做些輕微運動，使陽氣漸漸傳佈，衣服穿得溫暖一些，以助肌表的陽氣，使陰凝易散。用繆刺方法，針刺腫處，去水以恢復原來的形態。用發汗和利小便的方法，開汗孔，瀉膀胱，使陰精歸於平復，五臟陽氣輸布，以便疏通五臟的鬱積。這樣，精氣自會生成，形體也強盛，骨骼與肌肉保持著常態，正氣也就恢復正常了。

黃帝道：講得很好。

簡　評

身體健康關鍵在於自身正氣的強弱，而正氣的強弱決定於道德水準。道德高尚、關愛他人、心胸坦蕩、內心清靜的人往往是健康長壽的，本文及其他篇目中對情志內傷致病的分析，十分精闢。

玉版論要篇第十五

提示：本篇討論揆度奇恒的運用方法，對色、脈正常和反常現象作了細緻的分析。

【原文】

黃帝問曰：余聞揆度奇恒，所指不同，用之奈何？

岐伯曰：揆度者，度病之淺深也。奇恒者，言奇病也。請言道之至數，五色脈變，揆度奇恒，道在于一。神轉不回，回則不轉，乃失其機。至數之要，迫近以微，著之玉版，命曰合玉機。

容色見上下左右，各在其要。其色見淺者，湯液主治，十日已；其見深者，必齊主治，二十一日已；其見大深者，醪酒主治，百日已；色夭面脫，不治，百日盡已。脈短氣絕，死；病溫虛甚，死。

色見上下左右，各在其要。上為逆，下為從；女子右為逆，左為從；男子左為逆，右為從。易，重陽死，重陰死。陰陽反他，治在權衡相奪，奇恒事也，揆度事也。

搏脈痺躄，寒熱之交。脈孤為消氣，虛泄為奪血。孤為逆，虛為從。

行奇恒之法，乙太陰始，行所不勝曰逆，逆則死；行所勝曰從，從則活。八風四時之勝，終而復始，逆行一過，不復可數。論要畢矣。

【譯文】

黃帝問道：我聽說「揆度」、「奇恒」的診法，運用的地方很多，而所指是不同的，究竟怎樣聯繫運用呢？

岐伯回答說：一般來講，「揆度」是用以衡量疾病的深淺。「奇恒」是辨別異於正常的疾病。請允許我說一說診病的至理，就是要注意五色和脈象的變化，至於「揆度」、「奇恒」，它們雖然所指不同，但道理只有一個，就是色脈之間有無神氣。人體的氣血隨著四時的運轉，永遠向前運轉而不回折，如若回折了，就不能運轉，而失去生機了！這個道理很重要，診斷色脈變化是切近天常，而又十分微妙的，應把它記錄在玉版上，稱為「養生之機」。

容色變化，呈現在上下左右不同的部位，應分別查看它深淺的不同特點。如其色見淺，其病輕，可用五穀湯液調理，約十天就可以好了；其色見深，病重，就必須服用藥劑治療，約二十一天才可以恢復；如果其色過深，則其病更為嚴重，必定要用藥酒治療，須經過一百天左右，才能痊癒；假如氣色枯槁，面容瘦削，就不能治癒，到一百天就要死了。除此以外，如脈氣短促而陽氣虛脫，必死；溫熱病而正氣虛極，亦必死。

容色見於上下左右，必須辨別觀察其順逆特點。病色向上移的為逆，向下移的為順；女子病色在右側的為逆，在左側的為順；男子病色在左側的為逆，在右側的為順。如果男女病色變更部位，倒順為逆，那就是男子為重陽，女子為重陰，而重陽、重陰皆為死症。假如到了陰陽相反之際，應儘快衡量其病情，果斷地採用適當的治法，使陰陽反轉並趨於平衡，這就在於「揆度」、「奇恒」的運用了。

脈象搏擊在指下，是邪盛正衰之象，或為痹症，或為躄症，這是寒熱之氣交加的緣故。如脈見孤絕，是陽氣損耗；如脈見虛弱，而又兼下泄，為陰血損傷。凡脈見孤絕，為逆預後都不良；脈見虛弱，為從，預後當好。

在診脈時運用奇恒之法，應從手太陰經之寸口脈來研究。就所見之脈在四時、五行來說，出現了不勝現象（如春見秋脈，夏見冬

脈），為逆，預後不良；如所見之脈是所勝現象（如春見長夏脈，夏見秋脈），為順，預後良好。至於八風、四時的相互勝復，是循環無端，周而復始的，假如四時氣候失常，就不能用常理來推斷了。這就是揆度奇恒診法的全部要點。

診要經終論篇第十六

提示：本篇說明四時刺法及誤刺可能引起的不良後果。特別指出，在刺胸腹部位時，應慎重地避免誤傷五臟，並提出刺中五臟的死期，以示告誡。另一方面，對十二經脈終絕時所產生的症狀也作了分析。

【原文】

黃帝問曰：診要何如？

岐伯對曰：正月、二月，天氣始方，地氣始發，人氣在肝；三月、四月，天氣正方，地氣定發，人氣在脾；五月、六月，天氣盛，地氣高，人氣在頭；七月、八月，陰氣始殺，人氣在肺；九月、十月，陰氣始冰，地氣始閉，人氣在心；十一月、十二月，冰復，地氣合，人氣在腎。

【譯文】

黃帝問道：診病的關鍵是什麼？

岐伯回答說：關鍵在於天、地、人相互之間的關係。如正月、二月，天氣開始升發，地氣也開始萌動，這時候的人氣在肝；三月、四月，天氣開始明盛，地氣也正華茂而欲結實，這時候的人氣在脾；五月、六月，天氣盛極，地氣上升，這時候的人氣在頭部；七月、八月，陰氣開始出現肅殺的氣象，這時候的人氣在肺；九月、十月，陰氣漸盛，開始出現冰凍，地氣也逐漸閉藏，這時候的人氣在心；十一月、十二月，冰凍更甚而陽氣伏藏，地氣密閉，這時候的人氣在腎。

【原文】

故春刺散俞，及與分理，血出而止，甚者傳氣，間者環也。夏刺絡俞，見血而止，盡氣閉環，痛病必下。秋刺皮膚，循理，上下同法，神變而止。冬刺俞竅于分理，甚者直下，間者散下。春夏秋冬，各有所刺，法其所在。

【譯文】

由於人氣與天地之氣皆隨順陰陽之升沉，所以春天的刺法，應刺經脈散腧穴，達到肌肉腠理，出血就止針，如病比較重的應久留其針，其氣傳佈以後才出針，較輕的可暫留其針，待經氣循環一周，就可以出針了。

夏天的刺法，應刺孫絡的腧穴，出血就止針，使邪氣盡去，用手指按閉針孔等經氣循環一周後，病痛就消除了。

秋天的刺法應刺皮膚，順著肌肉的紋理而刺，不論上部或下部，同樣用這個方法，觀察病人的神色，如果變了，就要止針。

冬天的刺法應深取腧竅於分理之間，病重的可直刺深入，較輕的，可以左右上下散佈其針，而稍宜緩下。

總之，春夏秋冬，各有相宜的刺法，須根據氣之所在，而確定刺的部位。

【原文】

春刺夏分，脈亂氣微，入淫骨髓，病不能癒，令人不嗜食，又且少氣；春刺秋分，筋攣逆氣，環為咳嗽，病不癒，令人時驚，又且哭；春刺冬分，邪氣著藏，令人脹，病不癒，又且欲言語。

夏刺春分，病不癒，令人解墮；夏刺秋分，病不癒，令人心中欲無言，惕惕如人將捕之；夏刺冬分，病不癒，令人少氣，時欲怒。

秋刺春分，病不已，令人惕然，欲有所為，起而忘之；秋刺夏分，病不已，令人益嗜臥，又且善夢；秋刺冬分，病不已，令人灑灑時寒。

冬刺春分，病不已，令人欲臥不能眠，眠而有見；冬刺夏分，病不癒，氣上，發為諸痹；冬刺秋分，病不已，令人善渴。

【譯文】

如果春天刺了夏天的部位，傷了心氣，會使脈亂而氣微弱，邪氣反而深入，浸淫於骨髓之間，病就很難治癒，使人不思飲食，而且少氣；春天刺了秋天的部位，傷了肺氣，春病又在肝，是以發為筋攣，邪氣因誤刺而只逆於肺，則又發為咳嗽，病不能癒，肝氣傷，將使人時發驚駭，肺氣傷，且又使人想哭；春天誤刺了冬天的部位，傷了腎氣，以致邪氣深著於內臟，使人脹滿，病就不能治癒，而且使人愛多說話。

夏天誤刺了春天的部位，傷了肝氣，病不能癒，會使人精力倦怠；夏天刺了秋天的部位，傷了肺氣，病不能癒，反而使人心中不想說話，肺金受傷，腎失其母，故虛而自恐，好像要被人逮捕的樣子；夏天誤刺了冬天的部位，傷了腎氣，病不能癒，使血氣上逆，時常要發怒。

秋天誤刺了春天的部位，傷了肝氣，病不能癒，使人惕然不寧，想要做一件事，卻又立刻忘了；秋天誤刺了夏天的部位，傷了心氣，病不能癒，心氣傷，使人貪睡，心不藏神，並且多夢；秋天誤刺了冬天的部位，傷了腎氣，病不能癒，使人腎不閉藏，血氣內散而經常發冷。

冬天誤刺了春天的部位，傷了肝氣，病不能癒，使人困倦而又不得安睡，即便得眠，睡中又像夢見怪異等物；冬天誤刺了夏天的部位，病不能癒，反使人脈氣發泄，留閉於外，會發痹症和麻木不仁的病；冬天誤刺了秋天的部位，傷了肺氣，病不能癒，使人常常口渴。

【原文】

凡刺胸腹者，必避五臟。中心者，環死；中脾者，五日死；中腎者，七日死；中肺者，五日死；中鬲者，皆為傷中，其病雖癒，不過

一歲必死。

刺避五臟者，知逆從也。所謂從者，鬲與脾腎之處，不知者反之。

刺胸腹者，必以布憿著之，乃從單布上刺，刺之不癒，復刺。刺針必肅，刺腫搖針，經刺勿搖。此刺之道也。

【譯文】

凡是在胸腹之間用針刺，必須注意避免刺傷五臟。假如中傷了心臟，經氣環身一周為一日，便死；假如中傷了脾臟，五日便死；假如中傷了腎臟，七日便死；假如中傷了肺臟，五日便死；假如中傷了膈膜，都叫「傷中」，當時病雖然似乎好些，但不過一年其人必死。

刺胸腹而注意避免中傷五臟，主要是要知道下針的逆從。所謂「從」，就是要明白膈和脾腎等處，應該避開；如不知其部位，不能避開，就會刺傷五臟，那就是「逆」了。凡刺胸腹部位，應先用布巾覆蓋其處，然後從單布上進針。如果針刺不癒，可以再刺，這樣就不會把五臟刺傷了。

在用針刺治病的時候，必須注意安靜嚴肅，以候其氣；如刺膿腫的病，可以用搖針手法以出膿血；如刺經脈的病，就不要搖針。這是針刺法的一般規矩。

【原文】

帝曰：願聞十二經脈之終奈何？

岐伯曰：太陽之脈，其終也，戴眼，反折瘛瘲，其色白，絕汗乃出，出則死矣。

少陽終者，耳聾，百節皆縱，目睘絕系，絕系一日半死，其死也，色先青，白乃死矣。

陽明終者，口目動作，善驚，妄言，色黃，其上下經盛，不仁，則終矣。

少陰終者，面黑，齒長而垢，腹脹閉，上下不通而終矣。

太陰終者，腹脹閉不得息，善噫，善嘔，嘔則逆，逆則面赤，不逆則上下不通，不通則面黑，皮毛焦而終矣。

厥陰終者，中熱嗌乾，善溺，心煩，甚則舌卷，卵上縮而終矣。此十二經之所敗也。

【譯文】

黃帝問道：請你告訴我十二經氣絕的情況是怎樣的？

岐伯回答說：太陽經脈氣絕的時候，病人就會兩目上視，身背反張，手足抽搐，面色發白，出絕汗，絕汗一出，就要死亡。

少陽經脈氣絕的時候，病人耳聾，遍體骨節鬆懈，兩目直視如驚，到了目珠不轉的時候，一日半就要死亡；臨死的時候，面色先見青，再由青色變為白色，就要死亡了。

陽明經脈氣絕的時候，病人口眼牽引歪斜而動，時發驚恐，言語錯亂，面色發黃，其經脈上下所過的部分，表現出由盛躁漸至肌肉麻木不仁的情況，便死亡了。

少陰經脈氣絕的時候，病人面色發黑，牙齒似乎變長，並積滿污垢，腹部脹閉，上下不相通，便死亡了。

太陰經脈氣絕的時候，病人就會腹脹閉塞，呼吸不利，常要噯氣，並且嘔吐，嘔則氣上逆，氣上逆就會面赤，假如氣不上逆，又變為上下不通，不通則面色發黑，皮毛枯焦而死了。

厥陰經脈氣絕的時候，病人胸中發熱，咽喉乾燥，多小便，心胸煩躁，漸漸會出現舌卷、睪丸上縮的情況，便要死了。

以上就是十二經脈氣絕敗壞的症狀。

脈要精微論篇第十七

提示：本篇論述各種診斷方法，豐富多彩，而主要在於切脈、察色兩個方面，其中提出不同脈象所表現的不同症狀，尤為重要。

【原文】

黃帝問曰：診法何如？

岐伯對曰：診法常以平旦，陰氣未動，陽氣未散，飲食未進，經脈未盛，絡脈調勻，氣血未亂，故乃可診有過之脈。

切脈動靜，而視精明，察五色，觀五臟有餘不足，六腑強弱，形之盛衰。以此參伍，決死生之分。

夫脈者，血之府也。長則氣治，短則氣病，數則煩心，大則病進，上盛則氣高，下盛則氣脹，代則氣衰，細則氣少，澀則心痛。渾渾革至如湧泉，病進而色弊；綿綿其去如弦絕，死。

夫精明五色者，氣之華也。赤欲如白裹朱，不欲如赭；白欲如鵝羽，不欲如鹽；青欲如蒼璧之澤，不欲如藍；黃欲如羅裹雄黃，不欲如黃土；黑欲如漆色，不欲如地蒼。五色精微象見矣，其壽不久也。

夫精明者，所以視萬物，別白黑，審短長。以長為短，以白為黑，如是則精衰矣。

【譯文】

黃帝問道：診脈的方法是怎樣的呢？

岐伯回答說：診脈通常是以清晨的時間為最好，此時人還沒有勞於事，陰氣未被擾動，陽氣尚未耗散，也未曾進過飲食，經脈之氣尚未充盛，絡脈之氣也很調和，氣血未受到擾亂，因而可以診察出有病的脈象。

在診察脈搏動靜變化的同時，還應觀察雙眼的精光，以候神氣，診察五色的變化，以審臟腑之強弱虛實及形體的盛衰，將這幾方面綜合考察比較，以判斷疾病的吉凶、轉移和發展。

脈是血液彙聚的地方，血的運行是依靠氣的統率。長脈為氣機流暢順平；短脈為氣分不足，有病；數脈為熱，熱則心煩；脈大為邪氣方張，病勢正在向前發展；上部脈盛，為病氣壅於胸；下部脈盛，是邪滯於下，可見脹滿之病；代脈為元氣衰弱；細脈，為氣衰少；澀脈為血少氣滯，主心痛之症。脈來大而急速如泉水上湧，為病勢正在進

展，且有危險；脈來隱約，微細無力，其去如弓弦猝然斷絕，為氣血已絕，生機已斷，這是死亡的徵象。

眼睛的精亮明潤和面部的五色是內臟的精氣所表現出來的光華。赤色應該像帛裹朱砂一樣，紅潤而不顯露，不應該像赭石那樣，色赤帶紫，沒有光澤；白色應該像鵝的羽毛，白而有光澤，不應該像鹽那樣白帶灰暗；青色應該青而明潤如璧玉，不應該像靛藍色那樣青中帶沉暗色；黃色應該像羅絹包著雄黃一樣，黃而明潤，不應該像黃土那樣，枯暗無華；黑色應該像重漆之色，光彩明潤，不應該像炭那樣，枯暗如塵。假如五臟極敗之象暴露於外，人的壽命也就不長了。

目之精明是觀察萬物、分別黑白、審察長短的；若長短不明、黑白不清，這就是精氣衰竭了。

【原文】

五臟者，中之守也。中盛臟滿，氣勝傷恐者，聲如從室中言，是中氣之濕也；言而微，終日乃復言者，此奪氣也；衣被不斂，言語善惡，不避親疏者，此神明之亂也；倉廩不藏者，是門戶不要也；水泉不止者，是膀胱不藏也。得守者生，失守者死。

夫五臟者，身之強也。頭者，精明之府，頭傾視深，精神將奪矣；背者，胸中之府，背曲肩隨，府將壞矣；腰者，腎之府，轉搖不能，腎將憊矣；膝者，筋之府，屈伸不能，行則僂附，筋將憊矣；骨者，髓之府，不能久立，行則振掉，骨將憊矣。得強則生，失強則死。

【譯文】

五臟主藏精神在內，在體內各有其職守。如果腹氣盛，臟氣虛滿，氣勝而喘，善傷於恐，說話聲音重濁不清，如在室中說話一樣，這是中氣有濕邪蒙蓋所致。語音低微而氣不接續，說了又說，這是正氣衰敗所致。衣被不知斂蓋，言語胡亂，不避親疏遠近的，這是神氣錯亂的現象。脾胃不能藏納水穀精氣而大便不禁的，是中氣失守、腎

虛不能約束的緣故；小便不禁的，是膀胱不能閉藏的緣故。若五臟功能正常，得其職守則生；若五臟精氣不能固藏，失其職守則死。

五臟精氣充足，為身體強健之本。頭為精明之府，若見到頭部低垂，目陷無光的，是精神將要衰敗。背懸五臟，是胸中之府，如果背彎曲而肩下垂的，那是胸中臟氣將要敗壞了。腰是腎之府，若見到不能轉側搖動，是腎氣將要衰憊。膝是筋彙聚的地方，所以膝是筋之府，如果曲伸困難，走路要曲身低頭，這是筋的功能將要衰憊。骨是髓之府，若不能久立，行走搖擺不定，這是髓虛，說明骨的功能將要衰憊。總之，如果五臟之氣能夠恢復強健，則雖病可以復生；若五臟之氣不能復強，則病情不能挽回，人也就死了。

【原文】

岐伯曰：反四時者，有餘為精，不足為消。應太過，不足為精；應不足，有餘為消。陰陽不相應，病名曰關格。

帝曰：脈其四時動奈何？知病之所在奈何？知病之所變奈何？知病乍在內奈何？知病乍在外奈何？請問此五者，可得聞乎？

岐伯曰：請言其與天運轉大也。萬物之外，六合之內，天地之變，陰陽之應，彼春之暖，為夏之暑，彼秋之忿，為冬之怒。四變之動，脈與之上下，以春應中規，夏應中矩，秋應中衡，冬應中權。

是故冬至四十五日，陽氣微上，陰氣微下；夏至四十五日，陰氣微上，陽氣微下。陰陽有時，與脈為期，期而相失，知脈所分，分之有期，故知死時。微妙在脈，不可不察，察之有紀，從陰陽始，始之有經，從五行生，生之有度，四時為宜，補瀉勿失，與天地如一，得一之情，以知死生。

是故聲合五音，色合五行，脈合陰陽。

【譯文】

岐伯說：脈氣與四時陰陽之氣相違背了，五臟的精氣會過盛，六腑的傳化之物則會不足。如果相應太過，那麼五臟的精氣就會不足；

而如果相應不足，那麼六腑的傳化之物就會有餘。這都是陰陽不相應合，病名叫關格。

黃帝問道：脈象是怎樣應四時的變化而變動的呢？怎樣從脈診上知道病變的所在呢？怎樣從脈診上知道疾病的變化呢？怎樣從脈診上知道病忽然發生在內部呢？怎樣從脈診上知道病忽然發生在外部呢？請問這五個問題，可以講給我聽嗎？

岐伯說：讓我講一講人體的陰陽升降與天運轉的關係。天地之間自然的變化，陰陽四時與之相應。如春天的氣候溫暖，發展為夏天的氣候暑熱，秋天的勁急之氣，發展為冬天的寒殺之氣，對應這種四時氣候的變化，人體的脈象也隨之而升降浮沉：春脈如規之象，夏脈如矩之象，秋脈如秤衡之象，冬脈如秤權之象。

四時陰陽的情況也是這樣，冬至一陽生，到立春的四十五天，陽氣微升，陰氣微降；夏至一陰生，到立秋的四十五天，陰氣微升，陽氣微降。四時陰陽之氣的升降是有一定的時間和規律的，人體脈象的變化，亦與之相應。若脈象變化與四時陰陽不相適應，即是病態，根據脈象的異常變化就可以知道病屬何臟，再根據臟氣的盛衰，就可以判斷出疾病和死亡的時間。這其中的微妙，都在脈象上有所反應，因此，不可不仔細診察。診察脈象，有一定的綱領，就是從辨別陰陽開始，結合人體十二經脈進行分析研究，而十二經脈應天地五行而生；要觀測生生之機的尺度，則是以四時陰陽為準則；遵循四時陰陽的變化規律，不使有失，則人體就能保持相對平衡，並與天地之陰陽相互統一；知道了天人統一的道理，就可以預決死生。

所以五聲是和五音相適應的；五色是和五行相適應的；而人的脈象是和天地、四季陰陽相適應的。

【原文】

是知陰盛則夢涉大水恐懼，陽盛則夢大火燔灼，陰陽俱盛則夢相殺毀傷；上盛則夢飛，下盛則夢墮；甚飽則夢予，甚饑則夢取；肝氣盛則夢怒，肺氣盛則夢哭；短蟲多則夢聚眾，長蟲多則相擊毀傷。

是故持脈有道，虛靜為保。春日浮，如魚之游在波；夏日在膚，泛泛乎萬物有餘；秋日下膚，蟄蟲將去；冬日在骨，蟄蟲周密，君子居室。故曰：知內者按而紀之，知外者終而始之。此六者，持脈之大法。

心脈搏堅而長，當病舌卷不能言；其耎而散者，當消環自已。肺脈搏堅而長，當病唾血；其軟而散者，當病灌汗，至今不復發也。肝脈搏堅而長，色不青，當病墜若搏，因血在脅下，令人喘逆；其耎而散色澤者，當病溢飲；溢飲者，渴暴多飲，而易入肌皮腸胃之外也。胃脈搏堅而長，其色赤，當病折髀；其耎而散者，當病食痹。脾脈搏堅而長，其色黃，當病少氣；其耎而散色不澤者，當病足腫，若水狀也。腎脈搏堅而長，其色黃而赤者，當病折腰；其耎而散者，當病少血，至今不復也。

【譯文】

陰氣盛會夢見渡大水而恐懼；陽氣盛會夢見大火燒灼；陰陽俱盛會夢見相互殘殺毀傷；氣在上部盛會夢見飛騰；氣在下部盛會夢見下墮；吃得過飽的時候，就會夢見送東西給人；饑餓時就會夢見去取東西；肝氣盛，會做夢好發怒，肺氣盛則會做夢悲哀啼哭；腹內短蟲多，會夢見眾人集聚；腹內長蟲多會夢見打架損傷。

所以診脈是有一定方法和要求的，必須虛心靜氣，才能保證診斷的正確。春天的脈應該上浮而在外，好像魚浮游於水波之中；夏天的脈在膚，洪大而浮，浮泛而充滿在指下，就像夏天萬物生長的茂盛狀態；秋天的脈處於皮膚之下，就像蟄蟲將要伏藏；冬天的脈沉在骨，就像冬眠之蟲閉藏不出，人們也都深居簡出一樣。因此說：要知道內臟的情況，按其部位而定綱紀；要知道外部經氣的情況，可按其次序而定終始。春、夏、秋、冬、內、外這六個方面，便是診脈必須注意的大法。

心脈搏擊有力而長，為心經邪盛，火盛氣浮，便發生舌卷而不能言語的病；如其脈軟而散，當病消渴，待經氣以次相傳，環行一周，

病自痿躄。肺脈搏擊有力而長，為火邪犯肺，會患痰中帶血的病；如其脈軟而散，為肺脈不足，會患汗出不止的病，使體力不易恢復。肝脈搏擊有力而長，面色不青，這是跌傷或搏擊所傷，因淤血積於肋下，阻礙肺氣升降，所以使人喘逆；如其脈軟而散，面目反而顏色鮮澤的，會發溢飲病，溢飲病口渴暴飲，肝不疏泄，而水氣容易流入肌肉皮膚之間，腸胃之外所引起。胃脈搏擊有力而長，面色赤，當病髀痛如折；如脈軟而散，則胃氣不足，會患食痹病。脾脈搏擊有力而長，面部色黃，是脾氣不運，會患少氣病；如其脈軟而散，面色無光澤，為脾虛，不能運化水濕，會患足脛浮腫如水狀的病。腎脈搏擊有力而長，面部黃而帶赤，是心脾之邪盛侵犯於腎，腎受邪傷，就會腰痛如折；如其脈軟而散，那是精血虛少的病，使身體不能恢復健康。

【原文】

帝曰：診得心脈而急，此為何病？病形何如？

岐伯曰：病名心疝，少腹當有形也。

帝曰：何以言之？

岐伯曰：心為牡臟，小腸為之使，故曰少腹當有形也。

帝曰：診得胃脈，病形何如？

岐伯曰：胃脈實則脹，虛則泄。

帝曰：病成而變何謂？

岐伯曰：風成為寒熱；癉成為消中；厥成為巔疾；久風為飧泄；脈風成為癘。病之變化，不可勝數。

【譯文】

黃帝說：診脈時，其心脈勁急，這是什麼病？病的症狀是怎樣的呢？

岐伯說：這種病名叫心疝，少腹部位一定有形徵出現。

黃帝說：這是什麼道理呢？

岐伯說：心為陽臟，心與小腸為表裏，小腸居於少腹，所以少腹

就會有形征出現。

　　黃帝說：診察到胃脈有病，其病症是怎樣的呢？

　　岐伯說：胃脈實則邪氣有餘，將出現腹脹滿病；胃脈虛則胃氣不足，將出現泄瀉病。

　　黃帝說：疾病的形成及其發展變化又是怎樣的呢？

　　岐伯說：因於風邪，可變為寒熱病；熱邪既久，可成為消中病；氣逆上而不已，可成為癲癇病；風氣通於肝，風邪經久不癒，木邪侮脾土，可成為飧泄病；風邪侵入脈裏，留而不去則成為癘風病；疾病的發展變化是不能夠數清的。

【原文】

　　帝曰：諸癰腫筋攣骨痛，此皆安生？

　　岐伯曰：此寒氣之腫，八風之變也。

　　帝曰：治之奈何？

　　岐伯曰：此四時之病，以其勝治之癒也。

　　帝曰：有故病五臟發動，因傷脈色，各何以知其久暴至之病乎？

　　岐伯曰：悉乎哉問也！征其脈小色不奪者，新病也；征其脈不奪，其色奪者，此久病也；征其脈與五色俱奪者，此久病也；征其脈與五色俱不奪者，新病也。肝與腎脈並至，其色蒼赤，當病毀傷，不見血；已見血，濕若中水也。

　　尺內兩傍，則季脅也，尺外以候腎，尺裏以候腹。中附上，左外以候肝，內以候鬲；右外以候胃，內以候脾。上附上，右外以候肺，內以候胸中；左外以候心，內以候膻中。前以候前，後以候後。上竟上者，胸喉中事也；下竟下者，少腹腰股膝脛足中事也。

【譯文】

　　黃帝說：各種癰腫、筋攣、骨痛的病變，是怎樣產生的呢？

　　岐伯說：這都是因為寒氣聚集，八風邪氣侵犯人體後而發生的變化。

黃帝說：怎樣進行治療呢？

岐伯說：由於四時之邪氣所引起的病變，根據五行相勝的規律去治療就會痊癒。

黃帝說：有舊病從五臟發動，都會影響到脈色而發生變化，怎樣區別它是久病還是新病呢？

岐伯說：你問得很詳細啊！只要驗看脈色就可以區別開來：如脈雖小而氣色不失於正常的，是新病；如脈不失於正常而色失於正常的，是久病；如脈象與氣色均失於正常狀態的，也是久病；如脈象與面色都不失於正常的，乃是新病。肝脈與腎脈出現了沉弦的現象，皮色現出蒼赤色，這樣的病是擊傷淤血所致，不論見血不見血，其經脈必滯，血凝經滯，形體必腫，似乎因濕邪或水氣中傷了一樣，是一種淤血腫脹。

尺脈兩旁的內側候於季脅部，外側候於腎臟，中間候於腹部。就尺膚部的中段而言，左臂的外側候於肝臟，內側候於膈部；右臂的外側候於胃腑，內側候於脾臟。就尺膚部的上段而言，右臂外側候於肺臟，內側候於胸中；左臂外側候於心臟，內側候於膻中。就尺膚部的前面而言，候身前即胸腹部；後面，候身後即背部。從尺膚上段直達魚際處，主胸部與喉中的疾病；從尺膚部的下段直達肘橫紋處，主少腹、腰、股、膝、脛、足等處的疾病。

【原文】

粗大者，陰不足，陽有餘，為熱中也。來疾去徐，上實下虛，為厥巔疾；來徐去疾，上虛下實，為惡風也，故中惡風者，陽氣受也。

有脈俱沉細數者，少陰厥也。沉細數散者，寒熱也。浮而散者，為眴僕。諸浮不躁者，皆在陽，則為熱；其有躁者在手。諸細而沉者，皆在陰，則為骨痛；其有靜者在足。數動一代者，病在陽之脈也，泄及便膿血。

諸過者切之，澀者，陽氣有餘也；滑者，陰氣有餘也。陽氣有餘，為身熱無汗；陰氣有餘，為多汗身寒；陰陽有餘，則無汗而寒。

推而外之，內而不外，有心腹積也；推而內之，外而不內，身有熱也；推而上之，上而不下，腰足清也；推而下之，下而不上，頭項痛也。按之至骨，脈氣少者，腰脊痛而身有痹也。

【譯文】

脈象洪大的，是由於陰精不足而陽有餘，故發為熱中之病。脈象來時急疾而去時徐緩，這是由於上部實而下部虛，多發為厥逆和巔僕一類的疾病。脈象來時徐緩而去時急疾，這是由於上部虛而下部實，多發為瘈風之病；會患這種病，是因為陽氣虛而失去捍衛的功能，所以才感受邪氣而發病。

有脈象均見沉細數的，沉細為腎之脈體，數為熱，故發為少陰之陽厥；如見脈沉細數散，為陰血虧損，多發為陰虛陽亢之寒熱病。脈浮而散，發為眩暈仆倒之病。凡見浮脈而不躁急，其病在陽分，則出現發熱的症狀，病在足三陽經；如浮而躁急的，則病在手三陽經。凡見細脈而沉，其病在陰分，發為骨節疼痛，病在手三陰經；如果脈細沉而靜，其病在足三陰經。發現數動而見歇止的脈象，是病在陽分，為陽熱鬱滯的脈象，可出現瀉痢或大便帶膿血的疾病。

診察到各種有病的脈象而切按時，如見澀像是陽氣有餘；滑象，為陰氣有餘。陽熱有餘則身熱而無汗；陰寒有餘則多汗而身寒，陰氣陽氣均有餘，則無汗而身寒。

推求脈氣之內外，按脈浮取不見，沉取則脈沉遲不浮，是病在內而非在外，故知其心腹有積聚病；若按脈沉取不顯，浮取則脈浮數不沉，是病在外而不在內，當有身發熱之症。凡診脈推求於上部，只見於上部，而下部脈弱的，這是上實下虛，出現腰足清冷之症。凡診脈推求於下部，只見於下部，而上部脈弱的，這是上虛下實，故出現頭項疼痛之症。如果重按至骨，而脈氣少的，是生陽之氣不足，故可以出現腰脊疼痛而有寒痹的病。

平人氣象論篇第十八

提示：本篇說明人的脈息至數與其變化，以及各種疾病的脈象和診察方法。闡述了脈從四時之理，指出四時五臟的平脈、病脈、死脈，歸根到底，總以胃氣為本。

【原文】

黃帝問曰：平人何如？

岐伯對曰：人一呼脈再動，一吸脈亦再動，呼吸定息脈五動，閏以太息，命曰平人。平人者，不病也。常以不病調病人，醫不病，故為病人平息以調之為法。

人一呼脈一動，一吸脈一動，曰少氣。人一呼脈三動，一吸脈三動而躁，尺熱曰病溫；尺不熱脈滑曰病風；脈澀曰痺。人一呼脈四動以上曰死；脈絕不至曰死；乍疏乍數曰死。

平人之常氣稟于胃，胃者，平人之常氣也；人無胃氣曰逆，逆者死。

【譯文】

黃帝問道：正常人的脈象是怎樣的呢？

岐伯回答說：人一呼脈跳動兩次，一吸脈也跳動兩次，一呼一吸叫作一息，呼吸交換之間，脈搏又跳動一次，這樣一息脈搏共跳動五次，這是平人的脈象。平人就是無病之人，通常以無病之人的呼吸為標準，來測候病人的呼吸至數及脈跳次數，醫生無病，就可以用自己的呼吸來計算病人脈搏的次數，這是診脈的法則。

人呼一次氣，脈跳動一次，吸一次氣，脈也只跳動一次，這是氣虛的現象。如果一呼與一吸脈各跳動三次而且躁急，尺之皮膚發熱，是溫病的表現；如尺膚不熱，脈象滑，為感受風邪而發生的病變；如脈象澀，是為痺症。人一呼一吸脈各跳動四次以上是精氣衰奪的死

脈；脈氣斷絕不至，也是死脈；脈來忽遲忽數，為氣血已亂，也是死脈。

健康人的脈氣來源於胃，胃為水穀之海，乃人體氣血生化之源，所以胃氣為健康人脈息之常氣，人的脈息若沒有胃氣，就是危險的現象，甚至可造成死亡。

【原文】

春胃微弦曰平，弦多胃少曰肝病，但弦無胃曰死；胃而有毛曰秋病，毛甚曰今病。臟真散于肝，肝藏筋膜之氣也。

夏胃微鉤曰平，鉤多胃少曰心病，但鉤無胃曰死；胃而有石曰冬病，石甚曰今病。臟真通于心，心藏血脈之氣也。

長夏胃微軟弱曰平，弱多胃少曰脾病，但代無胃曰死；軟弱有石曰冬病，弱甚曰今病。臟真濡于脾，脾藏肌肉之氣也。

秋胃微毛曰平，毛多胃少曰肺病，但毛無胃曰死；毛而有弦曰春病，弦甚曰今病。臟真高于肺，以行榮衛陰陽也。

冬胃微石曰平，石多胃少曰腎病，但石無胃曰死；石而有鉤曰夏病，鉤甚曰今病。臟真下于腎，腎藏骨髓之氣也。

【譯文】

春天的脈為弦而有柔和胃氣的微弦脈，是無病之平脈。如果弦象很明顯而缺少柔和之胃氣，為肝臟有病；脈見純弦而無柔和之象的真臟脈，主死；若雖有胃氣而兼見輕虛以浮的毛脈，是春見秋脈，可以預測其到了秋天就要生病，如毛脈太甚，則木被金傷，現時就會發病。肝旺於春，春天臟真之氣散發於肝，以養筋膜，肝藏筋膜之氣。

夏天的脈為鉤而有柔和胃氣的微鉤脈，是無病之平脈。如果鉤象很明顯而缺少柔和的胃氣，為心臟有病；脈見純鉤而無柔和胃氣的真臟脈，主死；若雖有胃氣而兼見沉象的石脈，是夏見冬脈，可以預測其到了冬天就要生病；如石脈太甚，則火被水傷，現時就會發病。心旺于夏，故夏天臟真之氣通於心，心主血脈，因此心之所藏則是血脈

之氣。

　　長夏的脈為微弱有胃氣的脈，乃是無病之平脈。若脈象甚無力而缺少柔和之胃氣，為脾臟有病；如果見無胃氣的真臟脈，主死；若軟弱脈中兼見沉石，是長夏見冬脈，這是火土氣衰而水反侮的現象，可預測其到了冬天就要生病；如弱太甚，現時就會發病。脾旺於長夏，長夏臟真之氣濡養於脾，脾主肌肉，脾藏肌肉之氣。

　　秋天的脈為輕虛以浮而有柔和胃氣的微毛脈，是無病之平脈；如果是脈見輕虛以浮而缺少柔和之胃氣，為肺臟有病；如見純毛脈而無胃氣的真臟脈，就要死亡；若毛脈中兼見弦象，這是金氣衰而木反侮的現象，可預測其到了春天就要生病；如弦脈太甚，現時就會發病。肺旺於秋而居上焦，故秋季臟真之氣上藏於肺，肺主氣而朝百脈，營行脈中，衛行脈外，皆自肺宣佈，因此肺主運行營衛陰陽之氣，藏皮毛之氣。

　　冬天的脈為沉石而有柔和胃氣的微石脈，是無病之平脈；如果脈見沉石而缺少柔和的胃氣，為腎臟有病；如脈見純石而不柔和的真臟脈，主死；若沉石脈中兼見鈎脈，是水氣衰而火反侮的現象，可預測其到了夏天就要生病；如鈎脈太甚，現時就會發病。腎旺于冬而居人體的下焦，冬天臟真之氣下藏於腎，腎主骨，因此腎藏骨髓之氣。

【原文】

　　胃之大絡，名曰虛裏。貫鬲絡肺，出于左乳下，其動應衣，脈宗氣也。盛喘數絕者，則病在中；結而橫，有積矣；絕不至，曰死。乳之下，其動應衣，宗氣泄也。

　　欲知寸口太過與不及。寸口之脈中手短者，曰頭痛。寸口脈中手長者，曰足脛痛。寸口脈中手促上擊者，曰肩背痛。寸口脈沉而堅者，曰病在中。寸口脈浮而盛者，曰病在外。寸口脈沉而弱，曰寒熱及疝瘕、少腹痛。寸口脈沉而橫，曰脅下有積，腹中有橫積痛。寸口脈沉而喘，曰寒熱。

　　脈盛滑堅者，曰病在外。脈小實而堅者，病在內。脈小弱以澀，

謂之久病。脈滑浮而疾者，謂之新病。脈急者，曰疝瘕少腹痛。脈滑曰風。脈澀曰痹。緩而滑曰熱中。盛而緊曰脹。

脈從陰陽，病易已；脈逆陰陽，病難已。脈得四時之順，曰病無他；脈反四時及不間臟，曰難已。

【譯文】

胃經的大絡，叫虛裏，其絡從胃貫膈而上絡於肺，其脈出現於左乳下，搏動時手可以感覺到，這是脈的宗氣。如果虛裏脈搏動急促而中有斷絕之象，這是中氣不守、病在膻中的徵候；如見跳動時止，位置橫移的，主病有積滯；倘若脈絕不至，就要死亡。假如虛裏跳動而外可應見於衣，這是宗氣失藏而外泄之象。

切脈要知道寸口脈的太過和不及。寸口脈象應指而短，主頭痛。寸口脈應指而長，主足脛痛。寸口脈應指急促而有力，上搏指下，主肩背痛。寸口脈沉而堅硬，主病在內。寸口脈浮而盛大，主病在外。寸口脈沉而弱，主寒熱、疝瘕積聚、少腹疼痛。寸口脈沉而橫居，主脅下有積病，或腹中有橫積而疼痛。寸口脈沉而急促，主病寒熱。

脈盛大滑而堅，主病在外。脈小實而堅，主病在內。脈小弱而澀，是為久病。脈來滑浮而疾數，是為新病。脈來緊急，主病疝瘕少腹疼痛。脈來滑利，主風病。脈來澀滯，主痹症。脈來緩而滑利，為脾胃有熱，主熱中病。脈來盛緊，為寒氣痞滿，主腹脹。

脈與病之陰陽相一致，如陽病見陽脈，陰病見陰脈，病易癒；脈與病之陰陽相反，如陽病見陰脈，陰病見陽脈，病難癒。脈與四時相應為順，如春弦、夏鉤、秋毛、冬石，即使患病，亦無什麼危險；如脈與四時相反，及不間臟而傳變的，病難癒。

【原文】

臂多青脈，曰脫血。尺脈緩澀，謂之解，安臥。脈盛，謂之脫血。尺澀脈滑，謂之多汗。尺寒脈細，謂之後泄。脈尺粗常熱者，謂之熱中。

肝見庚辛死，心見壬癸死，脾見甲乙死，肺見丙丁死，腎見戊己死，是謂真臟見，皆死。

頸脈動喘疾咳，曰水。目裏微腫，如臥蠶起之狀，曰水。溺黃赤，安臥者，黃疸。已食如饑者，胃疸。面腫曰風。足脛腫曰水。目黃者曰黃疸。婦人手少陰脈動甚者，妊子也。

脈有逆從四時，未有臟形，春夏而脈瘦，秋冬而脈浮大，命曰逆四時也。

風熱而脈靜，泄而脫血脈實；病在中，脈虛，病在外，脈澀堅者；皆難治，命曰反四時也。

人以水穀為本，故人絕水穀則死，脈無胃氣亦死。所謂無胃氣者，但得真臟脈，不得胃氣也。所謂脈不得胃氣者，肝不弦，腎不石也。

【譯文】

臂多青脈，是血少脈空，是由於失血。尺膚緩而脈來澀，主氣血不足，多為倦怠乏力，欲安臥。尺膚發熱而脈象盛大，是火盛於內，主脫血。尺膚澀而脈象滑，為陽氣有餘於內，故為多汗。尺膚寒而脈象細，為陰寒之氣盛於內，故為大便泄瀉。脈見粗大而尺膚常熱的，為陽盛於內，主熱中。

肝的真臟脈出現，至庚辛日死；心的真臟脈出現，至壬癸日死；脾的真臟脈出現，至甲乙日死；肺的真臟脈出現，至丙丁日死；腎的真臟脈出現，至戊己日死。這說的是真臟脈出現死亡的日期。

頸部之脈非正常搏動明顯，並且氣喘咳嗽，主水病。眼瞼浮腫如臥蠶之狀，也是水病。小便顏色黃赤，而且嗜臥，是黃疸病。飲食後很快又覺得饑餓，是胃疸病。風為陽邪，上先受之，面部浮腫，為風邪引起的風水病。水濕為陰邪，下先受之，足脛腫，是水濕引起的水腫病。眼睛發黃，是黃疸病。婦人手少陰心脈搏動明顯，是懷孕的徵象。

脈與四時有逆從，即當是時脈搏不見本臟脈，反見它臟脈，如春

夏不見弦、洪，而反見沉、澀；秋冬不見毛、石，而反見浮大，這就叫作「逆四時」。

風熱為陽邪，脈應浮大，今反見沉靜；泄利脫血，津血受傷，脈應虛細，今反見實大；病在內，脈應實，今反見脈虛；病在外，脈應浮滑，乃邪氣仍在於表，今反見脈澀堅。脈證相反，都是難治之病，這就叫作「反四時」。

人依靠水穀的營養而生存，所以人斷絕水穀後，就要死亡；胃氣化生於水穀，如脈無胃氣，人也要死亡。所謂無胃氣的脈，就是單見真臟脈，而不見柔和的胃氣脈。所謂不得胃氣的脈，就是指肝脈見不到微弦脈，腎脈見不到微石脈等。

【原文】

太陽脈至，洪大以長；少陽脈至，乍數乍疏，乍短乍長；陽明脈至，浮大而短。

夫平心脈來，累累如連珠，如循琅玕，曰心平，夏以胃氣為本；病心脈來，喘喘連屬，其中微曲，曰心病；死心脈來，前曲後居，如操帶鉤，曰心死。

平肺脈來，厭厭聶聶，如落榆莢，曰肺平，秋以胃氣為本；病肺脈來，不上不下，如循雞羽，曰肺病；死肺脈來，如物之浮，如風吹毛，曰肺死。

平肝脈來，軟弱招招，如揭長竿末梢，曰肝平，春以胃氣為本；病肝脈來，盈實而滑，如循長竿，曰肝病；死肝脈來，急益勁，如新張弓弦，曰肝死。

平脾脈來，和柔相離，如雞踐地，曰脾平，長夏以胃氣為本；病脾脈來，實而盈數，如雞舉足，曰脾病；死脾脈來，銳堅如鳥之喙，如鳥之距，如屋之漏，如水之流，曰脾死。

平腎脈來，喘喘累累如鉤，按之而堅，曰腎平，冬以胃氣為本；病腎脈來，如引葛，按之益堅，曰腎病；死腎脈來，發如奪索，辟辟如彈石，曰腎死。

【譯文】

太陽主時五月和六月，脈來洪大而長；少陽主時正月和二月，脈來不定，忽快忽慢，忽長忽短；陽明主時三月和四月，脈來浮大而短。

正常的心脈來時，圓潤得像珠子一樣，相貫而至，又像撫摸琅玕美玉一樣的柔滑，這是心臟的平脈。夏天以胃氣為本，脈當柔和而微鉤。如果脈來時，喘急促，連串急數之中，帶有微曲之象，這是心的病脈。如果心脈來時，脈前曲回，後則端直，如摸到革帶之鉤一樣的堅硬，全無和緩之意，這是心的死脈。

正常的肺脈來時，輕虛而浮，像榆莢下落一樣的輕浮和緩，這是肺的平脈。秋天以胃氣為本，脈當柔和而微毛。如果肺脈來時，不上不下，如撫摩雞毛一樣，這是肺的病脈。如果肺脈來時，輕浮而無根，如物之漂浮，如風吹毛一樣，飄忽不定，輕浮無根，這是肺的死脈。

正常的肝脈來時，如長竿之末梢一樣地柔軟擺動，這是肝的平脈。春天以胃氣為本，脈當柔和而微弦。如果肝脈來時，弦長硬滿而滑利，如以手摸長竿一樣的長而不軟，這是肝的病脈。如果肝脈來時，弦急而堅勁，如新張弓弦一樣緊繃而強勁，這是肝的死脈。

正常的脾脈來時，從容和緩，至數勻淨分明，好像雞足緩緩落地一樣輕緩而從容不迫，這是脾的平脈。長夏以胃氣為本，脈當和緩。如果脾脈來時，充實硬滿而急數，如雞舉足急走，這是脾的病脈。如果脾脈來時，或銳堅而無柔和之氣，如鳥之嘴、鳥之爪那樣堅硬銳利，或時動復止而無規律，或脈去而無不至，如屋之漏水點滴無倫，或如水之流逝，去而不返，這是脾的死脈。

正常的腎脈來時，沉石滑利連續不斷而又有曲回之象，有如心之鉤脈，按之堅實，這是腎的平脈。冬天以胃氣為本，脈當柔軟而微石。如果腎脈來時，堅搏牽連如牽引葛藤一樣，癒按癒堅硬，這是腎的病脈。如果腎脈來時，像搶奪繩索一般，長而堅硬勁急，或堅實如以指彈石，這是腎的死脈。

玉機真臟論篇第十九

提示：本篇說明四時太過與不及的病脈，以及真臟脈的病象；並闡述了疾病傳變規律，最後討論了五虛和五實的病狀和預後。篇名「玉機」二字示為珍重之意。

【原文】

黃帝問曰：春脈如弦，何如而弦？

岐伯對曰：春脈者肝也，東方木也，萬物之所以始生也，故其氣來，軟弱輕虛而滑，端直以長，故曰弦，反此者病。

帝曰：何如而反？

岐伯曰：其氣來實而強，此謂太過，病在外；其氣來不實而微，此謂不及，病在中。

帝曰：春脈太過與不及，其病皆何如？

岐伯曰：太過則令人善怒，忽忽眩冒而巔疾；其不及，則令人胸痛引背，下則兩脅胠滿。

【譯文】

黃帝問道：春時的脈象如弦，怎樣才算弦？

岐伯回答說：春脈主應肝臟，屬東方之木，在這個季節裏，萬物開始生長，因此脈氣來時，軟弱輕虛而滑，端直而長，所以叫作弦，假如違反了這種現象，就是病脈。

黃帝道：怎樣才稱為反呢？

岐伯說：其脈氣來，應指實而有力，這叫作太過，主病在外；如脈來不實而微弱，這叫作不及，主病在裏。

黃帝道：春脈太過與不及，發生的病變怎樣？

岐伯說：太過會使人善怒精神恍惚，頭昏而目眩，而發生巔頂疾病；其不及會使人胸部作痛牽連背部，往下則兩側脅肋部位脹滿。

【原文】

帝曰：善。夏脈如鉤，何如而鉤？

岐伯曰：夏脈者心也，南方火也，萬物之所以盛長也，故其氣來盛去衰，故曰鉤，反此者病。

帝曰：何如而反？

岐伯曰：其氣來盛去亦盛，此謂太過，病在外；其氣來不盛去反盛，此謂不及，病在中。

帝曰：夏脈太過與不及，其病皆何如？

岐伯曰：太過則令人身熱而膚痛，為浸淫；其不及，則令人煩心，上見咳唾，下為氣泄。

【譯文】

黃帝道：講得對！夏時的脈象如鉤，怎樣才算鉤？

岐伯說：夏脈主應心臟，屬南方之火，在這個季節裏，萬物生長茂盛，因此脈氣來時充盛，去時輕微，猶如鉤之形象，所以叫作鉤脈，假如違反了這種現象，就是病脈。

黃帝道：怎樣才稱為反呢？

岐伯說：其脈氣來盛去亦盛，這叫作太過，主病在外；如脈氣來時不盛，去時反充盛有餘，這叫作不及，主病在裏。

黃帝道：夏脈太過與不及，發生的病變怎樣？

岐伯說：太過會使人身體發熱，皮膚痛，熱邪侵淫成瘡；不及會使人心虛作煩，上部出現咳唾涎沫，下部出現泄瀉之症。

【原文】

帝曰：善。秋脈如浮，何如而浮？

岐伯曰：秋脈者肺也，西方金也，萬物之所以收成也，故其氣來，輕虛以浮，來急去散，故曰浮，反此者病。

帝曰：何如而反？

岐伯曰：其氣來毛而中央堅，兩傍虛，此謂太過，病在外；其氣

來毛而微，此謂不及，病在中。

帝曰：秋脈太過與不及，其病皆何如？

岐伯曰：太過則令人逆氣而背痛，慍慍然；其不及則令人喘，呼吸少氣而咳，上氣見血，下聞病音。

【譯文】

黃帝道：講得對！秋天的脈象如浮，怎樣才算浮？

岐伯說：秋脈主應肺臟，屬西方之金，在這個季節裏，萬物收成，因此脈氣來時輕虛以浮，來急去散，所以叫作浮。假如違反了這種現象，就是病脈。

黃帝道：怎樣才稱為反呢？

岐伯說：其脈氣來時浮軟而中央堅，兩旁虛，這叫作太過，主病在外；其脈氣來時浮軟而微，這叫作不及，主病在裏。

黃帝道：秋脈太過與不及，會引發哪些病變呢？

岐伯說：太過會使人氣逆，背部作痛，鬱悶而不舒暢；其不及會使人呼吸短氣，咳嗽氣喘，氣上逆而出血，其下胸肺有喘息聲音。

【原文】

帝曰：善。冬脈如營，何如而營？

岐伯曰：冬脈者腎也，北方水也，萬物之所以合藏也，故其氣來沉以濡，故曰營，反此者病。

帝曰：何如而反？

岐伯曰：其氣來如彈石者，此謂太過，病在外；其去如數者，此謂不及，病在中。

帝曰：冬脈太過與不及，其病皆何如？

岐伯曰：太過則令人解㑊，脊脈痛而少氣，不欲言；其不及則令人心懸如病饑，中清，脊中痛，少腹滿，小便變。

帝曰：善！

【譯文】

　　黃帝道：講得對！冬時的脈象如營，怎樣才算營？

　　岐伯說：冬脈主應腎臟，屬北方之水，在這個季節裏，萬物閉藏，因此脈氣來時沉濡而有石，所以叫作石脈。假如違反了這種現象，就是病脈。

　　黃帝道：怎樣才稱為反呢？

　　岐伯說：其脈來時如彈石一般堅硬，這叫作太過，主病在外；如脈去虛弱，這叫作不及，主病在裏。

　　黃帝道：冬脈太過與不及，會發生怎樣的病變？

　　岐伯說：太過會使人精神不振，身體懈怠，脊骨疼痛，氣短，懶於說話；不及則使人心如懸，如同腹中饑餓之狀，季脅下空軟部位清冷，脊骨作痛，少腹脹滿，小便也出現異常。

　　黃帝道：講得對！

【原文】

　　帝曰：四時之序，逆從之變異也，然脾脈獨何主？

　　岐伯曰：脾脈者土也，孤臟以灌四傍者也。

　　帝曰：然則脾善惡，可得見之乎？

　　岐伯曰：善者不可得見，惡者可見。

　　帝曰：惡者何如可見？

　　岐伯曰：其來如水之流者，此謂太過，病在外；如鳥之喙者，此謂不及，病在中。

【譯文】

　　黃帝道：春夏秋冬四時的脈象，有逆有從，其變化各異，但獨未論及脾脈，究竟脾脈主何時令？

　　岐伯說：脾脈屬土，位居中央為孤臟，以灌漑四旁。

　　黃帝道：脾脈的正常與異常可以得見嗎？

　　岐伯說：正常的脾脈不可能見到，有病的脾脈是可以見到的。

黃帝道：有病的脾脈怎樣？

岐伯說：其來如水之流散，這叫作太過，主病在外；其來尖銳如鳥之喙，這叫作不及，主病在中。

【原文】

帝曰：夫子言脾為孤臟，中央土以灌四傍，其太過與不及，其病皆何如？

岐伯曰：太過則令人四肢不舉；其不及則令人九竅不通，名曰重強。

帝瞿然而起，再拜而稽首曰：善！吾得脈之大要。天下至數，五色脈變，揆度奇恒，道在于一。神轉不回，回則不轉，乃失其機。至數之要，迫近以微，著之玉版，藏之臟腑，每旦讀之，名曰《玉機》。

【譯文】

黃帝道：先生說脾為孤臟，位居中央屬土，以灌溉四旁，它的太過和不及各會發生什麼病變？

岐伯說：太過會使人四肢不能舉動，不及則使人九竅不通，名叫重強。

黃帝驚悟，肅然起立，行了個禮道：很好！我懂得診脈的要領了，這是天下極其重要的道理。「五色」、「脈變」、「揆度」、「奇恒」等，闡述的道理都是一致的，總的精神在於一個「神」字。神的功用運轉不息，向前而不能回卻，倘若回而不轉，就失掉它的生機了。極其重要的道理，往往跡象不顯而盡於微妙，把它著錄在玉版上面，藏於樞要內府，每天早上誦讀，稱它為《玉機》。

【原文】

五臟受氣于其所生，傳之于其所勝，氣舍于其所生，死于其所不勝，病之且死，必先傳行至其所不勝，病乃死。此言氣之逆行也，故

死。

肝受氣于心，傳之于脾，氣舍于腎，至肺而死。心受氣于脾，傳之于肺，氣舍于肝，至腎而死。脾受氣于肺，傳之于腎，氣舍于心，至肝而死。肺受氣于腎，傳之于肝，氣舍于脾，至心而死。腎受氣于肝，傳之于心，氣舍于肺，至脾而死。此皆逆死也。一日一夜五分之，此所占死生之早暮也。

【譯文】

五臟所受的病氣來自它所生之臟，傳給它所克之臟，病氣留在生己之臟，死於克己之臟。當病到將要死的時候，必先傳行於相克之臟，病者乃死。這是病氣的逆傳，所以會死亡。

例如，肝受病氣於心臟，而又傳行於脾臟，其病氣留舍於腎臟，傳到肺臟而死。心受病氣於脾臟，傳行於肺臟，病氣留止於肝臟，傳到腎臟而死。脾受病氣於肺臟，傳行於腎臟，病氣留止於心臟，傳到肝臟而死。肺受病氣於腎臟，傳行於肝臟，病氣留止於脾臟，傳到心臟而死。腎受病氣於肝臟，傳行於心臟，病氣留止於肺臟，傳到脾臟而死。凡此都是病氣之逆傳，所以死。以一日一夜劃分為五個階段，分屬五臟，就可以推測死亡的時間。

【原文】

黃帝曰：五臟相通，移皆有次。五臟有病，則各傳其所勝；不治，法三月，若六月，若三日，若六日，傳五臟而當死，是順傳其所勝之次。故曰：別于陽者，知病從來；別于陰者，知死生之期，言知至其所困而死。

是故風者，百病之長也。今風寒客于人，使人毫毛畢直，皮膚閉而為熱，當是之時，可汗而發也；或痹不仁腫痛，當是之時，可湯熨及火灸刺而去之。弗治，病入舍于肺，名曰肺痹，發咳上氣；弗治，肺即傳而行之肝，病名曰肝痹，一名曰厥，脅痛出食，當是之時，可按若刺耳；弗治，肝傳之脾，病名曰脾風，發癉，腹中熱，煩心，出

黃，當此之時，可按、可藥、可浴；弗治，脾傳之腎，病名曰疝瘕，少腹冤熱而痛，出白，一名曰蠱，當此之時，可按、可藥；弗治，腎傳之心，病筋脈相引而急，病名曰瘈，當此之時，可灸、可藥；弗治，滿十日法當死。腎因傳之心，心即復反傳而行之肺，發寒熱，法當三歲死，此病之次也。

【譯文】

黃帝道：五臟是相通的，病氣的轉移，都有一定的次序。假如五臟有病，則各傳其所勝；若不能掌握治病的時機，那麼多則三個月或六個月，少則或三天，或六天，傳遍五臟就當死了，這是相克的順傳次序。所以說：能辨別三陽的，可以知道病從何經而來；能辨別三陰的，可以知道病的死期，就是說，各臟將病氣傳至其所不勝之臟時，就會死亡。

風邪是引起各種疾病的罪魁禍首，因此被稱為百病之長。風寒侵人，使人毫毛直豎，皮膚閉而發熱，在這個時候，可用發汗的方法治療；至風寒入於經絡，會發生麻痺不仁或腫痛等症狀，此時可用湯熨（熱敷）及火罐、艾灸、針刺等方法來祛散。如果此時不及時治療，病氣內傳於肺，叫作肺痺，會發生咳嗽上氣的症狀；又不及時治療，就會傳行於肝，叫作肝痺，又叫作肝厥，發生脅痛、吐食的症狀，在這個時候，可用按摩或者針刺的方法治療；如還不及時治療，就會傳行於脾，叫作脾風，發生黃疸，腹中熱，煩心，小便黃色等症狀，在這個時候，可用按摩、藥物或熱湯沐浴等方法治療；如再不治，病氣就會傳行於腎，叫作疝瘕，會出現少腹煩熱疼痛，小便色白而混濁，又叫作蠱病，在這個時候，可用按摩，或用藥物治療；如繼續不治，病氣就由腎傳心，發生筋脈牽引拘攣，叫作瘈病，在這個時候，可用灸法，或用藥物治療；如此時再不治，十日之後，當要死亡。倘若病邪由腎傳心，心又復反傳於肺臟，發為寒熱，發當三日即死，這是疾病傳行的一般次序。

【原文】

然其卒發者，不必治于傳；或其傳化有不以次，不以次入者，憂恐悲喜怒，令不得以其次，故令人有大病矣。

因而喜大虛，則腎氣乘矣，怒則肝氣乘矣，悲則肺氣乘矣，恐則脾氣乘矣，憂則心氣乘矣，此其道也。故病有五，五五二十五變，及其傳化。傳，乘之名也。

大骨枯槁，大肉陷下，胸中氣滿，喘息不便，其氣動形，期六月死，真臟脈見，乃予之期日。

大骨枯槁，大肉陷下，胸中氣滿，喘息不便，內痛引肩項，期一月死，真臟見，乃予之期日。

大骨枯槁，大肉陷下，胸中氣滿，喘息不便，內痛引肩項，身熱，脫肉破，真臟見，十日之內死。

大骨枯槁，大肉陷下，肩髓內消，動作益衰，真臟未見，期一歲死，見其真臟，乃予之期日。

大骨枯槁，大肉陷下，胸中氣滿，腹內痛，心中不便，肩項身熱，破脫肉，目眶陷，真臟見，目不見人，立死；其見人者，至其所不勝之時則死。

【譯文】

假如驟然暴發的病，就不必根據這個相傳的次序而治；有些病不依這個次序傳變的，如憂、恐、悲、喜、怒這種情志之病，病邪就不能依照這個次序相傳，從而使人生大病了。如因喜極傷心，心虛則腎氣乘虛侵襲心；或因大怒傷肝，則肺氣乘虛侵襲肝；或因悲傷脾，則肝氣乘虛侵襲脾；或因驚恐，則腎氣虛，脾氣乘虛侵襲腎；或因大憂，則肺氣內虛，心氣乘虛侵襲肺。這是五志激動，使病邪不能以次序傳變的道理。所以病雖有五，及其傳化，就有五五二十五變。所謂傳化，就是乘虛侵犯的意思。

大骨枯痿，大肉瘦削，胸中氣滿，呼吸困難，呼吸時身體振動，為期六個月就要死亡。若見了真臟脈，就可以預知死日。

大骨枯痿，大肉瘦削，胸中氣滿，呼吸困難，胸中疼痛，牽引肩項，為期一個月就要死亡。若見了真臟脈，就可以預知死日。

大骨枯痿，大肉瘦削，胸中氣滿，呼吸困難，胸中疼痛，上引肩項，全身發熱，脫肉破。若真臟脈現，十日之內就要死亡。

大骨枯痿，大肉瘦削，兩肩下垂，骨髓內消，動作衰頹，真臟脈未出現，為期一年死亡。若見到真臟脈，就可以預知死日。

大骨枯痿，大肉瘦削，胸中氣滿，腹中痛，心中氣鬱不舒，肩項身上俱熱，破脫肉，目眶下陷，真臟脈出現，精脫且目不見人，立即死亡；如尚能見人，是精未全脫，等病氣傳至肝臟所不勝之臟的時候，就會死亡了。

【原文】

急虛身中卒至，五臟絕閉，脈道不通，氣不往來，譬于墮溺，不可為期。其脈絕不來，若人一息五六至，其形肉不脫，真臟雖不見，猶死也。

真肝脈至，中外急，如循刀刃，責責然，如按琴瑟弦，色青白不澤，毛折乃死；真心脈至，堅而搏，如循薏苡子累累然，色赤黑不澤，毛折乃死；真肺脈至，大而虛，如以毛羽中人膚，色白赤不澤，毛折乃死；真腎脈至，搏而絕，如指彈石，辟辟然，色黑黃不澤，毛折乃死；真脾脈至，弱而乍數乍疏，色黃青不澤，毛折乃死。諸真臟脈見者，皆死不治也。

【譯文】

如果正氣暴虛，外邪陡然傷人，倉卒獲病，五臟氣機閉塞，周身脈道不通，氣不往來，譬如從高墜下，或落水淹溺一樣，突然的病變，就無法預測死期了。其脈息絕而不至，或跳動異常疾數，一息脈來五、六至，雖然形肉不脫，真臟不見，仍是要死亡的。

肝臟之真臟脈至，中外勁急，如按在刀口上一樣的鋒利，或如按在琴弦上一樣硬直，面部顯青白顏色而不潤澤，毫毛枯焦，就要死

亡。心臟的真臟脈至，堅硬而搏手，如循薏苡子那樣短而圓實，面部顯赤黑顏色而不潤澤，毫毛枯焦則死。肺臟的真臟脈至，大而空虛，好像毛羽著人皮膚一般輕虛，面部顯白赤顏色而不潤澤，毫毛枯焦，就要死亡。腎臟的真臟脈至，搏手若索欲斷，或如以指彈石一樣堅實，面部顯黑黃顏色而不潤澤，毫毛枯焦，就要死亡。脾臟的真臟脈至，軟弱無力，快慢不勻，面部顯黃青顏色而不潤澤，毫毛枯焦，就要死亡。凡是見到五臟真臟脈，皆為不治的死候。

【原文】

　黃帝曰：見真臟曰死，何也？

　岐伯曰：五臟者，皆稟氣于胃，胃者五臟之本也；臟氣者，不能自致于手太陰，必因于胃氣，乃至于手太陰也。故五臟各以其時，自為而至于手太陰也。故邪氣勝者，精氣衰也；故病甚者，胃氣不能與之俱至于手太陰，故真臟之氣獨見，獨見者，病勝臟也，故曰死。

　帝曰：善。

【譯文】

　黃帝道：見到真臟脈象，就要死亡，是什麼道理？

　岐伯說：五臟之氣，都賴於胃腑水穀的精微，因此胃是五臟的根本。因此五臟之脈氣，不能自行到達手太陰寸口，必須賴助胃氣，才能達於手太陰。所以五臟之氣能夠在其所主之時，出現於手太陰寸口，就是因為有了胃氣。如果邪氣勝，精氣必定衰。所以病氣嚴重時，胃氣就不能與五臟之氣一起到達手太陰，而為某一臟真臟脈象單獨出現，真臟獨見，是邪氣勝而臟氣傷，所以說是要死亡的。

　黃帝道：講得對！

【原文】

　黃帝曰：凡治病，察其形氣色澤，脈之盛衰，病之新故，乃治之，無後其時。形氣相得，謂之可治；色澤以浮，謂之易已；脈從四

時，謂之可治；脈弱以滑，是有胃氣，命曰易治，取之以時。形氣相失，謂之難治；色夭不澤，謂之難已；脈實以堅，謂之益甚；脈逆四時，為不可治。必察四難，而明告之。

所謂逆四時者，春得肺脈，夏得腎脈，秋得心脈，冬得脾脈，其至皆懸絕沉澀者，命曰逆。四時未有臟形，于春夏而脈沉澀，秋冬而脈浮大，名曰逆四時也。

病熱脈靜，泄而脈大，脫血而脈實，病在中脈實堅，病在外脈不實堅者，皆難治。

【譯文】

黃帝道：大凡治病，必先診察形體盛衰，氣之強弱，色之潤枯，脈之虛實，病之新舊，然後及時治療，不能錯過時機。病人形氣相稱，是可治之症；面色光潤鮮明，病也易癒；脈搏與四時相適應，也為可治；脈來弱而流利，是有胃氣的現象，病亦易治，必須抓緊時間進行治療。形氣不相稱，這就難治；面色枯槁，沒有光澤，病也難癒；脈實而堅，病必加重；脈與四時相逆，為不可治。必須審察這四種難治之證，清楚地告訴病人。

所謂脈與四時相逆，是春見到肺脈，夏見到腎脈，秋見到心脈，冬見到脾脈，皆其脈獨見，懸絕無根，或沉澀不起，這就叫作逆。如五臟脈氣不能隨著四時時令變化並表現於外，在春夏的時令，反見沉澀的脈象，秋冬時令，反見浮大的脈象，這也叫作逆四時。

熱病脈宜洪大而反靜；泄瀉脈應小而反大；脫血脈應虛而反實；病在中而脈不堅實；病在外而脈反堅實。這些都是脈症相反的情況，皆為難治。

【原文】

黃帝曰：余聞虛實以決死生，願聞其情？

岐伯曰：五實死，五虛死。

帝曰：願聞五實、五虛。

岐伯曰：脈盛，皮熱，腹脹，前後不通，悶瞀，此謂五實。脈細，皮寒，氣少，泄利前後，飲食不入，此謂五虛。

帝曰：其時有生者，何也？

岐伯曰：漿粥入胃，泄注止，則虛者活；身汗得後利，則實者活。此其候也。

【譯文】

黃帝道：我聽說根據虛實的病情可以預決死生，希望你告訴我其中的道理！

岐伯說：五實死，五虛也死。

黃帝道：請問什麼叫作五實、五虛？

岐伯說：脈盛是心受邪盛，皮熱是肺受邪盛，腹脹是脾受邪盛，二便不通是腎受邪盛，心裏煩亂是肝受邪盛，這叫作五實。脈細是心氣不足，皮寒是肺氣不足，氣少是肝氣不足，泄利前後是腎氣不足，飲食不入是脾氣不足，這叫作五虛。

黃帝道：五實、五虛，有時也有痊癒的，又是什麼道理？

岐伯說：能夠吃些粥漿，慢慢地胃氣恢復，大便泄瀉停止，則虛者也可以痊癒。如果原來身熱無汗的，而現在得汗，原來二便不通的，而現在大小便通利了，則實者也可以痊癒。這就是五虛、五實能夠痊癒的轉機。

三部九候論篇第二十

提示：本篇討論了三部九候的診脈及各種脈象的病證、刺法和死期，其中「必先知經脈，而後知病脈」、「必先審問其所始病，與今之所方病，而後各切循其脈」等原則對脈學理論有著深刻的指導意義。

【原文】

黃帝問曰：余聞九針于夫子，眾多博大，不可勝數。余願聞要道，以屬子孫，傳之後世，著之骨髓，藏之肝肺，歃血而受，不敢妄泄，令合天道，必有終始，上應天光星辰曆紀，下副四時五行，貴賤更互，冬陰夏陽，以人應之奈何？願聞其方。

岐伯對曰：妙乎哉問也！此天地之至數。

帝曰：願聞天地之至數，合于人形血氣，通決死生，為之奈何？

岐伯曰：天地之至數，始于一，終于九焉。一者天，二者地，三者人。因而三之，三三者九，以應九野。

故人有三部，部有三候，以決死生，以處百病，以調虛實，而除邪疾。

【譯文】

黃帝問道：我聽先生講了九候道理後，覺得豐富廣博，不可盡述。我想瞭解其中的主要道理，以囑咐子孫，傳於後世，銘心刻骨，永志不忘，並嚴守誓言，不敢妄泄。使這些道理符合於天地自然之道，有始有終，上應於日月星辰周曆天度之標誌，下符合四時五行陰陽盛衰的變化，而人應該怎樣適應這些自然規律呢？希望你講解這方面的道理。

岐伯回答說：問得多好啊！這是天地間至為深奧的道理。

黃帝道：我願聞天地的至數，與人的形體氣血相通，並決斷死生，是怎樣一回事？

岐伯說：天地的至數，開始於一，終止於九。一為陽，代表天，二為陰，代表地，人生天地之間，故以三代表人；天地人合而為三，三三為九，以應九野之數。

所以人有三部，每部各有三候，可以用它來決斷死生，處理百病，從而調治虛實，祛除病邪。

【原文】

帝曰：何謂三部？

岐伯曰：有下部，有中部，有上部；部各有三候，三候者，有天、有地、有人也。必指而導之，乃以為真。上部天，兩額之動脈；上部地，兩頰之動脈；上部人，耳前之動脈；中部天，手太陰也；中部地，手陽明也；中部人，手少陰也；下部天，足厥陰也；下部地，足少陰也；下部人，足太陰也。

故下部之天以候肝，地以候腎，人以候脾胃之氣。

【譯文】

黃帝道：什麼叫作三部呢？

岐伯說：有下部，有中部，有上部。每部各有三候，所謂三候，是以天、地、人為代表的。必須有老師的當面指導，方能懂得部候的準確之處。

上部天，即兩額太陽脈處動脈；上部地，即兩頰大迎穴處動脈；上部人，即耳前耳門穴處動脈；中部天，即兩手太陰氣口，經渠穴處動脈；中部地，即兩手陰明經合谷處動脈；中部人，即兩手少陰經神門處動脈；下部天，即足厥陰經五裏穴或太沖穴處動脈；下部地，即足少陰經太溪穴處動脈；下部人，即足太陰經箕門穴處動脈。

故而下部之天可以診察肝臟之病變，下部之地可以診察腎臟之病變，下部之人可以診察脾胃之病變。

【原文】

帝曰：中部之候奈何？

岐伯曰：亦有天，亦有地，亦有人。天以候肺，地以候胸中之氣，人以候心。

帝曰：上部以何候之？

岐伯曰：亦有天，亦有地，亦有人。天以候頭角之氣，地以候口齒之氣，人以候耳目之氣。三部者，各有天，各有地，各有人；三而

成天，三而成地，三而成人。三而三之，合則為九。九分為九野，九野為九臟；故神臟五，形臟四，合為九臟。五臟已敗，其色必夭，夭必死矣。

【譯文】

黃帝道：中部之候怎樣？

岐伯說：中部亦有天、地、人三候。中部之天可以候肺臟之病變，中部之地可以候胸中之病變，中部之人可以候心臟之病變。

黃帝道：上部之候又怎樣？

岐伯說：上部也有天、地、人三候。上部之天可以候頭角之病變，上部之地可以候口齒之病變，上部之人可以候耳目之病變。三部之中，各有天、各有地、各有人。三候為天，三候為地，三候為人，三三相乘，合為九候。脈之九候，以應地之九野；地之九野，以應人之九臟。所以人有肝、肺、心、脾、腎五神臟和膀胱、胃、大腸、小腸四形臟，合為九臟。如果五臟敗壞，必見神色枯槁，氣色枯槁已是病情危重，必然要死亡。

【原文】

帝曰：以候奈何？

岐伯曰：必先度其形之肥瘦，以調其氣之虛實，實則瀉之，虛則補之。必先去其血脈，而後調之，無問其病，以平為期。

帝曰：決死生奈何？

岐伯曰：形盛脈細，少氣不足以息者危；形瘦脈大，胸中多氣者死。形氣相得者生；參伍不調者病；三部九候皆失者死；上下左右之脈相應如參舂者，病甚；上下左右相失不可數者死；中部之候雖獨調，與眾臟相失者死；中部之候相減者死；目內陷者死。

【譯文】

黃帝道：診察的方法怎樣？

岐伯說：必先度量病人的身形肥瘦，瞭解它的正氣虛實，實症用瀉法，虛症用補法。但必先去除血脈中的凝滯，而後調補氣血的不足，不論治療什麼病，都是以達到氣血平和為準則。

黃帝道：怎樣決斷死生？

岐伯說：形體盛，脈反細，氣短，呼吸困難的，主危險；如形體瘦弱，脈反大，胸中喘滿而多氣的是死亡之症。一般而論：形體與脈一致的主生；脈搏錯雜不相協調的主病；三部九候之脈與疾病完全不相適應的，主死；上下左右之脈，相應鼓指如春杵搗穀，參差不齊，病必嚴重；若見上下之脈相差甚大，而又息數錯亂不可計數的，是死亡徵候；中部之脈雖然獨自調勻，而與其他眾臟不相協調的，也是死候；眼眶內陷的為正氣衰竭現象，也是死候。

【原文】

帝曰：何以知病之所在？

岐伯曰：察九候，獨小者病，獨大者病，獨疾者病，獨遲者病，獨熱者病，獨寒者病，獨陷下者病。

以左手足上，上去踝五寸按之，庶右手足當踝而彈之，其應過五寸以上，蠕蠕然者，不病；其應疾，中手渾渾然者病；中手徐徐然者病；其應上不能至五寸，彈之不應者死。是以脫肉、身不去者死。中部乍疏乍數者死。其脈代而鉤者，病在絡脈。

九候之相應也，上下若一，不得相失。一候後則病；二候後則病甚；三候後則病危。所謂後者，應不俱也。察其腑臟，以知死生之期。必先知經脈，然後知病脈，真臟脈見者，勝死。足太陽氣絕者，其足不可屈伸，死必戴眼。

【譯文】

黃帝道：怎樣知道病的部位呢？

岐伯說：從診察九候脈的異常變化，就能知病變部位。九候之中，有一部獨小，或獨大，或獨疾，或獨遲，或獨熱，或獨寒，或獨

陷下（沉伏），均是有病的現象。

以左手加於病人的左足上，距離內踝五寸處按著，以右手指在病人足內踝上彈之，醫者之左手即有振動的感覺，如其振動的範圍超過五寸以上，蠕蠕而動，為正常現象；如其振動急劇而大，應手快速而渾亂不清的，為病態；若振動微弱，應手遲緩，應為病態；如若振動不能上及五寸，用較大的力量彈之，仍沒有反應，是為死候。身體極度消瘦，體弱不能行動，是死亡之症。中部之脈或快或慢，無規律，為氣脈敗亂之兆，亦為死症。如脈代而鈎，為病在絡脈。

九候之脈，應相互適應，上下如一，不應該有參差。如九候之中有一候不一致，就是病態；二候不一致，則病重；三候不一致，則病必危險。所謂不一致，就是九候之間，脈動的不相適應。診察病邪所在之臟腑，以知死生的時間。臨症診察，必先知道正常之脈，然後才能知道有病之脈；若見到真臟脈象，而病邪又勝的，便要死亡。足太陽經脈氣絕，則兩足不能屈伸，死亡之時，目睛必上視。

【原文】

帝曰：冬陰夏陽奈何？

岐伯曰：九候之脈，皆沉細懸絕者為陰，主冬，故以夜半死；盛躁喘數者為陽，主夏，故以日中死。是故寒熱病者，以平旦死；熱中及熱病者，以日中死；病風者，以日夕死；病水者，以夜半死；其脈乍疏乍數、乍遲乍疾者，日乘四季死；形肉已脫，九候雖調，猶死；七診雖見，九候皆從者，不死。所言不死者，風氣之病及經月之病，似七診之病而非也，故言不死。若有七診之病，其脈候亦敗者死矣，必發噦噫。必審問其所始病，與今之所方病，而後各切循其脈，視其經絡浮沉，以上下逆從循之。其脈疾者不病；其脈遲者病；脈不往來者死；皮膚著者死。

【譯文】

黃帝道：冬為陰，夏為陽，脈象與之相應如何？

　　岐伯說：九候的脈象，都是沉細懸絕的，為陰，主冬令，所以死於陰氣極盛之夜半；如脈盛大躁動喘而疾數的，為陽，主夏令，所以死於陽氣旺盛之日中；寒熱交作的病，死於陰陽交會的平旦之時；熱中及熱病，死於日中陽極之時；病風者死於傍晚陽衰之時；病水者死於夜半陰極之時。其脈象忽疏忽數，忽遲忽急，乃脾氣內絕，死於辰戌丑未之時，也就是平旦、日中、日夕、夜半日乘四季的時候；若形壞肉脫，雖九候協調，猶是死亡的徵象；假使七診之脈出現，而九候都順於四時，就不一定是死候。所說不死的病，指新感風病，或月經之病，雖見類似七診之病脈，而實不相同，所以說不是死候。若七診出現，其脈候有敗壞現象的，這是死症，死的時候，必發呃逆等徵候。所以治病之時，必須詳細詢問他的起病情形和現在的症狀，然後按各部分，切其脈搏，以觀察其經絡的浮沉，以及上下逆順。如其脈來流利的，不病；脈來遲緩的，是病；脈不往來的，是死候；久病肉脫，皮膚乾枯著於筋骨的，也是死候。

【原文】

　　帝曰：其可治者奈何？

　　岐伯曰：經病者，治其經；孫絡病者，治其孫絡血；血病身有痛者，治其經絡。其病者在奇邪，奇邪之脈，則繆刺之。留瘦不移，節而刺之。上實下虛，切而從之，索其結絡脈，刺出其血，以見通之。瞳子高者，太陽不足。戴眼者，太陽已絕。此決死生之要，不可不察也。手指及手外踝上五指留針。

【譯文】

　　黃帝道：那些可治的病，應怎樣治療呢？

　　岐伯說：病在經的，刺其經；病在孫絡的，刺其孫絡使它出血；血病而有身痛症狀的，則刺其經與絡。若病邪留在大絡，則用右病刺左、左病刺右的繆刺法治之。若邪氣久留不移以致體瘦，當於四肢八溪之間、骨節交會之處刺之。上實下虛，當切按其脈，而探索其脈絡

鬱結的所在，刺出其血，以通其氣。如目上視的，是太陽經氣不足。目上視而又定直不動的，是太陽經氣已絕。這是判斷死生的要訣，不可不認真研究。

經脈別論篇第二十一

提示：本篇主要討論經脈在飲食生化輸布過程中的作用，從而闡明獨診寸口以決死生的原理，其中還敘述了六經氣逆所發生的症狀和治法。

【原文】

黃帝問曰：人之居處、動靜、勇怯，脈亦為之變乎？

岐伯對曰：凡人之驚恐恚勞動靜，皆為變也。是以夜行則喘出于腎，淫氣病肺；有所墮恐，喘出于肝，淫氣害脾；有所驚恐，喘出于肺，淫氣傷心；度水跌僕，喘出于腎與骨。當是之時，勇者氣行則已；怯者則著而為病也。

故曰：診病之道，觀人勇怯、骨肉、皮膚，能知其情，以為診法也。

故飲食飽甚，汗出于胃；驚而奪精，汗出于心；持重遠行，汗出于腎；疾走恐懼，汗出于肝；搖體勞苦，汗出于脾。故春秋冬夏，四時陰陽，生病起于過用，此為常也。

食氣入胃，散精于肝，淫氣于筋。食氣入胃，濁氣歸心，淫精于脈；脈氣流經，經氣歸于肺；肺朝百脈，輸精于皮毛；毛脈合精，行氣于腑；腑精神明，留于四臟，氣歸于權衡；權衡以平，氣口成寸，以決死生。

【譯文】

黃帝問道：人們的居住環境、活動、安靜、勇敢、怯懦有所不同，其經脈血氣也會隨著變化嗎？

岐伯回答說：大凡人在驚恐、憤怒、勞累、活動或安靜的情況下，經脈血氣都會受到影響而發生變化。所以夜間遠行勞累，就會擾動腎氣，使腎氣不能閉藏而外泄，則氣喘出於腎臟，偏勝之氣，就會侵犯肺臟。若因墜落而受到恐嚇，就會擾動肝氣，而喘出於肝，偏勝之氣就會侵犯脾臟。或有所驚恐，驚則神越氣亂，擾動肺氣，喘出於肺，偏勝之氣就會侵犯心臟。渡水而跌僕，跌僕傷骨，腎主骨，水濕之氣通於腎，致腎氣和骨氣受到擾動，氣喘出於腎和骨。在這種情況下，身體強盛的人，氣血暢行，不會出現什麼病變；怯弱的人，氣血留滯，就會發生病變。

所以說：診察疾病，觀察病人的勇怯、骨骼、肌肉、皮膚的變化，便能瞭解病情，並以此作為診病的方法。

在飲食過飽的時候，則食氣蒸發而汗出於胃。驚則神氣浮越，心氣受傷而汗出於心。負重而遠行，骨勞氣越，腎氣受傷而汗出於腎。快走而恐懼的時候，由於快走傷筋，恐懼傷魂，肝氣受傷而汗出於肝。勞力過度的時候，由於脾主肌肉四肢，脾氣受傷而汗出於脾。春、夏、秋、冬四季陰陽的變化都有其常度，人在這些變化中所發生疾病，就是因為對身體的勞用過度所致，這是通常的道理。

五穀入胃，所化生的一部分精微之氣輸散到肝臟，再由肝將此精微之氣滋養筋。五穀入胃，其所化生的精微之氣，注入於心，再由心將此精氣滋養血脈。血氣流行在經脈之中，到達於肺，肺又將血氣輸送到全身百脈中去，最後把精氣輸送到皮毛。皮毛和經脈的精氣會合，又流歸入於六腑，六腑中精微之氣，通過不斷變化，周流於四臟。這些正常的生理活動，都要取決於氣血陰陽的平衡。氣血陰陽平衡，則表現在氣口的脈搏變化上，氣口的脈搏，可以判斷疾病的死生。

【原文】

飲入于胃，游溢精氣，上輸于脾；脾氣散精，上歸于肺；通調水道，下輸膀胱；水精四布，五經並行，合于四時五臟陰陽，揆度以為

常也。

太陽臟獨至，厥喘虛氣逆，是陰不足、陽有餘也，表裏當俱瀉，取之下俞。陽明臟獨至，是陽氣重並也，當瀉陽補陰，取之下俞。少陽臟獨至，是厥氣也，前卒大，取之下俞。少陽獨至者，一陽之過也。

太陰臟搏者，用心省真，五脈氣少，胃氣不平，三陰也，宜治其下俞，補陽瀉陰。

一陽獨嘯，少陽厥也，陽並于上，四脈爭張，氣歸于腎，宜治其經絡，瀉陽補陰。

一陰至，厥陰之治也，真虛心，厥氣留薄，發為白汗，調食和藥，治在下俞。

【譯文】

水液入胃以後，游溢布散其精氣，上行輸送於脾；脾布散轉輸精微之氣，上歸於肺；肺氣運行，通調水道，下輸於膀胱。如此則水精四布，外而布散於皮毛，內而灌輸於五臟之經脈，並能合於四時寒暑的變易和五臟陰陽的變化，作出適當的調節，這就是經脈的正常生理現象。

太陽經脈偏盛，發生厥逆、喘息、虛氣上逆等症狀，這是陰不足而陽有餘，表裏兩經俱當用瀉法，取足太陽經的束骨穴和足少陰經的太溪穴。陽明經脈偏盛，是太陽、少陽之氣重並於陽明，當用瀉陽補陰的治療方法，瀉足陽明經的陷谷穴，補太陰經的太白穴。少陽經脈偏盛，是厥氣上逆，所以陽脈前的少陽脈會猝然盛大，當取足少陽經的臨泣穴。少陽經脈偏盛而獨至，就是少陽太過。

太陰經脈鼓搏有力，應當細心地審查是否真臟脈至，若五臟之脈均氣少，胃氣又不平和，這是足太陰脾太過的緣故，應當用補陽瀉陰的治療方法，補足陽明之陷穀穴，瀉足太陰之太白穴。

二陰經脈獨盛，是少陰厥氣上逆，而陽氣並越於上，心、肝、脾、肺四臟受其影響，四臟之脈爭張於外，病的根源在於腎，應治其

表裏的經絡，瀉足太陽的經穴崑崙、絡穴飛揚，補足少陰的經穴復溜，絡穴大鐘。

一陰經脈偏盛，是厥陰所主，出現真氣虛弱，心中酸痛不適的症狀，厥氣留於經脈與正氣相搏而發為白汗，應該注意飲食調養和配合藥物的治療，如用針刺，當取厥陰經下部的太沖穴。

【原文】

帝曰：太陽臟何象？

岐伯曰：象三陽而浮也。

帝曰：少陽臟何象？

岐伯曰：象一陽也。一陽臟者，滑而不實也。

帝曰：陽明臟何象？

岐伯曰：象大浮也。太陰臟搏，言伏鼓也；二陰搏至，腎沉不浮也。

【譯文】

黃帝說：太陽經的脈象是怎樣的呢？

岐伯說：其脈象似三陽之氣浮盛於外，所以脈浮。

黃帝說：少陽經的脈象是怎樣的呢？

岐伯說：其脈象似一陽之初生，滑而不實。

黃帝說：陽明經的脈象是怎樣的呢？

岐伯說：其脈象大而浮。太陰經的脈象搏動，雖沉伏而指下仍搏擊有力；少陰經的脈象搏動，是沉而不浮。

臟氣法時論篇第二十二

提示：本篇根據五行生克規律，從生理、病理等方面論述了五臟之氣與四時的關係，並提出了五臟虛實的一般症候及其針刺療法。

【原文】

黃帝問曰：合人形以法四時五行而治，何如而從？何如而逆？得失之意，願聞其事。

岐伯對曰：五行者，金、木、水、火、土也，更貴更賤，以知死生，以決成敗，而定五臟之氣、間甚之時、死生之期也。

【譯文】

黃帝問道：結合人體五臟之氣的具體情況，取法四時五行的生克制化規律，而作為救治疾病的法則，怎樣是順？怎樣是逆呢？我想瞭解治法中的順逆和得失是怎麼一回事。

岐伯回答說：五行就是金、木、水、火、土，配合時令氣候，有衰旺勝克的變化，從這些變化中可以測知疾病的死生，分析醫療的成敗，並能確定五臟之氣的盛衰、疾病的輕重變化以及死生的日期。

【原文】

帝曰：願卒聞之。

岐伯曰：肝主春，足厥陰、少陽主治，其日甲乙；肝苦急，急食甘以緩之。

心主夏，手少陰、太陽主治，其日丙丁；心苦緩，急食酸以收之。

脾主長夏，足太陰、陽明主治，其日戊己；脾苦濕，急食苦以燥之。

肺主秋，手太陰、陽明主治，其日庚辛；肺苦氣上逆，急食苦以泄之。

腎主冬，足少陰、太陽主治，其日壬癸；腎苦燥，急食辛以潤之。開腠理，致津液，通氣也。

【譯文】

黃帝說：我想聽你詳盡地講一講。

　　岐伯說：肝屬木，旺於春，肝與膽為表裏，春天是足厥陰肝和足少陽膽主治的時間；甲乙屬木，足少陽膽主甲木，足厥陰肝主乙木，所以肝膽旺日為甲乙；肝應春生怒發之氣，肝木太亢而苦躁急，甘味能緩急，應吃甜味藥來緩解它。

　　心屬火，旺於夏，心與小腸為表裏，夏天是手少陰心和手太陽小腸主治的時間；丙丁屬火，手太陽小腸主丙火，手少陰心主丁火，所以心與小腸的旺日為丙丁；心火緩散不收，則心氣虛而散，酸味能收斂，應用酸味藥來收養它。

　　脾屬土，旺於長夏（六月），脾與胃為表裏，長夏是足太陰脾和足陽明胃主治的時間；戊己屬土，足陽明胃主戊土，足太陰脾主己土，所以脾與胃的旺日為戊己；脾性惡濕，濕盛則傷脾，鹹味能燥濕，應用鹹味藥以燥其濕。

　　肺屬金，旺於秋，肺與大腸為表裏，秋天是手太陰肺和手陽明大腸主治的時間；庚辛屬金，手陽明大腸主庚金，手太陰肺主辛金，所以肺與大腸的旺日為庚辛；肺主氣，若氣上逆則肺病，苦味能泄，應用苦味藥以泄其氣。

　　腎屬水，旺於冬，腎與膀胱為表裏，冬天是足少陰腎與足太陽膀胱主治的時間；壬癸屬水，足太陽膀胱主壬水，足少陰腎主癸水，所以腎與膀胱的旺日為壬癸；腎為水臟，喜潤而惡燥，應用辛潤藥來潤養它。總之，用五味治五臟可以開發腠理，運行津液，而通氣道。

【原文】

　　病在肝，癒于夏；夏不癒，甚于秋；秋不死，持于冬，起于春，禁當風。肝病者，癒在丙丁；丙丁不癒，加于庚辛；庚辛不死，持于壬癸，起于甲乙。肝病者，平旦慧，下晡甚，夜半靜。肝欲散，急食辛以散之，用辛補之，酸瀉之。

【譯文】

　　肝臟有病，在夏季當癒，若至夏季不癒，到秋季病情就要加重；

如秋季不死，至冬季病情就會維持穩定不變的狀態，到來年春季，病即好轉。因風氣通於肝，故肝病最禁忌受風。有肝病的人，癒於丙丁日；如果丙丁日不癒，到庚辛日病就加重；如果庚辛日不死，到壬癸日病情就會維持穩定不變的狀態，到了甲乙日病即好轉。患肝病的人，在早晨的時候精神清爽，傍晚的時候病就加重，到半夜時便安靜下來。肝木性喜條達而惡抑鬱，肝病急應用辛味藥來疏散，若需要補就用辛味藥補肝，若需要瀉，就用酸味藥瀉肝。

【原文】

病在心，癒在長夏；長夏不癒，甚于冬；冬不死，持于春，起于夏，禁溫食熱衣。心病者，癒在戊己；戊己不癒，加于壬癸；壬癸不死，持于甲乙，起于丙丁。心病者，日中慧，夜半甚，平旦靜。心欲軟，急食鹹以軟之，用鹹補之，甘瀉之。

【譯文】

心臟有病，癒於長夏；若至長夏不癒，到了冬季病情就會加重；如果在冬季不死，到了明年的春季病情就會維持穩定不變的狀態，到了夏季病即好轉。心有病的人應禁忌溫熱食物，衣服也不能穿得太暖。有心病的人，癒於戊己日；如果戊己日不癒，到壬癸日病就加重；如果在壬癸日不死，到甲乙日病情就會維持穩定不變的狀態；到丙丁日病即好轉。心臟有病的人，在中午的時候精神清爽，半夜時病就加重，早晨時便安靜了。心臟病需要柔軟，應用鹹味藥來柔軟它，需要補的可用鹹味補心，需要瀉的可用甘味來瀉心。

【原文】

病在脾，癒在秋；秋不癒，甚于春；春不死，持于夏，起于長夏，禁溫食飽食、濕地濡衣。脾病者，癒在庚辛；庚辛不癒，加于甲乙；甲乙不死，持于丙丁，起于戊己。脾病者，日昳慧，日出甚，下晡靜。脾欲緩，急食甘以緩之，用苦瀉之，甘補之。

【譯文】

　　脾臟有病，癒於秋季；若至秋季不癒，到春季病就會加重；如果在春季不死，到夏季病情就會維持穩定不變的狀態，到長夏的時候病即好轉。脾病應禁忌吃溫熱性食物及飲食過飽、居濕地、穿濕衣等。脾有病的人，癒於庚辛日；如庚辛日不癒，到甲乙日加重；如甲乙日不死，到丙丁日病情就會維持穩定不變的狀態；到了戊己日病即好轉。脾有病的人，在午後精神清爽，日出時病就加重，傍晚時便安靜了。脾臟病需要緩和，應用甘味藥來緩和它，需要瀉則用苦味藥瀉脾，需要補的用甘味來補脾。

【原文】

　　病在肺，癒在冬；冬不癒，甚于夏；夏不死，持于長夏，起于秋，禁寒飲食寒衣。肺病者，癒在壬癸；壬癸不癒，加于丙丁；丙丁不死，持于戊己，起于庚辛。肺病者，下晡慧，日中甚，夜半靜。肺欲收，急食酸以收之，用酸補之，辛瀉之。

【譯文】

　　肺臟有病，癒於冬季；若至冬季不癒，到夏季病就加重；如在夏季不死，至長夏時病情就會維持穩定不變的狀態；到了秋季病即好轉。肺有病應禁忌寒冷飲食及穿得太單薄。肺有病的人，癒於壬癸日；如壬癸日不癒，到丙丁日病就加重；如丙丁日不死，到戊己日病情就會維持穩定不變的狀態，到了庚辛日，病即好轉。肺有病的人，傍晚的時候精神清爽，到中午時病就加重，到半夜時便安靜了。肺臟病需要收斂，宜食酸味藥以收斂，需要補的，用酸味藥補肺，需要瀉的，用辛味藥瀉肺。

【原文】

　　病在腎，癒在春；春不癒，甚于長夏；長夏不死，持于秋，起于冬，禁犯焠熱食溫炙衣。腎病者，癒在甲乙；甲乙不癒，甚于戊己；

戊己不死，持于庚辛，起于壬癸。腎病者，夜半慧，四季甚，下晡靜。腎欲堅，急食苦以堅之，用苦補之，鹹瀉之。

【譯文】

腎臟有病，癒於春季；若至春季不癒，到長夏時病就加重；如在長夏不死，到秋季病情就會維持穩定不變的狀態，到冬季病即好轉。腎病禁食過熱的食物和穿經火烘熱過的衣服。腎有病的人，癒於甲乙日；如果在甲乙日不癒，到戊己日病就加重；如在戊己日不死，到庚辛日病情就會維持穩定不變的狀態，到壬癸日病即好轉。腎有病的人，在半夜的時候精神清爽，在一日當中辰、戌、丑、未四個時辰病情加重，在傍晚時便安靜了。腎臟需要堅強的腎氣，宜食苦味藥使它堅強，需要補的，用苦味藥補之，需要瀉的，用鹹味藥瀉之。

【原文】

夫邪氣之客于身也，以勝相加，至其所生而癒，至其所不勝而甚，至于所生而持，自得其位而起。必先定五臟之脈，乃可言間甚之時，死生之期也。

肝病者，兩脅下痛引少腹，令人善怒；虛則目無所見，耳無所聞，善恐，如人將捕之。取其經，厥陰與少陽。氣逆則頭痛，耳聾不聰，頰腫，取血者。

心病者，胸中痛，脅支滿，脅下痛，膺背肩甲間痛，兩臂內痛；虛則胸腹大，脅下與腰相引而痛。取其經，少陰、太陽、舌下血者。其變病，刺郄中血者。

脾病者，身重，善肌，肉痿，足不收行，善瘛，腳下痛；虛則腹滿腸鳴，飧泄食不化。取其經，太陰、陽明、少陰血者。

肺病者，喘咳逆氣，肩背痛，汗出，尻陰股膝、髀腨胻足皆痛；虛則少氣不能報息，耳聾嗌乾。取其經，太陰、足太陽之外厥陰內血者。

腎病者，腹大脛腫，喘咳身重，寢汗出，憎風；虛則胸中痛，大

腹、小腹痛，清厥，意不樂。取其經，少陰、太陽血者。

【譯文】

　　凡是邪氣侵襲人體，都是以勝相淩。病至其所生之臟相應的時日而癒，逢到與本臟相克的時日病就加重，如逢到與生己之臟相應的時日而病情穩定不變，至其本臟自旺之時病情就好轉。但必須先明確五臟之平脈，然後始能推測疾病的輕重時間及死生的日期。

　　肝臟有病，兩脅下疼痛牽引少腹，使人多怒，這是肝氣實的症狀；如果肝氣虛，出現兩目昏花而視物不明，兩耳也聽不見聲音，多恐懼，好像有人要逮捕他一樣。治療時，取用厥陰肝經和少陽膽經的經穴。如肝氣上逆，頭痛、耳聾、頰腫，應取厥陰、少陽經脈之穴，刺出其血。

　　心臟有病，出現胸中痛，脅部支撐脹滿，脅下痛，胸膺部、背部及肩胛間疼痛，兩臂內側疼痛，這是心實的症狀；如果心虛，則出現胸腹部脹大，脅下和腰部牽引作痛。治療時，取少陰心經和太陽小腸經的經穴，並刺舌下之脈以出其血。如病情有變化，與初起不同，刺委中穴出血。

　　脾臟有病，出現身體沉重，易饑，肌肉痿軟無力，兩足弛緩不收，行走時容易抽搐，腳下疼痛，這是脾實的症狀；如果脾虛則腹部脹滿，腸鳴，泄下而食物不化。治療時，取太陰脾經、陽明胃經和少陰腎經的經穴，刺出其血。

　　肺臟有病，喘咳氣逆，肩背部疼痛，出汗，尻、陰、股、膝、髀骨、腨、胻足等部皆疼痛，這是肺實的症狀；如果肺虛，就出現少氣，呼吸困難而難於接續，耳聾，咽乾。治療時，取太陰肺經、足太陽經的外側及足厥陰經內側，即少陰腎經的經穴，刺出其血。

　　腎臟有病，腹部脹大，脛部浮腫，氣喘，咳嗽，身體沉重，睡後出汗，惡風，這是腎實的症狀；如果腎虛，就會出現胸中疼痛，大腹和小腹疼痛，四肢厥冷，心中不樂。治療時，取足少陰腎經和足太陽膀胱經的經穴，刺出其血。

【原文】

　　肝色青，宜食甘，粳米、牛肉、棗、葵皆甘。

　　心色赤，宜食酸，小豆、犬肉、李、韭皆酸。

　　肺色白，宜食苦，麥、羊肉、杏、薤皆苦。

　　脾色黃，宜食鹹，大豆、豕肉、栗、藿皆鹹。

　　腎色黑，宜食辛，黃黍、雞肉、桃、蔥皆辛。

　　辛散、酸收、甘緩、苦堅、鹹軟。

　　毒藥攻邪，五穀為養，五果為助，五畜為益，五菜為充，氣味合而服之，以補精益氣。

　　此五者，有辛、酸、甘、苦、鹹，各有所利，或散、或收、或緩、或急、或堅、或軟，四時五臟，病隨五味所宜也。

【譯文】

　　肝合青色，宜食甘味，粳米、牛肉、棗、葵菜都是屬於甘味的。

　　心合赤色，宜食酸味，小豆、犬肉、李、韭菜都是屬於酸味的。

　　肺合白色，宜食苦味，小麥、羊肉、杏、薤都是屬於苦味的。

　　脾合黃色，宜食鹹味，大豆、豬肉、栗、藿都是屬於鹹味的。

　　腎合黑色，宜食辛味，黃黍、雞肉、桃、蔥都是屬於辛味的。

　　五味的功用：辛味能發散，酸味能收斂，甘味能緩急，苦味能堅燥，鹹味能軟堅。

　　毒藥是用來攻逐病邪的，五穀是用以充養五臟之氣的，五果幫助五穀以營養人體，五畜用以補益五臟，五菜用以充養臟腑，氣味和合而服食，可以補益精氣。

　　這五類食物，各有辛、酸、甘、苦、鹹此五味，各有利於某一臟氣，或散，或收，或緩，或急，或堅，或軟等作用。在運用的時候，要根據春、夏、秋、冬四時和五臟之氣的偏盛偏衰等具體情況，各隨其所宜而用之。

簡　評

五臟所患的病各有其適宜的五味食物，治病不能忽視飲食的調養。俗話說「藥補不如食補」，日常生活中怎樣做到合理飲食，文中提出「五穀為養，五果為助，五畜為益，五菜為充」的主張，至今仍是人們飲食養生的座右銘。

宣明五氣篇第二十三

提示：本篇根據病因、病情、脈搏、藥物性味，飲食宜忌，闡明五臟功能的變化規律，以及在診斷治療上的作用。

【原文】

五味所入：酸入肝，辛入肺，苦入心，鹹入腎，甘入脾。是謂五入。

五氣所病：心為噫，肺為咳，肝為語，脾為吞，腎為欠為嚏，胃為氣逆為噦為恐，大腸、小腸為泄，下焦溢為水，膀胱不利為癃，不約為遺溺，膽為怒。是謂五病。

五精所並：精氣並於心則喜，並于肺則悲，並于肝則憂，並于脾則畏，並于腎則恐。是謂五並，虛而相並者也。

【譯文】

飲食五味進入胃中以後，各自進入與其所合的臟腑：酸味入肝，辛味入肺，苦味入心，甘味入脾，鹹味入腎。這就是五味入五臟的一般規律。

五臟之氣失調後所發生的病變：心氣失調則噯氣；肺氣失調則咳嗽；肝氣失調則多言；脾氣失調則吞酸；腎氣失調則為呵欠、噴嚏；胃氣失調則為氣逆、為噦，或有恐懼感；大腸、小腸病則不能分清濁，傳送糟粕，而為泄瀉；下焦不能通調水道，則水液泛溢與皮膚而

為水腫；膀胱之氣化不利，則為小便不通，如不能約制，則為遺尿；膽氣失調則易發怒。這是五臟之氣失調而發生的病變。

五臟之精氣相並所發生的疾病：肺氣並於心則喜，肝氣並於肺則悲，脾氣並於肝則憂，腎氣並於脾則畏，心氣並於腎則恐。這就是所說的五並，都是由於五臟乘虛相並所致。

【原文】

五臟所惡：心惡熱，肺惡寒，肝惡風，脾惡濕，腎惡燥。是謂五惡。

五臟化液：心為汗，肺為涕，肝為淚，脾為涎，腎為唾。是為五液。

五味所禁：辛走氣，氣病無多食辛；鹹走血，血病無多食鹹；苦走骨，骨病無多食苦；甘走肉，肉病無多食甘；酸走筋，筋病無多食酸。是謂五禁，無令多食。

五病所發：陰病發于骨，陽病發于血，陰病發于肉，陽病發于冬，陰病發于夏。是謂五發。

【譯文】

五臟各有所厭惡：心厭惡熱，肺厭惡寒，肝厭惡風，脾厭惡濕，腎厭惡燥。這就是五惡。

五臟化生的液體：心之液化為汗，肺之液化為涕，肝之液化為淚，脾之液化為涎，腎之液化為唾。這是五臟化生的五液。

五味所禁：辛味走氣，氣病不可多食辛味；鹹味走血，血病不可多食鹹味；苦味走骨，骨病不可多食苦味；甜味走肉，肉病不可多食甜味；酸味走筋，筋病不可多食酸味。這就是五味的禁忌，不可使之多食。

五種病的發生：陰病發生於骨，陽病發生於血，陰病發生於肉，陽病發生於冬，陰病發生於夏。這是五病所發。

【原文】

五邪所亂：邪入于陽則狂，邪入于陰則痹，搏陽則為巔疾，搏陰則為瘖，陽入之陰則靜，陰出之陽則怒，是謂五亂。

五邪所見：春得秋脈，夏得冬脈，長夏得春脈，秋得夏脈，冬得長夏脈，名曰陰出之陽，病善怒，不治。是謂五邪，皆同命，死不治。

【譯文】

五臟受邪氣之擾亂而發病：邪入於陽分，則陽偏盛，而發為狂病；邪入於陰分，則陰偏盛，而發為痹病；邪搏於陽則陽氣受傷而發為癲疾；邪搏於陰則陰氣受傷而發為音啞之疾；邪由陽而入於陰，則從陰而為靜；邪由陰而出於陽，則從陽而為怒。這就是所謂五亂。

五邪所表現的脈象：春天見到秋天的毛脈，是金克木；夏天見到冬天的石脈，是水克火；長夏見到春天的弦脈，是木克土；秋天見到夏天的鉤脈，是火克金；冬天見到長夏的濡緩脈，是土克水。這就是所謂的五邪脈，如四時中哪一時中見了，都屬於不治的死證。

【原文】

五臟所藏：心藏神，肺藏魄，肝藏魂，脾藏意，腎藏志。是謂五臟所藏。

五臟所主：心主脈，肺主皮，肝主筋，脾主肉，腎主骨。是謂五主。

五勞所傷：久視傷血，久臥傷氣，久坐傷肉，久立傷骨，久行傷筋。是謂五勞所傷。

五脈應象：肝脈弦，心脈鉤，脾脈代，肺脈毛，腎脈石。是謂五臟之脈。

【譯文】

五臟各有所藏：心臟蘊藏神，肺臟蘊藏魄，肝臟蘊藏魂，脾臟蘊

藏意，腎臟蘊藏志。這就是五臟所藏。

五臟各有所主管的對象：心主管血脈，肺主管皮毛，肝主管筋，脾主管肉，腎主管骨。這就是五主。

五種過度的疲勞會對形體有所傷耗：久視則勞神而傷血，久臥則氣不伸而傷氣，久坐則損脾而傷肉，久立則勞於腰腎、膝、脛等而傷骨，久行則勞於筋脈而傷筋。這就是五勞所傷。

五臟的脈應四時的脈象：肝脈應春，端直而長，其脈為弦；心脈應夏，來盛去衰，其脈為鉤；脾旺於長夏，其脈弱，隨長夏而更代；肺脈應秋，輕虛而浮，其脈為毛；腎脈應冬，其脈沉堅為石。這就是五臟應於四時的脈象。

簡　評

根據臟腑機能情況來調整自己的飲食五味，注意疾病的飲食禁忌，不能勞逸失度，這是本篇對人們的提醒。篇中「久視傷血，久臥傷氣，久坐傷肉，久立傷骨，久行傷筋」的養生名言，常為許多醫務者所引用。

血氣形志篇第二十四

提示：本篇重點講述六經氣血多少以作為針刺補瀉的依據和闡述形志苦樂所得的病證，從而施用不同的療法。

【原文】

夫人之常數，太陽常多血少氣，少陽常少血多氣，陽明常多氣多血，少陰常少血多氣，厥陰常多血少氣，太陰常多氣少血。此天之常數。

足太陽與少陰為表裏，少陽與厥陰為表裏，陽明與太陰為表裏，是為足陰陽也。

手太陽與少陰為表裏，少陽與心主為表裏，陽明與太陰為表裏，

是為手之陰陽也。

今知手足陰陽所苦。凡治病必先去其血，乃去其所苦，伺之所欲，然後瀉有餘，補不足。

【譯文】

人身各經氣血多少，是有一定常數的。如太陽經為多血少氣，少陽經為少血多氣，陽明經為多氣多血，少陰經為少血多氣，厥陰經為多血少氣，太陰經為多氣少血，這是先天稟賦之常數。

足太陽膀胱經與足少陰腎經為表裏，足少陽膽經與足厥陰肝經為表裏，足陽明胃經與足太陰脾經為表裏。這是足三陽經和足三陰經之間的表裏配合關係。

手太陽小腸經和手少陰心經為表裏，手少陽三焦經與手厥陰心包經為表裏，手陽明大腸經與手太陰肺經為表裏，這是手三陽經和手三陰經之間的表裏配合關係。

現已知道，疾病發生在手足陰陽十二經脈的哪一經。其治療方法，如血脈壅盛，必須先刺出其血，以減輕其病苦；再診察其所欲，根據病情的虛實，然後瀉其有餘，補其不足。

【原文】

欲知背俞，先度其兩乳間，中折之，更以他草度去半已，即以兩隅相拄也，乃舉以度其背，令其一隅居上，齊脊大椎，兩隅在下，當其下隅者，肺之俞也；復下一度，心之俞也；復下一度，左角肝之俞也，右角脾之俞也；復下一度，腎之俞也。是謂五臟之俞，灸刺之度也。

形樂志苦，病生于脈，治之以灸刺；形樂志樂，病生于肉，治之以針石；形苦志樂，病生于筋，治之以熨引；形苦志苦，病生于咽嗌，治之以甘藥；形數驚恐，經絡不通，病生于不仁，治之以按摩醪藥。是謂五形志也。

刺陽明，出血氣；刺太陽，出血惡氣；刺少陽，出氣惡血；刺太

陰，出氣惡血；刺少陰，出氣惡血；刺厥陰，出血惡氣也。

【譯文】

　　要想知道背部五臟腧穴的位置，先用草一根，度量兩乳之間的距離，從正中對折，再取另一同樣長度的草，對比折掉一半之後，拿來支撐第一根草的兩頭，就成了一個等邊三角形。然後用它量病人的背部，使其一個角朝上，和脊背部大椎穴相齊，另外兩個角在下，其下邊左右兩個角所指部位，就是肺腧穴所在。再把上角移下一度，即在兩肺腧穴連線的中點，其下左右兩角的位置是心腧穴的部位。如前法再移下一度，左角是肝腧穴，右角是脾腧穴。如前法再移下一度，左右兩角是腎腧穴。這就是五臟腧穴的部位，為刺灸取穴的法度。

　　形體安逸但精神苦悶的人，病多發生在經脈，治療時宜用針灸。形體安逸而精神也愉快的人，病多發生在肌肉，治療時宜用針刺或砭石。形體勞苦但精神很愉快的人，病多發生在筋，治療時宜用熱熨或導引法。形體勞苦，而精神又很苦惱的人，病多發生在咽喉部，治療時宜用甘藥。屢受驚恐的人，經絡因氣機紊亂而不通暢，病多為麻木不仁，治療時宜用按摩和藥酒。以上是形體和精神方面發生的五種類型的疾病。

　　刺陽明經，可以出血出氣；刺太陽經，可以出血，而不宜傷氣；刺少陽經，只宜出氣，不宜出血；刺太陰經，只宜出氣，不宜出血；刺少陰經，只宜出氣，不宜出血；刺厥陰經，只宜出血，不宜傷氣。

寶命全形論篇第二十五

　　提示：本篇說明氣血虛實與四時陰陽相關之理，強調必須依此觀察病情變化，然後運用針刺才能取得療效。本文還詳述了針刺方法並指出了幾個重要關鍵。

【原文】

　　黃帝問曰：天覆地載，萬物悉備，莫貴于人。人以天地之氣生，四時之法成，君王眾庶，盡欲全形，形之疾病，莫知其情，留淫日深，著于骨髓，心私慮之。餘欲針除其疾病，為之奈何？

　　岐伯對曰：夫鹽之味鹹者，其氣令器津泄；弦絕者，其音嘶敗；木敷者，其葉發；病深者，其聲噦。人有此三者，是為壞腑，毒藥無治，短針無取，此皆絕皮傷肉，血氣爭黑。

　　帝曰：餘念其痛，心為之亂惑，反甚其病，不可更代，百姓聞之，以為殘賊，為之奈何？

　　岐伯曰：夫人生于地，懸命于天，天地合氣，命之曰人。人能應四時者，天地為之父母；知萬物者，謂之天子。天有陰陽，人有十二節；天有寒暑，人有虛實。能經天地陰陽之化者，不失四時；知十二節之理者，聖智不能欺也；能存八動之變，五勝更立，能達虛實之數者，獨出獨入，呿吟至微，秋毫在目。

【譯文】

　　黃帝問道：天地之間，萬物俱備，沒有一樣東西比人更寶貴了。人依靠天地之大氣生存，並隨著四時生長收藏的規律而生活著，上至君主，下至平民，任何人都願意保全身體的健康。但是往往有了病，卻因病輕而難於察知，讓病邪潛藏，逐漸發展，日益沉積，乃至深入骨髓，我因此內心感到憂慮。我想要解除他們的痛苦，應該怎樣辦才好？

　　岐伯回答說：比如鹽味是鹹的，當貯藏在器具中的時候，看到滲出水來，這就是鹽氣外泄；比如琴弦將要斷的時候，就會發出嘶敗的聲音；內部已潰的樹木，其枝葉就容易萎謝；人在疾病深重的時候，就會產生呃逆。人要是有了這樣的現象，說明內臟已有嚴重破壞，藥物和針灸都失去治療作用，因為皮膚肌肉受傷敗壞，血氣枯槁，所以很難挽回了。

　　黃帝道：我很同情病人的痛苦，但思想上有些慌亂疑惑，要是因

治療不當反使病勢加重，又沒有更好的方法來替代，人們看起來，將要認為我殘忍粗暴，究竟怎麼辦好呢？

岐伯說：一個人的生活和自然界是密切相關的。人能適應四時變遷，那麼自然界的一切，都能成為他生命的源泉。能夠知道萬物生長收藏道理的人，就有條件承受和運用萬物。所以天有陰陽，人有十二經脈；天有寒暑，人有虛實盛衰。能夠順應天地陰陽的變化，不違背四時的規律，瞭解十二經脈的道理，就能明達事理，不會被疾病現象弄糊塗了。掌握八風的演變，五行的衰旺，通達病人虛實的變化，就一定能對病情有獨到的見解，哪怕病人的呵欠呻吟等極微小的動態，也能夠明察秋毫，洞明底細。

【原文】

帝曰：人生有形，不離陰陽，天地合氣，別為九野，分為四時，月有小大，日有短長，萬物並至，不可勝量，虛實呿吟，敢問其方？

岐伯曰：木得金而伐，火得水而滅，土得木而達，金得火而缺，水得土而絕。萬物盡然，不可勝竭。故針有懸布天下者五，黔首共餘食，莫知之也。

一曰治神，二曰知養身，三曰知毒藥為真，四曰制砭石小大，五曰知腑臟血氣之診。五法俱立，各有所先。今末世之刺也，虛者實之，滿者泄之，此皆眾工所共知也。若夫法天則地，隨應而動，和之者若響，隨之者若影，道無鬼神，獨來獨往。

【譯文】

黃帝道：人生而有形體，離不開陰陽的變化，天地二氣相合；從經緯上來講，可以分為九野，從氣候上來講，可以分為四時。月行有小大，日行有短長，這都是陰陽消長變化的體現；天地間萬物的生長變化更是不可勝數，根據患者微細呵欠及呻吟，就能判斷出疾病的虛實變化。請問運用什麼方法，能夠提綱挈領，來加以認識和處理呢？

岐伯說：可根據五行變化的道理來分析：木遇到金，就會折伐；

火受到水，就要熄滅；土被木植，就變疏鬆；金遇到火，就會熔化；水遇到土，就能遏止。這種變化，萬物都是一樣，不勝枚舉。所以針刺之道有五大關鍵，但人們都只顧飽食，不懂得這些道理。

所謂五大關鍵：一是要精神專一，二是要瞭解養身之道，三是要熟悉藥物真正的性能，四是要注意制取砭石的大小，五是要懂得臟腑血氣的診斷方法。能夠懂得這五項要道，就可以掌握緩急先後。近世運用針刺，一般的用補法治虛，瀉法治滿，這是大家都知道的。若能按照天地陰陽的道理，隨機應變，那麼療效就能更好，如回應聲，如影隨形，醫學的道理並沒有什麼神秘，只要懂得這些道理，就能運用自如了。

【原文】

帝曰：願聞其道。

岐伯曰：凡刺之真，必先治神，五臟已定，九候已備，後乃存針；眾脈不見，眾凶弗聞，外內相得，無以形先，可玩往來，乃施于人。

人有虛實，五虛勿近，五實勿遠，至其當發，間不容瞚。手動若務，針耀而勻，靜意視義，觀適之變。是謂冥冥，莫知其形，見其烏烏，見其稷稷，從見其飛，不知其誰，伏如橫弩，起如發機。

帝曰：何如而虛？何如而實？

岐伯曰：刺虛者須其實，刺實者須其虛；經氣已至，慎守勿失。深淺在志，遠近若一，如臨深淵，手如握虎，神無營于眾物。

【譯文】

黃帝道：我願聽你講講用針的道理。

岐伯說：凡用針刺的關鍵，必先集中思想，待確定了五臟的虛實，明確了三部九候脈象的變化，然後下針。還要注意有沒有真臟脈出現，五臟有無敗絕現象，外形與內臟是否協調，不能單獨以外形為依據，更要熟悉經脈血氣往來的情況，才可施針於病人。

病人有虛實之分，見到五虛，不可草率下針治療，見到五實，不可輕易放棄針刺治療，應該要掌握針刺的時機，不然在瞬息之間就會錯過機會。針刺時手的動作要專一協調，針要潔淨而均勻，平心靜氣，看准適當的時機，觀察針氣所達到的變化。那血氣之變化雖不可見，而氣至之時，好像鳥一樣集合，氣盛之時，好像稷（黍，俗稱黃米）一樣繁茂。氣之往來，正如鳥之飛翔，而無從捉摸它形跡的起落。所以用針之法，當氣未至的時候，應該留針候氣，正如橫弩之待發，氣應的時候，則當迅速起針，正如弩箭之疾出。

黃帝道：怎樣治療虛症？怎樣治療實症？

岐伯說：刺虛症，須用補法，刺實症，須用瀉法。當針下感到經氣至，則應慎重掌握，不失時機地運用補瀉方法。針刺無論深淺，全在靈活掌握，取穴無論遠近，候針取氣的道理是一致的。針刺時都必須精神專一，好像面臨萬丈深淵，小心謹慎，又好像手中捉著猛虎那樣堅定有力，全神貫注，不為其他事物所干擾。

八正神明論篇第二十六

提示：本篇說明針刺治療，必須結合四時八正的變化，指出針刺補瀉必須掌握「方」、「圓」的關鍵，並提出早期診斷、早期治療的重要意義。

【原文】

黃帝問曰：用針之服，必有法則焉，今何法何則？

岐伯對曰：法天則地，合以天光。

帝曰：願卒聞之。

岐伯曰：凡刺之法，必候日月星辰，四時八正之氣，氣定乃刺之。是故天溫日明，則人血淖液，而衛氣浮，故血易瀉，氣易行；天寒日陰，則人血凝泣，而衛氣沉。月始生，則血氣始精，衛氣始行；

月郭滿，則血氣實，肌肉堅；月郭空，則肌肉減，經絡虛，衛氣去，形獨居。是以因天時而調血氣也。

是以天寒無刺，天溫無疑，月生無瀉，月滿無補，月郭空無治。是謂得時而調之。

因天之序，盛虛之時，移光定位，正立而待之。故曰：月生而瀉，是謂臟虛；月滿而補，血氣揚溢，絡有留血，命曰重實；月郭空而治，是謂亂經。陰陽相錯，真邪不別，沉以留止，外虛內亂，淫邪乃起。

【譯文】

黃帝問道：用針的技術，必然有它一定的方法準則，究竟有什麼方法，什麼準則呢？

岐伯回答說：要在一切自然現象的演變中去體會。

黃帝道：願詳盡地瞭解一下。

岐伯說：凡針刺之法，必須觀察日月星辰盈虧消長及四時八正之氣候變化，方可運用針刺方法。氣候溫和，日色晴朗時，人的血液流行滑潤，而衛氣充盛浮於表，血容易瀉，氣容易行；氣候寒冷，天氣陰霾，則人的血行也滯澀不暢，而衛氣沉於裏。月亮初生的時候，血氣開始流利，衛氣開始暢行；月正圓的時候，人體血氣充實，肌肉堅實；月黑無光的時候，人體的肌肉減弱，經絡空虛，衛氣衰減，形體獨居。所以要順著天時而調血氣。

因此天氣寒冷時，不要針刺；天氣溫和，不要遲緩；月亮初生的時候，不可用瀉法；月亮正圓的時候，不可用補法；月黑無光的時候，不要治療。這就是所謂順著天時而調治氣血的法則。

因天體運行有一定順序，故觀察月亮的盈虧盛虛，日影的長短，可以定四時八正之氣，以待最好的治療時機。所以說：月牙初生時而瀉，就會使內臟虛弱；月正圓時而補，使血氣充溢於表，以致絡脈中血液留滯，這叫作重實；月黑無光的時候用針刺，就會擾亂經氣，叫作亂經。這樣的治法必然引起陰陽相錯，正氣與邪氣不分，使邪氣反

而深入，致衛外的陽氣虛竭，內守的陰氣紊亂，病邪就要發生了。

【原文】

帝曰：星辰八正何候？

岐伯曰：星辰者，所以制日月之行也。八正者，所以候八風之虛邪，以時至者也。四時者，所以分春秋冬夏之氣所在，以時調之也，八正之虛邪，而避之勿犯也。以身之虛而逢天之虛，兩虛相感，其氣至骨，入則傷五臟。工候救之，弗能傷也。故曰：天忌不可不知也。

帝曰：善！其法星辰者，余聞之矣，願聞法往古者。

岐伯曰：法往古者，先知《針經》也。驗于來今者，先知日之寒溫，月之虛盛，以候氣之浮沉，而調之于身，觀其立有驗也。

【譯文】

黃帝道：星辰八正觀察些什麼？

岐伯說：觀察星辰的方位，可以定出日月循行的規律。觀察八節常氣的交替，可以測出異常的八方之風，是什麼時候來的，怎樣為害於人的。觀察四時，可以區分春夏秋冬正常氣候的所在，隨時序來調養，可以避免八方不正的氣候，不受其侵犯。假如虛弱的體質，再遭受自然界虛邪賊風的侵襲，兩虛相感，邪氣就可以侵犯筋骨，再深入一步，就可以傷害五臟。懂得氣候變化治病的醫生，可以及時挽救病人，不至於受到嚴重的傷害。所以說天時的宜忌，不可不知。

黃帝道：講得好！關於取法於星辰的道理，我已經知道了，希望你講講怎樣效法於前人？

岐伯說：要取法和運用前人的學術，先要懂得《針經》。要想把古人的經驗驗證於現在，必先要知道日之寒溫，月之盈虧，四時氣候的浮沉，而用以調治於病人，就可以看到這種方法是確實有效的。

【原文】

觀其冥冥者，言形氣榮衛之不形于外，而工獨知之，以日之寒

溫，月之虛盛，四時氣之浮沉，參伍相合而調之，工常先見之，然而不形于外，故曰觀于冥冥焉。通于無窮者，可以傳于後世也，是故工之所以異也。然而不形見于外，故俱不能見也。視之無形，嘗之無味，故謂冥冥，若神仿佛。

虛邪者，八正之虛邪氣也。正邪者，身形若用力，汗出，腠理開，逢虛風。其中人也微，故莫知其情，莫見其形。

上工救其萌芽，必先見三部九候之氣，盡調不敗而救之，故曰上工。下工救其已成，救其已敗。救其已成者，言不知三部九候之相失，因病而敗之也。知其所在者，知診三部九候之病脈處而治之，故曰守其門戶焉，莫知其情，而見邪形也。

【譯文】

所謂觀察其冥冥，就是說榮衛氣血的變化雖不顯露於外，而醫生卻能懂得。他從日之寒溫，月之盈虧，四時氣候之浮沉等方面，進行綜合分析，做出判斷，然後進行調治。因此醫生對於疾病，每有先見之明，然而疾病並未顯露於外，所以說這是觀察於冥冥。能夠運用這種方法，通達各種事理，他的經驗就可以流傳於後世，這是學識經驗豐富的醫生不同於一般人的地方。然而病情是不顯露在表面的，所以一般人都不容易發現，看不到形跡，嘗不出味道，所以叫作冥冥，好像神靈一般。

虛邪，就是四時八節的虛邪賊風。正邪，就是人在勞累時汗出腠理開，而遭受虛風。正邪傷人輕微，沒有明顯的感覺，也無明顯病狀表現，所以一般醫生觀察不出病情。

技術高明的醫生，在疾病初起，三部九候之脈氣都調和而未敗壞之時，就給以早期救治，所以稱為「上工」。「下工」臨證，是要等疾病已經形成，甚至於惡化階段，才進行治療。所以說下工要等到病成階段才能治療，是因為不懂得三部九候的相得相失，致使疾病發展而惡化了。要明瞭疾病之所在，必須從三部九候的脈象中詳細診察，知道疾病的變化，才能進行早期治療。所以說掌握三部九候，好像看

守門戶一樣重要，雖然外表尚未見到病情，而醫者已經知道疾病的形跡了。

【原文】

帝曰：余聞補瀉，未得其意。

岐伯曰：瀉必用方。方者，以氣方盛也，以月方滿也，以日方溫也，以身方定也，以息方吸而內針，乃復候其方吸而轉針，乃復候其方呼而徐引針。故曰瀉必用方，其氣而行焉。

補必用員；員者，行也；行者，移也，刺必中其榮，復以吸排針也。故員與方，非針也。故養神者，必知形之肥瘦，榮衛血氣之盛衰。血氣者，人之神，不可不謹養。

【譯文】

黃帝道：我聽說針刺有補瀉二法，但不懂它的意義。

岐伯說：瀉法必須掌握一個「方」字。所謂「方」，就是正氣方盛，月亮方滿，天氣方溫和，身心方穩定的時候，並且要在病人吸氣的時候進針，再等到他吸氣的時候轉針，還要等他呼氣的時候慢慢地拔出針來。所以說瀉必用方，才能發揮瀉的作用，使邪氣瀉去而正氣運行。

補法必須掌握一個「圓」字。所謂「圓」，就是行氣。行氣就是導移其氣以至病所，針刺時必須達到榮穴，還要在病人吸氣時拔針。所謂「圓」與「方」，並不是指針的形狀。一個技術高超有修養的醫生，必須明瞭病人形體的肥瘦，營衛血氣的盛衰。因為血氣是人之神氣的基礎，不可不謹慎地保養。

【原文】

帝曰：妙乎哉論也！合人形于陰陽四時，虛實之應，冥冥之期，其非夫子，孰能通之！然夫子數言形與神，何謂形？何謂神？願卒聞之。

岐伯曰：請言形。形乎形，目冥冥，問其所病，索之于經，慧然在前，按之不得，不知其情，故曰形。

帝曰：何謂神？

岐伯曰：請言神。神乎神，耳不聞，目明心開而志先，慧然獨悟，口弗能言，俱視獨見，適若昏，昭然獨明，若風吹雲，故曰神。三部九候為之原，九針之論，不必存也。

【譯文】

黃帝道：多麼精妙的論述啊！把人身變化和陰陽四時虛實聯繫起來，這是非常微妙的結合，要不是先生，誰能夠弄得懂呢！然而先生屢次說到形和神，究竟什麼叫形？什麼叫神？請你詳盡地講一講。

岐伯說：請讓我先講講形。所謂形，就是反映於外的體征，體表只能察之概況，但只要問明發病的原因，再仔細診察經脈變化，病情就清楚地擺在面前。要是按尋之仍不可得，那麼便不容易知道他的病情了。因外部有形跡可察，所以叫作形。

黃帝道：什麼叫神？

岐伯說：請讓我再講講神。所謂神，就是望而知之，耳朵雖然沒有聽到病人的主訴，但通過望診，眼中就能明瞭它的變化；心志開朗，非常清醒地領悟其中的道理，這種心領神會的獨悟，是不能用言語來形容的。有如觀察一個東西，大家沒有看到，但他就能夠獨自看到；有如在黑暗之中，大家眼前都很昏黑，但他能夠昭然獨明，好像風吹雲散，所以叫作神。診病時，這神的領會是以三部九候為本原的，如真能達到這種地步，九針理論就不必拘守了。

離合真邪論篇第二十七

提示：本篇討論針刺的宜忌和操作方法，說明必須結合四時五行、三部九候等反覆審察，才能達到治療的目的。文中提出的「誅伐無過，

反亂大經」的警言，可為臨診時的箴戒。

【原文】

　　黃帝問曰：余聞九針九篇，夫子乃因而九之，九九八十一篇，餘
盡通其意矣。經言氣之盛衰，左右傾移，以上調下，以左調右，有餘
不足，補瀉于榮輸，餘知之矣。此皆榮衛之傾移，虛實之所生，非邪
氣從外入于經也。余願聞邪氣之在經也，其病人何如？取之奈何？

　　岐伯對曰：夫聖人之起度數，必應于天地。故天有宿度，地有經
水，人有經脈。天地溫和，則經水安靜；天寒地冷，則經水凝泣；天
暑地熱，則經水沸溢；卒風暴起，則經水波湧而隴起。

【譯文】

　　黃帝問道：我聽說九針有九篇文章，而先生又從九篇上加以發
揮，演繹成為九九八十一篇，我已經完全領會它的精神了。《針經》
上說的氣之盛衰，左右偏勝，取上以調下，取左以調右，有餘不足，
在榮輸之間進行補瀉，我也懂得了。這些變化，都是由於榮衛之氣的
偏勝、氣血虛實而形成的，並不是邪氣從外侵入經脈而發生的病變。
我現在希望知道邪氣侵入經脈之時，病人的症狀怎樣？又怎樣來治
療？

　　岐伯回答說：一個有修養的醫生，在制定治療法則時，必定體察
於自然的變化。如天有宿度，地有江河，人有經脈，其間是互相影
響，可以比類而論的。如天地之氣溫和，江河之水就安靜平穩；天氣
寒冷，則水冰地凍，江河之水會凝澀不流；天氣酷熱，江河之水就會
沸騰揚溢；要是暴風驟起，會使江河之水波濤洶湧。

【原文】

　　夫邪之入于脈也，寒則血凝泣，暑則氣淖澤，虛邪因而入客，亦
如經水之得風也，經之動脈，其至也亦時隴起。其行于脈中循循然，
其至寸口中手也，時大時小，大則邪至，小則平，其行無常處，在陰

與陽，不可為度，從而察之，三部九候，卒然逢之，早遏其路。

吸則內針，無令氣忤；靜以久留，無令邪布；吸則轉針，以得氣為故；候呼引針，呼盡乃去。大氣皆出，故命曰瀉。

【譯文】

因此病邪侵入了經脈，寒則使血行滯澀，熱則使血氣濡潤流利，要是虛邪賊風侵入，也就像江河之水遇到暴風一樣，經脈的搏動，會出現波湧隆起的現象。雖然病邪同樣依次在經脈中流動，但在寸口處按脈，指下可以感到時大時小，大即表示病邪盛，小即表示病邪平靜。邪氣運行，沒有一定的位置，或在陰經或在陽經，難以揣度。此時就應該更進一步，用三部九候的方法檢查，一旦察之邪氣所在，應及早治療，以阻止它的發展。

治療時應在吸氣時進針，進針時勿使氣逆，進針後要留針靜候其氣，不讓病邪擴散；當吸氣時轉撚其針，以得氣為目的；然後等病人呼氣的時候，慢慢地起針，呼氣盡時，將針取出。這樣，大邪之氣盡隨針外泄，所以叫作瀉。

【原文】

帝曰：不足者補之，奈何？

岐伯曰：必先捫而循之，切而散之，推而按之，彈而怒之，抓而下之，通而取之，外引其門，以閉其神。呼盡內針，靜以久留，以氣至為故。如待所貴，不知日暮，其氣以至，適而自護，候吸引針，氣不得出；各在其處，推闔其門，令神氣存，大氣留止，故命曰補。

【譯文】

黃帝道：不足之症怎樣用補法？

岐伯說：首先用手撫摸穴位，然後以指按壓穴位，再用手指揉按周圍肌膚，進而用手指彈其穴位，令脈絡怒張，左手掐正穴位，右手下針，等氣脈流通而取出針，出針時，右手拔針，左手按閉孔穴，不

讓正氣外泄。進針方法，是在病人呼氣將盡時進針，靜候其氣，稍久留針，以得氣為目的。進針候氣，要像等待貴客一樣，忘掉時間的早晚；當得氣時，要好好保護，等病人吸氣時候，拔出針，那麼氣就不至外出了；出針以後，應在孔穴上揉按，使針孔關閉，真氣記憶體，針下所聚之氣留於營衛而不泄，這便叫作補。

【原文】

帝曰：候氣奈何？

岐伯曰：夫邪去絡入于經也，舍于血脈之中，其寒溫未相得，如湧波之起也，時來時去，故不常在。故曰方其來也，必按而止之，止而取之，無逢其沖而瀉之。

真氣者，經氣也。經氣太虛，故曰其來不可逢，此之謂也。

故曰候邪不審，大氣已過，瀉之則真氣脫，脫則不復，邪氣復至，而病益蓄。故曰其往不可追，此之謂也。

不可掛以發者，待邪之至時，而發針瀉矣，若先若後者，血氣已盡，其病不可下。故曰知其可取如發機，不知其取如扣椎。故曰知機道者不可掛以發，不知機者扣之不發，此之謂也。

【譯文】

黃帝道：對邪氣該怎樣診候呢？

岐伯說：當邪氣從絡脈進入經脈，留舍於血脈之中。這時邪正相爭，或寒或溫，真邪尚未相合，所以脈氣波動，忽起忽伏，時來時去，無有定處。所以說診得邪氣方來，必須按而止之，阻止它的發展，用針瀉之，但不要正當邪氣衝突時，遂用瀉法。

真氣，就是經脈之氣。邪氣衝突，真氣大虛，這時用瀉法，反使經氣大虛，所以說氣虛的時候不可用瀉，就是指此而言。

因此，診候邪氣而不能審慎，當大邪之氣已經過去，而用瀉法，則反使真氣虛脫；真氣虛脫，就不能恢復，而邪氣更甚，那病就更加重了。所以說，邪氣已經隨經而去，不可再用瀉法，就是指此而言。

阻止邪氣，使用瀉法，是要抓緊恰當時間，須待邪氣初到的時候，隨即下針去瀉，在邪至之前，或在邪去之後用瀉法，都是不合適的，非但不能去邪，反使血氣受傷，病邪就不容易退了。所以說，懂得用針的，像撥動機弩一樣，機智靈活，不善於用針的，就像敲擊木椎，頑鈍不靈了。所以說，識得機宜的，霎那時毫不遲疑，不知機宜的，縱然時機已到，也不會下針，就是指此而言。

【原文】

帝曰：補瀉奈何？

岐伯曰：此攻邪也。疾出以去盛血，而復其真氣，此邪新客，溶溶未有定處也，推之則前，引之則止，逆而刺之，溫血也，刺出其血，其病立已。

【譯文】

黃帝道：怎樣進行補瀉呢？

岐伯說：應以攻邪為主。應該及時刺出盛血，以恢復正氣，因為病邪剛剛侵入，流動未有定處，推之則前進，引之則留止，迎其氣而瀉之，以出其毒血，血出之後，病立即會好。

【原文】

帝曰：善！然真邪以合，波隴不起，候之奈何？

岐伯曰：審捫循三部九候之盛虛而調之。察其左右上下相失及相減者，審其病臟以期之。

不知三部者，陰陽不別，天地不分，地以候地，天以候天，人以候人，調之中府，以定三部。故曰：刺不知三部九候病脈之處，雖有大過且至，工不能禁也。

【譯文】

黃帝道：講得好！假如到了病邪和真氣併合以後，脈氣不出現波

動，那麼要怎樣診察呢？

岐伯說：仔細審察三部九候的盛衰虛實而調治。查看它左右上下各部分，觀察有無不相稱或特別減弱的地方，就可以知道病在哪一臟腑，待其氣至而刺之。

假如不懂得三部九候，則陰陽不能辨別，上下也不能分清，更不知道從下部脈來診查下焦，從上部脈來診察上焦，從中部脈來診察中焦，結合胃氣多少有無來決定疾病在哪一部。所以說，草率針刺而不知憑藉三部九候以瞭解病脈之處，那麼即便有大邪為害，醫生也沒有辦法事先加以防止。

【原文】

誅罰無過，命曰大惑，反亂大經，真不可復，用實為虛，以邪為真，用針無義，反為氣賊，奪人正氣，以從為逆，榮衛散亂，真氣已失，邪獨內著，絕人長命，予人夭殃。不知三部九候，故不能久長；因不知合之四時五行，因加相勝，釋邪攻正，絕人長命。

邪之新客來也，未有定處，推之則前，引之則止，逢而瀉之，其病立已。

【譯文】

如果誅罰無過，不當瀉而瀉之，這就叫作「大惑」，反而擾亂臟腑經脈，使真氣不能恢復。把實症當作虛症，邪氣當作真氣，用針毫無道理，反助邪氣為害，剝奪病人的正氣，使順症變成逆症，使病人榮衛散亂，真氣散失，邪氣獨存於內，斷送病人的性命，給對方帶來莫大的禍殃。這種不知三部九候的醫生，是不能夠久長的，因為不知配合四時五行，因加相勝的道理，會放過了邪氣，傷害了正氣，以致斷絕病人性命。

病邪新侵入人體，沒有定著一處，推它就向前，引它就阻止，迎其氣而瀉之，其病是立刻可以好的。

通評虛實論篇第二十八

提示：本篇討論虛實問題，以「邪氣盛則實，精氣奪則虛」為要點，推論五臟、四時、氣血、經絡、脈搏等各種虛實。附帶介紹對癰腫、霍亂、驚風等病施行針刺治療的方法。

【原文】

黃帝問曰：何謂虛實？

岐伯曰：邪氣盛則實，精氣奪則虛。

帝曰：虛實何如？

岐伯曰：氣虛者，肺虛也；氣逆者，足寒也。非其時則生，當其時則死。餘臟皆如此。

【譯文】

黃帝問道：什麼叫虛實？

岐伯回答說：所謂虛實，是就邪氣和正氣相比較而言的。如邪氣方盛，是為實證；若精氣不足，就為虛證了。

黃帝道：虛實變化的情況怎樣？

岐伯說：以肺臟為例：肺主氣，氣虛的，是屬於肺臟先虛；氣逆的，上實下虛，兩足必寒。肺虛若不在相克的時令，其人可生；若遇相克的時令，病人就要死亡。其他各臟的虛實情況亦可類推。

【原文】

帝曰：何謂重實？

岐伯曰：所謂重實者，言大熱病，氣熱、脈滿，是謂重實。

帝曰：經絡俱實何如？何以治之？

岐伯曰：經絡皆實，是寸脈急而尺緩也，皆當治之。故曰：滑則從，澀則逆也。夫虛實者，皆從其物類始，故五臟骨肉滑利，可以長

久也。

【譯文】

　　黃帝道：什麼叫重實？

　　岐伯說：所謂重實，如大熱病人，邪氣甚熱，而脈象又盛滿，內外俱實，便叫重實。

　　黃帝道：經絡俱實是怎樣的情況？用什麼方法治療？

　　岐伯說：所謂經絡俱實，是指寸口脈急而尺膚弛緩，經和絡都應該治療。所以說：脈象凡是滑利的就是有生機則為順，澀滯的就是缺少生機則為逆。因為一般所謂虛實，人與萬物相類似，如萬物有生氣則滑利，萬物欲死則枯澀。若一個人的五臟骨肉滑利，是精氣充足，生氣旺盛，便可以長壽。

【原文】

　　帝曰：絡氣不足，經氣有餘，何如？

　　岐伯曰：絡氣不足，經氣有餘者，脈口熱而尺寒也。秋冬為逆，春夏為從，治主病者。

　　帝曰：經虛絡滿何如？

　　岐伯曰：經虛絡滿者，尺熱滿，脈口寒澀也。此春夏死，秋冬生也。

　　帝曰：治此者奈何？

　　岐伯曰：絡滿經虛，灸陰刺陽；經滿絡虛，刺陰灸陽。

【譯文】

　　黃帝道：絡氣不足，經氣有餘的情況怎樣？

　　岐伯說：所謂絡氣不足，經氣有餘，是指寸口脈滑而尺膚卻寒。秋冬之時見這樣的現象則為逆，在春夏之時就為順了，治療必須結合時令。

　　黃帝道：經虛絡滿的情況怎樣？

岐伯說：所謂經虛絡滿，是指尺膚熱而盛滿，寸口脈象遲而澀滯。這種現象，在春夏則死，在秋冬則生。

黃帝道：這兩種病情應怎樣治療呢？

岐伯說：絡滿經虛的，應該灸陰刺陽；經滿絡虛的，應該刺陰灸陽。

【原文】

帝曰：何謂重虛？

岐伯曰：脈虛氣虛尺虛，是謂重虛。

帝曰：何以治之？

岐伯曰：所謂氣虛者，言無常也；尺虛者，行步恇然；脈虛者，不象陰也。如此者，滑則生，澀則死也。

帝曰：寒氣暴上，脈滿而實，何如？

岐伯曰：實而滑則生，實而逆則死。

帝曰：脈實滿，手足寒，頭熱，何如？

岐伯曰：春秋則生，冬夏則死。脈浮而澀，澀而身有熱者死。

【譯文】

黃帝道：什麼叫重虛？

岐伯說：脈虛、氣虛、尺虛，稱為重虛。

黃帝道：怎樣辨別呢？

岐伯說：所謂氣虛，是由於精氣虛衰，而語言能力低微，不能接續；所謂尺虛，是尺膚脆弱，而行動怯弱無力；所謂脈虛，是氣血都虛少，陰陽不能應的脈象。所有存在上面這些現象的病人，總的來說，脈象滑利的，雖病可生，脈象澀滯的，就要死亡了。

黃帝道：有一種病證，寒氣驟然上逆，脈象盛滿而實，它的預後怎樣呢？

岐伯說：脈實而有滑利之象的生；脈實而澀滯，這是逆象，主死。

黃帝道：有一種病證，脈象實滿，手足寒冷，頭部熱，它的預後又怎樣呢？

岐伯說：這種病人，在春秋之時可生，若在冬夏便要死了。又一種脈象浮而澀，脈澀而身有發熱的，也死。

【原文】

帝曰：其形盡滿何如？

岐伯曰：其形盡滿者，脈急大堅，尺澀而不應也。如是者，故從則生，逆則死。

帝曰：何謂從則生，逆則死？

岐伯曰：所謂從者，手足溫也；所謂逆者，手足寒也。

【譯文】

黃帝道：身形腫滿的將會怎樣呢？

岐伯說：所謂身形腫滿，就是脈象急而大堅，而尺膚卻澀滯，與脈不相適應。像這樣的病情，順則生，逆則死。

黃帝道：什麼叫順則生，逆則死？

岐伯說：所謂順，就是手足溫暖；所謂逆，就是手足寒冷。

【原文】

帝曰：乳子而病熱，脈懸小者何如？

岐伯曰：手足溫則生，寒則死。

帝曰：乳子中風熱，喘鳴肩息者，脈何如？

岐伯曰：喘鳴肩息者，脈實大也。緩則生，急則死。

【譯文】

黃帝道：產後患熱病，脈象懸小，它的預後怎樣？

岐伯說：手足溫暖的可生，若手足寒冷，就要死亡。

黃帝道：產後感受風熱，出現喘息有聲、張口抬肩症狀，它的脈

象怎樣？

　　岐伯說：感受風熱而喘氣有聲、張口抬肩的，脈象應該實大。如果實大中具有緩和之氣的，尚有胃氣，可生；要是實大而弦急，是胃氣已絕，就要死亡。

【原文】

　　帝曰：腸澼便血，何如？

　　岐伯曰：身熱則死，寒則生。

　　帝曰：腸澼下白沫，何如？

　　岐伯曰：脈沉則生，脈浮則死。

　　帝曰：腸澼下膿血，何如？

　　岐伯曰：脈懸絕則死，滑大則生。

　　帝曰：腸澼之屬，身不熱，脈不懸絕，何如？

　　岐伯曰：滑大者曰生，懸澀者曰死，以臟期之。

【譯文】

　　黃帝道：出現大便中帶血的赤痢時，會怎樣？

　　岐伯說：發生赤痢兼發熱的，則死；身寒不發熱的，則生。

　　黃帝道：痢疾而下白沫的，會怎樣？

　　岐伯說：脈象沉則生，脈象浮則死。

　　黃帝道：痢疾而下膿血的，會怎樣？

　　岐伯說：脈象懸絕小澀者，則死；脈象滑大者，則生。

　　黃帝道：痢疾病，身不發熱，脈搏也不懸絕小澀，預後如何？

　　岐伯說：脈搏滑大者生；脈搏懸澀者死。各以五臟克勝的時日而預測死期。

【原文】

　　帝曰：癲疾何如？

　　岐伯曰：脈搏大滑，久自已；脈小堅急，死不治。

帝曰：癲疾之脈，虛實何如？

岐伯曰：虛則可治，實則死。

帝曰：消癉虛實何如？

岐伯曰：脈實大，病久可治；脈懸小堅，病久不可治。

【譯文】

黃帝道：癲疾的預後怎樣？

岐伯說：脈搏來而大滑，其病慢慢地會自己痊癒；要是脈象小而堅急，是不治的死證。

帝道：癲疾脈象虛實變化怎樣？

岐伯說：脈虛的可治，脈實的主死。

黃帝道：消渴病脈象的虛實怎樣？

岐伯說：脈見實大，病雖長久，可以治癒；假如脈象懸小而堅，病拖久了，那就不可治癒。

【原文】

帝曰：春亟治經絡；夏亟治經俞；秋亟治六腑；冬則閉塞，閉塞者，用藥而少針石也。所謂少針石者，非癰疽之謂也，癰疽不得頃時回。

癰不知所，按之不應手，乍來乍已，刺手太陰傍三痏，與纓脈各二。

掖癰大熱，刺足少陽五；刺而熱不止，刺手心主三，刺手太陰經絡者，大骨之會各三。

暴癰筋，隨分而痛，魄汗不盡，胞氣不足，治在經俞。

【譯文】

黃帝道：春季治病多取各經的絡穴；夏季治病多取各經的腧穴；秋季治病多取六腑的合穴；冬季主閉藏，人體的陽氣也閉藏在內，治病應多用藥品，少用針刺砭石。但所謂少用針石，不包括癰疽等病在

內。若癰疽等病，是一刻也不可徘徊遲疑的。

癰毒初起，不知它發在何處，摸又摸不出，疼痛無定處，此時可針刺手太陰經之傍三次，和頸部左右各二次。

生腋癰的病人，高熱，應該針足少陽經穴五次；針過以後，熱仍不退，可針手厥陰心包經穴三次，針手太陰經的絡穴和大骨之會各三次。

急性的癰腫，筋肉攣縮，隨著癰腫的發展而疼痛加劇，痛得屬害，汗出不止，這是由於膀胱經氣不足，應該刺其經的腧穴。

【原文】

腹暴滿，按之不下，取手太陽經絡者，胃之募也，少陰俞去脊椎三寸傍五，用員利針。

霍亂，刺俞傍五，足陽明及上傍三。

刺癇驚脈五，針手太陰各五，刺經，太陽五，刺手少陰經絡傍者一，足陽明一，上踝五寸，刺三針。

凡治消癉、僕擊、偏枯、痿厥、氣滿發逆，肥貴人則膏粱之疾也。隔塞、閉絕，上下不通，則暴憂之病也。暴厥而聾，偏塞閉不通，內氣暴薄也。不從內，外中風之病，故瘦留著也。蹠跛，寒風濕之病也。

黃帝曰：黃疸暴痛，癲疾厥狂，久逆之所生也。五臟不平，六腑閉塞之所生也。頭痛耳鳴，九竅不利，腸胃之所生也。

【譯文】

腹部突然脹滿，按之不減，應取手太陽經的絡穴，即胃的募穴和脊椎兩旁三寸的少陰腎腧穴各刺五次，用員利針。

霍亂，應針腎腧旁志室穴五次，和足陽明胃腧及胃倉穴各三次。

治療驚風，要針五條經上的穴位，取手太陰經的經渠穴五次，手太陽陽穀穴各五次，手少陰經通裏穴旁的手太陽經支正穴一次，足陽明經之解溪穴一次，足踝上五寸的少陰經築賓穴三次。

凡診治消癉、僕擊、偏枯、痿厥、氣粗急發喘逆等病，如肥胖的貴人患這種病，則是由於偏嗜肉食精食所造成的。凡是鬱結不舒，氣粗，上下不通，都是暴怒或憂鬱所引起的。突然厥逆，不知人事，耳聾，大小便不通，都是因為情志驟然激蕩，陽氣上迫所致。有的病不從內發，而是外中風邪，因風邪留連不去，伏而為熱，消瘦肌肉，著於肌肉筋骨之間。有的人行走偏跛，是由於風寒濕侵襲而成的疾病。

黃帝道：黃疸、驟然的劇痛、癲狂、氣逆等證，是由於經脈之氣，久逆於上而不下行所產生的。五臟不和，是六腑閉塞不通所造成的。頭痛耳鳴，九竅不利，是腸胃的病變所引起的。

太陰陽明論篇第二十九

提示：本篇推論太陰陽明兩經表裏等關係，文中側重論脾，討論了脾臟的主時、主四肢、為胃行其津液等問題。

【原文】

黃帝問曰：太陰、陽明為表裏，脾胃脈也，生病而異者何也？

岐伯對曰：陰陽異位，更虛更實，更逆更從，或從內，或從外，所以不同，故病異名也。

帝曰：願聞其異狀也。

岐伯曰：陽者，天氣也，主外；陰者，地氣也，主內。故陽道實，陰道虛。故犯賊風虛邪者，陽受之；食飲不節，起居不時者，陰受之。

陽受之，則入六腑；陰受之，則入五臟。入六腑，則身熱，不時臥，上為喘呼；入五臟，則䐜閉塞，下為飧泄，久為腸澼。故喉主天氣，咽主地氣。故陽受風氣，陰受濕氣。故陰氣從足上行至頭，而下行循臂至指端；陽氣從手上行至頭，而下行至足。故曰：陽病者，上行極而下；陰病者，下行極而上。故傷于風者，上先受之；傷于濕

者，下先受之。

【譯文】

黃帝問道：太陰、陽明兩經，互為表裏，是脾胃所屬的經脈，而所生的疾病不同，是什麼道理？

岐伯回答說：太陰屬陰經，陽明屬陽經，兩經循行的部位不同，四時的虛實順逆不同，病或從內生，或從外入，發病原因也有差異，所以病名也就不同。

黃帝道：我想知道它們不同的情況。

岐伯說：人身的陽氣，猶如天氣，為人體的外衛；陰氣，猶如地氣，為人體的內護。所以陽氣性剛多實，陰氣性柔易虛。凡是賊風虛邪傷人，外表陽氣先受侵害；飲食起居失調，內在陰氣先受損傷。

陽分受邪，往往傳入六腑；陰分受病，每多累及五臟。邪入六腑，可見發熱不得安臥，氣上逆而喘促；邪入五臟，則見脘腹脹滿，閉塞不通，在下為大便泄瀉，病久而產生痢疾。因此喉管呼吸而通天氣，咽吞飲食而連地氣。因此陽經易受風邪，陰經易感濕邪。手足三陰經脈之氣，從足上行至頭，再由頭向下沿臂膊到達指端；手足三陽經脈之氣，從手上行至頭，再向下行到足。所以說，陽經的病邪，先上行至極點，再向下行；陰經的病邪，先下行至極點，再向上行。故風邪為病，上部首先感受；濕邪成疾，下部首先受侵害。

【原文】

帝曰：脾病而四肢不用，何也？

岐伯曰：四肢皆稟氣于胃，而不得至經，必因于脾，乃得稟也。今脾病不能為胃行其津液，四肢不得稟水穀氣，氣日以衰，脈道不利，筋骨肌肉皆無氣以生，故不用焉。

帝曰：脾不主時，何也？

岐伯曰：脾者土也，治中央，常以四時長四臟，各十八日寄治，不得獨主于時也。脾臟者，常著胃土之精也。土者，生萬物而法天

地。故上下至頭足，不得主時也。

【譯文】

　　黃帝道：脾病會引起四肢功能喪失，這是什麼道理？

　　岐伯說：四肢都要承受胃中水穀精氣的濡養，但胃中精氣不能直接到達四肢經脈，必須依賴脾氣的傳輸，才能營養四肢。如今脾有病不能為胃輸送水穀精氣，四肢失去營養，則經氣日漸衰減，經脈不能暢通，筋骨肌肉都得不到濡養，因此四肢便喪失正常的功能了。

　　黃帝道：脾臟不能單獨主旺一個時季，是什麼道理？

　　岐伯說：脾在五行中屬土，主管中央之位，分旺於四時以長養四臟，在四季之末各寄旺十八日，故脾不單獨主旺於一個時季。由於脾臟經常為胃土傳輸水穀精氣，譬如天地養育萬物一樣無時不在。所以它能從上到下，從頭到足，輸送水谷之精於全身各部分，而不專主旺於一時季。

【原文】

　　帝曰：脾與胃以膜相連耳，而能為之行其津液，何也？

　　岐伯曰：足太陰者，三陰也，其脈貫胃、屬脾、絡嗌，故太陰為之行氣于三陰；陽明者，表也，五臟六腑之海也，亦為之行氣于三陽。臟腑各因其經而受氣于陽明，故為胃行其津液。四肢不得稟水穀氣，日以益衰，陰道不利，筋骨肌肉無氣以生，故不用焉。

【譯文】

　　黃帝道：脾與胃僅以一膜相連，而脾能為胃轉輸津液，這是什麼道理？

　　岐伯說：足太陰脾經，屬三陰，它的經脈貫通到胃，連屬於脾，環繞咽喉，故脾能把胃中水穀之精氣輸送到手足三陰經；足陽明胃經，為足太陰脾經之表，是供給五臟六腑營養之海，故胃也能將太陰之氣輸送到手足三陽經。五臟六腑各通過脾經以接受胃中的精氣，所

以說脾能為胃運行津液。如四肢得不到水穀精氣的滋養，經氣便日趨衰減，脈道不通，筋骨肌肉都失卻營養，因而四肢也就喪失正常的功用了。

陽明脈解篇第三十

提示：本篇解釋陽明經脈的病變症狀，十二經脈之所以突出陽明，是因為胃受水穀，以養五臟六腑，氣和則為益，受邪則病甚，因此別解之。

【原文】

黃帝問曰：足陽明之脈病，惡人與火，聞木音則惕然而驚，鐘鼓不為動。聞木音而驚，何也？願聞其故。

岐伯對曰：陽明者，胃脈也，胃者，土也。故聞木音而驚者，土惡木也。

帝曰：善！其惡火何也？

岐伯曰：陽明主肉，其脈血氣盛，邪客之則熱，熱甚則惡火。

【譯文】

黃帝問道：足陽明的經脈發生病變，厭煩見到人與火，聽到木器響動的聲音就會受驚，但聽到敲打鐘鼓的聲音卻不為驚動。為什麼聽到木音就驚惕？我希望聽聽其中的道理。

岐伯說：足陽明是胃的經脈，屬土。所以聽到木音而驚惕，是土怕木克的緣故。

黃帝道：好！那麼厭煩火是為什麼呢？

岐伯說：足陽明經主肌肉，其經脈多血多氣，外邪侵襲則發熱，熱甚則所以厭煩火。

【原文】

帝曰：其惡人何也？

岐伯曰：陽明厥則喘而悗，悗則惡人。

帝曰：或喘而死者，或喘而生者，何也？

岐伯曰：厥逆連臟則死，連經則生。

【譯文】

黃帝道：其厭煩人是何道理？

岐伯說：足陽明經氣上逆，則呼吸喘促，心中鬱悶，所以不喜歡見人。

黃帝道：有的陽明厥逆喘促而死，有的雖喘促而不死，這是為什麼呢？

岐伯說：經氣厥逆若累及於內臟，則病深重而死；若僅連及外在的經脈，則病輕淺可生。

【原文】

帝曰：善！病甚則棄衣而走，登高而歌，或至不食數日，逾垣上屋，所上之處，皆非其素所能也，病反能者何也？

岐伯曰：四肢者，諸陽之本也。陽盛則四肢實，實則能登高也。

帝曰：其棄衣而走者何也？

岐伯曰：熱盛于身，故棄衣欲走也。

【譯文】

黃帝道：好！有的陽明病重之時，病人把衣服脫掉亂跑亂跳，登上高處狂叫唱歌，或者數日不進飲食，並能夠越牆上屋。而所登上之處，都是其平素所不能的，有了病反能夠上去，這是什麼原因？

岐伯說：四肢是陽氣的根本。陽氣旺盛則四肢充實，所以能夠登高。

黃帝道：其不穿衣服而到處亂跑，是為什麼？

岐伯說：身熱過於亢盛，所以會不喜穿衣服而到處亂跑。

【原文】

帝曰：其妄言罵詈，不避親疏而歌者，何也？

岐伯曰：陽盛則使人妄言罵詈，不避親疏而不欲食，不欲食故妄走也。

【譯文】

黃帝道：其胡言亂語罵人，不避親疏而隨便唱歌，是什麼道理？

岐伯說：陽熱亢盛而擾動心神，故使其神志失常，胡言亂語，斥罵別人，不避親疏，並且不知道吃飯，不知道吃飯，所以亂跑。

熱論篇第三十一

提示：本篇對熱病的病因、症狀、傳變、治療、預後、禁忌作了比較詳細的解釋，是一篇最早而重要的熱病文獻。

【原文】

黃帝問曰：今夫熱病者，皆傷寒之類也。或癒或死，其死皆以六七日之間，其癒皆以十日以上者何也？不知其解，願聞其故。

岐伯對曰：巨陽者，諸陽之屬也。其脈連于風府，故為諸陽主氣也。人之傷于寒也，則為病熱，熱雖甚不死；其兩感于寒而病者，必不免于死。

【譯文】

黃帝問道：現在所說的外感發熱的疾病，都屬於傷寒一類，其中有的痊癒，有的死亡，死亡的往往在六七日之間，痊癒的都在十日以上，這是什麼道理呢？我不知如何解釋，想聽聽其中的道理。

　　岐伯回答說：太陽經為六經之長，統攝陽分，故諸陽皆隸屬於太陽。太陽的經脈連於風府，與督脈、陽維相會，循行於巔背之表，所以太陽為諸陽主氣，主一身之表。人感受寒邪以後，就要發熱，發熱雖重，一般不會死亡；如果陰陽二經表裏同時感受寒邪而發病，就難免於死亡了。

【原文】

　　帝曰：願聞其狀。

　　岐伯曰：傷寒一日，巨陽受之，故頭項痛，腰脊強；二日陽明受之，陽明主肉，其脈挾鼻，絡于目，故身熱目疼而鼻乾，不得臥也；三日少陽受之，少陽主膽，其脈循脅絡于耳，故胸脅痛而耳聾。三陽經絡皆受其病，而未入于臟者，故可汗而已。四日太陰受之，太陰脈布胃中，絡于嗌，故腹滿而嗌乾；五日少陰受之，少陰脈貫腎，絡于肺，系舌本，故口燥舌乾而渴；六日厥陰受之，厥陰脈循陰器而絡于肝，故煩滿而囊縮。三陰三陽、五臟六腑皆受病，榮衛不行，五臟不通，則死矣。

【譯文】

　　黃帝說：我想知道傷寒的症狀。

　　岐伯說：傷寒病一日，為太陽經感受寒邪，所以頭項痛，腰脊強直不舒。二日陽明經受病，陽明主肌肉，足陽明經脈挾鼻，絡於目，下行入腹，所以身熱目痛而鼻乾，不能安臥。三日少陽經受病，少陽主骨，足少陽經脈，循脅肋而上絡於耳，所以胸脅痛而耳聾。若三陽經絡皆受病，尚未入裏入陰的，可以發汗而癒。四日太陰經受病，足太陰經脈散佈於胃中，上絡於咽，所以腹中脹滿而咽乾。五日少陰經受病，足少陰經脈貫腎，絡肺，上系舌本，所以口燥舌乾而渴。六日厥陰經受病，足厥陰經脈環陰器而絡於肝，所以煩悶而陰囊收縮。如果三陰三陽經脈和五臟六腑均受病，以致營衛不能運行，五臟之氣不通，人就要死亡了。

【原文】

　　其不兩感于寒者，七日巨陽病衰，頭痛少癒；八日陽明病衰，身熱少癒；九日少陽病衰，耳聾微聞；十日太陰病衰，腹減如故，則思飲食；十日少陰病衰，渴止不滿，舌乾已而嚏；十二日厥陰病衰，囊縱，少腹微下，大氣皆去，病日已矣。

【譯文】

　　如果病不是陰陽表裏兩感於寒邪的，則第七日，太陽病邪衰，頭痛稍癒；八日，陽明病邪衰，身熱稍退；九日，少陽病邪衰，耳聾情況好轉，將逐漸能聽到聲音；十日，太陰病邪衰，腹滿已消，恢復正常，而欲飲食；十一日，少陰病邪衰，口不渴，不脹滿，舌不乾，能打噴嚏；十二日，厥陰病邪衰，陰囊鬆弛，漸從少腹下垂。至此，大邪之氣已去，病也逐漸痊癒。

【原文】

　　帝曰：治之奈何？

　　岐伯曰：治之各通其臟脈，病日衰已矣。其未滿三日者，可汗而已；其滿三日者，可泄而已。

　　帝曰：熱病已癒，時有所遺者，何也？

　　岐伯曰：諸遺者，熱甚而強食之，故有所遺也。若此者，皆病已衰而熱有所藏，因其穀氣相薄，兩熱相合，故有所遺也。

【譯文】

　　黃帝說：怎麼治療呢？

　　岐伯說：治療時，應根據病在何臟何經脈，分別予以施治，病邪將日漸衰退而癒。對這類病的治療原則，一般病未滿三日，而邪猶在表的，可發汗而癒；病已滿三日，邪已入裏的，可以瀉下而癒。

　　黃帝說：熱病已經痊癒，常有餘邪不盡，是什麼原因呢？

　　岐伯說：凡是餘邪不盡的，都是因為在發熱較重的時候強進飲

食，所以有餘熱遺留。像這樣的病，都是病勢雖然已經衰退，但尚有餘熱蘊藏於內，如勉強病人進食，穀氣與餘熱相薄，則兩熱相合，又重新發熱，所以有餘熱不盡的情況出現。

【原文】

帝曰：善！治遺奈何？

岐伯曰：視其虛實，調其逆從，可使必已矣。

帝曰：病熱當何禁之？

岐伯曰：病熱少癒，食肉則復，多食則遺，此其禁也。

【譯文】

黃帝說：好。怎樣治療餘熱不盡呢？

岐伯說：應診察病的虛實，或補或瀉，而予以適當的治療，便可使其病痊癒。

黃帝說：發熱的病人在護理上有什麼禁忌呢？

岐伯說：當病人熱勢稍衰的時候，如吃了肉食，病即復發；如果飲食過多，會出現餘熱不盡，這都是熱病應當禁忌的。

【原文】

帝曰：其病兩感于寒者，其脈應與其病形何如？

岐伯曰：兩感于寒者，病一日，則巨陽與少陰俱病，則頭痛，口乾而煩滿；二日則陽明與太陰俱病，則腹滿，身熱，不欲食，譫言；三日則少陽與厥陰俱病，則耳聾，囊縮而厥，水漿不入，不知人，六日死。

【譯文】

黃帝說：表裏兩感同傷於寒邪的病人，其脈和症狀是怎樣的呢？

岐伯說：陰陽兩表裏同時感受寒邪的熱病，第一日為太陽與少陰兩經同時受病，其症狀既有太陽的頭痛，又有少陰的口乾和煩悶；二

日為陽明與太陰兩經同時受病，其症狀既有陽明的身熱譫言妄語，又有太陰的腹滿不欲食；三日為少陽與厥陰兩經同時受病，其症狀既有少陽之耳聾，又有厥陰的陰囊收縮和四肢發冷。如果病情發展到水漿不進、神昏不能識人的程度，到第六天便死亡了。

【原文】

帝曰：五臟已傷，六腑不通，榮衛不行，如是之後，三日乃死，何也？

岐伯曰：陽明者，十二經脈之長也，其血氣盛，故不知人。三日，其氣乃盡，故死矣。

凡病傷寒而成溫者，先夏至日者為病溫，後夏至日者為病暑。暑當與汗皆出，勿止。

【譯文】

黃帝說：病已發展至五臟已傷，六腑不通，榮衛不行，像這樣的病，要三天以後死亡，是什麼道理呢？

岐伯說：陽明經為十二經之長，此經脈的氣血最盛，所以病人容易神識昏迷。三天以後，陽明的氣血已經竭盡，所以就要死亡。

凡是傷於寒邪而成為溫熱病的，病發於夏至日以前的就稱之為溫病，病發於夏至日以後的就稱之為暑病。暑病汗出，可使暑熱從汗散泄，所以暑病汗出，不要制止。

刺熱篇第三十二

提示：本篇主要論述針刺熱病的法則。說明了五臟熱病的症狀、色診、癒期、預後、護理及針刺方法，又指出了根據熱病始發症狀的病位而確定刺法，以及熱病五十九刺的應用。同時又強調熱病早期診斷和早期治療的重要性。最後討論治療熱病的氣穴之取穴方法。

【原文】

　　肝熱病者，小便先黃，腹痛多臥，身熱。熱爭則狂言乃驚，脅滿痛，手足躁，不得安臥；庚辛甚，甲乙大汗，氣逆則庚辛死。刺足厥陰、少陽。其逆則頭痛員員，脈引沖頭也。

　　心熱病者，先不樂，數日乃熱。熱爭則卒心痛，煩悶善嘔，頭痛面赤，無汗；壬癸甚，丙丁大汗，氣逆則壬癸死。刺手少陰、太陽。

【譯文】

　　肝臟發生熱病，先出現小便黃、腹痛、多臥、身發熱的症狀。當氣邪入臟，與正氣相爭時，會狂言驚駭、脅部滿痛、手足躁擾，不能安睡；逢到庚辛日，病會加重，若逢甲乙日會出大汗，如果病人氣已潰亂，將在庚辛日死亡。治療時，應刺足厥陰肝和足少陽膽經。若肝氣上逆，則見頭痛眩暈，這是因熱邪循肝脈上沖於頭所致。

　　心臟發熱病，病人會先覺得心中不愉快，數天以後始發熱，當熱邪入臟與正氣相爭時，會突然心痛、煩悶、時嘔、頭痛、面赤、無汗；逢到壬癸日，病會加重；若逢丙丁日，會出大汗而熱退。如果病人氣已潰亂，將在壬癸日死亡。治療時，應刺手少陰心和手太陽小腸經。

【原文】

　　脾熱病者，先頭重，頰痛，煩心，顏青，欲嘔，身熱。熱爭則腰痛，不可用俯仰，腹滿泄，兩頷痛；甲乙甚，戊己大汗，氣逆則甲乙死。刺足太陰、陽明。

　　肺熱病者，先淅然厥，起毫毛，惡風寒，舌上黃，身熱。熱爭則喘咳，痛走胸膺背，不得太息，頭痛不堪，汗出而寒；丙丁甚，庚辛大汗，氣逆則丙丁死。刺手太陰、陽明，出血如大豆，立已。

【譯文】

　　脾臟發生熱病，先出現頭重、面頰痛、心煩、額部發青、欲嘔、

身熱的症狀。當熱邪入臟，與正氣相爭時，則腰痛不可以俯仰，腹部脹滿而泄瀉，兩頜部疼痛；逢到甲乙日，病會加重，若逢戊己日，便出大汗，如果病人氣已潰亂，病更嚴重，就會在甲乙日死亡。治療時，刺足太陰脾和足陽明胃經。

肺臟發生熱病，先出現體表漸漸然寒冷、毫毛豎立、畏惡風寒、舌上發黃的症狀，全身發熱。當熱邪入臟，與正氣相爭時，會氣喘咳嗽，疼痛走竄於胸膺背部，不能喘大氣，頭痛得很屬害，汗出而惡寒；逢丙丁日，病會加重，若逢庚辛日，便出大汗；如果病人氣已潰亂，病更嚴重，就會在丙丁日死亡。治療時，刺手太陰肺和手陽明大腸經，刺出的血如大豆一樣大，病可立癒。

【原文】

腎熱病者，先腰痛酸，苦渴數飲，身熱。熱爭則項痛而強，寒且酸，足下熱，不欲言，其逆則項痛，員員澹澹然；戊己甚，壬癸大汗，氣逆則戊己死。刺足少陰、太陽。諸汗者，至其所勝日汗出也。

肝熱病者，左頰先赤；心熱病者，顏先赤；脾熱病者，鼻先赤；肺熱病者，右頰先赤；腎熱病者，頤先赤。病雖未發，見赤色者刺之，名曰治未病。

熱病從部所起者，至期而已；其刺之反者，三周而已；重逆則死。諸當汗者，至其所勝日，汗大出也。

諸治熱病，以飲之寒水，乃刺之；必寒衣之，居止寒處，身寒而止也。

【譯文】

腎臟發生熱病，先覺腰痛和小腿發酸，口渴得很屬害，頻頻飲水，全身發熱。當邪熱入臟，與正氣相爭時，則項痛而強直，小腿寒冷酸痛，足心發熱，不欲言語。如果腎氣上逆，則項痛頭眩暈而搖動不定。逢戊己日，病會加重；若逢壬癸日，便出大汗；若病人氣已潰亂，病更嚴重，就會在戊己日死亡。治療時，刺足少陰腎和足太陽膀

胱經。以上所說的諸臟之大汗出，都是到了各臟器主旺之日，正勝邪卻，即大汗出而熱退病癒。

肝臟發生熱病，左頰部先見赤色；心臟發生熱病，額部先見赤色；脾臟發生熱病，鼻部先見赤色；肺臟發生熱病，右頰部先見赤色；腎臟發生熱病，頤部先見赤色。病雖然還沒有發作，但面部已有赤色出現，就應予以刺治，這叫作「治未病」。

熱病只在五臟色部所在的地方出現赤色，並未見到其他症狀的，為病尚輕淺，如果及時治療，至其當旺之日，病即可癒；如果治療不當，應瀉反補，應補反瀉，就會延長病程，需要通過三次當旺之日，始能病癒；若一再誤治，勢必使病情惡化而造成死亡。諸臟熱病應當汗出的，都是至其當旺之日，大汗出而病癒。

凡治療熱病，應在喝些清涼的水，以解裏熱之後，再進行針刺；並且要讓病人衣服穿得單薄些，居住於涼的地方，以解除表熱，如此便表裏熱退身涼而病癒。

【原文】

熱病先胸脅痛，手足躁，刺足少陽，補足太陰，病甚者為五十九刺。

熱病始手臂痛者，刺手陽明、太陰而汗出止。

熱病始于頭首者，刺項太陽而汗出止。

熱病始于足脛者，刺足陽明而汗出止。

熱病先身重，骨痛，耳聾好瞑，刺足少陰，病甚為五十九刺。

熱病先眩冒而熱，胸脅滿，刺足少陰、少陽。

【譯文】

熱病先出現胸脅痛，手足躁擾不安的，是邪在足少陽經，應刺足少陽經以瀉陽分之邪，補足太陰經以培補脾土，病重的就用「五十九刺」的方法。

熱病先手臂痛的，是病在上而發於陽，刺手陽明、太陰二經之

穴，汗出則熱止。

熱病開始發於頭部的，是太陽為病，刺足太陽經頸項部的穴位，汗出則熱止。

熱病開始發於足脛部的，是病發於陽而始於下，刺足陽明經穴，汗出則熱止。

熱病先出現身體重、骨節痛、耳聾、昏倦嗜睡的，是發於少陰的熱病，刺足少陰經之穴，病重的用「五十九刺」的方法。

熱病先出現頭眩暈昏而後發熱，胸脅滿的，是病發於少陽，並將傳入少陰，刺足少陰和足少陽二經，使邪外出。

【原文】

太陽之脈，色榮顴骨，熱病也，榮未夭，曰今且得汗，待時而已；與厥陰脈爭見者，死期不過三日，其熱病內連腎。少陽之脈色也。少陽之脈，色榮頰前，熱病也，榮未夭，曰今且得汗，待時而已；與少陰脈爭見者，死期不過三日。

熱病氣穴：三椎下間主胸中熱；四椎下間主鬲中熱；五椎下間主肝熱；六椎下間主脾熱；七椎下間主腎熱。榮在 也，項上三椎陷者中也。頰下逆顴為大瘕，下牙車為腹滿，顴後為脅痛。頰上者，鬲上也。

【譯文】

太陽經脈之病，赤色出現於顴骨部的，這是熱病，若色澤尚未暗晦，則病尚輕淺，至其當旺之時，就可以得汗出而病癒。若同時又見厥陰經的脈證，那麼，死期不過三日，這是因為熱病已連於腎。少陽經脈之病，赤色出現於面頰的前方，這是少陽經脈熱病，若色澤尚未暗晦，是病邪尚淺，至其當旺之時，就可以得汗出而病癒。若同時又見少陰脈色現於頰部，那麼，死期不過三日。

治療熱病的氣穴：第三脊椎下方主治胸中的熱病，第四脊椎下方主治膈中的熱病，第五脊椎下方主治肝熱病，第六脊椎下方主治脾熱

病，第七脊椎下方主治腎熱病。治療熱病，即取穴於上，以瀉陽邪，當再取穴於下，以補陰氣，在下取穴在尾　骨處。項部第三椎以下四陷處的中央部位是大椎穴，由此向下便是脊椎的開始。診察面部之色，可以推知腹部疾病，如頰部赤色由下向上到顴骨部，為「大瘕泄」病（即今之痢疾樣病變）；見赤色自頰下行至頰車部，為腹部脹滿；赤色見於顴骨後側，為脅痛；赤色見於頰上，為病在膈上。

評熱病論篇第三十三

　　提示：本篇論述了陰陽交、風厥、勞風、風水各病的病因、病機、症狀、預後、治療等問題。諸病皆因正氣不足，外感邪氣所致，且多有發熱之狀，多為外感熱病之範疇，故篇名曰「評熱病論」。

【原文】

　　黃帝問曰：有病溫者，汗出輒復熱，而脈躁疾，不為汗衰，狂言不能食，病名為何？

　　岐伯對曰：病名陰陽交，交者死也。

【譯文】

　　黃帝問道：有的溫熱病患者，當汗出以後，隨即又發熱，脈象急疾躁動，其病勢不僅沒有因汗出而衰減，反而出現言語狂亂，不進飲食等症狀，這叫什麼病？

　　岐伯回答說：這種病叫陰陽交，陰陽交是死證。

【原文】

　　帝曰：願聞其說。

　　岐伯曰：人所以汗出者，皆生于穀，穀生于精。今邪氣交爭于骨肉而得汗者，是邪卻而精勝也。精勝，則當能食而不復熱。復熱者，

邪氣也。汗者，精氣也。今汗出而輒復熱者，是邪勝也。不能食者，精無俾也。病而留者，其壽可立而傾也。且夫《熱論》曰：汗出而脈尚躁盛者死。今脈不與汗相應，此不勝其病也，其死明矣。狂言者，是失志，失志者死。今見三死，不見一生，雖癒必死也。

【譯文】

黃帝說：我想聽聽其中的道理。

岐伯說：人之所以能夠出汗，是依賴於水穀所化生的精氣，水穀之精氣旺盛，便能勝過邪氣而出汗。現在邪氣與正氣交爭於骨肉之間，能夠汗出說明是邪氣退而精氣勝，精氣勝就應當能進飲食而不再發熱。復發熱說明是邪氣尚留，汗出是精氣勝邪。現在汗出後又復發熱，是邪氣勝過精氣。不進飲食，精氣得不到繼續補益，邪熱又逗留不去，這樣發展下去，病人的生命就會有危險。況且《熱論》中也曾說：汗出而脈仍躁盛的，是死證。現在其脈象不與汗出相應，是精氣已經不能勝過邪氣，死亡的徵象已是很明顯的了。況且狂言亂語是神志失常，神志失常是死證。現在已出現了三種死證，卻沒有一點生機，病雖可能因汗出而暫時有好轉，但終究是要死亡的。

【原文】

帝曰：有病身熱，汗出煩滿，煩滿不為汗解，此為何病？

岐伯曰：汗出而身熱者，風也；汗出而煩滿不解者，厥也，病名曰風厥。

帝曰：願卒聞之。

岐伯曰：巨陽主氣，故先受邪，少陰與其為表裏也，得熱則上從之，從之則厥也。

帝曰：治之奈何？

岐伯曰：表裏刺之，飲之服湯。

【譯文】

黃帝問：有的病全身發熱、汗出、煩悶，其煩悶並不因汗出而緩解，這是什麼病呢？

岐伯說：汗出而全身發熱的，是因感受了風邪；汗出而煩悶不解的，是由於下氣上逆所致，其病名叫風厥。

黃帝說：希望你能詳盡地講給我聽。

岐伯說：太陽經為諸陽主氣，主人一身之表，所以太陽經首先感受風邪的侵襲。少陰與太陽互為表裏，表病則裏必應之，少陰受太陽發熱的影響，其氣也從之而上逆，上逆便稱為厥。

黃帝問：怎麼治療呢？

岐伯說：治療時應刺太陽、少陰表裏兩經的穴位，即刺太陽以瀉風熱之邪，刺少陰以降上逆之氣，並配合內服湯藥。

【原文】

帝曰：勞風為病何如？

岐伯曰：勞風法在肺下。其為病也，使人強上冥視，唾出若涕，惡風而振寒，此為勞風之病。

帝曰：治之奈何？

岐伯曰：以救俯仰。巨陽引精者三日，中年者五日，不精者七日。咳出青黃涕，其狀如膿，大如彈丸，從口中若鼻中出，不出則傷肺，傷肺則死也。

【譯文】

黃帝問：勞風的症狀是怎樣的呢？

岐伯說：勞風病的受邪部位常在肺下，其發病的症狀，使人頭項強直，頭昏目眩而視物不清，唾出黏痰似涕，惡風而寒栗，這就是勞風病的發病情況。

黃帝問：怎樣治療呢？

岐伯說：首先要通利肺氣，使其呼吸調暢，俯仰自如。腎經充盛

的青年人，太陽之氣能引腎經外布，則水能濟火，經適當治療，可三日而癒；中年人精氣稍衰，須五日可癒；老年人精氣已衰，水不濟火，須七日始癒。這種病人，咳出青黃色黏痰，其狀似膿，凝結成塊，大小如彈丸，應使痰從口中或鼻中排出，如果不能咳出，就要傷其肺，肺傷則死。

【原文】

帝曰：有病腎風者，面胕痝然壅，害于言，可刺不？

岐伯曰：虛不當刺，不當刺而刺，後五日其氣必至。

帝曰：其至何如？

岐伯曰：至必少氣時熱，時熱從胸背上至頭，汗出手熱，口乾苦渴，小便黃，目下腫，腹中鳴，身重難以行，月事不來，煩而不能食，不能正偃，正偃則咳，病名曰風水，論在《刺法》中。

【譯文】

黃帝問：有患腎風的人，面部浮腫，目下壅起如臥蠶，妨害言語，這種病可以用針刺治療嗎？

岐伯說：這種病屬於虛證，不能用刺法。如果不應當刺而誤刺，必傷其真氣，使其臟氣虛，五天以後，則病氣復至而病勢加重。

黃帝問：病氣至時的情況怎樣呢？

岐伯說：病氣至時，病人必感到少氣，時而發熱，並時常覺得熱從胸背上至頭，汗出手熱，口中乾渴，小便色黃，目下浮腫，腹中鳴響，身體沉重，行動困難。如患者是婦女，會月經閉止，心煩而不能飲食，不能仰臥，仰臥就咳嗽得很厲害，此病叫風水，在《刺法》中有詳細的論述。

【原文】

帝曰：願聞其說。

岐伯曰：邪之所湊，其氣必虛。陰虛者陽必湊之，故少氣時熱而

汗出也，小便黃者，少腹中有熱也。不能正偃者，胃中不和也。正偃
則咳甚，上迫肺也。諸有水氣者，微腫先見于目下也。

【譯文】

黃帝說：我想聽聽其中的道理。

岐伯說：邪氣之所以能夠侵犯人體，是由於其正氣先虛。腎臟屬
陰，風邪屬陽。腎陰不足，風陽便乘虛侵入，所以呼吸少氣，時常發
熱而汗出。小便色黃，是因為腹中有熱。不能仰臥，是因為體內水氣
上乘於胃，而導致胃中不和。仰臥則咳嗽加劇，是因為水氣上迫於
肺。凡是有水氣病的，目下部先出現微腫。

【原文】

帝曰：何以言？

岐伯曰：水者陰也，目下亦陰也，腹者至陰之所居，故水在腹
者，必使目下腫也。真氣上逆，故口苦舌乾，臥不得正偃，正偃則咳
出清水也。諸水病者，故不得臥，臥則驚，驚則咳甚也。腹中鳴者，
病本于胃也。薄脾則煩，不能食。食不下者，胃脘隔也。身重難以行
者，胃脈在足也。月事不來者，胞脈閉也。胞脈者，屬心而絡于胞
中。今氣上迫肺，心氣不得下通，故月事不來也。

帝曰：善！

【譯文】

黃帝問：為什麼？

岐伯說：水是屬陰的，目下也是屬陰的部位，腹部也是至陰所在
之處，所以腹中有水的，必使目下部位微腫。水氣上逆於心，迫使心
之氣火上逆，所以口苦咽乾，不能仰臥，仰臥則使水氣上逆而咳出清
水。凡是有水氣病的人，都不能仰臥，臥後就會使水氣上迫於心肺以
至感到心悸不安，驚悸就會使咳嗽加劇。腹中鳴響，是胃腸中有水氣
竄動，其病本在於胃。若水迫於脾，則心煩不能進食。飲食不進，是

水氣阻隔於胃脘。身體沉重而行動困難，是因為胃的經脈下行於足部，水氣隨經下流。婦女月經不來，是因為水氣阻滯於內，胞脈閉塞不通。胞脈屬於心而下絡於胞中，現水氣上迫於肺，使心氣不得下通，所以胞脈閉而月經不來。

黃帝說：好。

逆調論篇第三十四

提示：本篇論述了由於陰陽、榮衛失於調和所形成的內熱、裏寒、肉爍、骨痹、肉苛等病證，從而闡明陰陽偏勝、榮衛不調導致病變之理。

【原文】

黃帝問曰：人身非常溫也，非常熱也，為之熱而煩滿者，何也？

岐伯曰：陰氣少而陽氣勝，故熱而煩滿也。

帝曰：人身非衣寒也，中非有寒氣也，寒從中生者何？

岐伯曰：是人多痹氣也，陽氣少，陰氣多，故身寒如從水中出。

【譯文】

黃帝道：有的人不是因為一般的外感溫邪而發病，卻伴有發熱煩悶的現象，這是什麼原因呢？

岐伯回答說：這是由於陰氣少而陽氣盛，所以發熱而煩悶。

黃帝說：有的人穿的衣服並不單薄，也沒有為寒邪所中，卻總覺得寒氣從內而生，這是什麼原因呢？

岐伯說：是由於這種人多痹氣，陽氣少而陰氣盛，所以經常感覺身體發冷，像從冷水中出來一樣。

【原文】

帝曰：人有四肢熱，逢風寒如炙如火者，何也？

岐伯曰：是人者，陰氣虛，陽氣盛。四肢者，陽也。兩陽相得，而陰氣虛少，少水不能滅盛火，而陽獨治。獨治者，不能生長也，獨勝而止耳。逢風而如炙如火者，是人當肉爍也。

【譯文】

　　黃帝說：有的人四肢發熱，一遇到風寒，便覺得身如熱火熏炙一樣，這是什麼原因呢？

　　岐伯說：這種人多陰氣虛而陽氣盛。四肢屬陽，風邪也屬陽，屬陽的四肢感受屬陽的風邪，是兩陽相並，則陽氣更加亢盛，陽氣益盛則陰氣日益虛少，致衰少的陰氣不能熄滅旺盛的陽火，形成了陽氣獨旺的局面。現陽氣獨旺，便不能生長，以其陽氣獨生而生機停止之故。所以這種四肢熱而逢風如炙於火的，其人肌肉必然逐漸消瘦。

【原文】

　　帝曰：人有身寒，湯火不能熱，厚衣不能溫，然不凍栗，是為何病？

　　岐伯曰：是人者，素腎氣勝，以水為事，太陽氣衰，腎脂枯不長，一水不能勝兩火。腎者水也，而生于骨，腎不生，則髓不能滿，故寒甚至骨也。所以不能凍栗者，肝一陽也，心二陽也，腎孤臟也，一水不能勝二火，故不能凍栗，病名曰骨痹，是人當攣節也。

【譯文】

　　黃帝問：有的人身體寒涼，雖進湯火不能使之熱，多穿衣服也不能使之溫，卻不惡寒戰慄，這是什麼病呢？

　　岐伯說：這種人即平素腎水之氣盛，又經常接近水濕，致水寒之氣偏盛，而太陽之陽氣偏衰，太陽氣衰則腎脂枯竭不長。腎是水臟，主生長骨髓，腎脂不長，骨髓就不能充滿，因此寒冷至骨。其所以不能戰慄，是因為肝是一陽，心是二陽，一個獨陰的腎水，勝不過心肝二陽之火，所以雖寒冷，但不戰慄。這種病叫「骨痹」，病人必骨節

拘攣。

帝曰：人之肉苛者，雖近衣絮，猶尚苛也，是謂何疾？

岐伯曰：榮氣虛，衛氣實也。榮氣虛則不仁，衛氣虛則不用，榮衛俱虛，則不仁且不用，肉如故也，人身與志不相有，曰死。

【譯文】

黃帝問：有的人皮肉麻木沉重，雖穿上棉衣，仍然如故，這是什麼病呢？

岐伯說：這是由於營衛氣虛所致。營氣虛弱，則皮肉麻木不仁；衛氣虛弱，肢體就不能舉動；營氣與衛氣都很虛，則肢體既麻木不仁，又不能舉動，所以皮肉更加麻木沉重。若人的形體與內臟的神志不能相互為用，就要死亡。

【原文】

帝曰：人有逆氣，不得臥而息有音者；有不得臥而息無音者；有起居如故而息有音者；有得臥，行而喘者；有不得臥，不能行而喘者；有不得臥，臥而喘者。皆何臟使然？願聞其故。

岐伯曰：不得臥而息有音者，是陽明之逆也。足三陽者下行，今逆而上行，故息有音也。陽明者，胃脈也，胃者，六腑之海，其氣亦下行。陽明逆，不得從其道，故不得臥也。《下經》曰：胃不和則臥不安。此之謂也。

【譯文】

黃帝說：人病氣逆，有的不能安臥而呼吸有聲；有的不能安臥而呼吸無聲；有的起居如常而呼吸有聲；有的能夠安臥，行動則氣喘；有的不能安臥，也不能行動而氣喘；有的不能安臥，臥則氣喘。是哪些臟腑發病，使之這樣呢？我想知道是什麼緣故。

岐伯說：不能安臥而呼吸有聲的，是陽明經脈之氣上逆。足三陽的經脈，從頭到足，都是下行的，現在足陽明經脈之氣上逆而行，所以呼吸不利而有聲。陽明是胃脈，胃是六腑之海，胃氣也以下行為順，若陽明經脈之氣上逆，胃氣便不得循常道而下行，所以不能平臥。《下經》曾說：「胃不和則臥不安。」就是這個意思。

【原文】

夫起居如故而息有音者，此肺之絡脈逆也，絡脈不得隨經上下，故留經而不行。絡脈之病人也微，故起居如故而息有音也。

夫不得臥，臥則喘者，是水氣之客也。夫水者，循津液而流也。腎者，水臟，主津液，主臥與喘也。

帝曰：善！

【譯文】

若起居如常而呼吸有聲的，這是由於肺之絡脈不順，絡脈之氣不能隨著經脈之氣上下，故其氣留滯於經脈而不能行於絡脈。但絡脈的病比較輕，所以雖呼吸不利有聲，但起居如常。

若不能安臥，臥則氣喘的，是由於水氣侵犯肺所致。水氣是循著津液流行的道路而流動的。腎是水臟，主持津液，腎病不能主水，因此水氣上逆而犯肺，氣喘不能平臥。

黃帝說：好。

瘧論篇第三十五

提示：本篇系統地論述了瘧疾的病因、發病、病機、症狀、分類診斷、治則、治法等問題，是論瘧之專篇。

【原文】

黃帝問曰：夫痎瘧皆生于風，其蓄作有時者何也？

岐伯對曰：瘧之始發也，先起于毫毛，伸欠乃作，寒栗鼓頷，腰脊俱痛；寒去則內外皆熱，頭痛如破，渴欲冷飲。

【譯文】

黃帝問道：一般來說，瘧疾都是由於感受了風邪而引起，它的潛伏和發作有一定時間，這是什麼道理？

岐伯回答說：瘧疾開始發作的時候，先起於毫毛豎立，繼而四體不舒，欲得引申，呵欠連連，乃至寒冷發抖，下頷鼓動，腰脊疼痛；及至寒冷過去，便是全身內外發熱，頭痛有如破裂，口渴喜歡冷飲。

【原文】

帝曰：何氣使然？願聞其道。

岐伯曰：陰陽上下交爭，虛實更作，陰陽相移也。陽並于陰，則陰實而陽虛，陽明虛則寒栗鼓頷也；巨陽虛則腰背頭項痛；三陽俱虛，則陰氣勝，陰氣勝則骨寒而痛，寒生于內，故中外皆寒。陽盛則外熱，陰虛則內熱，外內皆熱，則喘而渴，故欲冷飲也。

此皆得之夏傷于暑，熱氣盛，藏于皮膚之內，腸胃之外，此榮氣之所舍也。

此令人汗空疏，腠理開，因得秋氣，汗出遇風，及得之以浴，水氣舍于皮膚之內，與衛氣並居；衛氣者，晝日行于陽，夜行于陰，此氣得陽而外出，得陰而內薄，內外相薄，是以日作。

【譯文】

黃帝道：這是什麼原因引起的？請說明它的道理。

岐伯說：這是由於陰陽上下相爭，虛實交替而作，陰陽相互移易轉化的關係。陽氣併入於陰分，使陰氣實而陽氣虛，陽明經氣虛，就寒冷發抖乃至兩頷鼓動；太陽經氣虛，便腰背頭項疼痛；三陽經氣都

虛，則陰氣更勝，陰氣勝則骨節寒冷而疼痛，寒從內生，所以內外都覺寒冷。如陰氣併入陽分，則陽氣實而陰氣虛。陽主外，陽盛就發生外熱；陰主內，陰虛就發生內熱，因此外內都發熱，熱甚的時候就氣喘口渴，所以喜歡冷飲。

這都是由於夏天傷於暑氣，熱氣過盛，並留藏於皮膚之內，腸胃之外，即榮氣居留的所在。

由於暑熱內伏，人的汗孔疏鬆，腠理開泄，一遇秋涼，汗出而感受風邪，或者洗澡而感受水氣，風邪水氣就會停留在皮膚內，與衛氣相合併居於衛氣流行的所在；而衛氣白天行於陽分，夜裏行於陰分，邪氣也隨之循行，於陽分時則外出，循行於陰分時則內搏，陰陽內外相搏，所以每日發作。

【原文】

帝曰：其間日而作者何也？

岐伯曰：其氣之舍深，內薄于陰，陽氣獨發，陰邪內著，陰與陽爭不得出，是以間日而作也。

【譯文】

黃帝道：瘧疾有隔日發作，這是為什麼？

岐伯說；因為邪氣舍留之處較深，向內迫近於陰分，致使陽氣獨行於外，而陰分之邪滯留於裏，陰與陽相爭而邪氣不能即出，所以隔一天才發作一次。

【原文】

帝曰：善！其作日晏與其日早者，何氣使然？

岐伯曰：邪氣客于風府，循膂而下，衛氣一日一夜大會于風府，其明日日下一節，故其作也晏，此先客于脊背也。每至于風府，則腠理開，腠理開則邪氣入，邪氣入則病作，以此日作稍益晏也。其出于風府，日下一節，二十五日下至　骨；二十六日入于脊內，注于伏膂

之脈；其氣上行，九日出于缺盆之中。其氣日高，故作日益早也。

其間日發者，由邪氣內薄于五臟，橫連募原也，其道遠，其氣深，其行遲，不能與衛氣俱行，不得皆出，故間日乃作也。

【譯文】

黃帝道：講得好！瘧疾發作的時間，有逐日推遲，或逐日提前的，是什麼緣故？

岐伯說：邪氣從風府穴侵入後，循脊骨逐日逐節下移。衛氣經一晝夜會於風府，而邪氣卻每日向下移行一節，所以其發作時間也就一天遲一天，這是由於邪氣先侵襲於脊骨的關係。每當衛氣會於風府時，則腠理開發，邪氣侵入，邪氣侵入與衛氣交爭，病就發作，因邪氣日下一節，所以發病時間就日益推遲了。這種邪氣侵襲風府，逐日下移一節而發病的，約經二十五日，邪氣下行至 骨；二十六日，又入於脊內，而流注於伏沖脈；再沿太沖脈上行，至九日上至於任脈天突穴之中。因為邪氣日漸上升，所以發病的時間也就一天早一天。

至於隔一天發病一次的，是因為邪氣內迫五臟，橫連膜原，它所行走的道路較遠，邪氣深藏，循行遲緩，不能和衛氣並行，邪氣與衛氣不得同時皆出，所以隔一天才能發作一次。

【原文】

帝曰：夫子言衛氣每至于風府，腠理乃發，發則邪氣入，入則病作。今衛氣日下一節，其氣之發也，不當風府，其日作者奈何？

岐伯曰：此邪氣客于頭項，循膂而下者也，故虛實不同，邪中異所，則不得當其風府也。故邪中于頭項者，氣至頭項而病；中于背者，氣至背而病；中于腰脊者，氣至腰脊而病；中于手足者，氣至手足而病；衛氣之所在，與邪氣相合，則病作。故風無常府，衛氣之所發，必開其腠理，邪氣之所合，則其府也。

【譯文】

　　黃帝道：您說衛氣每至於風府時，腠理開發，邪氣乘機襲入，邪氣入則病發作。現在又說衛氣與邪氣相遇的部位每日下行一節，那麼發病時，邪氣並不在風府，而能每日發作一次，是何道理？

　　岐伯說：以上是指邪氣侵入於頭項，循著脊骨而下這種情況說的，但人體各部分的虛實不同，而邪氣侵犯的部位也不一樣，所以邪氣侵入，不一定都在風府穴處。例如：邪中於頭項的，衛氣行至頭頂而病發；邪中於背部的，衛氣行至背部而病發；邪中於腰脊的，衛氣行至腰脊而病發；邪中於手足的，衛氣行至手足而病發。凡衛氣所行之處，和邪氣相合，那病就要發作。所以說風邪侵襲人體沒有一定的部位，只要衛氣與之相應，腠理開發，邪氣得以湊合，這就是邪氣侵入的地方，也就是發病的所在。

【原文】

　　帝曰：善！夫風之與瘧也，相似同類，而風獨常在，瘧得有時而休者，何也？

　　岐伯曰：風氣留其處，故常在；瘧氣隨經絡，沉以內薄，故衛氣應乃作。

　　帝曰：瘧先寒而後熱者，何也？

　　岐伯曰：夏傷于大暑，其汗大出，腠理開發，因遇夏氣凄滄之水寒，藏于腠理皮膚之中，秋傷于風，則病成矣。夫寒者，陰氣也；風者，陽氣也。先傷于寒而後傷于風，故先寒而後熱也，病以時作，名曰寒瘧。

【譯文】

　　黃帝道：講得好！風病和瘧疾相似而同屬一類，為什麼風病的症狀持續常在，而瘧疾卻發作有休止呢？

　　岐伯說：風邪常稽留於所中之處，所以症狀持續常在；瘧邪則是隨著經絡循行，深入體內，必須與衛氣相遇，病才發作。

黃帝道：瘧疾發作有先寒而後熱的，為什麼？

岐伯說：夏天感受了暑氣，汗大出，腠理開泄，夏日的寒涼之氣就乘機而入，留藏在腠理皮膚之中，到秋天又傷了風邪，就成為瘧疾了。水寒是一種陰氣，風邪是一種陽氣。先傷於水寒之氣，後傷於風邪，所以先寒而後熱，病的發作有一定的時間，這叫寒瘧。

【原文】

帝曰：先熱而後寒者，何也？

岐伯曰：此先傷于風，而後傷于寒，故先熱而後寒也，亦以時作，名曰溫瘧。

其但熱而不寒者，陰氣先絕，陽氣獨發，則少氣煩冤，手足熱而欲嘔，名曰癉瘧。

【譯文】

黃帝道：瘧疾發作有先熱而後寒的，為什麼？

岐伯說：這是先傷於風邪，後傷於水寒之氣，所以先熱而後寒，發作也有一定的時間，這叫溫瘧。

還有一種只發熱而不惡寒的，這是由於病人的陰氣先虧損於內，因此陽氣獨旺於外，病發作時，出現少氣煩悶，手足發熱，要想嘔吐，這叫癉瘧。

【原文】

帝曰：夫經言有餘者瀉之，不足者補之。今熱為有餘，寒為不足。夫瘧者之寒，湯火不能溫也，及其熱，冰水不能寒也。此皆有餘不足之類。當此之時，良工不能止，必須其自衰乃刺之，其故何也？願聞其說。

岐伯曰：經言無刺熇熇之熱，無刺渾渾之脈，無刺漉漉之汗，故為其病逆，未可治也。

【譯文】

　　黃帝道：醫經上說有餘的應當瀉，不足的應當補。今發熱是有餘，發冷是不足。而瘧疾的寒冷，雖然用熱水或烤火，也不能使之溫暖，及至發熱，即使用冰水，也不能使之涼爽。這些寒熱都是有餘不足之類。但當其發冷、發熱的時候，良醫也無法制止，必須待其病勢自行衰退之後，才可以施用刺法治療，這是什麼緣故？請你告訴我。

　　岐伯說：醫經上說過，有高熱時不能刺，脈搏紛亂時不能刺，汗出不止時不能刺，因為這正當邪盛氣逆的時候，所以不可立即治療。

【原文】

　　夫瘧之始發也，陽氣並于陰，當是之時，陽虛而陰盛，外無氣，故先寒慄也；陰氣逆極，則復出之陽，陽與陰復並于外，則陰虛而陽實，故先熱而渴。

　　夫瘧氣者，並于陽則陽勝，並于陰則陰勝；陰勝則寒，陽勝則熱。瘧者，風寒之氣不常也，病極則復。至病之發也，如火之熱，如風雨不可當也。故經言曰：方其盛時必毀，因其衰也，事必大昌。此之謂也。

　　夫瘧之未發也，陰未並陽，陽未並陰，因而調之，真氣得安，邪氣乃亡。故工不能治其已發，為其氣逆也。

【譯文】

　　瘧疾剛開始發作，陽氣並於陰分，此時陽虛而陰盛，外表陽氣虛，所以先寒冷發抖；至陰氣逆亂已極，勢必復出於陽分，於是陽氣與陰氣相並於外，此時陰分虛而陽分實，所以先熱而口渴。

　　因為瘧疾並於陽分，則陽氣勝，並於陰分，則陰氣勝；陰氣勝則發寒，陽氣勝則發熱。由於瘧疾感受的風寒之氣變化無常，所以其發作時，則寒熱交替，間歇發作。當這病發作的時候，像火一樣的猛烈，如狂風暴雨一樣迅不可擋。所以醫經上說：當邪氣盛極的時候，不可攻邪，攻之則正氣也必然受傷，應該乘邪氣衰退的時候而攻之，

必然獲得成功，便是這個意思。

因此治療瘧疾，應在未發的時候。陰氣尚未並於陽分，陽氣尚未並於陰分，此時進行適當的治療，則正氣不至於受傷，而邪氣可以消滅。所以醫生不能在瘧疾發病的時候進行治療，就是因為此時正氣和邪氣正在交爭逆亂。

【原文】

帝曰：善。攻之奈何？早晏何如？

岐伯曰：瘧之且發也，陰陽之且移也，必從四末始也。陽已傷，陰從之，故先其時堅束其處，令邪氣不得入，陰氣不得出，審候見之，在孫絡盛堅而血者，皆取之，此真往而未得並者也。

帝曰：瘧不發，其應何如？

岐伯曰：瘧氣者，必更盛更虛。當氣之所在也，病在陽，則熱而脈躁；在陰，則寒而脈靜；極則陰陽俱衰，衛氣相離，故病得休；衛氣集，則復病也。

【譯文】

黃帝道：講得好！瘧疾究竟該怎樣治療？時間的早晚應如何掌握？

岐伯說：瘧疾將發，正是陰陽將要相移之時，它必從四肢開始。若陽氣已被邪傷，則陰分也必將受到邪氣的影響，所以只有在未發病之先，用繩索牢固地縛住其四肢的末端，使邪氣不得入，陰氣不得出，兩者不能相移；牢縛以後，審察絡脈的情況，見其孫絡充實而鬱血的部分，都要刺出其血，這是在真氣尚未與邪氣相並之前去掉真邪，而不使邪氣入內。

黃帝道：瘧疾在不發作的時候，它的情況應該是怎樣的？

岐伯說：瘧氣留舍於人體，必然使陰陽虛實，更替而作。當邪氣所在的地方是陽分，則發熱而脈搏躁急；病在陰分，則發冷而脈搏較靜；病到極點，則陰陽二氣都已衰憊，衛氣和邪氣互相分離，病就暫

時休止；若衛氣和邪氣再相遇合，病就又發作了。

【原文】

帝曰：時有間二日或至數日發，或渴或不渴，其故何也？

岐伯曰：其間日者，邪氣與衛氣客于風府，而有時相失，不能相得，故休數日乃作也。瘧者，陰陽更勝也，或甚或不甚，故或渴或不渴。

帝曰：論言夏傷于暑，秋必病瘧，今瘧不必應者，何也？

岐伯曰：此應四時者也。其病異形者，反四時也。其以秋病者寒甚，以冬病者寒不甚，以春病者惡風，以夏病者多汗。

【譯文】

黃帝道：有些瘧疾隔二日，甚至隔數日發作一次，發作時有的口渴，有的不渴，是什麼緣故？

岐伯說：它之所以隔幾天再發作，是因為邪氣與衛氣相會於風府的時間不一致，有時不能相遇，不得皆出，所以停幾天才發作。瘧疾發病，是由於陰陽更替相勝，或重些，或輕些，所以有的口渴，有的不渴。

黃帝道：醫經上說夏傷於暑，秋必病瘧。而有些瘧疾，並不是這樣，是什麼道理？

岐伯說：夏傷於暑，秋必病瘧，這是指和四時發病規律相應而言。也有些瘧疾形症不同，是由於與四時發病規律相反而導致的。如發於秋天的，寒冷較重；發於冬天的，寒冷較輕；發於春天的，多惡風；發於夏天的，汗出得很多。

【原文】

帝曰：夫病溫瘧與寒瘧，而皆安舍，舍于何臟？

岐伯曰：溫瘧者，得之冬中于風，寒氣藏于骨髓之中，至春則陽氣大發，邪氣不能自出，因遇大暑，腦髓爍，肌肉消，腠理發洩，或

有所用力，邪氣與汗皆出。此病藏于腎，其氣先從內出之于外也。如是者，陰虛而陽盛，陽盛則熱矣，衰則氣復反入，入則陽虛，陽虛則寒矣，故先熱而後寒，名曰溫瘧。

【譯文】

黃帝道：有病溫瘧和寒瘧，邪氣如何侵入？滯留在哪一臟？

岐伯說：溫瘧是由於冬天感受風寒，邪氣留藏在骨髓之中，雖到春天陽氣生發，而邪氣仍不能自行外出，到夏天，遇到暑熱盛，使人精神倦怠，腦髓消爍，肌肉消瘦，腠理發洩，皮膚空疏，或由於勞力過度，邪氣才與汗一齊外出。這種病邪原是伏藏於腎，故其發作時，是邪氣從內而出於外。這樣的病，陰氣先虛，而陽氣偏盛，陽盛就發熱，熱極而衰，則邪氣又回入於陰，邪入於陰則陽氣又虛，陽氣虛便出現寒冷。所以這種病是先熱而後寒，名叫溫瘧。

【原文】

帝曰：癉瘧何如？

岐伯曰：癉瘧者，肺素有熱，氣盛于身，厥逆上沖，中氣實而不外泄，因有所用力，腠理開，風寒舍于皮膚之內、分肉之間而發，發則陽氣盛，陽氣盛而不衰，則病矣。其氣不及于陰，故但熱而不寒，氣內藏于心，而外舍于分肉之間，令人消爍脫肉，故命曰癉瘧。

帝曰：善。

【譯文】

黃帝道：癉瘧的情況怎樣？

岐伯說：癉瘧是由於肺臟素來有熱，肺氣壅盛，氣逆而上沖，以致胸中氣實，不能發洩，適勞力之後，腠理開泄，風寒之邪便乘機侵襲於皮膚之內、肌肉之間而發病，發病則陽氣偏盛，陽氣盛而不見衰減，於是就發熱了。因邪氣不入於陰分，所以只是熱而不惡寒，這種病邪內伏於心臟，而外出留連於肌肉之間，能使人肌肉瘦削，所以名

叫瘴瘧。

　　黄帝道：講得好！

刺瘧篇第三十六

　　提示：本篇根據經絡臟腑理論將瘧疾分為六經瘧、五臟瘧、胃瘧等十二種瘧疾，著重闡述了這十二種瘧疾的症狀和治法，指出了治療的重點在於針刺。

【原文】

　　足太陽之瘧，令人腰痛頭重，寒從背起，先寒後熱，熇熇暍暍然，熱止汗出，難已，刺郄中出血。

　　足少陽之瘧，令人身體解，寒不甚，熱不甚，惡見人，見人心惕惕然，熱多，汗出甚，刺足少陽。

　　足陽明之瘧，令人先寒，灑淅灑淅，寒甚久乃熱，熱去汗出，喜見日月光火氣，乃快然，刺足陽明跗上。

【譯文】

　　足太陽經的瘧疾，使人腰痛頭重，寒冷從脊背而起，先寒後熱，熱勢很盛，熱止汗出，這種瘧疾，不易痊癒，治療方法是刺委中穴出血。

　　足少陽經的瘧疾，使人身倦無力，惡寒發熱都不很厲害，怕見人，看見人就感到恐懼，發熱的時間比較長，汗出也很多，治療方法是刺足少陽經。

　　足陽明經的瘧疾，使人先覺冷，逐漸惡寒加劇，很久才發熱，退熱時便汗出。這種病人，喜歡亮光，喜歡向火取暖，見到亮光以及火氣，就感到爽快，治療方法是刺足陽明經足背上的衝陽穴。

【原文】

　　足太陰之瘧，令人不樂，好太息，不嗜食，多寒熱汗出，病至則善嘔，嘔已乃衰，即取之。

　　足少陰之瘧，令人嘔吐甚，多寒熱，熱多寒少，欲閉戶牖而處，其病難已。

　　足厥陰之瘧，令人腰痛，少腹滿，小便不利，如癃狀，非癃也，數便，意恐懼，氣不足，腹中悒悒，刺足厥陰。

【譯文】

　　足太陰經的瘧疾，使人悶悶不樂，時常要歎息，不想吃東西，多發寒熱，汗出也多，病發作時容易嘔吐，吐後病勢減輕，治療方法是刺足太陰經的公孫穴。

　　足少陰經的瘧疾，使人發生劇烈嘔吐，多發寒熱，熱多寒少，常常喜歡緊閉門窗而居，這種病不易痊癒。

　　足厥陰經的瘧疾，使人腰痛，少腹脹滿，小便不利，似乎癃病，而實非癃病，只是小便頻數不爽，病人心中恐懼，氣分不足，腹中鬱滯不暢，治療方法是刺足厥陰經的太沖穴。

【原文】

　　肺瘧者，令人心寒，寒甚熱，熱間善驚，如有所見者，刺手太陰、陽明。

　　心瘧者，令人煩心甚，欲得清水，反寒多，不甚熱，刺手少陰。

　　肝瘧者，令人色蒼蒼然，太息，其狀若死者，刺足厥陰見血。

　　脾瘧者，令人寒，腹中痛，熱則腸中鳴，鳴已汗出，刺足太陰。

　　腎瘧者，令人灑灑然，腰脊痛宛轉，大便難，目眴眴然，手足寒，刺足太陽、少陰。

　　胃瘧者，令人疸病也，善饑而不能食，食而支滿腹大，刺足陽明、太陰橫脈出血。

【譯文】

　　肺瘧，使人心裏感到發冷，冷極則發熱，熱時容易發驚，好像見到了可怕的事物，治療方法是刺手太陰、手陽明兩經。

　　心瘧，使人心中煩熱得很屬害，想喝冷水，但身上反覺寒多而不太熱，治療方法是刺手少陰經。

　　肝瘧，使人面色蒼青，時欲歎息，屬害的時候，形狀如死，治療方法是刺足厥陰經出血。

　　脾瘧，使人發冷，腹中痛，待到發熱時，則脾氣行而腸中鳴響，腸鳴後陽氣外達而汗出，治療方法是刺足太陰經。

　　腎瘧，使人感到寒冷，腰脊疼痛，難以轉側，大便困難，目眩，手足冷，治療方法是刺足太陽、足少陰兩經。

　　胃瘧，發病時使人易覺饑餓，但又不能進食，進食就感到脘腹脹滿膨大，治療方法是取足陽明、足太陰兩經的絡脈，刺出其血。

【原文】

　　瘧發身方熱，刺跗上動脈，開其空，出其血，立寒；瘧方欲寒，刺手陽明太陰、足陽明太陰。瘧脈滿大急，刺背俞，用中針，傍伍胠俞各一，適肥瘦，出其血也。瘧脈小實急，灸脛少陰，刺指井。瘧脈滿大急，刺背俞，用五胠俞、背俞各一，適行至于血也。瘧脈緩大虛，便宜用藥，不宜用針。

【譯文】

　　治療瘧疾，在剛發熱的時候，刺足背上的動脈，開通經穴，刺出血，可立即熱退身涼；如瘧疾剛要發冷的時候可刺手陽明、太陰經和足陽明、太陰經的腧穴。如瘧疾病人的脈搏滿大而急，刺背部的腧穴，用中等針靠近五胠腧各取一穴，並根據病人形體的胖瘦，確定針刺出血的多少。如瘧疾病人的脈搏小實而急的，灸足脛部的少陰經穴，並刺足趾端的井穴。如瘧疾病人的脈搏緩大而虛的，就應該用藥治療，不宜用針刺。

【原文】

　　凡治瘧，先發如食頃，乃可以治，過之則失時也。

　　諸瘧而脈不見，刺十指間出血，血去必已；先視身之赤如小豆者，盡取之。

　　十二瘧者，其發各不同時，察其病形，以知其何脈之病也。先其發時如食頃而刺之，一刺則衰，二刺則知，三刺則已；不已，刺舌下兩脈出血；不已，刺郤中盛經出血，又刺項已下俠脊者，必已。舌下兩脈者，廉泉也。

【譯文】

　　大凡治療瘧疾，應在病沒有發作之前約一頓飯的時候，予以治療，過了這個時間，就會失去時機。

　　凡瘧疾病人脈沉伏不見的，急刺十指間出血，血出病必癒；若先見皮膚上發出像赤小豆的紅點，應都用針刺去。

　　上述十二種瘧疾，其發作各有不同的時間，應觀察病人的症狀，從而瞭解病屬於哪一經脈。如在發作前約一頓飯的時候就給以針刺，刺一次病勢衰減，刺二次病就顯著好轉，刺三次病即痊癒；如不癒，可刺舌下兩脈出血；如再不癒，可取委中血盛的經絡，刺出其血，並刺項部以下挾脊兩旁的經穴，這樣，病一定會痊癒。上面所說的舌下兩脈，指的就是廉泉穴。

【原文】

　　刺瘧者，必先問其病之所先發者，先刺之。先頭痛及重者，先刺頭上及兩額、兩眉間出血。先項背痛者，先刺之。先腰脊痛者，先刺郤中出血。先手臂痛者，先刺手少陰、陽明十指間。先足脛酸痛者，先刺足陽明十指間出血。

【譯文】

　　凡刺瘧疾，必先問明病人發作時最先感覺症狀的部位，給以先

刺。如先頭痛頭重的，就先刺頭上及兩額、兩眉間出血。先發頸項脊背痛的，就先刺頸項和背部。先腰脊痛的，就先刺委中出血。先手臂痛的，就先刺手少陰、手陽明經的十指間的孔穴。先足脛酸痛的，就先刺足陽明經十趾間出血。

【原文】

風瘧，瘧發則汗出惡風，刺三陽經背俞之血者。酸痛甚，按之不可，名曰胕髓病，以鑱針針絕骨出血，立已。身體小痛，刺至陰。諸陰之井，無出血，間日一刺。瘧不渴，間日而作，刺足太陽；渴而間日作，刺足少陽；溫瘧汗不出，為五十九刺。

【譯文】

風瘧發作時是汗出怕風，可刺三陽經背部的腧穴出血。小腿酸疼劇烈而拒按的，名叫胕髓病，可用鑱針刺絕骨穴出血，其痛可以立止。如身體稍感疼痛，刺至陰穴。但應注意，凡刺諸陰經的井穴，皆不可出血，並應隔日刺一次。瘧疾口不渴而間日發作的，刺足太陽經；如口渴而間日發作的，刺足少陽經；溫瘧而汗不出的，用「五十九刺」的方法。

氣厥論篇第三十七

提示：本篇闡述了五臟六腑寒熱相移引起的多種病變，而這些病變皆屬臟腑氣機逆亂所致，這說明臟腑之間有著密切的聯繫，一臟腑有病，可影響到其他臟腑。

【原文】

黃帝問曰：五臟六腑，寒熱相移者何？

岐伯曰：腎移寒于脾，癰腫，少氣。

脾移寒于肝，癰腫，筋攣。

肝移寒于心，狂，隔中。

心移寒于肺，肺消。肺消者，飲一溲二，死不治。

肺移寒于腎，為湧水。湧水者，按腹不堅，水氣客于大腸，疾行則鳴濯濯，如囊裹漿，水之病也。

脾移熱于肝，則為驚衄。

肝移熱于心，則死。

心移熱于肺，傳為鬲消。

【譯文】

黃帝問道：五臟六腑的寒熱互相轉移的情況是怎樣的？

岐伯說：腎移寒於脾，則病癰腫和少氣。

脾移寒於肝，則病癰腫和筋攣。

肝移寒於心，則病發狂和胸中隔塞。

心移寒於肺，則為肺消。肺消病的症狀是飲水一分，小便要排二分，屬無法治療的死證。

肺移寒於腎，則為湧水。湧水病的症狀是腹部按之不甚堅硬，但因水氣留居於大腸，故快走時腸中濯濯鳴響，如皮囊裝水一樣，這是水氣之病。

脾移熱於肝，則病驚駭和鼻衄。

肝移熱於心，則引起死亡。

心移熱於肺，日久則為鬲消病。

【原文】

肺移熱于腎，傳為柔痓。

腎移熱于脾，傳為虛，腸澼死，不可治。

胞移熱于膀胱，則癃，溺血。

膀胱移熱于小腸，鬲腸不便，上為口糜。

小腸移熱于大腸，為虙瘕，為沉。

大腸移熱于胃，善食而瘦入，謂之食亦。

胃移熱于膽，亦曰食亦。

膽移熱于腦，則辛鼻淵。鼻淵者，濁涕下不止也，傳為衄衊瞑目。故得之氣厥也。

【譯文】

肺移熱於腎，日久則為柔痓病。

腎移熱於脾，日久漸成虛損；若發展為腸澼，便會成為無法治療的死證。

胞移熱於膀胱，則小便不利和尿血。

膀胱移熱於小腸，使腸道隔塞，大便不通，熱氣上行，以至口舌糜爛。

小腸移熱於大腸，則熱結不散，成為伏瘕，或為痔瘡。

大腸移熱於胃，則使人飲食增加而體瘦無力，病稱為食亦。

胃移熱於膽，也病食亦。

膽移熱於腦，則鼻樑內感覺辛辣而成為鼻淵；鼻淵的症狀，是常鼻流濁涕不止，日久可至鼻中流血，兩目不明。以上各種病證，皆由於寒熱之氣厥逆，在臟腑中互相移傳而引起。

咳論篇第三十八

提示：本篇從整體觀念出發，系統地論述了咳嗽的病因、病機、分類、症狀、傳變及治療等問題，為論咳之專篇。

【原文】

黃帝問曰：肺之令人咳，何也？

岐伯對曰：五臟六腑皆令人咳，非獨肺也。

帝曰：願聞其狀。

岐伯曰：皮毛者，肺之合也；皮毛先受邪氣，邪氣以從其合也。其寒飲食入胃，從肺脈上于肺則肺寒，肺寒則外內合邪，因而客之，則為肺咳。五臟各以其時受病，非其時，各傳以與之。

人與天地相參，故五臟各以治時，感于寒則受病，微則為咳，甚則為泄、為痛。乘秋則肺先受邪，乘春則肝先受之，乘夏則心先受之，乘至陰則脾先受之，乘冬則腎先受之。

【譯文】

黃帝問道：肺臟有病，能使人咳嗽，這是什麼道理？

岐伯回答說：五臟六腑有病，都能使人咳嗽，不單是肺病如此。

黃帝說：請告訴我各種咳嗽的症狀。

岐伯說：皮毛與肺是相配合的，皮毛先感受了外邪，邪氣就會影響到肺臟。再由於吃了寒冷的飲食，寒氣在胃循著肺脈上於肺，引起肺寒，這樣就使內外寒邪相合，停留於肺臟，從而成為肺咳。這是肺咳的情況。至於五臟六腑之咳，是五臟各在其所主的時令受病，並非在肺的主時受病，而是各臟之病傳給肺的。

人和自然界是相應的，故五臟在其所主的時令受了寒邪，便能得病；若輕微的，會發生咳嗽；嚴重的，寒氣入裏就成為腹瀉、腹痛。所以當秋天的時候，肺先受邪；當春天的時候，肝先受邪；當夏天的時候，心先受邪；當長夏的時候，脾先受邪；當冬天的時候，腎先受邪。

【原文】

帝曰：何以異之？

岐伯曰：肺咳之狀，咳而喘息有音，甚則唾血。心咳之狀，咳則心痛，喉仲介介如梗狀，甚則咽腫喉痹。肝咳之狀，咳則兩脅下痛，甚則不可以轉，轉則兩胠下滿。脾咳之狀，咳則右脅下痛，陰陰引肩背，甚則不可以動，動則咳劇。腎咳之狀，咳則腰背相引而痛，甚則咳涎。

【譯文】

　　黃帝道：這些咳嗽該怎樣鑒別呢？

　　岐伯說：肺咳的症狀，咳而氣喘，呼吸有聲，嚴重時還會唾血。心咳的症狀，咳則心痛，喉中好像有東西梗塞一樣，嚴重時還會咽喉腫痛閉塞。肝咳的症狀，咳則兩側脅肋下疼痛，嚴重時還會痛得不能轉側，轉側則兩脅下脹滿。脾咳的症狀，咳則右脅下疼痛，並隱隱疼痛牽引肩背，嚴重時不可以動，一動就會使咳嗽加劇。腎咳的症狀，咳則腰背互相牽引作痛，嚴重時還會咳吐痰涎。

【原文】

　　帝曰：六腑之咳奈何？安所受病？

　　岐伯曰：五臟之久咳，乃移于六腑。脾咳不已，則胃受之；胃咳之狀，咳而嘔，嘔甚則長蟲出。肝咳不已，則膽受之；膽咳之狀，咳嘔膽汁。肺咳不已，則大腸受之；大腸咳狀，咳而遺失。心咳不已，則小腸受之；小腸咳狀，咳而失氣，氣與咳俱失。腎咳不已，則膀胱受之；膀胱咳狀，咳而遺溺。久咳不已，則三焦受之；三焦咳狀，咳而腹滿，不欲食飲。

　　此皆聚于胃，關于肺，使人多涕唾而面浮腫氣逆也。

【譯文】

　　黃帝道：六腑咳嗽的症狀如何？是怎樣受病的？

　　岐伯說：五臟咳嗽日久不癒，就要傳移於六腑。例如脾咳不癒，胃就受病；胃咳的症狀是咳而嘔吐，嚴重時還會嘔出蛔蟲。肝咳不癒，膽就受病；膽咳的症狀是咳而嘔吐膽汁。肺咳不癒，大腸就受病；大腸咳的症狀是咳而大便失禁。心咳不癒，小腸就受病；小腸咳的症狀是咳而放屁，而且往往是咳嗽與失氣同時出現。腎咳不癒，膀胱受病；膀胱咳的症狀是咳而遺尿。以上各種咳嗽，如經久不癒，會使三焦受病，三焦咳的症狀是咳而腹滿，不想飲食。

　　凡此咳嗽，不論由於哪一臟腑的病變，其邪必聚於胃，並循著肺

的經脈而影響及肺，才能使人多痰涕，面部浮腫，咳嗽氣逆。

【原文】

帝曰：治之奈何？

岐伯曰：治臟者，治其俞；治腑者，治其合；浮腫者，治其經。

帝曰：善。

【譯文】

黃帝道：治療的方法怎樣？

岐伯說：治五臟的咳，取其腧穴；治六腑的咳，取其合穴；凡咳而浮腫的，可取有關臟腑的經穴而分治之。

黃帝道：講得好！

舉痛論篇第三十九

提示：本篇論述痛證的病因，主要是因於寒，但無論是因寒或因熱，痛的病灶，總是在經脈裏；痛的病變，總是在氣和血方面，這是一定的。此外，篇中另外敘述了九氣之病的症狀和病理。

【原文】

黃帝問曰：余聞善言天者，必有驗于人；善言古者，必有合于今；善言人者，必有厭于己。如此則道不惑而要數極，所謂明也。今余問于夫子，令言而可知，視而可見，捫而可得，令驗于己而發蒙解惑，可得而聞乎？

岐伯再拜稽首對曰：何道之問也？

【譯文】

黃帝問道：我聽說善於談論天道的，必能將天道驗證於人事；善

於談論歷史的，必能將歷史應合於今事；善於談論人事的，必能結合自己的情況。這樣，才能掌握事物的規律而不迷惑，瞭解事物的要領極其透徹，這就是所謂明達事理的人。現在我想請教先生，希望能將問診所知、望診所見、切診所得的情況告訴我，使我有所體驗，啟發蒙昧，解除疑惑，你能告訴我嗎？

岐伯再次跪拜回答說：你要問的是哪些道理呢？

【原文】

帝曰：願聞人之五臟卒痛，何氣使然？

岐伯對曰：經脈流行不止，環周不休。寒氣入經而稽遲，泣而不行，客于脈外則血少，客于脈中則氣不通，故卒然而痛。

【譯文】

黃帝問：我想聽聽人體的五臟突然作痛，是由什麼邪氣造成的呢？

岐伯回答說：人體經脈中的氣血流行不止，循環不息。如果寒邪侵入了經脈，則經脈氣血的循行遲滯、凝澀而不暢行；假如寒邪侵襲於經脈之外，會使經脈凝澀而血少，寒邪侵襲在經脈之內，則會使脈氣留止而不通，所以會突然作痛。

【原文】

帝曰：其痛或卒然而止者；或痛甚不休者；或痛甚不可按者；或按之而痛止者；或按之無益者；或喘動應手者；或心與背相引而痛者；或脅肋與少腹相引而痛者；或腹痛引陰股者；或痛宿昔而成積者；或卒然痛死不知人；有少間復生者；或痛而嘔者；或腹痛而後泄者；或痛而閉不通者。凡此諸痛，各不同形，別之奈何？

【譯文】

黃帝說：其疼痛有突然停止的；有疼得很劇烈而不停止的；有痛

得很劇烈而不能按壓的；有按壓而疼痛停止的；有按壓也不見緩解的；有疼痛跳動應手的；有心和背部相互牽引而痛的；有脅肋和腹相互牽引而痛的；有腹痛牽引大腿內側的；有疼痛日久而成積聚的；有突然疼痛昏厥如死，不知人事，稍停片刻而又清醒的；有痛而嘔吐的；有腹痛而後泄瀉的；有痛而大便閉結不通的。以上這些疼痛的情況，其病症各不相同，如何加以區別呢？

【原文】

岐伯曰：寒氣客于脈外則脈寒，脈寒則縮踡，縮踡則脈絀急，絀急則外引小絡，故卒然而痛，得炅則痛立止；因重中于寒，則痛久矣。

寒氣客于經脈之中，與炅氣相薄則脈滿，滿則痛而不可按也。寒氣稽留，炅氣從上，則脈充大而血氣亂，故痛甚不可按也。

寒氣客于腸胃之間，膜原之下，血不得散，小絡急引，故痛；按之則血氣散，故按之痛止。

寒氣客于俠脊之脈，則深按之不能及，故按之無益也。

寒氣客于沖脈，沖脈起于關元，隨腹直上，寒氣客則脈不通，脈不通則氣因之，故喘動應手矣。

【譯文】

岐伯說：寒氣侵襲於脈外，則經脈受寒，經脈受寒則會收縮不伸，收縮不伸則會導致屈曲拘急，因而牽引在外的細小脈絡，內外引急，故突然發生疼痛，如果得到熱氣，則疼痛立刻停止。假如再次感受寒邪，衛陽受損人就會久痛不止。

寒氣侵襲於經脈之中，和人體本身的熱氣相互搏爭，則經脈充滿，脈滿為實，不任壓迫，故痛而不可按。寒邪停留於脈中，人體本身的熱氣則隨之而上，與寒邪相搏，使經脈充滿，氣血運行紊亂，故疼痛劇烈而不可觸按。

寒氣侵入腸胃之間，膜原之下，就會導致血氣不能散行，細小的

脈絡拘急牽引而痛；如果以手按揉，瘀滯的血氣得以散行，所以按它疼痛停止。

　　寒氣侵襲於督脈，由於邪侵的部位較深，按揉難以達到病所，故按揉也無濟於事。

　　寒氣侵襲於沖脈之中，沖脈是從小腹關元穴開始，循腹上行的經脈。如因寒氣侵入則沖脈不通，脈不通則氣因之鼓脈欲通，故腹痛而跳動應手。

【原文】

　　寒氣客于背俞之脈，則脈泣，脈泣則血虛，血虛則痛，其俞注于心，故相引而痛。按之則熱氣至，熱氣至則痛止矣。

　　寒氣客于厥陰之脈，厥陰之脈者，絡陰器，系于肝，寒氣客于脈中，則血泣脈急，故脅肋與少腹相引痛矣。

　　厥氣客于陰股，寒氣上及少腹，血泣在下相引，故腹痛引陰股。

　　寒氣客于小腸膜原之間，絡血之中，血泣不得注于大經，血氣稽留不得行，故宿昔而成積矣。

　　寒氣客于五臟，厥逆上泄，陰氣竭，陽氣未入，故卒然痛死不知人，氣復反則生矣。

　　寒氣客于腸胃，厥逆上出，故痛而嘔也。

　　寒氣客于小腸，小腸不得成聚，故後泄腹痛矣。

　　熱氣留于小腸，腸中痛，癉熱焦渴，則堅乾不得出，故痛而閉不通矣。

【譯文】

　　寒氣侵於背腧足太陽之脈，則血脈流行滯澀，脈澀則會導致血虛，血虛則會導致疼痛，因足太陽脈背腧與心相連，故心與背相引而痛，通過按揉能使熱氣來復，熱氣來復則會使寒邪消散，故疼痛即可停止。

　　寒氣侵襲於足厥陰之脈，足厥陰之脈循股陰入毛中，環陰器抵少

腹，布脅肋而屬於肝，寒邪侵入於脈中，則血凝澀而脈緊急，故脅肋與少腹牽引作痛。

寒厥之氣侵襲於陰股，氣血不和而累及上方的少腹，陰股之血凝滯，在下相引，因此腹痛會牽連陰股。

寒氣侵襲於小腸膜原之間、絡血之中，致使絡血凝澀不能流注於大經脈，固而血氣留止不能暢行，故日久就會形成積聚。

寒氣侵襲於五臟，迫使五臟之氣逆而上行，以致臟氣上越外泄，陰氣衰竭於內，陽氣不得入，陰陽暫時相離，故突然疼痛昏死，不知人事；如果陽氣復返，陰陽相接，則可以蘇醒。

寒氣侵襲於腸胃，迫使腸胃之氣逆而上行，故出現腹痛而嘔吐。

寒氣侵襲於小腸，小腸為受盛之腑，因受寒而陽氣不化，水穀不得停留，故泄瀉而腹痛。

如果是熱邪留蓄於小腸，也會發生腸中疼痛，由於內熱傷津而唇焦口渴，大便堅硬難以排出，故腹痛而大便閉結不通。

【原文】

帝曰：所謂言而可知者也，視而可見奈何？

岐伯曰：五臟六腑，固盡有部，視其五色，黃赤為熱，白為寒，青黑為痛，此所謂視而可見者也。

帝曰：捫而可得奈何？

岐伯曰：視其主病之脈，堅而血及陷下者，皆可捫而得也。

【譯文】

黃帝問：以上所說從問診中可以瞭解。至於望診可見又是怎樣的呢？

岐伯說：五臟六腑在面部各有所屬部位，通過望面部五色的變化就可以診斷疾病，如黃色赤色主熱，白色主寒，青色黑色主痛，這就是通過望診可以瞭解的。

黃帝問：用手切診而知病情是怎樣的呢？

岐伯說：看他主病的經脈，然後以手循按，如果脈堅實的，是有邪氣結聚；如果是氣血留滯的，脈必充盛而高起；如果脈陷下的，是氣血不足，多屬陰證。這些都是可以用手捫（按）切而得知的。

【原文】

帝曰：善。余知百病生于氣也。怒則氣上，喜則氣緩，悲則氣消，恐則氣下，寒則氣收，炅則氣泄，驚則氣亂，勞則氣耗，思則氣結，九氣不同，何病之生？

岐伯曰：怒則氣逆，甚則嘔血及飧泄，故氣上矣。喜則氣和志達，榮衛通利，故氣緩矣。悲則心系急，肺布葉舉，而上焦不通，榮衛不散，熱氣在中，故氣消矣。

恐則精卻，卻則上焦閉，閉則氣還，還則下焦脹，故氣不行矣。

寒則腠理閉，氣不行，故氣收矣。炅則腠理開，榮衛通，汗大泄，故氣泄。

驚則心無所倚，神無所歸，慮無所定，故氣亂矣。勞則喘息汗出，外內皆越，故氣耗矣。思則心有所存，神有所歸，正氣留而不行，故氣結矣。

【譯文】

黃帝說：好。我已知道許多疾病的發生，都是由氣機失調引起的，如暴怒則氣上逆，喜則氣舒緩，悲哀則氣消沉，恐懼則氣下陷，遇寒則氣收斂，受熱則氣外泄，受驚則氣紊亂，過勞則氣耗散，思慮則氣鬱結。這九種氣的變化各不相同，會發生怎樣的疾病呢？

岐伯說：大怒則使肝氣上逆，血隨氣逆，嚴重時還會引起嘔血或飧泄，所以說是氣上。喜則氣和順而志意暢達，容衛之氣通利，所以說是氣緩。悲哀太過則心系急迫，因悲為肺志，悲傷肺則肺葉張舉，上焦隨之閉塞不通，營衛之氣得不到布散，熱氣鬱閉於中而耗損肺氣，所以說是氣消。

恐懼則使精氣下陷，精氣下陷則升降不交，因此上焦閉塞，上焦

閉塞則氣還歸於下，氣鬱於下則下焦脹滿，所以說是氣不行。

寒冷之氣侵襲人體，則使腠理閉密，營衛之氣不得暢行而收斂於內，所以說是氣收。火熱之氣能使人腠理開放，營衛過於通暢，汗液大量外出，致使氣隨津泄，所以說是氣泄。

受驚則心悸動無所依附，神志無所歸宿，心中疑慮不定，所以說是氣亂。勞役過度則氣動喘息，汗出過多，喘則內氣越，汗出過多則外氣越，內外之氣皆泄越，所以說是氣耗。思則精力集中，心有所存，神歸一處，以致正氣留結而不運行，所以說是氣結。

腹中論篇第四十

提示：本篇論述了鼓脹、血枯、伏梁、熱中、消中、厥逆等病證的病機和治法。由於這些疾病皆生於腹中，故篇名曰「腹中論」。

【原文】

黃帝問曰：有病心腹滿，旦食則不能暮食，此為何病？

岐伯對曰：名為鼓脹。

帝曰：治之奈何？

岐伯曰：治之以雞矢醴，一劑知，二劑已。

帝曰：其時有復發者，何也？

岐伯曰：此飲食不節，故時有病也。雖然其病且已，時故當病，氣聚于腹也。

【譯文】

黃帝問道：有一種心腹脹滿的病，早晨吃了飯晚上就不能再吃，這是什麼病呢？

岐伯回答說：這叫鼓脹病。

黃帝說：如何治療呢？

岐伯說：可用雞矢醴來治療，一劑就能見效，兩劑病就好了。

黃帝說：這種病有時還會復發是為什麼呢？

岐伯說：這是因為飲食不注意，所以病有時復發。這種情況多是正當疾病將要痊癒時，而又復傷於飲食，使邪氣復聚於腹中，因此鼓脹就會再發。

【原文】

帝曰：有病胸脅支滿者，妨于食，病至則先聞腥臊臭，出清液，先唾血，四肢清，目眩，時時前後血，病名為何？何以得之？

岐伯曰：病名血枯。此得之年少時，有所大脫血；若醉入房中，氣竭肝傷，故月事衰少不來也。

帝曰：治之奈何？復以何術？

岐伯曰：以四烏鰂骨一藘茹二物併合之，丸以雀卵，大如小豆；以五丸為後飯，飲以鮑魚汁，利腸中及傷肝也。

【譯文】

黃帝問：有一種胸脅脹滿的病，妨礙飲食，發病時先聞到腥臊的氣味，鼻流清涕，先唾血，逐漸四肢清冷，頭目眩暈，時常大小便出血，這種病叫什麼名字？是什麼原因引起的？

岐伯說：這種病的名字叫血枯。得病的原因是在少年的時候患過大出血病，使內臟有所損傷；或者是醉後肆行房事，使腎氣竭，肝血傷，所以月經衰少甚至閉止而不來。

黃帝問：怎樣治療呢？要用什麼方法使其恢復？

岐伯說：用四份烏賊骨，一份藘茹，二藥混合，以雀卵為丸，製成如小豆大的丸藥，每次服五丸，飯前服藥，飲以鮑魚汁。這個方法可以通利腸道，補益損傷的肝臟。

【原文】

帝曰：病有少腹盛，上下左右皆有根，此為何病？可治不？

岐伯曰：病名曰伏梁。

帝曰：伏梁何因而得之？

岐伯曰：裹大膿血，居腸胃之外，不可治，治之每切按之致死。

帝曰：何以然？

岐伯曰：此下則因陰，必下膿血，上則迫胃脘，生鬲，俠胃脘內癰。此久病也，難治。居臍上為逆，居臍下為從，勿動亟奪。論在刺法中。

【譯文】

黃帝問：病有少腹堅硬盛滿，上下左右都有根蒂，這是什麼病呢？可以治療嗎？

岐伯說：這種病的名字叫伏梁。

黃帝問：伏梁病是什麼引起的？

岐伯說：小腹部裹藏著大量膿血，居於腸胃之外，不可能治癒的。在診治時，不宜重按，否則會因重按而致死。

黃帝問：為什麼會這樣呢？

岐伯說：此下為小腹及二陰，按摩則使膿血下出；此上是胃脘部，按摩則上迫胃脘，會使橫膈與胃脘之間發生癰。此為根深蒂固的久病，故難治療。一般說，這種病生在臍上的為逆症，生在臍下的為順症，注意別屢屢勞動。關於本病的治法，在《刺法》中有所論述。

【原文】

帝曰：人有身體髀股䯒皆腫，環臍而痛，是為何病？

岐伯曰：病名伏梁，此風根也。其氣溢于大腸，而著于肓，肓之原在臍下，故環臍而痛也。不可動之，動之為水溺濇之病。

帝曰：夫子數言熱中、消中，不可服膏粱、芳草、石藥，石藥發癲，芳草發狂。夫熱中、消中者，皆富貴人也，今禁膏粱，是不合其心，禁芳草、石藥，是病不癒，願聞其說。

岐伯曰：夫芳草之氣美，石藥之氣悍，二者其氣急疾堅勁，故非

緩心和人，不可以服此二者。

【譯文】

黃帝問：有人身體髀、股、小腿等部位都發腫，且環繞臍部疼痛，這是什麼病呢？

岐伯說：病的名字叫伏梁，這是由於宿受風寒所致。風寒之氣充溢於大腸而留著於肓，肓的根源在臍下氣海，所以繞臍而痛。這種病不可用攻下的方法治療，如果誤用攻下，就會發生小便澀滯不利的病。

黃帝說：先生屢次說患熱中、消中病的人，不能吃肥甘厚味，也不能吃芳香藥草和金石藥，因為金石藥物能使人發癲，芳草藥物能使人發狂。大凡患熱中、消中病的，多是富貴之人，現在如禁止他們吃肥甘厚味，則不適合他們的心意，不使用芳草石藥，又治不好他們的病，這種情況如何處理呢？我願意聽聽你的意見。

岐伯說：芳草之氣多香竄，石藥之氣多猛悍，這兩類藥物的性能都是急疾堅勁的，若非性情和緩的人，不可以服用這兩類藥物。

【原文】

帝曰：不可以服此二者，何以然？

岐伯曰：夫熱氣慓悍，藥氣亦然，二者相遇，恐內傷脾。脾者土也而惡木，服此藥者，至甲乙日更論。

帝曰：善。有病膺腫頸痛，胸滿腹脹，此為何病？何以得之？

岐伯曰：名厥逆。

帝曰：治之奈何？

岐伯曰：灸之則暗，石之則狂，須其氣並，乃可治也。

【譯文】

黃帝問：不可以服用這兩類藥物，是什麼道理呢？

岐伯說：因為患這種病的人平素嗜食肥甘而生內熱，熱氣本身是

慓悍的，藥物的性能也是這樣，兩者遇在一起，恐怕會損傷人的脾氣，脾屬土而惡木，所以服用這類藥物，在甲乙日，病情就會更加嚴重。

黃帝說：好。有人患脣腫頸痛、胸滿腹脹，這是什麼病呢？是什麼原因引起的？

岐伯說：病名叫厥逆。

黃帝問：怎樣治療呢？

岐伯說：這種病如果用灸法便會失音，用針刺就會發狂，必須等到陰陽之氣上下相合，才能進行治療。

【原文】

帝曰：何以然？

岐伯曰：陽氣重上，有餘于上，灸之則陽氣入陰，入則喑；石之則陽氣虛，虛則狂。須其氣並而治之，可使全也。

帝曰：善。何以知懷子之且生也？

岐伯曰：身有病無邪脈也。

【譯文】

黃帝說：為什麼呢？

岐伯說：上本為陽，陽氣又逆於上，重陽在上，則有餘於上，若再用灸法，是以火濟火，陽盛入陰，陰不能上承，故發生失音；若用砭石針刺，陽氣隨刺外泄則虛，神失其守，故發生神志失常的狂症；必須在陽氣從上下降，陰氣從下上升，陰陽二氣交並以後再進行治療，才可以獲得痊癒。

黃帝說：好。如何知道婦女懷孕並且要生產呢？

岐伯說：其身體似有某些病的徵候，但不見有病脈，就可以診為妊娠。

【原文】

　　帝曰：病熱而有所痛者，何也？

　　岐伯曰：病熱者，陽脈也，以三陽之動也。人迎一盛少陽，二盛太陽，三盛陽明。入陰也，夫陽入于陰，故病在頭與腹，乃䐜而頭痛也。

　　帝曰：善。

【譯文】

　　黃帝問：有病發熱而兼有疼痛的是什麼原因呢？

　　岐伯說：陽脈是主熱證的，外感發熱是三陽受邪，三陽脈顯然是盛的。若人迎大一倍於寸口，是病在少陽；大二倍於寸口，是病在太陽；大三倍於寸口，是病在陽明。三陽既畢，則傳入于三陰。病在三陽，則發熱頭痛，今傳入於三陰，就會出現腹部脹滿，所以病人有腹脹和頭痛的症狀。

　　黃帝說：好。

刺腰痛篇第四十一

　　本篇論述了由於太陽、少陽、陽明、少陰等正經以及某些正經之別絡和某些奇經等發生病變引起的腰痛的臨床表現、針刺法以及針刺部位等問題。

【原文】

　　足太陽脈令人腰痛，引項脊尻背如重狀，刺其郄中太陽正經出血，春無見血。

　　少陽令人腰痛，如以針刺其皮中，循循然不可以俯仰，不可以顧，刺少陽成骨之端出血，成骨在膝外廉之骨獨起者，夏無見血。

　　陽明令人腰痛，不可以顧，顧如有見者，善悲，刺陽明于前三

痏，上下和之出血，秋無見血。

【譯文】

　　足太陽經脈發病使人腰痛，痛時牽引項脊尻背，好像擔負著沉重的東西一樣，治療時應刺其合穴委中，以出惡血。若在春季不要刺出血。

　　足少陽經脈發病使人腰痛，痛如用針刺於皮膚中，逐漸加重不能前後俯仰，並且不能左右回顧。治療時應刺足少陽經成骨的起點出血，成骨即膝外側高骨突起處，若在夏季不要刺出血。

　　陽明經脈發病而使人腰痛，頸項不能轉動回顧，如果回顧就會好像看到什麼，並且容易悲傷，治療時應刺足陽明經在脛骨前的足三裏穴三次，並調和上、下，刺出其血，秋季則不要刺出其血。

【原文】

　　足少陰令人腰痛，痛引脊內廉，刺少陰于內踝上二痏，春無見血，出血太多，不可復也。

　　厥陰之脈令人腰痛，腰中如張弓弩弦，刺厥陰之脈，在腨踵魚腹之外，循之累累然，乃刺之，其病令人善言，默默然不慧，刺之三痏。

【譯文】

　　足少陰脈發病使人腰痛，痛時牽引到脊骨的內側，治療時應刺足少陰經在內踝上的復溜穴兩次，若在春季不要刺出血。如果出血太多，就會導致腎氣損傷而不易恢復。

　　厥陰經脈發病使人腰痛，腰部強急如新張的弓弩弦一樣，治療時應刺足厥陰的絡脈，其部位在腿肚和足根之間魚腹之外的蠡溝穴處，若循摸到那好似貫珠一樣的地方，就用針刺之，如果病人多言語或沉默抑鬱不爽，可以針刺三次。

【原文】

解脈令人腰痛，痛引肩，目然，時遺溲，刺解脈，在膝筋肉分間郤外廉之橫脈出血，血變而止。

解脈令腰痛如引帶，常如折腰狀，善恐；刺解脈，在郤中結絡如黍米，刺之血射以黑，見赤血而已。

【譯文】

解脈發病使人腰痛，痛時會牽引到肩部，眼睛視物不清，時常遺尿，治療時應取解脈在膝後大筋分肉間的委中穴外側的委陽穴處，有血絡橫見，紫黑盛滿，要刺出其血直到血色由紫變紅才停止。

解脈發病使人腰痛，好像有帶子牽引一樣，常常感覺腰部被折斷一樣，並且時常有恐懼的感覺，治療時應刺解脈，在委中穴有絡脈結滯如黍米大處，刺之會有黑色血液射出，等到血色變紅時即停止。

【原文】

同陰之脈令人腰痛，痛如小錘居其中，怫然腫。刺同陰之脈，在外踝上絕骨之端，為三痏。

陽維之脈令人腰痛，痛上怫然腫。刺陽維之脈，脈與太陽合腨下間，去地一尺所。

【譯文】

同陰之脈發病使人腰痛，痛時脹悶沉重，好像有小錘在裏面敲擊，病處突然腫脹。治療時應刺同陰之脈，在外踝上絕骨之端的陽輔穴處，針刺三次。

陽維之脈發病會使人腰部疼痛，其痛處還會腫脹。治療時，醫者應針刺病者陽維之脈，由於陽維之脈與太陽經膠合，因此醫者應在人腿肚下距地面大約一尺處取穴。

【原文】

衡絡之脈令人腰痛，不可以俯仰，仰則恐僕，得之舉重傷腰，衡絡絕，惡血歸之。刺之在郄陽筋之間，上郄數寸，衡居，為二痏出血。

會陰之脈令人腰痛，痛上漯漯然汗出，汗乾令人欲飲，飲已欲走。刺直陽之脈上三痏，在上郄下五寸橫居，視其盛者出血。

飛陽之脈令人腰痛，痛上怫怫然，甚則悲以恐。刺飛陽之脈，在內踝上五寸，少陰之前，與陰維之會。

【譯文】

衡絡之脈發病使人腰痛，不可以前俯和後仰，後仰則恐怕會跌倒，這種病大多因為用力舉重傷及腰部，使橫絡阻絕不通，淤血滯在裏。治療時應刺委陽穴以及大筋間上行數寸處的殷門穴，視其血絡橫居滿者針刺二次，使其出血。

會陰之脈發病使人腰痛，痛則汗出，汗止使人想飲水，喝完水就想小便，治療時應刺會陰之脈三次，部位在陽申脈穴上，足太陽委中穴下五寸的承筋穴處，視其左右有絡脈橫居、血絡盛滿的地方，刺其出血。

飛揚之脈發生病變會使人腰疼，病者痛處腫脹，病情嚴重時還會感覺悲傷和恐懼。治療時，醫者應針刺病者飛揚脈在內踝上五寸，少陰之前，與陰維交會之處。

【原文】

昌陽之脈令人腰痛，痛引膺，目然，甚則反折，舌卷不能言。刺內筋為二痏，在內踝上大筋前，太陰後上踝二寸所。

散脈令人腰痛而熱，熱甚生煩，腰下如有橫木居其中，甚則遺溲。刺散脈，在膝前骨肉分間，絡外廉束脈，為三痏。

肉裏之脈令人腰痛，不可以咳，咳則筋縮急。刺肉裏之脈為二痏，在太陽之外，少陽絕骨之後。

【譯文】

昌陽之脈發病使人腰痛，疼痛牽引胸膺部，眼睛視物昏花，嚴重時腰背向後反折，舌短捲曲，不能言語。治療時應取筋內側的復溜穴刺二次，其穴在內踝上大筋的前面，足太陰經的後面，內踝上二寸處。

散脈發病使人腰痛而發熱，熱甚則生心煩，腰下好像有一塊橫木梗阻其中，甚至會發生遺尿。治療時應刺散脈下腧之巨虛上廉和巨虛下廉，其穴在膝前外側骨肉分間，看到有青筋纏束的脈絡，用針刺三次。

肉裏之脈發病使人腰痛，痛得不能咳嗽，如果咳嗽，筋脈就發生攣急。治療時應刺肉裏之脈二次，其穴在足太陽的外前方，足少陽經絕骨之端。

【原文】

腰痛俠脊而痛至頭，幾幾然，目欲僵僕，刺足太陽郄中出血。

腰痛上寒，刺足太陽、陽明；上熱，刺足厥陰；不可以俯仰，刺足少陽；中熱而喘，刺足少陰，刺郄中出血。

腰痛上寒不可顧，刺足陽明；上熱，刺足太陰；中熱而喘，刺足少陰。大便難，刺足少陰。少腹滿，刺足厥陰。如折，不可以俯仰，不可舉，刺足太陽。引脊內廉，刺足少陰。

腰痛引少腹控，不可以仰，刺腰尻交者，兩髁胛上，以月生死為痏數，發針立已，左取右，右取左。

【譯文】

腰痛牽連到脊背而痛，頭部也覺沉重，眼睛昏花，好像要跌倒，治療時應刺足太陽經的委中穴出血。

腰痛時有寒冷感覺的，應刺足太陽經和足陽明經，以散陽分之陰邪；有熱感覺的，應刺足厥陰經；腰痛不能俯仰的，應刺足少陽經，以轉樞機關；若內熱而喘促的，應刺足少陰經，以壯水制水，並刺委

中的血絡出血。

腰痛時，感覺上部寒冷，頭項強急不能四顧的，應刺足陽明經；感覺上部火熱的，應刺足太陰經；感覺內裏發熱兼有氣喘的，應刺足少陰經。大便困難的，應刺足少陰經。少腹脹滿的，應刺足厥陰經。腰痛猶如折斷一樣不可前後俯仰，不能舉動的，應刺足太陽經。腰痛牽引脊骨內側的，應刺足少陰經。

腰痛時牽引少腹，引動季脅之下，不能後仰，治療時應刺腰尻交處的下髎穴，其部位在兩踝骨下挾脊兩旁的堅肉處，針刺時以月亮的盈虧計算針刺的次數，針後會立即見效，並採用左痛刺右側、右痛刺左側的方法。

風論篇第四十二

提示：本篇論述了風邪的性質和致病特點，以及風邪侵入人體引起各種風病的病機、症狀、辯證要點等問題，為論風之專篇。

【原文】

黃帝問曰：風之傷人也，或為寒熱，或為熱中，或為寒中，或為癘風，或為偏枯，或為風也；其病各異，其名不同，或內至五臟六腑，不知其解，願聞其說。

岐伯對曰：風氣藏于皮膚之間，內不得通，外不得泄。

【譯文】

黃帝問道：風邪侵犯人體，或引起寒熱病，或成為熱中病，或成為寒中病，或引起癘風病，或引起偏枯病，或成為其他風病。由於病變表現不同，所以病名也不一樣，甚至侵入到五臟六腑，我不知如何解釋，願聽你談談其中的道理。

岐伯說：風邪侵犯人體常常留滯於皮膚之中，使腠理開合失常，經脈不能通調於內，衛氣不能發洩於外。

【原文】

風者善行而數變，腠理開則灑然寒，閉則熱而悶，其寒也則衰食飲，其熱也則消肌肉，故使人怢慄而不能食，名曰寒熱。

風氣與陽明入胃，循脈而上至目內眥，其人肥則風氣不得外泄，則為熱中而目黃；人瘦，則外泄而寒，則為寒中而泣出。

風氣與太陽俱入，行諸脈俞，散于分肉之間，與衛氣相干，其道不利，故使肌肉憤而有瘍；衛氣有所凝而不行，故其肉有不仁也。

【譯文】

然而風邪來去迅速，變化多端，若使腠理開張則陽氣外泄而會使人覺得寒冷，若使腠理閉塞則陽氣內鬱而會使人覺得身熱煩悶，畏寒會引起飲食減少，發熱會使肌肉消瘦，所以使人振寒而不能飲食，這種病稱為寒熱病。

風邪由陽明經入胃，循經脈上行到目內眥，假如病人身體肥胖，腠理緻密，則風邪不能向外發洩，羈留體內鬱而化熱，形成熱中病，症狀見目珠發黃；假如病人身體瘦弱，腠理疏鬆，則陽氣外泄而畏寒，形成寒中病，症狀見眼淚自出。

風邪由太陽經侵入，偏行太陽經脈及其腧穴，散佈在分肉之間，與衛氣相搏結，使衛氣運行的道路不通利，所以肌肉腫脹高起而產生瘡瘍；若衛氣凝澀而不能運行，則肌肉麻木不知痛癢。

【原文】

癘者，有榮氣熱腐，其氣不清，故使其鼻柱壞而色敗，皮膚瘍潰。風寒客于脈而不去，名曰癘風，或名曰寒熱。

以春甲乙傷于風者為肝風；以夏丙丁傷于風者為心風；以季夏戊己傷于邪者為脾風；以秋庚辛中于邪者為肺風；以冬壬癸中于邪者為

腎風。

　　風中五臟六腑之俞，亦為臟腑之風，各入其門戶所中，則為偏風。

　　風氣循風府而上，則為腦風；風入系頭，則為目風，眼寒。

【譯文】

　　癘風病是營氣因熱而腐壞，血氣污濁不清所致，所以使鼻柱蝕壞而皮色衰敗，皮膚生瘍潰爛。病因是風寒侵入經脈羈留不去，病名叫癘風。

　　在春季或甲乙日感受風邪的，形成肝風；在夏季或丙丁日感受風邪的，形成心風；在長夏或戊己日感受風邪的，形成脾風；在秋季或庚辛日感受風邪的，形成肺風；在冬季或壬癸日感受風邪的，形成腎風。

　　風邪侵入五臟六腑的腧穴，沿經內傳，可成為五臟六腑的風病。腧穴是機體與外界相通的門戶，若風邪從其血氣衰弱場所入侵，或左或右偏著於一處，則成為偏風病。

　　風邪由風府穴上行入腦，就成為腦風病；風邪侵入頭部累及目系，就成為目風病，兩眼畏懼風寒。

【原文】

　　飲酒中風，則為漏風；入房汗出中風，則為內風；新沐中風，則為首風；久風入中，則為腸風、飧泄；外在腠理，則為泄風。

　　故風者，百病之長也，至其變化，乃為他病也，無常方，然致有風氣也。

【譯文】

　　飲酒之後感受風邪，成為漏風病；行房汗出時感受風邪，成為內風病；剛洗過頭時感受風邪成為首風病；風邪久留不去，內犯腸胃，形成腸風或飧泄病；風邪停留於腠理，則成為泄風病。

所以，風邪是引起多種疾病的首要因素。至於它侵入人體後產生變化，能引起其他各種疾病，就沒有一定常規了，但其病因都是風邪入侵。

【原文】

帝曰：五臟風之形狀不同者何？願聞其診及其病能。

岐伯曰：肺風之狀，多汗惡風，色皏然白，時咳短氣，晝日則差，暮則甚，診在眉上，其色白。

心風之狀，多汗惡風，焦絕，善怒嚇，赤色，病甚則言不可快，診在口，其色赤。

肝風之狀，多汗惡風，善悲，色微蒼，嗌乾善怒，時憎女子，診在目下，其色青。

脾風之狀，多汗惡風，身體怠惰，四肢不欲動，色薄微黃，不嗜食，診在鼻上，其色黃。

腎風之狀，多汗惡風，面痝然浮腫，脊痛不能正立，其色炲，隱曲不利，診在肌上，其色黑。

【譯文】

黃帝問道：五臟風證的臨床表現有何不同？希望你講講診斷要點和病態表現。

岐伯回答道：肺風的症狀，是多汗惡風，面色淡白，不時咳嗽氣短，白天減輕，傍晚加重，診察時要注意眉上部位，往往眉間可出現白色。

心風的症狀，是多汗惡風，唇舌焦躁，容易發怒，面色發紅，病重時說話含糊不爽快，診察時要注意舌部，往往舌質可呈現紅色。

肝風的症狀，是多汗惡風，常悲傷，面色微青，易發怒，有時厭惡女性，診察時要注意目下，往往眼圈可發青色。

脾風的症狀，是多汗惡風，身體疲倦，四肢懶於活動，面色微微發黃，食欲不振，診察時要注意鼻尖部，往往鼻尖可出現黃色。

腎風的症狀，是多汗惡風，顏面浮腫，腰脊痛不能直立，面色黑得像煙煤，小便不利，診察時要注意面頰，往往面頰出現黑色。

【原文】

胃風之狀，頸多汗，惡風，食飲不下，鬲塞不通，腹善滿，失衣則䐜，食寒則泄，診形瘦而腹大。

首風之狀，頭面多汗，惡風，當先風一日，則病甚，頭痛不可以出內，至其風日，則病少癒。

漏風之狀，或多汗，常不可單衣，食則汗出，甚則身汗，喘息惡風，衣常濡，口乾善渴，不能勞事。

泄風之狀，多汗，汗出泄衣上，口中乾，上漬，其風不能勞事，身體盡痛則寒。

帝曰：善。

【譯文】

胃風的症狀，是頸部多汗，怕風，吞咽飲食困難，隔塞不通，腹部易脹滿，如少穿衣，腹即脘脹，如吃了寒涼的食物，就發生泄瀉，診察時可見形體瘦削而腹部脹大。

頭風的症狀，是頭痛，面部多汗，惡風，每到起風的前一日病情就加重，以至頭痛得不敢離開室內，待到起風的當日，則痛勢稍輕。

漏風的症狀，是汗多，不能少穿衣服，進食即汗出，甚至自汗出，喘息惡風，衣服常被汗浸濕，口乾易渴，不耐勞動。

泄風的症狀，是多汗，汗出濕衣，口中乾燥，上半身汗出如水漬一樣，不耐勞動，周身疼痛發冷。

黃帝道：講得好！

痹論篇第四十三

提示：本篇論述了痹證的病因、病機、症狀、分類、治法及預後等問題，是論述痹證之專篇。

【原文】

黃帝問曰：痹之安生？

岐伯對曰：風寒濕三氣雜至，合而為痹也。其風氣勝者為行痹；寒氣勝者為痛痹；濕氣勝者為著痹也。

帝曰：其有五者何也？

岐伯曰：以冬遇此者為骨痹；以春遇此者為筋痹；以夏遇此者為脈痹；以至陰遇此者為肌痹；以秋遇此者為皮痹。

【譯文】

黃帝問道：痹病是怎樣產生的？

岐伯回答說：由風、寒、濕三種邪氣雜合傷人而形成痹病。其中風邪偏勝的叫行痹，寒邪偏勝的叫痛痹，濕邪偏勝的叫著痹。

黃帝問道：痹病又可分為五種，為什麼？

岐伯說：在冬天得病稱為骨痹；在春天得病的稱為筋痹；在夏天得病的稱為脈痹；在長夏得病的稱為肌痹；在秋天得病的稱為皮痹。

【原文】

帝曰：內舍五臟六腑，何氣使然？

岐伯曰：五臟皆有合，病久而不去者，內舍于其合也。故骨痹不已，復感于邪，內舍于腎；筋痹不已，復感于邪，內舍于肝；脈痹不已，復感于邪，內舍于心；肌痹不已，復感于邪，內舍于脾；皮痹不已，復感于邪，內舍于肺。所謂痹者，各以其時重感于風寒濕之氣也。

【譯文】

　　黃帝問道：痹病的病邪又有內侵而累及五臟六腑的，是什麼道理？

　　岐伯說：五臟都有與其相合的組織器官，若病邪久留不除，就會內犯於相應的內臟。所以，骨痹不癒，再感受邪氣，就會內舍於腎；筋痹不癒，再感受邪氣，就會內舍於肝；脈痹不癒，再感受邪氣，就會內舍於心；肌痹不癒，再感受邪氣，就會內舍於脾；皮痹不癒，再感受邪氣，就會內舍於肺。總之，這些痹證是各臟在所主季節裏重復感受了風、寒、濕氣所造成的。

【原文】

　　凡痹之客五臟者：肺痹者，煩滿喘而嘔。心痹者，脈不通，煩則心下鼓，暴上氣而喘，嗌乾善噫，厥氣上則恐。肝痹者，夜臥則驚，多飲數小便，上為引如懷。腎痹者，善脹，尻以代踵，脊以代頭。脾痹者，四肢解墮，發咳嘔汁，上為大塞。腸痹者，數飲而出不得，中氣喘爭，時發飧泄。胞痹者，少腹膀胱按之內痛，若沃以湯，澀于小便，上為清涕。

【譯文】

　　凡痹病侵入到五臟，症狀各有不同：肺痹的症狀是煩悶脹滿，喘逆嘔吐；心痹的症狀是血脈不通暢，煩躁心悸，突然氣逆上壅而喘息，咽乾，易噯氣，厥陰上逆而引起恐懼；肝痹的症狀是夜眠多驚，飲水多而小便頻數，疼痛循肝經由上而下牽引少腹如懷孕之狀；腎痹的症狀是腹部易作脹，骨萎而足不能行，行步時臀部著地，脊柱曲屈畸行，高聳過頭；脾痹的症狀是四肢倦怠無力，咳嗽，嘔吐清水，上腹部痞塞不通；腸痹的症狀是頻頻飲水而小便困難，腹中腸鳴，時而發生完穀不化的泄瀉；膀胱痹的症狀是少腹膀胱部位按之疼痛，如同灌了熱水，小便澀滯不爽，上部鼻流清涕。

【原文】

　　陰氣者，靜則神藏，躁則消亡。飲食自倍，腸胃乃傷。淫氣喘息，痺聚在肺；淫氣憂思，痺聚在心；淫氣遺溺，痺聚在腎；淫氣乏竭，痺聚在肝；淫氣肌絕，痺聚在脾。諸痺不已，亦益內也。其風氣勝者，其人易已也。

【譯文】

　　人體內的陰氣，安靜則精神內守，躁動則易於耗散。若飲食過量，腸胃就要受損。氣失平和而引起呼吸喘促，是痺凝聚在肺；氣失平和而引起憂傷思慮，是痺凝聚在心；氣失平和而引起遺尿，是痺凝聚在腎；氣失平和而引起疲乏衰竭，是痺凝聚在肝；氣失平和而引起肌肉瘦削，是痺發生在脾。總之，各種痺病日久不癒，病變就會進一步向內深入。其中風邪偏勝的容易痊癒。

【原文】

　　帝曰：痺，其時有死者，或疼久者，或易已者，其故何也？

　　岐伯曰：其入臟者死，其留連筋骨間者疼久，其留皮膚間者易已。

　　帝曰：其客于六腑者，何也？

　　岐伯曰：此亦其食飲居處，為其病本也。六腑亦各有俞，風寒濕氣中其俞，而食飲應之，循俞而入，各舍其腑也。

【譯文】

　　黃帝問道：患了痺病後，有的死亡，有的疼痛經久不癒，有的容易痊癒，這是什麼緣故？

　　岐伯說：痺邪內犯到五臟則死，痺邪稽留在筋骨間的則痛久難癒，痺邪停留在皮膚間的容易痊癒。

　　黃帝問道：痺邪侵犯六腑是何原因？

　　岐伯說：這也是因飲食不節、起居失度而導致腑痺的根本原因。

六腑也各有腧穴，風寒濕邪在外侵及它的腧穴，而內有飲食所傷的病理基礎與之相應，於是病邪就循著腧穴入裏，留滯在相應的腑。

【原文】

帝曰：以針治之奈何？

岐伯曰：五臟有俞，六腑有合，循脈之分，各有所發，各隨其過，則病瘳也。

帝曰：榮衛之氣，亦令人痹乎？

岐伯曰：榮者，水穀之精氣也，和調于五臟，灑陳于六腑，乃能入于脈也，故循脈上下，貫五臟，絡六腑也。

衛者，水穀之悍氣也，其氣慓疾滑利，不能入于脈也，故循皮膚之中，分肉之間，熏于肓膜，散于胸腹。逆其氣則病，從其氣則癒。不與風寒濕氣合，故不為痹。

【譯文】

黃帝問道：怎樣用針刺治療呢？

岐伯說：五臟各有腧穴可取，六腑各有合穴可取，循著經脈所行的部位，各有發病的徵兆可察，根據病邪所在的部位，取相應的腧穴或合穴進行針刺，病就可以痊癒了。

黃帝問道：營衛之氣也能使人發生痹病嗎？

岐伯說：營是水穀所化生的精氣，它平和協調地運行於五臟，散佈於六腑，然後匯入脈中，所以營衛氣循著經脈上下運行，起到連貫五臟，聯絡六腑的作用。

衛是水穀所化成的悍氣，它流動迅疾而滑利，不能進入脈中，所以循行於皮膚肌肉之間，薰蒸於肓膜之間，聚合於胸腹之內。若營衛之氣的循行逆亂，就會生病，只要營衛之氣順從調和了，病就會痊癒。總的來說，營衛之氣若不與風寒濕邪相合，就不會引起痹病。

【原文】

帝曰：善！痹，或痛，或不痛，或不仁，或寒，或熱，或燥，或濕，其故何也？

岐伯曰：痛者，寒氣多也，有寒，故痛也。其不痛、不仁者，病久入深，榮衛之行濇，經絡時疏，故不痛，皮膚不營，故為不仁。其寒者，陽氣少，陰氣多，與病相益，故寒也。其熱者，陽氣多，陰氣少，病氣勝，陽遭陰，故為痹熱。其多汗而濡者，此其逢濕甚也，陽氣少，陰氣盛，兩氣相感，故汗出而濡也。

【譯文】

黃帝說：講得好！痹病，有的疼痛，有的不痛，有的麻木不仁，有的表現為寒，有的表現為熱，有的皮膚乾燥，有的皮膚濕潤，這是什麼緣故？

岐伯說：痛是寒氣偏多，有寒所以才痛。不痛而麻木不仁的，系患病日久，病邪深入，營衛之氣運行澀滯，致使經絡中氣血空虛，所以不痛；皮膚得不到營養，所以麻木不仁。表現為寒象的，是由於機體陽氣不足，陰氣偏盛，陰氣助長寒邪之勢，所以表現為寒象。表現為熱象的，是由於機體陽氣偏盛，陰氣不足，偏勝的陽氣與偏勝的風邪相結合而乘陰分，所以出現熱象。多汗而皮膚濕潤的，是由於感受濕邪太甚，加之機體陽氣不足，陰氣偏盛，濕邪與偏盛的陰氣相結合，所以汗出而皮膚濕潤。

【原文】

帝曰：夫痹之為病，不痛何也？

岐伯曰：痹在于骨則重；在于脈則血凝而不流；在于筋則屈不伸；在于肉則不仁；在于皮則寒。故具此五者，則不痛也。凡痹之類，逢寒則蟲，逢熱則縱。

帝曰：善。

【譯文】

黃帝問道：痹病而不甚疼痛的是什麼緣故？

岐伯說：痹發生在骨則身重；發生在脈則血凝濇而不暢；發生在筋則曲屈不能伸；發生在肌肉則麻木不仁；發生在皮膚則寒冷。如果有這五種情況，就不甚疼痛。凡痹病一類疾患，遇寒則筋脈拘急，遇熱則筋脈弛緩。

黃帝道：講得好！

痿論篇第四十四

提示：本篇闡述痿躄、脈痿、筋痿、肉痿、骨痿等證的病因病理，辯證關係及治療方法。

【原文】

黃帝問曰：五臟使人痿，何也？

岐伯對曰：肺主身之皮毛，心主身之血脈，肝主身之筋膜，脾主身之肌肉，腎主身之骨髓。故肺熱葉焦，則皮毛虛弱急薄，著則生痿躄也；心氣熱，則下脈厥而上，上則下脈虛，虛則生脈痿，樞折挈，脛縱而不任地也；肝氣熱，則膽泄口苦，筋膜乾，筋膜乾則筋急而攣，發為筋痿；脾氣熱，則胃乾而渴，肌肉不仁，發為肉痿；腎氣熱，則腰脊不舉，骨枯而髓減，發為骨痿。

【譯文】

黃帝問道：五臟都能使人發生痿病，是什麼道理呢？

岐伯回答說：肺主全身皮毛，心主全身血脈，肝主全身筋膜，脾主全身肌肉，腎主全身骨髓。所以肺臟有熱，灼傷津液，則肺葉枯焦，皮毛也呈虛弱、乾枯不潤的狀態，熱邪不去，則變生痿躄；心臟有熱，可使氣血上逆，氣血上逆就會引起在下的血脈空虛，血脈空虛

就會變生脈痿，使關節如折而不能提舉，足脛弛緩而不能著地行路；肝臟有熱，可使膽汁外溢而口苦，筋膜失養而乾枯，以至筋脈攣縮拘急，變生筋痿；脾有邪熱，則灼耗胃津而口渴，肌肉失養而麻木不仁，變生不知痛癢的肉痿；腎有邪熱，熱灼精枯，致使髓減骨枯，腰脊不能舉動，變生骨痿。

【原文】

帝曰：何以得之？

岐伯曰：肺者，臟之長也，為心之蓋也。有所失亡，所求不得，則發肺鳴，鳴則肺熱葉焦，故曰：五臟因肺熱葉焦，發為痿躄，此之謂也。

悲哀太甚，則胞絡絕，胞絡絕，則陽氣內動，發則心下崩，數溲血也。故《本病》曰：大經空虛，發為肌痹，傳為脈痿。

【譯文】

黃帝問道：痿證是怎樣引起的？

岐伯說：肺是諸臟之長，又是心臟的華蓋。如遇有失意的事情，或個人要求得不到滿足，則使肺氣鬱而不暢，於是出現喘息有聲，進而則氣鬱化熱，使肺葉枯焦，精氣因此而不能敷布於周身，所以說，五臟都是因肺熱葉焦得不到營養而發生痿躄的，說的就是這個道理。

如果悲哀過度，就會因氣機鬱結而使心包絡隔絕不通，心包絡隔絕不通則導致陽氣在內妄動，逼迫心血下崩，於是小便屢次出血。所以《本病》中說：「大經脈空虛，會發生肌痹，進一步傳變為脈痿。」

【原文】

思想無窮，所願不得，意淫于外，入房太甚，宗筋弛縱，發為筋痿，及為白淫。故《下經》曰：筋痿者，生于肝使內也。

有漸于濕，以水為事，若有所留，居處相濕，肌肉濡漬，痹而不仁，發為肉痿。故《下經》曰：肉痿者，得之濕地也。

有所遠行勞倦，逢大熱而渴，渴則陽氣內伐，內伐則熱舍于腎，腎者水臟也，今水不勝火，則骨枯而髓虛，故足不任身，發為骨痿。故《下經》曰：骨痿者，生于大熱也。

【譯文】

如果無窮盡地胡思亂想而欲望又不能達到，或意念受外界影響而惑亂，房事不加節制，這些都會致使宗筋弛緩，從而形成筋痿以致發為白濁、白帶之類疾患。所以《下經》中說：筋痿之病發生於肝，是由於房事太過，內傷精氣所致。

有的人日漸感受濕邪侵漬，又在水中謀生，還居住在潮濕的地方，以至於濕邪痹阻而肌肉麻木不仁，最終發展為肉痿。所以《下經》中說：「肉痿是久居濕地引起的。」

如果長途跋涉，勞累太甚，又逢炎熱天氣而口渴，於是陽氣化熱內擾，內擾的邪熱侵入腎臟。腎為水臟，如水不勝火，灼耗陰精，就會骨枯髓空，致使兩足不能支持身體，形成骨痿。所以《下經》中說：「骨痿是由於大熱所致。」

【原文】

帝曰：何以別之？

岐伯曰：肺熱者，色白而毛敗；心熱者，色赤而絡脈溢；肝熱者，色蒼而爪枯；脾熱者，色黃而肉蠕動；腎熱者，色黑而齒槁。

【譯文】

黃帝問道：用什麼辦法來鑒別五種痿證呢？

岐伯說：肺有熱的痿證，面色白而毛髮衰敗；心有熱的痿證，面色紅而淺表血絡充盈顯現；肝有熱的痿證，面色青而爪甲枯槁；脾有熱的痿證，面色黃而肌肉蠕動；腎有熱的痿證，面色黑而牙齒枯槁。

黃帝內經

【原文】

　　帝曰：如夫子言可矣，論言治痿者獨取陽明，何也？

　　岐伯曰：陽明者，五臟六腑之海，主潤宗筋，宗筋主束骨而利機關也。沖脈者，經脈之海也，主滲灌溪谷，與陽明合于宗筋，陰陽總宗筋之會，會于氣街，而陽明為之長，皆屬于帶脈，而絡于督脈。故陽明虛，則宗筋縱，帶脈不引，故足痿不用也。

【譯文】

　　黃帝道：先生以上所說是合宜的。醫書中說：治痿應獨取陽明，這是什麼道理呢？

　　岐伯說：陽明是五臟六腑營養的源泉，能濡養宗筋，宗筋主管約束骨節，使關節運動靈活。沖脈為十二經氣血彙聚之處，輸送氣血以滲透灌溉分肉肌腠，與足陽明經會合於宗筋，陰經陽經都總匯於宗筋，再會合於足陽明經的氣街穴，故陽明經是它們的統領，諸經又都連屬於帶脈，系絡於督脈。所以陽明經氣血不足則宗筋失養而弛緩，帶脈也不能收引諸脈，就會使兩足痿弱而不能用了。

【原文】

　　帝曰：治之奈何？

　　岐伯曰：各補其榮，而通其俞，調其虛實，和其逆順；筋脈骨肉，各以其時受月，則病已矣。

　　帝曰：善。

【譯文】

　　黃帝問道：怎樣治療呢？

　　岐伯說：調補各經的榮穴，疏通各經的腧穴，以調機體之虛實，和氣血之逆順；無論筋脈骨肉的病變，只要在其所合之臟當旺的月份進行治療，病就會痊癒。

　　黃帝道：好！

厥論篇第四十五

提示：本篇論述寒厥、熱厥的病因、病理、症狀等，總括地說明厥的形成是因陰陽失調引起的，並進一步指出六經和厥逆的症狀和治法。

【原文】

黃帝問曰：厥之寒熱者，何也？

岐伯對曰：陽氣衰于下，則為寒厥；陰氣衰于下，則為熱厥。

帝曰：熱厥之為熱也，必起于足下者，何也？

岐伯曰：陽氣起于足五指之表，陰脈者，集于足下，而聚于足心，故陽氣勝，則足下熱也。

【譯文】

黃帝問道：厥證有寒有熱，是怎樣形成的？

岐伯答道：陽氣衰竭於足部，發為寒厥；陰氣衰竭於足部，發為熱厥。

黃帝問道：熱厥證的發熱，一般從足底開始，這是什麼道理？

岐伯答道：陽經之氣循行於足五趾的外側端，彙集於足底而聚匯到足心，所以如果陰經之氣自下衰竭而陽經之氣偏勝，就會導致足底發熱。

【原文】

帝曰：寒厥之為寒也，必從五指而上于膝者，何也？

岐伯曰：陰氣起于五指之裏，集于膝下而聚于膝上，故陰氣勝，則從五指至膝上寒，其寒也，不從外，皆從內也。

【譯文】

黃帝問道：寒厥證的厥冷，一般從足五趾漸至膝部，這是什麼道

理？

　　岐伯答道：陰經之氣起於足五趾的內側端，彙集於膝下後，上聚於膝部。所以若陽經之氣衰竭於下而陰經之氣偏勝，就會導致從足五趾至膝部的厥冷，這種厥冷，不是由於外寒的侵入，而是由於內裏的陽虛所致。

【原文】

　　帝曰：寒厥何失而然也？

　　岐伯曰：前陰者，宗筋之所聚，太陰、陽明之所合也。春夏則陽氣多而陰氣少，秋冬則陰氣盛而陽氣衰。此人者質壯，以秋冬奪于所用，下氣上爭不能復，精氣溢下，邪氣因從之而上也。氣因于中，陽氣衰，不能滲營其經絡，陽氣日損，陰氣獨在，故手足為之寒也。

【譯文】

　　黃帝問道：寒厥是損耗了何種精氣而形成的？

　　岐伯說：前陰是許多經脈聚匯之處，也是足太陰和足陽明經脈匯合之處。一般來說，人體在春夏季節是陽氣偏多而陰氣偏少，秋冬季節是陰氣偏盛而陽氣偏衰。有些人自恃體質強壯，在秋冬陽氣偏衰的季節縱欲、過勞，使腎中精氣耗損，精氣虧虛於下與上焦之氣相爭因而不能迅速恢復。精氣不斷溢泄於下，元陽不能內藏，陽虛生內寒，陰寒之邪隨從上爭之氣而上逆，便為寒厥。邪氣停聚於中焦，致使人胃氣虛乏，不能化生水穀精微以滲灌營養經絡，以致陽氣日益虧損，陰寒之氣獨勝於內，所以手足厥冷。

【原文】

　　帝曰：熱厥何如而然也？

　　岐伯曰：酒入于胃，則絡脈滿而經脈虛。脾主為胃行其津液者也，陰氣虛則陽氣入，陽氣入則胃不和，胃不和則精氣竭，精氣竭則不營其四肢也。此人必數醉若飽以入房，氣聚于脾中不得散，酒氣與

谷氣相薄，熱盛于中，故熱遍于身，內熱而溺赤也。夫酒氣盛而慓悍，腎氣有衰，陽氣獨勝，故手足為之熱也。

【譯文】

黃帝問道：熱厥是怎樣形成的？

岐伯答道：酒入於胃，由於酒性慓悍徑行皮膚經絡，所以使絡脈中血液充滿，而經脈反顯得空虛。脾的功能是輸送胃中的津液營養，若飲酒過度，脾無所輸送則陰經虛虧；陰氣虛虧則陽氣乘虛入擾於內，導致胃氣不和；胃氣不和則陰精化生無源而枯竭；陰精枯竭就不能營養四肢。這種人必然是經常酒醉或飽食太過之後行房縱欲，致使酒食之氣鬱居於脾中不得宣散，酒氣與穀氣相搏，醞釀成熱，熱盛於中焦，進而波及周身，因有內熱而小便色赤。酒性是慓悍濃烈的，腎的精氣必受其損傷而日益虛衰，陰虛陽勝，形成陽氣獨盛於內的局面，所以手足發熱。

【原文】

帝曰：厥或令人腹滿，或令人暴不知人，或至半日、遠至一日乃知人者，何也？

岐伯曰：陰氣盛于上則下虛，下虛則腹脹滿；陽氣盛于上則下氣重上，而邪氣逆，逆則陽氣亂，陽氣亂則不知人也。

【譯文】

黃帝問道：厥病有的使人腹部脹滿，有的使人猝然不知人事，或者半天，甚至長達一天時間才能蘇醒，這是什麼道理？

岐伯答道：陰氣充盛於上，下部就空虛，下部氣虛則水穀不化而引起腹部脹滿；陽氣偏盛於上，且下部之氣又並聚於上，則氣機失常而逆亂，氣機逆亂則擾亂陽氣，陽氣逆亂就不醒人事了。

【原文】

帝曰：善。願聞六經脈之厥狀病能也。

岐伯曰：巨陽之厥，則腫首頭重，足不能行，發為眴僕。

陽明之厥，則癲疾欲走呼，腹滿不得臥，面赤而熱，妄見而妄言。

少陽之厥，則暴聾，頰腫而熱，脅痛，不可以運。

太陰之厥，則腹滿脹，後不利，不欲食，食則嘔，不得臥。

少陰之厥，則口乾溺赤，腹滿心痛。

厥陰之厥，則少腹腫痛，腹脹，涇溲不利，好臥屈膝，陰縮腫，內熱。

盛則瀉之，虛則補之，不盛不虛，以經取之。

【譯文】

黃帝道：對！我希望聽聽六經厥證的病態表現。

岐伯說：太陽經厥證，上為頭腫發重，下為足不能行走，發作時眼花跌倒。

陽明經厥證，會出現瘋癲表現，奔跑呼叫，腹部脹滿不得安臥，面部赤熱，神志模糊，出現幻覺，胡言亂語。

少陽經厥證，會見到突然性耳聾，面頰腫而發熱，兩脅疼痛，小腿不能運動。

太陰經厥證，會見到腹部脹滿，大便不爽，不思飲食，食則嘔吐，不能安臥。

少陰經厥證，會出現口乾，小便色赤，腹脹滿，心痛。

厥陰經厥證，會見到少腹腫痛，腹脹滿，大小便不利，喜歡採取屈膝的體位睡臥，前陰萎縮而腫，小腿內側發熱。

厥證的治則是：實證用瀉法，虛症用補法，既不偏實也不偏虛的，從本經取穴治療。

【原文】

太陰厥逆，急攣，心痛引腹，治主病者。

少陰厥逆，虛滿嘔變，下泄清，治主病者。

厥陰厥逆，攣、腰痛，虛滿前閉，譫言，治主病者。

三陰俱逆，不得前後，使人手足寒，三日死。

太陽厥逆，僵仆，嘔血善衄，治主病者。

少陽厥逆，機關不利，機關不利者，腰不可以行，項不可以顧，發腸癰，不可治，驚者死。

陽明厥逆，喘咳身熱，善驚，衄，嘔血。

【譯文】

足太陰經的厥逆，小腿拘急痙攣，心痛牽引腹部，當取主病的本經腧穴治療。

足少陰經的厥逆，腹部虛滿，嘔逆，大便泄瀉清稀，當取主病的本經腧穴治療。

足厥陰經的厥逆，腰部拘攣疼痛，腹部虛滿，小便不通，胡言亂語當取主病的本經腧穴治療。

若足三陰經都發生厥逆，則大小便不通，病人手足寒冷，三天就要死亡。

足太陽經的厥逆，身體僵直跌倒，嘔血，容易鼻出血，當取主病的本經腧穴治療。

足少陽經的厥逆，關節活動不靈，關節不利則腰部不能活動，頸項不能回顧，如果伴發腸癰就為不可治的危證，如若發驚就會死亡。

足陽明經的厥逆，喘促咳嗽，身發熱，容易驚駭，鼻出血，嘔血。

【原文】

手太陰厥逆，虛滿而咳，善嘔沫，治主病者。手心主、少陰厥逆，心痛引喉，身熱，死不可治。

手太陽厥逆，耳聾泣出，項不可以顧，腰不可以俯仰，治主病者。手陽明、少陽厥逆，發喉痹，嗌腫，痙，治主病者。

【譯文】

手太陰經的厥逆，胸中虛滿而咳嗽，常常嘔吐涎沫，當取主病的本經腧穴治療。手厥陰心包絡和手少陰心經的經氣厥逆，心痛連及咽喉，如身體發熱，是不可治的死症。

手太陽經的厥逆，耳聾流淚，頸項不能回顧，腰不能前後俯仰，當取主病的本經腧穴治療。手陽明經和手少陽經的經氣厥逆，發為喉部痹塞，咽部腫痛，頸項強直，當取主病的本經腧穴治療。

病能論篇第四十六

提示：本篇介紹厥病、酒風、怒狂病、頸痛病、胃脘癰等病的診治方法。

【原文】

黃帝問曰：人病胃脘癰者，診當何如？

岐伯對曰：診此者，當候胃脈，其脈當沉細，沉細者氣逆，逆者人迎甚盛，甚盛則熱。人迎者，胃脈也，逆而盛，則熱聚于胃口而不行，故胃脘為癰也。

帝曰：善。人有臥而有所不安者，何也？

岐伯曰：臟有所傷，及精有所之寄則安，故人不能懸其病也。

【譯文】

黃帝問道：有患胃脘癰病的，應當如何診斷呢？

岐伯回答說：診斷這種病，應當先診其胃脈，他的脈搏必然沉細，沉細主胃氣上逆，上逆則人迎脈過盛，過盛則有熱。人迎屬於胃

脈，胃氣逆則跳動過盛，說明熱氣聚集於胃口而不得散發，所以胃脘發生癰腫。

黃帝說：好。有人睡臥不能安寧的，是什麼原因呢？

岐伯說：這是因為五臟有所傷及，或情志過於偏頗，只有等到損傷恢復，精神有所寄託，睡臥才能安寧。

【原文】

帝曰：人之不得偃臥者，何也？

岐伯曰：肺者，臟之蓋也，肺氣盛則脈大，脈大則不得偃臥。論在《奇恒陰陽》中。

帝曰：有病厥者，診右脈沉而緊，左脈浮而遲，不然病主安在？

岐伯曰：冬診之，右脈固當沉緊，此應四時；左脈浮而遲，此逆四時。在左當主病在腎，頗關在肺，當腰痛也。

【譯文】

黃帝說：人不能仰臥是什麼原因呢？

岐伯說：肺居胸上，為五臟六腑的華蓋，如果肺臟為邪氣所犯，邪氣盛於內，則會使肺的脈絡脹大，以致肺氣不利，呼吸急促，就不能仰臥。在《奇恒陰陽》中有這方面的論述。

黃帝說：有患厥病的，診得右脈沉而緊，左脈浮而遲，不知主病在何處？

岐伯說：冬天診察其脈象，右脈本來應當沉緊，這是和四時相應的正常脈象；左脈浮遲，則是逆四時的反常脈象，此脈出現在左手，病變應當在腎臟，與肺臟頗有關聯。腰為腎之府，故當有腰痛的症狀。

【原文】

帝曰：何以言之？

岐伯曰：少陰脈貫腎絡肺，今得肺脈，腎為之病，故腎為腰痛之

病也。

帝曰：善。有病頸癰者，或石治之，或針灸治之，而皆已，其真安在？

岐伯曰：此同名異等者也。夫癰氣之息者，宜以針開除去之；夫氣盛血聚者，宜石而瀉之。此所謂同病異治也。

【譯文】

黃帝說：為什麼這樣說呢？

岐伯說：少陰經脈貫腎絡於肺，現於冬季腎脈部位診得了浮遲的肺脈，是腎氣不足的表現，雖與肺有關，但主要是腎病，故腎病當主為腰痛。

黃帝說：好。有患頸癰病的，有的用砭石治療，有的用針灸治療，卻都能治好，其治癒的道理何在？

岐伯說：這是因為病名雖同而病變的類型有所不同。頸癰屬於氣滯不行的，宜用針刺開導以除去其病；若是氣盛壅滯而血液凝聚的，宜用砭石以瀉其淤血。這就是所謂的同病異治。

【原文】

帝曰：有病怒狂者，此病安生？

岐伯曰：生于陽也。

帝曰：陽何以使人狂？

岐伯曰：陽氣者，因暴折而難決，故善怒也，病名曰陽厥。

【譯文】

黃帝問：有患怒狂病的，是怎樣發生的呢？

岐伯說：由於人體陽氣過盛。

黃帝又問：陽氣為什麼能夠讓人發狂？

岐伯說：陽氣因為突然受到強烈的刺激，所以鬱而不暢，氣厥而上逆，因而使人善怒發狂。由於此病為陽氣厥逆所生，故名「陽厥」。

【原文】

帝曰：何以知之？

岐伯曰：陽明者常動，巨陽、少陽不動，不動而動大疾，此其候也。

帝曰：治之奈何？

岐伯曰：奪其食即已。夫食入于陰，長氣于陽，故奪其食即已。使之服以生鐵洛為飲，夫生鐵洛者，下氣疾也。

【譯文】

黃帝說：怎樣知道是陽氣受病呢？

岐伯說：在正常的情況下，足陽明經脈是常動不休的，太陽、少陽經脈是不甚搏動的，現在不甚搏動的太陽、少陽經脈也搏動得大而急疾，這就是病生於陽氣的徵象。

黃帝說：如何治療呢？

岐伯說：禁止病人飲食就可以好了。因為飲食經過脾的運化，能夠助長陽氣，所以禁止病人的飲食，使過盛的陽氣得以衰少，病就可以痊癒。同時，再給以生鐵屑煎水內服，因為生鐵屑有降氣開結的作用。

【原文】

帝曰：善。有病身熱解墮，汗出如浴，惡風少氣，此為何病？

岐伯曰：病名曰酒風。

帝曰：治之奈何？

岐伯曰：以澤瀉、尤各十分，糜銜五分，合以三指撮，為後飯。

所謂深之細者，其中手如針也，摩之切之，聚者堅也，博者大也。《上經》者，言氣之通天也；《下經》者，言病之變化也；《金匱》者，決死生也；《揆度》者，切度之也；《奇恒》者，言奇病也。

所謂奇者，使奇病不得以四時死也；恒者，得以四時死也。所謂揆者，方切求之也，言切求其脈理也；度者，得其病處，以四時度之也。

【譯文】

黃帝說：好。有患全身發熱，四肢懈怠無力，汗出多得像洗澡一樣，怕風，呼吸短而不暢，這是什麼病呢？

岐伯說：病名叫酒風。

黃帝說：如何治療呢？

岐伯說：用澤瀉和白朮各十分，麋銜五分，配合研末，每次服三指撮，在飯前服下。

所謂深按而得細脈的，其脈在指下細小如針，必須仔細地按摩切循，凡脈氣聚而不散的是堅脈；搏擊手指下的是大脈。《上經》是論述人體功能與自然界相互關係的；《下經》是論述疾病變化的；《金匱》是論述疾病診斷，決定死生的；《揆度》是論述按切脈象以診斷疾病的；《奇恒》是論述特殊疾病的。

所謂奇病，就是不受四時季節的影響而死亡的疾病。所謂恒病，就是隨著四時氣候的變化而致死亡的疾病。所謂揆，是說切按脈搏，以推求疾病的所在及其病理；所謂度，是從切脈所得，並結合四時氣候的變化進行判斷，以知道疾病的輕重宜忌。

奇病論篇第四十七

提示：本篇介紹疑難怪病，如息積、疹筋等，並分析這些病的病因、病理、症狀及治療方法。

【原文】

黃帝問曰：人有重身，九月而瘖，此為何也？

岐伯曰：胞之絡脈絕也。

帝曰：何以言之？

岐伯曰：胞絡者，繫于腎，少陰之脈，貫腎繫舌本，故不能言。

【譯文】

　　黃帝問道：有的婦女懷孕到九個月，卻不能說話了，這是什麼緣故呢？

　　岐伯回答說：這是因為胞中的絡脈被胎兒壓迫，阻絕不通所致。

　　黃帝說：為什麼這樣說呢？

　　岐伯說：胞宮的絡脈繫於腎臟，而足少陰腎脈貫腎上繫於舌本，今胞宮的絡脈受阻，腎脈也不能上通於舌，舌本失養，因此不能言語。

【原文】

　　帝曰：治之奈何？

　　岐伯曰：無治也，當十月復。刺法曰：無損不足，益有餘，以成其疹，然後調之。所謂無損不足者，身羸瘦，無用鑱石也；無益其有餘者，腹中有形而泄之，泄之則精出而病獨擅中，故曰疹成也。

【譯文】

　　黃帝問：如何治療呢？

　　岐伯說：不需要治療，待至十月分娩之後，胞絡通，聲音就會自行恢復。《刺法》上說：正氣不足的不可用瀉法，邪氣有餘的不可用補法，以免因誤治而造成疾病。所謂「無損不足」，就是懷孕九月而身體瘦弱的，不可再用針石治療以傷其正氣。所謂「無益有餘」，就是說腹中已經懷孕而又妄用瀉法，用瀉法則精氣耗傷，使病邪獨據於中，正虛邪實，那麼疾病就形成了。

【原文】

　　帝曰：病脅下滿，氣逆，二三歲不已，是為何病？

　　岐伯曰：病名曰息積，此不妨于食，不可灸刺，積為導引服藥，藥不能獨治也。

　　帝曰：人有身體髀股皆腫，環臍而痛，是為何病？

岐伯曰：病名曰伏梁，此風根也。其氣溢于大腸，而著于肓，肓之原在臍下，故環臍而痛也。不可動之，動之為水溺澀之病也。

【譯文】

黃帝問：有病脅下脹滿，氣逆喘促，二三年不好的，是什麼疾病呢？

岐伯說：病名叫息積，這種病在脅下而不在胃，所以不妨礙飲食，治療時切不可用艾灸和針刺，必須逐步地用導引法疏通氣血，並結合藥物慢慢調治，若單靠藥物也是不能治癒的。

黃帝問：人有身體髀部、大腿、小腿都腫脹，並且環繞肚臍周圍疼痛，這是什麼疾病呢？

岐伯說：病名叫伏梁，這是由於風邪久留於體內所致。邪氣流溢於大腸，而留著於肓膜，因為肓膜的起源在肚臍下部，所以環繞臍部作痛。這種病不可用按摩方法治療，否則就會造成小便澀滯不利的疾病。

【原文】

帝曰：人有尺脈數甚，筋急而見，此為何病？

岐伯曰：此所謂疹筋，是人腹必急，白色黑色見，則病甚。

帝曰：人有病頭痛以數歲不已，此安得之？名為何病？

岐伯曰：當有所犯大寒，內至骨髓，髓者，以腦為主，腦逆，故令頭痛，齒亦痛，病名曰厥逆。

帝曰：善。

【譯文】

黃帝問：人有尺部脈搏跳動數疾，筋脈拘急外現的，這是什麼病呢？

岐伯說：這就是所謂的疹筋病，此人腹部必然拘急疼痛，如果面部見到或白或黑的顏色，病情則更加嚴重。

黃帝問：有人患頭痛已經多年不癒，這是怎麼得的？叫作什麼病呢？

岐伯說：此人當受過嚴重的寒邪侵犯，寒氣向內侵入骨髓，腦為髓海，寒氣由骨髓上逆於腦，所以使人頭痛；齒為骨之餘，故牙齒也痛。病由寒邪上逆所致，所以病名叫作「厥逆」。

黃帝說：好。

【原文】

帝曰：有病口甘者，病名為何？何以得之。

岐伯曰：此五氣之溢也，名曰脾癉。夫五味入口，藏于胃，脾為之行其精氣，津液在脾，故令人口甘也。此肥美之所發也。此人必數食甘美而多肥也。肥者令人內熱，甘者令人中滿，故其氣上溢，轉為消渴。治之以蘭，除陳氣也。

【譯文】

黃帝問：有患口中發甜的，病名叫什麼？是怎樣得的呢？

岐伯說：這是由於五味的精氣向上泛溢所致，病名叫脾癉。五味入於口，藏於胃，其精氣上輸於脾，脾為胃輸送食物的精華。今因病，津液停留在脾，致使脾氣向上泛溢，就會使人口中發甜，這是由於肥甘美味所引起的疾病。患這種病的人，必然經常吃甘美而肥膩的食物。肥膩能使人生內熱，甘味能使人胸中滿，所以脾運失常，脾熱上溢，就會轉成消渴病。此病可用蘭草治療，以排除蓄積的鬱熱之氣。

【原文】

帝曰：有病口苦，取陽陵泉，口苦者，病名為何？何以得之？

岐伯曰：病名曰膽癉。夫肝者，中之將也，取決于膽，咽為之使。此人者，數謀慮不決，故膽虛，氣上溢，而口為之苦。治之以膽募俞。治在《陰陽十二官相使》中。

帝曰：有癃者，一日數十溲，此不足也。身熱如炭，頸膺如格，人迎躁盛，喘息，氣逆，此有餘也。太陰脈微細如髮者，此不足也。其病安在？名為何病？

岐伯曰：病在太陰，其盛在胃，頗在肺，病名曰厥，死不治。此所謂得五有餘、二不足也。

【譯文】

黃帝問：有病口中發苦的這是什麼病？是怎樣得的呢？

岐伯說：病名叫膽癉。肝為將軍之官，主謀慮，膽為中正之官，主決斷，諸謀慮取決於膽，咽部也為之使。患者因屢次謀略而不能決斷，情緒苦悶，就會使膽失卻正常的功能，膽汁循經上泛，所以口中發苦。治療時應取膽募穴和背部的膽腧穴，這種治法，記載於《陰陽十二官相使》中。

黃帝說：有患癃病的，一天要解數十次小便，這是正氣不足的現象。同時又有身熱如炭火，咽喉與胸膺之間有格塞不通的感覺，人迎脈躁動急數，呼吸喘促，肺氣上逆，這又是邪氣有餘的現象。寸口脈微細如頭髮，這也是正氣不足的表現。這種病的根源究竟在哪里？叫作什麼病呢？

岐伯說：此病是太陰脾臟不足，熱邪熾盛在胃，症狀卻偏重在肺，病的名字叫作厥，屬於不能治的死症。這就是所謂「五有餘、二不足」的徵候。

【原文】

帝曰：何謂五有餘、二不足？

岐伯曰：所謂五有餘者，五病之氣有餘也；二不足者，亦病氣之不足也。今外得五有餘，內得二不足，此其身不表不裏，亦正死明矣。

帝曰：人生而有病巔疾者，病名曰何？安所得之？

岐伯曰：病名為胎病，此得之在母腹中時，其母有所大驚，氣上

而不下，精氣並居，故令子發為巔疾也。

【譯文】

黃帝問：什麼叫「五有餘、二不足」呢？

岐伯說：所謂「五有餘」，就是身熱如炭、喘息、氣逆等五種病氣有餘的徵候。所謂「二不足」，就是癃一日數十溲，脈微細如髮兩種正氣不足的徵候。現在患者外見五有餘，內見二不足，這種病既不能依有餘而攻其表，又不能從不足而補其裏，所以說是必死無疑了。

黃帝問：人出生以後就患有癲癇病的，病的名字叫什麼？是怎樣得的呢？

岐伯說：病的名字叫胎病，這種病是胎兒在母腹中得的，由於其母曾受到很大的驚嚇，氣逆於上而不下，精也隨而上逆，精氣並聚不散，影響到胎兒，所以其子生下來就患癲癇病。

【原文】

帝曰：有病痝然如有水狀，切其脈大緊，身無痛者，形不瘦，不能食，食少，名為何病？

岐伯曰：病生在腎，名為腎風。腎風而不能食，善驚，驚已，心氣痿者死。

帝曰：善。

【譯文】

黃帝說：面目浮腫，像有水狀，切按脈搏大而且緊，身體沒有痛處，形體也不消瘦，但不能吃飯，或者吃得很少，這種病叫什麼呢？

岐伯說：這種病發生在腎臟，名叫腎風。腎風病人到了不能吃飯、常常驚恐的階段，若驚恐不止心氣不能恢復，心腎俱敗，神氣消亡，就會死亡。

黃帝說：好。

大奇論篇第四十八

提示：本篇介紹了不常見的病證和脈象，從不同脈象中對可治與不可治的病證作了分析，對各種死脈作了說明。

【原文】

肝滿、腎滿、肺滿皆實，即為腫。

肺之雍，喘而兩胠滿。肝雍，兩胠滿，臥則驚，不得小便。腎雍，腳下至少腹滿，脛有大小，髀大跛，易偏枯。

心脈滿大，癎瘛筋攣。肝脈小急，癎瘛筋攣。肝脈鶩暴，有所驚駭，脈不至若喑，不治自已。

腎脈小急，肝脈小急，心脈小急，不鼓皆為瘕。

腎、肝並沉為石水，並浮為風水，並虛為死，並小弦欲驚。

腎脈大急沉，肝脈大急沉，皆為疝。

心脈搏滑急為心疝，肺脈沉搏為肺疝。

【譯文】

肝脈、腎脈、肺脈氣均滿實的，就會發生癰腫。

肺脈壅滯，就會喘息而兩脅脹滿。肝脈壅滯，就會兩脅脹滿，睡臥時驚駭不安，小便不利。腎脈壅滯，則脅下至少腹部脹滿，兩側脛部粗細大小不同，髀部和脛部腫大，以至活動受限而跛行，日久易發展為偏枯病。

心脈滿大，是心經熱盛，耗損肝陰，心神被傷，筋脈失養，故發生癲癇、抽搐及筋脈拘攣等症狀。肝脈小急，是肝血虛而寒滯，血不養心，筋脈不利，也能出現癲癇、抽搐和筋脈拘攣等症狀。肝脈的搏動急疾而亂，是由於受了驚嚇，如果按不到脈搏或突然出現失音的，這是因驚嚇一時氣逆而致脈氣不通，不需治療，待其氣通即可恢復。

腎、肝、心三脈細小而急疾，指下浮取鼓擊不明顯，是氣血積聚

在腹中，都能發展為瘕病。

腎脈和肝脈均見沉脈，為石水病；均見浮脈，為風水病；均見虛脈，為死症；均見小而弦之脈，則將要發展為驚病。

腎脈沉大急疾，或肝脈沉大急疾，均為疝病。

心脈搏動急疾流利的，為心疝；肺脈沉而搏擊於指下的，為肺疝。

【原文】

三陽急為瘕，三陰急為疝；二陰急為癇厥；二陽急為驚。

脾脈外鼓沉，為腸澼，久自已。肝脈小緩，為腸澼，易治。腎脈小搏沉，為腸澼，下血，血溫身熱者死。心肝澼亦下血，二臟同病者，可治。其脈小沉濇為腸澼，其身熱者死，熱見七日死。

胃脈沉鼓濇，胃外鼓大，心脈小堅急，皆鬲偏枯。男子發左，女子發右，不瘖舌轉，可治，三十日起；其從者瘖，三歲起；年不滿二十者，三歲死。

【譯文】

太陽之脈急疾，是受寒血凝而為瘕病；太陰之脈急疾，是受寒氣聚而為疝病；少陰之脈急疾，是邪盛心腎，發為癇厥；陽明之脈急疾，是胃中邪盛，發為驚駭。

脾脈見沉而又有向外鼓動之象，是痢疾，為裏邪出表的脈象，日久必然自癒。肝脈小而緩慢的，為痢疾，邪氣較輕，容易治癒。腎脈沉小而動，是痢疾，大便下血，若血熱身熱，是邪熱有餘，真陰傷敗，為預後不良的死症。心肝二臟所發生的痢疾，也見下血，如果是兩臟同病的，可以治療。若其脈都出現小沉而濇滯的脈象，兼有身熱的，預後多不良，如連續身熱七天以上，多屬死症。

胃脈沉而應指濇滯，或者浮而應指甚大，以及心脈細小堅硬、搏動急疾的，都屬氣血隔塞不通，當病偏枯而使人半身不遂。若男子發病在左側，女子發病在右側，說話正常，舌體轉動靈活，那麼就可以

治療，經過三十天就可以痊癒。如果男病在右，女病在左，說話發不出聲音的，需要三年才能痊癒。如果患者年齡不滿二十歲，此為稟賦不足，不出三年就要死亡。

【原文】

脈至而搏，血衄身熱者死，脈來懸鉤浮為常脈。

脈至如喘，名曰暴厥，暴厥者，不知與人言。脈至如數，使人暴驚，三四日自已。

脈至浮合，浮合如數，一息十至以上，是經氣予不足也，微見九十日死。

脈至如火薪然，是心精之予奪也，草乾而死。

脈至如散葉，是肝氣予虛也，木葉落而死。

【譯文】

脈來搏指有力，且病見衄血而身發熱，為真陰脫敗的死證。若是脈來浮鉤如懸的，則是失血的常見之脈。

脈來湍急，病者突然昏厥，不能言語的，名叫暴厥。脈來如有數象，為暴受驚嚇所致，此病經過三四天就會自行痊癒。

脈來如浮波之合，像熱盛時的數脈一樣急疾，一呼一吸其脈跳動十次以上，這是經脈之氣均已不足的現象，從開始見到這種脈象起，經過九十天就要死亡。

脈來如新燃之火，臨勢很盛，這是心臟的精氣已經虛失，病者至秋末冬初野草乾枯的時候就要死亡。

脈來如散落的樹葉，浮泛無根，這是肝臟精氣虛極，病者至深秋樹木落葉時就要死亡。

【原文】

脈至如省客，省客者，脈塞而鼓，是腎氣予不足也，懸去棗華而死。

脈至如丸泥，是胃精予不足也，榆莢落而死。

脈至如橫格，是膽氣予不足也，禾熟而死。

脈至如弦縷，是胞精予不足也，病善言，下霜而死，不言可治。

脈至如交漆，交漆者，左右傍至也，微見三十日死。

脈至如湧泉，浮鼓肌中，太陽氣予不足也，少氣，味韭英而死。

【譯文】

脈來如訪問之客，或來或去，或停止不動，或搏動鼓指，這是腎臟的精氣不足，病人在初夏棗花開落的時候，火旺水敗，就會死亡。

脈來如泥丸，堅強短澀，這是胃腑精氣不足，病人在春末夏初榆莢葉落的時候就要死亡。

脈來如有橫木在指下，長而堅硬，這是膽的精氣不足，病人到秋後穀類成熟的時候，金旺木敗，就要死亡。

脈來緊急如弦，細小如縷是胞絡的精氣不足，若患者多言語，是真陰虧損而虛陽外現，在下霜時，陽氣虛敗，就會死亡；若患者靜而不言，則可以治療。

脈來如交漆，纏綿不清，左右並至，為陰陽偏敗，從開始見到這種脈象起三十日就會死亡。

脈來如泉水上湧，浮而有力，鼓動於肌肉之中，這是足太陽膀胱的精氣不足，其症狀是呼吸氣短，病人到春天嘗到新韭菜的時候就要死亡。

【原文】

脈至如頹土之狀，按之不得，是肌氣予不足也，五色先見黑，白壘發死。

脈至如懸雍，懸雍者，浮揣切之益大，是十二俞之予不足也，水凝而死。

脈至如偃刀，偃刀者，浮之小急，按之堅大急，五臟菀熟，寒熱獨並于腎也，如此其人不得坐，立春而死。

　　脈至如丸滑不直手，不直手者，按之不可得也，是大腸氣予不足也，棗葉生而死。

　　脈至如華者，令人善恐，不欲坐臥，行立常聽，是小腸氣予不足也，季秋而死。

【譯文】

　　脈來如傾頹的腐土，虛大無力，重按則無，這是肌肉的精氣不足，若面部先見到五色中的黑色，則是土敗水侮的現象，到春天白藤發芽的時候，木旺土衰，就要死亡。

　　脈來如懸雍之上大下小，先浮取揣摩之則覺其大，按之益大，這是十二腧穴的精氣不足。十二腧穴均屬太陽膀胱經，故在冬季結冰的時候，陰盛陽絕，就要死亡。

　　脈來如仰起的刀口，浮取脈小而急疾，重按堅大而急疾，這是五臟鬱熱而形成寒熱交並於腎臟，這樣的病人只能睡臥，不能坐起，至立春陽盛陰衰時就要死亡。

　　脈來如彈丸，短小而滑，按之無根，這是大腸的精氣不足，病人在初夏棗樹生葉的時候，火旺金衰，就要死亡。

　　脈來如草木之花，輕浮柔弱，其人易發驚恐，坐臥不寧，不論行走或站立時，經常聽到異常聲音，這是小腸的精氣不足，病人到秋末陰盛陽衰之時就要死亡。

脈解篇第四十九

　　提示：本篇主要根據三陰三陽經脈各有主時以及四時陰陽的消長變化來解釋不同經脈的病證。

【原文】

　　太陽所謂腫腰脽痛者，正月太陽寅，寅，太陽也，正月陽氣出在

上，而陰氣盛，陽未得自次也，故腫腰脽痛也。

病偏虛為跛者，正月陽氣凍解地氣而出也，所謂偏虛者，冬寒頗有不足者，故偏虛為跛也。

【譯文】

太陽經有所謂腰腫和臀部疼痛的病證，是因為正月建在寅。屬於太陽，正月建寅是陽氣生發的季節，但此時陰寒之氣尚盛，當旺不旺，人的陽氣無法暢達，病及於經，故發生腰腫和臀部疼痛。

病有陽氣不足而為偏枯跛足的，是因為正月裏陽氣促使冰凍解散，地氣從下而出，由於寒冬的影響，陽氣頗感不足，若陽氣偏虛於足太陽經一側，就會發生偏枯跛足的症狀。

【原文】

所謂強上引背者，陽氣大上而爭，故強上也。

所謂耳鳴者，陽氣萬物盛上而躍，故耳鳴也。

所謂甚則狂巔疾者，陽盡在上，而陰氣從下，下虛上實，故狂巔疾也。

所謂浮為聾者，皆在氣也。

所謂入中為喑者，陽盛已衰，故為喑也。

內奪而厥，則為喑俳，此腎虛也，少陰不至者，厥也。

【譯文】

所謂頸項強急而牽引背部的，是因為陽氣急劇上升而相互爭擾，影響足太陽經脈，所以才會發生頭項強痛。

所謂出現耳鳴症狀的，是因為陽氣過盛，好像萬物向上盛長而活躍，盛陽循經上逆，故出現耳鳴。

所謂陽邪亢盛而發生狂病癲癇的，是因為陽氣盡在上部，陰氣卻在下面，下虛而上實，所以才會發生狂病和癲癇病。

所謂逆氣上浮而致耳聾的，是因為氣分失調。

所謂陽氣進入內部而喑啞不語，是由於其體內陽氣已經虛乏，所以才失音不能說話。

人陰精過分損耗，就會患厥逆，厥逆進一步發展就會成為失音不語的喑痱病，這是由於人的腎臟衰弱，少陰經氣無法傳至舌根之故。少陰經氣無法傳至舌根，人就會患厥逆。

【原文】

少陽所謂心脅痛者，言少陽戌也，戌者，心之所表也，九月陽氣盡而陰氣盛，故心脅痛也。

所謂不可反側者，陰氣藏物也，物藏則不動，故不可反側也。

所謂甚則躍者，九月萬物盡衰，草木畢落而墮，則氣去陽而之陰，氣盛而陽之下長，故謂躍。

【譯文】

少陽經之所以發生心脅痛的症狀，是因九月屬少陽，月建在戌，少陽脈散絡心包，為心之表。九月陽氣將盡，陰氣方盛，邪氣循經而病，所以心脅部會發生疼痛。

所謂不能側身轉動，是因為九月陰氣盛，萬物皆潛藏而不動，少陽經氣與之相應和，所以不能轉側。

所謂甚則跳躍，是因為九月萬物衰敗，草木盡落而墜地，人身的陽氣也由表入裏，陰氣旺盛在上部，陽氣向下而生長，活動於兩足，所以容易出現跳躍的狀態。

【原文】

陽明所謂灑灑振寒者，陽明者午也，五月盛陽之陰也，陽盛而陰氣加之，故灑灑振寒也。

所謂脛腫而股不收者，是五月盛陽之陰也，陽者，衰于五月，而一陰氣上，與陽始爭，故脛腫而股不收也。

所謂上喘而為水者，陰氣下而復上，上則邪客于臟腑間，故為水

也。

　　所謂胸痛少氣者，水氣在臟腑也，水者，陰氣也，陰氣在中，故胸痛少氣也。

【譯文】

　　陽明經有所謂灑灑振寒的症狀，是因為陽明旺於五月，月建在午，五月是陽極而陰生的時候，人體也是一樣，陰氣加於盛陽之上，故令人灑灑然寒慄。

　　所謂足脛浮腫而腿弛緩不收，是因為五月陽盛極而陰生，陽氣始衰，在下初生之一陰，向上與陽氣相爭，致使陽明經脈不和，故發生足脛浮腫而兩腿弛緩不收的症狀。

　　所謂因水腫而致喘息的，是由於土不制水，陰氣自下而上，居於臟腑之間，水氣不化，故為水腫之病，水氣上犯肺臟，所以出現喘息的症狀。

　　所謂胸部疼痛呼吸少氣的，也是由於水氣停留於臟腑之間，水液屬於陰氣，停留於臟腑，上逆於心肺，所以出現胸痛少氣的症狀。

【原文】

　　所謂甚則厥，惡人與火，聞木音則惕然而驚者，陽氣與陰氣相薄，水火相惡，故惕然而驚也。

　　所謂欲獨閉戶牖而處者，陰陽相薄也，陽盡而陰盛，故欲獨閉戶牖而居。

　　所謂病至則欲乘高而歌，棄衣而走者，陰陽復爭，而外並于陽，故使之棄衣而走也。

　　所謂客孫脈則頭痛鼻鼽腹腫者，陽明並于上，上者則其孫絡太陰也，故頭痛鼻鼽腹腫也。

【譯文】

　　所謂病甚則厥逆，厥惡見人與火光，聽到木擊的聲音則驚恐不

已，這是由於陽氣與陰氣相爭，水火不相協調，所以發生驚恐一類的症狀。

有的病者想關閉門窗而獨居的，是由於陰氣與陽氣相爭，陽氣衰了，而陰氣轉盛，陰主靜，所以病者喜歡關閉門窗而獨居。

有的病者發病會登高唱歌，脫衣亂跑，這是由於體內陰陽相爭，陽氣盛，邪氣並與陽經，致使病者出現脫衣亂跑、神智失常的病狀。

所謂邪客於孫脈則頭痛、鼻塞和腹部脹腫的，是由於陽明經的邪氣上逆，並行於本經的細小絡脈和太陰脈，就出現頭痛鼻塞的症狀，若邪氣入太陰脾經，就出現腹部腫脹的症狀。

【原文】

太陰所謂病脹者，太陰子也，十一月萬物氣皆藏于中，故曰病脹。

所謂上走心為噫者，陰盛而上走于陽陰，陽明絡屬心，故曰上走心為噫也。

所謂食則嘔者，物盛滿而上溢，故嘔也。

所謂得後與氣則快然如衰者，十二月陰氣下衰，而陽氣且出，故曰得後與氣則快然如衰也。

【譯文】

太陰經脈有所謂病腹脹的，是因為太陰為陰中至陰，應於十一月，月建在子，此時陰氣最盛，萬物皆閉藏於中，人體也是一樣，陰邪循經入腹，所以就會發生腹脹的症狀。

所謂上走於心而為噯氣的，是因為陰邪盛，陰邪循脾經上走於陽明胃經，足陽明經上通於心，心主噯氣，所以說上走於心，就會發生噯氣。

所謂食入則嘔吐的，是因為脾病，食物不能運化，胃中盛滿而上溢，所以發生嘔吐的症狀。

所謂病人得以大便或放了屁就覺得爽快而病減的，是因為十二月

陰氣盛極而下衰，陽氣初生。人體也是一樣，腹中陰邪得以下行，所以腹脹噯氣的病人大便或放了屁後，就覺得爽快，就跟病減輕了似的。

【原文】

少陰所謂腰痛者，少陰者，申也，七月萬物陽氣皆傷，故腰痛也。

所謂嘔咳上氣喘者，陰氣在下，陽氣在上，諸陽氣浮，無所依從，故嘔咳上氣喘也。

所謂邑邑不能久立久坐，起則目無所見者，萬物陰陽不定未有主也。秋氣始至，微霜始下，而方殺萬物，陰陽內奪，故目無所見也。

所謂少氣善怒者，陽氣不治，陽氣不治，則陽氣不得出，肝氣當治而未得，故善怒，善怒者，名曰煎厥。

所謂恐如人將捕之者，秋氣萬物未有畢去，陰氣少，陽氣入，陰陽相薄，故恐也。

所謂惡聞食臭者，胃無氣，故惡聞食臭也。

所謂面黑如地色者，秋氣內奪，故變于色也。

所謂咳則有血者，陽脈傷也，陽氣未盛于上而脈滿，滿則咳，故血見于鼻也。

【譯文】

少陰有所謂腰痛的，是因為足少陰經應在七月，月建在申，七月陰氣初生，萬物肅殺，人體的陽氣被抑制，腰為腎之府，因此會出現腰痛的症狀。

所謂嘔吐、咳嗽、上氣喘息的，是因為陰氣盛於下，陽氣浮越於上而無所依附，少陰脈從腎上貫肝膈入肺中，因此出現嘔吐、咳嗽、上氣喘息的症狀。

所謂憂鬱愁悶不能久立，久坐起則眼花繚亂、視物不清的，是因為七月秋氣始至，微霜始降，陰陽交替尚無定局，萬物因受肅殺之氣

而衰退，人體陰陽之氣爭奪，故不能久立，久坐乍起則兩目視物不清。

所謂少氣善怒的，是因為秋天陽氣下降，失去調氣作用，以致少陽經氣不能外出，陽氣鬱滯在內，肝氣鬱結不得疏泄，不能約束其所管，故容易發怒，怒則其逆而厥，叫作「煎厥」。

所謂恐懼不安，好像被人捉捕一樣，是因為秋天陰氣始生，萬物的陽氣尚未盡衰，陰氣少，陽氣入，陰陽交爭，循經入腎，因此恐懼。

所謂厭惡食物氣味的，是因為胃氣虛弱，消化功能已失，故不欲進食而厭惡食物的氣味。

所謂面色發黑如地色的，是因為秋天肅殺之氣耗散內臟精華，精氣內奪而腎虛，因此面色發黑。

所謂咳嗽則出血的，是上焦陽脈損傷，陽氣未盛於上，而血液充斥於脈管，上部脈滿則肺氣不利，因此發生咳嗽及鼻出血。

【原文】

厥陰所謂疝，婦人少腹腫者，厥陰者，辰也，三月陽中之陰，邪在中，故曰疝少腹腫也。

所謂腰脊痛不可以俯仰者，三月一振，榮華萬物，一俯而不仰也。

所謂癃疝膚脹者，曰陰亦盛而脈脹不通，故曰癃疝也。

所謂甚則嗌乾熱中者，陰陽相薄而熱，故嗌乾也。

【譯文】

厥陰經脈為病有所謂疝，及婦女少腹腫的，是因為厥陰應於三月，月建在辰，三月陽氣方長，陰氣尚存，陰邪積聚於中，循厥陰肝經發病，因此發生陰囊腫大疼痛及婦女少腹腫的症狀。

所謂腰脊痛不能俯仰的，是因為三月陽氣振發，萬物榮華繁茂，然尚有餘寒，人體應之，因此出現腰脊疼痛而不能俯仰的症狀。

所謂有瘝疝、皮膚腫脹的，也是因為陰邪旺盛，以致厥陰經脈脹滿不通，因此發生前陰腫痛、小便不利以及腹脹等病。

所謂病甚則咽乾熱中的，是因為三月陰陽相爭而陽氣勝，陽勝產生內熱，熱邪循厥陰肝經上逆入喉，故出現咽喉乾燥的症狀。

刺要論篇第五十

提示：本篇主要論述針刺深淺的有關理論，強調針刺深淺要依據病位的表裏而恰到好處，病淺刺深或病深刺淺都會造成不良後果。明確指出：病有浮沉，刺有淺深；淺深不得，反為大賊。

【原文】

黃帝問曰：願聞刺要。

岐伯對曰：病有浮沉，刺有淺深，各至其理，無過其道。過之則內傷，不及則生外壅，壅則邪從之。淺深不得，反為大賊，內動五臟，後生大病。

【譯文】

黃帝說道：我想瞭解針刺方面的要領。

岐伯回答說：疾病有在表在裏的區別，刺法有淺刺深刺的不同，病在表應當淺刺，病在裏應當深刺，各應到達一定的部位（疾病所在），而不能違背這一法度。刺得太深，就會損傷內臟；刺得太淺，不僅達不到病處，而且反使在表的氣血壅滯，給病邪以可乘之機。因此，針刺深淺不當，反會給人體帶來很大的危害，使五臟功能紊亂，繼而發生嚴重的疾病。

【原文】

故曰：病有在毫毛腠理者，有在皮膚者，有在肌肉者，有在脈

者，有在筋者，有在骨者，有在髓者。是故刺毫毛腠理無傷皮，皮傷則內動肺，肺動則秋病溫瘧，泝泝然寒栗。刺皮無傷肉，肉傷則內動脾，脾動則七十二日四季之月，病腹脹煩，不嗜食。刺肉無傷脈，脈傷則內動心，心動則夏病心痛。刺脈無傷筋，筋傷則內動肝，肝動則春病熱而筋弛。刺筋無傷骨，骨傷則內動腎，腎動則冬病脹，腰痛。刺骨無傷髓，髓傷則銷鑠酸，體解然不去矣。

【譯文】

　　所以說：疾病的部位有在毫毛腠理的，有在皮膚的，有在肌肉的，有在脈的，有在筋的，有在骨的，有在髓的。因此，該刺毫毛腠理的，不要傷及皮膚，若皮膚受傷，就會影響肺臟的正常功能，以致到秋天時，易患溫瘧病，發生惡寒戰慄的症狀。該刺皮膚的，不要傷及肌肉，若肌肉受傷，就會影響脾臟的正常功能，以致在每一季節的最後十八天中，發生腹脹煩滿，不思飲食的病症。該刺肌肉的，不要傷及血脈，若血脈受傷，就會影響心臟的正常功能，以致到夏天時，易患心痛的病症。該刺血脈的，不要傷及筋脈，若筋脈受傷，就會影響肝臟的正常功能，以致到春天時，易患熱性病，發生筋脈弛緩的症狀。該刺筋的，不要傷及骨，若骨受傷，就會影響腎臟的正常功能，以致到冬天時，易患腹脹、腰痛的病症。該刺骨的，不要傷及骨髓，若骨髓被損傷而日漸消減，不能充養骨骼，就會導致身體枯瘦、足脛發酸、肢體懈怠、無力舉動的病症。

刺齊論篇第五十一

　　提示：本篇說明針刺深淺的要求，指出如果違反就會損傷其他部位，給病人造成痛苦。

【原文】

　　黃帝問曰：願聞刺淺深之分。

　　岐伯對曰：刺骨者無傷筋，刺筋者無傷肉，刺肉者無傷脈，刺脈者無傷皮，刺皮者無傷肉，刺肉者無傷筋，刺筋者無傷骨。

【譯文】

　　黃帝問道：我想瞭解針刺淺深的不同要求。

　　岐伯回答說：應該深刺，則不能淺刺：針刺骨，就不要傷筋；針刺筋，不要損傷肌肉；針刺肌肉，不要損傷脈；針刺脈，不要損傷皮膚。應該淺刺，則不能深刺：針刺皮膚，不要傷及肌肉；針刺肌肉，不要傷及筋；針刺筋，不要傷及骨。

【原文】

　　帝曰：余未知其所謂，願聞其解。

　　岐伯曰：刺骨無傷筋者，針至筋而去，不及骨也；刺筋無傷肉者，至肉而去，不及筋也；刺肉無傷脈者，至脈而去，不及肉也；刺脈無傷皮者，至皮而去，不及脈也。所謂刺皮無傷肉者，病在皮中，針入皮中，無傷肉也；刺肉無傷筋者，過肉中筋也；刺筋無傷骨者，過筋中骨也。此之謂反也。

【譯文】

　　黃帝說：我不明白其中的道理，希望能聽聽對此的解釋。

　　岐伯說：所謂刺骨不要傷害筋，是說需刺至骨的，不可在僅刺到筋而未達骨的深度時，就停針或拔出；刺筋不要傷害肌肉，是說需刺至筋的，不可在僅刺到肌肉而未達筋的深度時，就停針或拔出；刺肌肉不要傷害脈，是說需刺至肌肉深部的，不可在僅刺到脈而未達肌肉深部時，就停針或拔去；刺脈不要傷害皮膚，是說需刺至脈的，不可在僅刺到皮膚而未達脈的深度時，就停針拔去。所謂針刺皮膚不要傷及肌肉，是說病在皮膚之中，針就刺至皮膚，不要深刺傷及肌肉；刺

肌肉不要傷及筋，是說針只能刺至肌肉，太過就會傷及筋；刺筋不要傷及骨，是說針只能刺至筋，太過就會傷及骨。以上這些，是說若針刺深淺不當，就會帶來不良後果。

刺禁論篇第五十二

提示：本篇指出人體禁刺的部位及誤刺後會引起的病變和危險。

【原文】

黃帝問曰：願聞禁數。

岐伯對曰：臟有要害，不可不察。肝生于左，肺藏于右，心部于表，腎治于裏，脾為之使，胃為之市，鬲肓之上，中有父母，七節之傍，中有小心。從之有福，逆之有咎。

【譯文】

黃帝問道：我想瞭解人體禁刺的部位有哪些。

岐伯回答說：內臟各有要害之處，不能不細看詳審！肝氣生發於左，肺氣肅降於右，心臟調節在表的陽氣，腎臟管理在裏的陰氣，脾主運化，水穀精微賴以轉輸，胃主受納，飲食水穀彙聚於此。膈肓的上面，有維持生命活動的心、肺兩臟，第七椎旁的裏面有心包絡。上述部位都應該禁刺，遵循這個刺禁之法，就有利於治療，違背了，則會給人體造成禍害。

【原文】

刺中心，一日死，其動為噫。

刺中肝，五日死，其動為語。

刺中腎，六日死，其動為嚏。

刺中肺，三日死，其動為咳。

刺中脾，十日死，其動為吞。

刺中膽，一日半死，其動為嘔。

【譯文】

刺中心臟，約一日即死，其病變症狀為噯氣。

刺中肝臟，約五日即死，其病變症狀為多言多語。

刺中腎臟，約六日即死，其病變症狀為打噴嚏。

刺中肺臟，約三日即死，其病變症狀為咳嗆。

刺中脾臟，約十日即死，其病變症狀為頻頻吞咽。

誤刺中膽，約一日半死，其病變症狀為嘔吐。

【原文】

刺跗上，中大脈，血出不止，死。

刺面，中溜脈，不幸為盲。

刺頭，中腦戶，入腦立死。

刺舌下，中脈太過，血出不止為瘖。

刺足下布絡中脈，血不出為腫。

刺郄中大脈，令人仆脫色。

【譯文】

針刺足背，誤傷了大血管，若出血不止，便會死亡。

針刺臉部，誤傷溜脈，便會雙目失明。

針刺頭部，若刺中腦戶穴至腦髓，就會立即死亡。

針刺舌下廉泉穴，誤傷了經脈，若出血不止，可使失音。

針刺足下布散的絡中脈，若血不出，則為淤血留著不去，可致局部腫脹。

針刺委中穴太深，誤傷了大經脈，可令人跌仆、面色蒼白。

【原文】

刺氣街，中脈，血不出為腫，鼠僕。

刺脊間，中髓，為傴。

刺乳上，中乳房，為腫，根蝕。

刺缺盆，中內陷，氣泄，令人喘咳逆。

刺手魚腹，內陷，為腫。

無刺大醉，令人氣亂；無刺大怒，令人氣逆；無刺大勞人，無刺新飽人，無刺大饑人，無刺大渴人，無刺大驚人。

【譯文】

針刺氣街穴，誤傷了血脈，若淤血留著不去，鼠蹊部就會腫脹。

針刺脊椎間隙，誤傷了脊髓，會使人背曲不伸。

針刺乳中穴，傷及乳房，可使乳房腫脹，內部腐蝕潰膿。

針刺缺盆穴，中央太深，造成肺氣外泄，可令人喘咳氣逆。

針刺手魚際穴太深，可使局部發生腫脹。

不要針刺飲酒大醉的人，否則會使氣血紊亂。不要針刺正值勃然大怒的人，否則會使氣機上逆。此外，對有過度疲勞、剛剛飽食、過分饑餓、極度口渴、剛受極大驚嚇這幾種情況的人，皆不可以針刺。

【原文】

刺陰股，中大脈，血出不止，死。

刺客主人內陷，中脈，為內漏，為聾。

刺膝臏，出液為跛。

刺臂太陰脈，出血多，立死。

刺足少陰脈，重虛出血，為舌難以言。

刺膺中陷，中肺，為喘逆仰息。

【譯文】

刺大腿內側的穴位，誤傷了大脈，若出血不止，便會死亡。

刺上關穴太深，誤傷了經脈，可使耳內化膿或致耳聾。

刺膝臏部，若誤傷以致流出液體，會使人發生跛足。

刺手太陰脈，若誤傷出血過多，則立即死亡。

刺足少陰經脈，誤傷出血，可使腎氣更虛，以致舌體失養轉動不利而語言困難。

針刺胸膺部太深，傷及肺臟，就會發生氣喘上逆、仰面呼吸的症狀。

【原文】

刺肘中，內陷，氣歸之，為不屈伸。

刺陰股下三寸，內陷，令人遺溺。

刺腋下脅間，內陷，令人咳。

刺少腹，中膀胱，溺出，令人少腹滿。

刺腨腸，內陷，為腫。

刺匡上陷骨，中脈，為漏，為盲。

刺關節，中液出，不得屈伸。

【譯文】

針刺肘彎處太深，氣便結聚於局部而不行，以致手臂不能屈伸。

針刺大腿內側下三寸處太深，使人遺尿。

針刺腋下脅肋間太深，使人咳嗽。

針刺少腹太深，誤傷膀胱，使小便漏出流入腹腔，以致少腹脹滿。

針刺小腿肚太深，會使局部腫脹。

針刺眼眶而深陷骨間，傷及脈絡，就會造成流淚不止，甚至失明。

針刺關節，誤傷以致液體外流，則關節會不能屈伸。

刺志論篇第五十三

提示：本篇講虛實的正常與反常現象，並講述針刺治病的虛實之法。

【原文】

黃帝問曰：願聞虛實之要。

岐伯對曰：氣實形實，氣虛形虛，此其常也，反此者病。穀盛氣盛，穀虛氣虛，此其常也，反此者病。脈實血實，脈虛血虛，此其常也，反此者病。

【譯文】

黃帝問道：我想瞭解有關虛實的道理。

岐伯回答說：氣充實的，形體就壯實；氣不足的，形體就虛弱，這是正常的生理狀態，若與此相反的，就是病態。納穀多的氣盛，納穀少的氣虛，這是正常現象，若與此相反的，就是病態。脈搏大而有力的，是血液充盛，脈搏小而細弱的，是血液不足，這是正常現象，若與此相反的，就是病態。

【原文】

帝曰：如何而反？

岐伯曰：氣盛身寒，氣虛身熱，此謂反也；穀入多而氣少，此謂反也；穀不入而氣多，此謂反也；脈盛血少，此謂反也；脈少血多，此謂反也。

【譯文】

黃帝又問：反常現象是怎樣的？

岐伯說：氣盛而身體反覺寒冷，氣虛而身體反感發熱的，是反常現象；飲食雖多而氣不足，飲食不進而氣反盛的，都是反常現象；脈

搏盛而血反少，脈搏小而血反多的，也是反常現象。

【原文】

氣盛身寒，得之傷寒。氣虛身熱，得之傷暑。穀入多而氣少者，得之有所脫血，濕居下也。穀入少而氣多者，邪在胃及與肺也。脈小血多者，飲中熱也。脈大血少者，脈有風氣，水漿不入，此之謂也。

夫實者，氣入也；虛者，氣出也。氣實者，熱也；氣虛者，寒也。

入實者，左手開針空也；入虛者，左手閉針空也。

【譯文】

氣旺盛而身體寒冷，是受了寒邪的傷害。氣不足而身發熱，是受了暑熱的傷害。飲食雖多而氣反少的，是由於失血後，濕邪聚居於下部之故。飲食雖少而氣反盛的，是由於邪氣在胃和肺。脈搏小而血多，是由於飲酒過多而中焦有熱。脈搏大而血少，是由於風邪侵入脈中且湯水不進之故。這些就是形成虛實反常的機理。

凡是實證，是由於邪氣亢盛侵入人體；虛證，是由於人體正氣外泄。氣實的多表現為熱象；氣虛的多表現為寒象。

針刺治療實證，出針後，左手不要按閉針孔，使邪氣外泄；治療虛證，出針後，左手隨即閉合針孔，使正氣不得外散。

針解篇第五十四

提示：本篇說明針刺手法及九針與自然的關係，還提出醫者應「靜志觀病人，無左右視」，做到精神高度集中，同時還應「欲瞻病人目，治其神」，使病人精神不外越。

【原文】

黃帝問曰：願聞九針之解，虛實之道。

岐伯對曰：刺虛則實之者，針下熱也，氣實乃熱也；滿而泄之者，針下寒也，氣虛乃寒也。菀陳則除之者，出惡血也。

邪勝則虛之者，出針勿按。徐而疾則實者，徐出針而疾按之；疾而徐則虛者，疾出針而徐按之。

【譯文】

黃帝問道：希望聽你講講對九針的解釋，以及虛實補瀉的道理。

岐伯回答說：針治虛證用補法，針下應有熱感，因為正氣充實了，針下才會發熱；邪氣盛滿用瀉法，針下應有涼感，因為邪氣衰退了，針下才會發涼。血液鬱積日久，要用放出惡血的方法來消除。

邪盛用瀉法治療，就是出針後不要按閉針孔，使邪氣得以外泄。所謂徐而疾則實，就是慢慢出針，並在出針後迅速按閉針孔，使正氣充實不泄；所謂徐而疾則虛，就是快速出針，在出針後不要立即按閉針孔，使邪氣得以外泄。

【原文】

言實與虛者，寒溫氣多少也。若無若有者，疾不可知也。察後與先者，知病先後也。為虛與實者，工勿失其法。若得若失者，離其法也。

虛實之要，九針最妙者，為其各有所宜也。補瀉之時者，與氣開闔相合也。九針之名，各不同形者，針窮其所當補瀉也。

刺實須其虛者，留針陰氣隆至，乃去針也；刺虛須其實者，陽氣隆至，針下熱，乃去針也。

【譯文】

實與虛的根據，是指氣至之時針下涼感與熱感的多少。其感若有若無，是說下針後經氣到來迅速而不易察覺。審察先後，是指辨別疾

病變化的先後。辨別疾病的為虛為實，虛證用補法，實證用瀉法。醫生治病不可背離這個原則。若醫生不能準確地把握，那麼就會背離正確的治療法則。

虛實補瀉的關鍵，在於巧妙地運用九針，因為九針各有不同的特點，適宜於不同的病證。針刺補瀉的時間，應該與氣的來去開合相配合：氣來時為開可以瀉之，氣去時為合可以補之。九針的名稱不同，形狀也各有所異，所以能根據治療需要，充分發揮各自的作用。

針刺實證須用瀉法，下針後應留針，待針下出現明顯的寒涼之感時，即可出針。針刺虛證要達到補氣的目的，待針下出現明顯的溫熱之感時，即可出針。

【原文】

經氣已至，慎守勿失者，勿變更也。深淺在志者，知病之內外也。近遠如一者，深淺其候等也。

如臨深淵者，不敢墮也。手如握虎者，欲其壯也。神無營于眾物者，靜志觀病人，無左右視也。義無邪下者，欲端以正也。必正其神者，欲瞻病人目，制其神，令氣易行也。

所謂三里者，下膝三寸也。所謂跗之者，舉膝分易見也。巨虛者，足獨陷者。下廉者，陷下者也。

【譯文】

經氣已經到來，應謹慎守候不要失去，不要隨便變更手法。決定針刺的深淺，就要先察明疾病部位的在內在外。針刺雖有深淺之分，但候氣之法都是相同的。

行針時，應似面臨深淵、不敢跌落那樣謹慎小心。持針時，應像握虎之勢那樣堅定有力。思想不要分散於其他事情，應該專心致志觀察病人，不可左顧右盼。針刺手法要正確，端正直下，不可歪斜。下針後，務必注視病人的雙目來控制其精神活動，使經氣運行通暢。

三里穴，在膝下外側三寸之處（即足三里）。跗上穴，在足背

上，舉膝易見之處。巨虛穴，在翹足時小腿外側肌肉凹陷之處。下廉穴，在小腿外側肌肉凹陷處的下方。

【原文】

帝曰：余聞九針，上應天地四時陰陽，願聞其方，令可傳于後世，以為常也。

岐伯曰：夫一天、二地、三人、四時、五音、六律、七星、八風、九野，身形亦應之，針各有所宜，故曰九針。

人皮應天，人肉應地，人脈應人，人筋應時，人聲應音，人陰陽合氣應律，人齒面目應星，人出入氣應風，人九竅三百六十五絡應野。

故一針皮，二針肉，三針脈，四針筋，五針骨，六針調陰陽，七針益精，八針除風，九針通九竅，除三百六十五節氣，此之謂各有所主也。

人心意應八風，人氣應天，人發齒耳目五聲應五音六律，人陰陽脈血氣應地，人肝目應之九。

【譯文】

黃帝說：我聽說九針與天地四時陰陽相應合，請你講講其中的道理，以使其能流傳於後世，作為治病的常法。

岐伯說：一天、二地、三人、四時、五音、六律、七星、八風、九野，人的形體也與自然界相應，針的式樣也是根據其所適應的不同病症製成的，所以有九針之名。

人的皮膚在外，庇護全身，與天相應；肌肉柔軟安靜，如土地厚載萬物一樣；脈與人身體相應；筋約束周身，各部功能不同，猶如一年四季氣候各異；人的聲音與五音相應；人的臟腑陰陽之氣配合猶如六律六呂的高低有節；人的牙齒和面目的排列猶如天上的星辰一樣；人的呼吸之氣猶如自然界的風一樣；人的九竅三百六十五絡分佈全身，猶如地上的百川萬水，縱橫灌注於九野一樣。

所以九針之中，一（鑱）針刺皮，二（員）針刺肉，三（鍉）針刺脈，四（鋒）針刺筋，五（鈹）針刺骨，六（員利）針調和陰陽，七（毫）針補益精氣，八（長）針驅除風邪，九（大）針通利九竅，祛除周身三百六十五節間的邪氣。這就叫作不同的針有不同的功用和適應的證狀。

人的心願意向與八風相應，人體之氣運行與天氣運行相應，人的發齒耳目五聲與五音六律相應，人體陰陽經脈運行氣血與大地江河百川相應，肝臟精氣通於兩目，目又屬於九竅，所以肝目與九數相應。

長刺節論篇第五十五

提示：本篇主要論述了頭痛、寒熱、癰腫、少腹有積、寒疝、筋痹、肌痹、骨痹、癲狂、大風等十餘種疾病的發病情況和針刺治療方法，指出了針刺的具體手法和要領。

【原文】

刺家不診，聽病者言，在頭，頭疾痛，為針之，刺至骨病已，上無傷骨肉及皮，皮者道也。

陽刺，入一傍四處，治寒熱。深專者，刺大臟；迫臟刺背，背俞也，刺之迫臟，臟會。腹中寒熱去而止。與刺之要，發針而淺出血。

【譯文】

精通針術的醫家，在尚未診脈之時，還需聽取病人的自訴。病在頭部，且頭痛劇烈，可以用針刺治療，在頭部取穴，刺至骨部，病就能痊癒。但針刺深淺須恰當，不要損傷骨肉與皮膚，雖然皮膚為針刺出入必經之路，仍應注意勿使其受損。

陽刺之法，是中間直刺一針，左右斜刺四針，以治療寒熱的疾

患。若病邪深入專攻內臟，當刺五臟的募穴；邪氣進迫五臟，當刺背部的五臟腧穴，邪氣迫臟而針刺背腧，是因為背腧是臟器聚會的地方。待腹中寒熱消除之後，針刺就可以停止。針刺的要領，是出針使其稍微出一點血。

【原文】

治癰腫者，刺癰上，視癰小大深淺刺。刺大者多血，小者深之，必端內針為故止。

病在少腹有積，刺皮以下，至少腹而止；刺俠脊兩傍四椎間，刺兩髂髎季脅肋間，導腹中氣熱下已。

病在少腹，腹痛不得大小便，病名曰疝，得之寒。刺少腹兩股間，刺腰髁骨間，刺而多之，盡炅病已。

【譯文】

治療癰腫，應刺癰腫的部位，並根據其大小，決定針刺的深淺。刺大的癰腫，宜多出血，對小的深部癰腫要深刺，一定要端直進針，刺至病所為止。

病在少腹而有積聚，應針刺腹部皮肉豐厚之處以下的部位，向下直到少腹為止；再針第四椎間兩旁的穴位和髂骨兩側的居髎穴，以及季脅肋間的穴位，以引導腹中熱氣下行，則病可以痊癒。

病在少腹，腹痛且大小便不通，病名叫作疝，是受寒所致。應針刺少腹到兩大腿內側間以及腰部和髁骨間穴位，針刺穴位要多，到少腹部都出現熱感，病就痊癒了。

【原文】

病在筋，筋攣節痛，不可以行，名曰筋痹。刺筋上為故，刺分肉間，不可中骨也。病起筋炅，病已止。

病在肌膚，肌膚盡痛，名曰肌痹，傷于寒濕。刺大分、小分，多發針而深之，以熱為故。無傷筋骨，傷筋骨，癰發若變。諸分盡熱，

病已止。

病在骨，骨重不可舉，骨髓酸痛，寒氣至，名曰骨痺。深者刺，無傷脈肉為故。其道大分、小分，骨熱病已止。

【譯文】

病在筋，筋脈拘攣，關節疼痛，不能行動，病名為筋痺。應針刺在患病的筋上，由於筋脈在分肉之間，與骨相連，所以針從分肉間刺入，應注意不能刺傷骨。待有病的筋脈出現熱感，說明病已痊癒，可以停止針刺。

病在肌膚，周身肌膚疼痛，病名為肌痺，這是被寒濕之邪侵犯所致。應針刺大小肌肉會合之處，取穴要多，進針要深，以局部產生熱感為度。不要傷及筋骨，若損傷了筋骨，就會引起癰腫或其他病變。待各肌肉會合之處都出現熱感，說明病已痊癒，可以停止針刺。

病在骨，肢體沉重不能抬舉，骨髓深處感到酸痛，局部寒冷，病名為骨痺。治療時應深刺，以不傷血脈肌肉為度。針刺在大小分肉之間，待骨部感到發熱，說明病已痊癒，可以停止針刺。

【原文】

病在諸陽脈，且寒且熱，諸分且寒且熱，名曰狂。刺之虛脈，視分盡熱，病已止。病初發，歲一發；不治，月一發；不治，月四五發，名曰癲病。刺諸分諸脈，其無寒者，以針調之，病止。

病風，且寒且熱，炅汗出，一日數過，先刺諸分理絡脈；汗出且寒且熱，三日一刺，百日而已。

病大風，骨節重，鬚眉墮，名曰大風。刺肌肉為故，汗出百日，刺骨髓，汗出百日，凡二百日，鬚眉生而止針。

【譯文】

病在手足三陽經脈，出現或寒或熱的症狀，同時各分肉之間也有或寒或熱的感覺，這叫狂病。針刺用瀉法，使陽脈的邪氣外泄，觀察

各處分肉，若全部出現熱感，說明病已痊癒，應該停止針刺。有一種病，初起時每年發作一次；若不治療，則變為每月發作一次；若仍不治療，則每月發作四五次，這叫作癲病。治療時應針刺各大小分肉以及各部經脈，若沒有寒冷的症狀，可用針刺調治，直到病癒為止。

風邪侵襲人體，出現或寒或熱的症狀，熱則汗出，一日發作數次，應首先針刺各分肉腠理及絡脈；若依然汗出且或寒或熱，可以三天針刺一次，治療一百天，疾病就痊癒了。

病因大風侵襲，出現骨節沉重，鬚鬢眉毛脫落，病名為癘風。應針刺肌肉，使之出汗；連續治療一百天后，再針刺骨髓，仍使之出汗，也治療一百天；總計治療二百天，直到鬚鬢眉毛重新生長，方可停止針刺。

皮部論篇第五十六

提示：本篇說明十二經脈在皮部的分屬部位，以及怎樣從皮部所見的絡脈色澤來判斷邪氣侵入人體的程度，從而認識各種疾病，進行早期治療。

【原文】

黃帝問曰：余聞皮有分部，脈有經紀，筋有結絡，骨有度量，其所生病各異，別其分部，左右上下，陰陽所在，病之始終，願聞其道。

岐伯對曰：欲知皮部，以經脈為紀者，諸經皆然。

陽明之陽，名曰害蜚，上下同法。視其部中有浮絡者，皆陽明之絡也。其色多青則痛，多黑則痹，黃赤則熱，多白則寒，五色皆見，則寒熱也。絡盛則入客于經，陽主外，陰主內。

少陽之陽，名曰樞持，上下同法。視其部中有浮絡者，皆少陽之絡也。絡盛則入客于經，故在陽者主內，在陰者主出，以滲于內，諸

經皆然。

太陽之陽，名曰關樞，上下同法。視其部中有浮絡者，皆太陽之
絡也。絡盛則入客于經。

【譯文】

黃帝問道：我聽說人的皮膚有十二經脈分屬的部位，脈絡的分佈
縱橫有序，筋有結聚連絡，骨有長短大小，它們所發生的疾病各不相
同，要從皮膚的分部上來區別病變的左右上下，陰陽屬性，以及疾病
的開始和預後，我想聽聽其中的道理。

岐伯回答說：要知道皮膚的分屬部位，是以經脈循行於皮膚的部
位為綱紀的，各經都是如此。

陽明經的陽絡名叫害蜚，手、足陽明經脈的診法是一樣的。診察
它上下分屬部位所浮現的絡脈，都是屬於陽明經的絡脈，它的絡脈之
色多見色青的，則病痛；多見色黑的則病痺；多見色黃赤的病屬熱；
多見色白的病屬寒；若五色兼見，則是寒熱錯雜的病；若絡脈的邪氣
盛，就會向內傳入於經。因為絡脈在外屬陽，經脈在內屬陰，凡外邪
的侵入，一般是由絡傳經，由表傳裏的。

少陽經的陽絡名叫樞持，手、足少陽經的診法是一樣的。診察它
上下分屬部位所浮現的絡脈，都是屬於少陽經的絡脈。絡脈的邪氣
盛，就會向內傳於經，所以邪在陽分主內傳入經，邪在陰分主外出或
湧入於內，各經的內外出入都是如此。

太陽經的陽絡名叫關樞，手、足太陽經的診法是一樣的。診察它
上下分屬部位所浮現的絡脈，都是屬於太陽經的絡脈，在絡脈的邪氣
盛，就會向內傳入於經。

【原文】

少陰之陰，名曰樞儒，上下同法。視其部中有浮絡者，皆少陰之
絡也。絡盛則入客于經，其入經也，從陽部注于經；其出者，從陰內
注于骨。

心主之陰，名曰害肩，上下同法。視其部中有浮絡者，皆心主之絡也。絡盛則入客于經。

太陰之陰，名曰關蟄，上下同法。視其部中有浮絡者，皆太陰之絡也。絡盛則入客于經。

凡十二經絡脈者，皮之部也。

是故百病之始生也，必先于皮毛；邪中之則腠理開，開則入客于絡脈；留而不去，傳入于經；留而不去，傳入于府，廩于腸胃。

【譯文】

少陰經的陰絡，名叫樞儒，手、足少陰經的診法是一樣的。診察它上下分屬部位所浮現的絡脈，都是屬於少陰經的絡脈。絡脈的邪氣盛，就會向內傳入於經，邪氣傳入於經，是先從屬陽的絡脈注入於經，然後從屬陰的經脈出而向內注入於骨部。

厥陰經的陰絡，名叫害肩，手、足厥陰經的診法是一樣的。診察它上下分屬部位所浮現的絡脈，都是屬於厥陰經的絡脈。絡脈的邪氣盛，就會向內傳入於經脈。

太陰經的陰絡，名叫關蟄，手、足太陰經的診法是一樣的。診察它上下分屬部位所浮現的絡脈，都是屬太陰經的絡脈。絡脈的邪氣盛，就會向內傳入於本經。

以上所述這十二經之絡脈的各個分部，也就是分屬於皮膚的各個分部。

因此，百病的發生，必先從皮毛開始；病邪中於皮毛則腠理開，腠理開則病邪侵入絡脈；留而不去，就向內傳入於經脈；若再留而不去，就傳入於腑，聚積於腸胃。

【原文】

邪之始入于皮也，泝然起毫毛，開腠理；其入于絡也，則絡脈盛色變；其入客于經也，則感虛乃陷下；其留于筋骨之間，寒多則筋攣骨痛，熱多則筋弛骨消，肉爍破，毛直而敗。

帝曰：夫子言皮之十二部，其生病皆何如？

岐伯曰：皮者，脈之部也。邪客于皮，則腠理開，開則邪入客于絡脈；絡脈滿則注于經脈；經脈滿則入舍于腑臟也。故皮者有分部，不與，而生大病也。

帝曰：善。

【譯文】

病邪開始侵犯皮毛時，使人惡寒而毫毛直起，腠理開泄；病邪侵入絡脈，則絡脈盛滿，其色變異常；病邪侵入經脈，則經氣虛而病邪進一步陷入；病邪留連於筋骨之間，若寒邪盛時則筋脈攣急、骨節疼痛，若熱邪盛時則筋脈弛緩，因此筋骨軟而無力，皮肉敗壞，毛髮枯槁。

黃帝問：您說的皮之十二部，發生病變的情況都是怎樣的呢？

岐伯說：皮膚是十二經脈分屬的部位。邪氣侵入於皮膚使腠理開泄，腠理開泄使病邪侵入於絡脈；絡脈的邪氣盛，會內注於經脈；經脈的邪氣滿盛會入於腑臟。所以說皮膚有十二經脈分屬的部位，若見到病變而不及時治療，邪氣將內傳於腑臟而生大病。

黃帝說：好。

經絡論篇第五十七

提示：本篇說明怎樣從絡脈色澤的變化來測知臟腑經絡的病變。

【原文】

黃帝問曰：夫絡脈之見也，其五色各異，青、黃、赤、白、黑不同，其故何也？

岐伯對曰：經有常色，而絡無常變也。

帝曰：經之常色何如？

岐伯曰：心赤、肺白、肝青、脾黃、腎黑，皆亦應其經脈之色也。

【譯文】

黃帝問道：絡脈顯露在外面，五色各不相同，有青、黃、赤、白、黑的不同，這是什麼緣故呢？

岐伯回答說：經脈的顏色不變，而絡脈則沒有常色，常隨四時之氣變化而變。

黃帝說：經脈的常色是怎樣的呢？

岐伯說：心主赤，肺主白，肝主青，脾主黃，腎主黑，這些都是與其所屬經脈的常色相應的。

【原文】

帝曰：絡之陰陽，亦應其經乎？

岐伯曰：陰絡之色應其經，陽絡之色變無常，隨四時而行也。寒多則凝泣，凝泣則青黑；熱多則淖澤，淖澤則黃赤。此皆常色，謂之無病。五色具見者，謂之寒熱。

帝曰：善。

【譯文】

黃帝問：陰絡與陽絡，也與其經脈的主色相應嗎？

岐伯說：陰絡的顏色與其經脈相應，陽絡的顏色則變化無常，它是隨著四時的變化而變化的。寒氣多時則氣血運行凝澀遲滯，因而多出現青黑之色；熱氣多時則氣血運行滑利急速，因而多出現黃赤的顏色。這都是正常的色澤變化，是無病的表現。如果是五色全部顯露，那就是過寒或過熱所引起的變化，是疾病的表現。

黃帝說：好。

氣穴論篇第五十八

提示：本篇介紹人體穴位的分佈概況，並說明氣穴與孫脈、絡脈、經脈、溪谷、榮衛等的關係。

【原文】

黃帝問曰：余聞氣穴三百六十五，以應一歲，未知其所，願卒聞之。

岐伯稽首再拜對曰：窘乎哉問也！其非聖帝，孰能窮其道焉！因請溢意盡言其處。

帝捧手逡巡而卻曰：夫子之開余道也，目未見其處，耳未聞其數，而目以明，耳以聰矣。

岐伯曰：此所謂「聖人易語，良馬易禦」也。

【譯文】

黃帝問道：我聽說人體上的氣穴有三百六十五個，以應一年之天數，但不知其所在的部位，我想聽你詳盡地講講。

岐伯兩次叩拜回答說：您所提出的這個問題太重要了！若不是聖帝，誰能窮究這些深奧的道理！因此請允許我將氣穴的部位都一一講出來。

黃帝拱手退讓，謙遜地說：先生對我講的道理，使我很受啟發，雖然我尚未看到其具體部位，未聽到其具體的穴數，然而已經使我耳聰目明，得以領會了。

岐伯說：您領會得如此深刻，這真是所謂的「聖人易語，良馬易禦」啊！

【原文】

帝曰：余非聖人之易語也。世言真數開人意，今餘所訪問者真

數，發蒙解惑，未足以論也。然余願聞夫子溢志盡言其處，令解其意，請藏之金匱，不敢復出。

岐伯再拜而起曰：臣請言之。背與心相控而痛，所治天突與十椎及上紀。上紀者，胃脘也，下紀者，關元也。背胸邪繫陰陽左右，如此其病前後痛澀，胸脅痛，而不得息，不得臥，上氣短氣偏痛，脈滿起，斜出尻脈，絡胸脅，支心貫鬲，上肩加天突，斜下肩交十椎下。

【譯文】

黃帝說道：我並不是易語的聖人。世人說氣穴之數理可以開闊人的意識，現在我向你所詢問的就是這個，主要是為了開發蒙昧和解除疑惑，還談不上什麼深奧的理論。然而我希望聽先生將氣穴的部位盡情地講出來，使我能瞭解它的意義，並藏於金匱之中，不敢輕易傳授於人。

岐伯再拜而起說：我現在就說吧！背部與心胸互相牽引而痛，其治療方法應取任脈的天突穴和督脈的中樞穴，以及上紀下紀。上紀就是胃脘部的中脘穴，下紀就是關元穴。由於背在後為陽，胸在前為陰，背與胸部的經脈斜繫於陰陽左右，因此其病前胸和背相引而痹澀，胸脅痛得不敢呼吸，不能仰臥，上氣喘急，呼吸短促，或一側偏痛。經脈的邪氣盛滿則溢於絡，此絡從尻脈開始斜出，絡於胸脅部，支心貫穿橫膈，上肩而至天突，再斜下肩交於背部第十椎節之下，所以取此處穴位治療。

【原文】

臟俞五十穴，腑俞七十二穴，熱俞五十九穴，水俞五十七穴。頭上五行行五，五五二十五穴。中兩傍各五，凡十穴。大椎上兩傍各一，凡二穴，目瞳子浮白二穴，兩髀厭分中二穴，犢鼻二穴，耳中多所聞二穴，眉本二穴，完骨二穴，項中央一穴，枕骨二穴，上關二穴，大迎二穴，下關二穴，天柱二穴，巨虛上下廉四穴，曲牙二穴，天突一穴，天府二穴，天牖二穴，扶突二穴，天窗二穴，肩解二穴，

關元一穴，委陽二穴，肩貞二穴，瘖門一穴，臍一穴，胸俞十二穴，背俞二穴，䯏俞十二穴，分肉二穴，踝上橫二穴，陰陽四穴。水俞在諸分，熱俞在氣穴，寒熱俞在兩骸厭中二穴，大禁二十五，在天府下五寸。凡三百六十五穴，針之所由行也。

【譯文】

　　五臟各有井、滎、腧、經、合五腧，五五二十五，左右共五十穴；六腑各有井、滎、腧、原、經、合六腧，六六三十六，左右共七十二穴；治熱病的有五十九穴，治水病的有五十七穴。在頭部有五行，每行五穴，五五二十五穴。五臟在背部脊椎兩旁各有五穴，左右共十穴。大椎之上兩側各有大抒穴一個，共二穴，目瞳子、浮白二穴，左右共四穴，兩側髀樞中環跳二穴，犢鼻二穴，聽宮二穴，攢竹二穴，完骨二穴，風府一穴，枕骨二穴，上關二穴，大迎二穴，下關二穴，天柱二穴，上巨虛、下巨虛左右共四穴，頰車二穴，天突一穴，天府二穴，天牖二穴，扶突二穴，天窗二穴，肩井二穴，關元一穴，委陽二穴，肩貞二穴，瘖門一穴，神闕一穴，胸腧左右共十二穴，背腧二穴，䯏腧左右共十二穴，分肉二穴，交信、跗陽左右共四穴，照海、申脈左右共四穴。治諸水病的五十七穴，皆在諸經的分肉之間；治熱病的五十九穴，皆在精氣聚會之處；治寒熱之腧穴，在兩膝關節的外側，為足少陽膽經的陽關左右共二穴。大禁之穴是天府下五寸處的五裏穴。以上共三百六十五穴，都是針刺的重要部位。

【原文】

　　帝曰：余已知氣穴之處，遊針之居，願聞孫絡溪谷，亦有所應乎？

　　岐伯曰：孫絡三百六十五穴會，亦以應一歲。以溢奇邪，以通榮衛。榮衛稽留，衛散榮溢，氣竭血著，外為發熱，內為少氣。疾瀉無怠，以通榮衛，見而瀉之，無問所會。

【譯文】

黃帝說道：我已經知道氣穴的部位，即是行針刺的處所，還想聽聽孫絡與溪穀是否也與一歲相應。

岐伯說：孫絡與三百六十五穴相會，也和一歲相應。孫絡的作用是可以祛邪氣，通暢營衛。如果邪氣侵入人體，造成榮衛停滯，衛氣外散，營血內溢，使衛氣散竭而營血留著，則在外表現為發熱，在內發生少氣。因此治療時應迅速針刺用瀉法，以通暢營衛。凡是見到有營衛稽留之處，即瀉之，不必考慮其是否為穴會之處。

【原文】

帝曰：善。願聞溪谷之會也。

岐伯曰：肉之大會為谷，肉之小會為溪。肉分之間，溪谷之會，以行榮衛，以會大氣。邪溢氣壅，脈熱肉敗，榮衛不行，必將為膿，內銷骨髓，外破大，留于節湊，必將為敗。積寒留舍，榮衛不居，卷肉縮筋，肋肘不得伸，內為骨痹，外為不仁，命曰不足，大寒留于溪谷也。溪谷三百六十五穴會，亦應一歲。其小痹淫溢，循脈往來，微針所及，與法相同。

【譯文】

黃帝說：好。我想聽聽溪谷之會合是怎樣的。

岐伯說：較大的肌肉與肌肉會合的部位叫谷，較小的肌肉與肌肉會合的部位叫溪。分肉之間，溪谷會合的部位，能通行營衛，會合宗氣。若邪氣溢滿，正氣壅滯，則脈發熱，肌肉敗壞，使營衛不能暢行，必將鬱熱腐肉成膿，內則消爍骨髓，外則可潰大肉。如果邪氣留連於骨肉之間，必將使筋骨敗壞。如果寒邪長久居留不去，則營衛不能正常運行，以致筋脈肌肉捲縮，肋肘不得伸展，內則發生骨痹，外則肌膚麻木不仁，這是寒邪留連溪谷以致正氣不足的症候。溪谷與三百六十五穴相會合，和一歲相應。若是邪在皮毛孫絡形成小痹，邪氣會隨脈往來無定，用微針即可治療，方法與刺孫絡是一樣的。

【原文】

　　帝乃避左右而起，再拜曰：今日發蒙解惑，藏之金匱，不敢復出。乃藏之金蘭之室，署曰「氣穴所在」。

　　岐伯曰：孫絡之脈別經者，其血盛而當瀉者，亦三百六十五脈，並注于絡，傳注十二絡脈，非獨十四絡脈也，內解瀉于中者十脈。

【譯文】

　　黃帝避退左右，起身再拜說道：今天承你啟發，解除了我的疑惑，應把它藏於金匱之中，不敢輕易拿出傳人。於是將它藏於金蘭之室，署名叫作「氣穴所在」。

　　岐伯說：孫絡之脈是屬於經脈支別的，其血盛而當瀉的，也是與三百六十五脈相同，若邪氣侵入孫絡，同樣是傳注於絡脈，復注於十二經脈，那就不是單獨十四絡脈的範圍了。如果骨解之中經絡受邪，亦隨時能夠向內注瀉於五臟之脈。

氣府論篇第五十九

　　提示：本篇討論「氣穴」所舉腧穴，有屬本經的，也有屬他經的，這與現代針灸循行路線有所不同。全文劃分了手足三陽經、督脈、任脈、沖脈等脈氣所發的幾個系統。

【原文】

　　足太陽脈氣所發者，七十八穴。

　　兩眉頭各一，入髮至項三寸半，傍五，相去三寸。其浮氣在皮中者，凡五行，行五，五五二十五。項中大筋兩傍各一，風府兩傍各一，俠背以下至尻尾二十一節，十五間各一，五臟之俞各五，六腑之俞各六，委中以下至足小指傍各六俞。

【譯文】

足太陽膀胱經脈氣所發的有七十八個腧穴。

在眉頭的陷中左右各有一穴，自眉頭直上入髮際至前頂穴，有神庭、上星、鹵會三穴，共長三寸半；其浮於頭部的脈氣，運行在頭皮中的有五行，即中行、次兩行和外兩行，每行五穴，共五行，五五二十五穴；下行至項中的大筋兩旁左右各有一穴；兩側風府穴旁邊各有一穴；從大椎循脊柱自上而下至　尾骨有二十一節，其中十五個脊椎間，左右各有一穴；五臟肺、心、肝、脾、腎的腧穴，左右各有五穴；六腑胃、膽、膀胱、三焦、大腸、小腸的腧穴，左右各有六穴；自委中以下至足小趾旁，左右各有井、滎、俞、原、經、合六穴。

【原文】

足少陽脈氣所發者，六十二穴。

兩角上各二；直目上髮際內各五；耳前角上各一；耳前角下各一；銳髮下各一；客主人各一；耳後陷中各一；下關各一；耳下牙車之後各一；缺盆各一；腋下三寸，脅下至胠，八間各一；髀樞中傍各一；膝以下至足小指次指各六俞。

【譯文】

足少陽膽經脈氣所發的有六十二穴。

頭兩角上各有二穴；兩目瞳孔直上的髮際內各有五穴；兩耳前角上各有一穴；兩耳前角下各有一穴；兩鬢髮下各有一穴；客主人左右各一穴；兩耳後的陷中各有一穴；下關左右各有一穴；兩耳下牙車之後各有一穴；缺盆左右各有一穴；腋下三寸，從脅下至胠，八肋之間左右各有一穴；髀樞中左右各有一穴；膝以下至足小趾側的次趾，各有井、滎、俞、原、經、合六穴。

【原文】

足陽明脈氣所發者，六十八穴。

額顱髮際傍各三，面鼽骨空各一，大迎之骨空各一，人迎各一，缺盆外骨空各一，膺中骨間各一，俠鳩尾之外，當乳下三寸，俠胃脘各五，俠臍廣三寸各三，下臍二寸俠之各三，氣街動脈各一，伏菟上各一，三里以下至足中指各八俞，分之所在穴空。

【譯文】

足陽明胃經脈氣所發的有六十八穴。

額顱髮際旁左右各有三穴；顀骨骨空中間左右各有一穴；大迎穴在頷角前至骨空陷中，左右各有一穴；在結喉之旁的人迎，左右各有一穴；缺盆外的骨空陷中左右各有一穴；膺中的骨空間陷中左右各有一穴；俠鳩尾穴之外，乳下三寸，俠胃脘左右各有五穴；俠臍橫開三寸左右各有三穴；下臍二寸，左右各有三穴；氣街穴在動脈跳動處左右各有一穴；在伏菟上左右各有一穴；足三里以下到足中趾內間，左右各有八個腧穴，每個穴都有它一定的孔穴。

【原文】

手太陽脈氣所發者，三十六穴。

目內眥各一，目外各一，鼽骨下各一，耳郭上各一，耳中各一，巨骨穴各一，曲掖上骨穴各一，柱骨上陷者各一，上天窗四寸各一，肩解各一，肩解下三寸各一，肘以下至手小指本各六俞。

【譯文】

手太陽小腸經脈氣所發的有三十六穴。

目內眥左右各有一穴；目外側眥左右各有一穴；顀骨下左右各有一穴；耳廓上左右各有一穴；耳中左右各有一穴；巨骨穴左右各一；曲腋上左右各有一穴；柱骨上陷中左右各有一穴；天窗穴之上四寸左右各有一穴；肩解部左右各有一穴；肩解部之下三寸處左右各有一穴；肘部以下至手小指端的爪甲根部，兩手各有井、榮、俞、原、經、合六穴。

【原文】

　　手陽明脈氣所發者，二十二穴。

　　鼻空外廉、項上各二，大迎骨空各一，柱骨之會各一，髃骨之會各一，肘以下至手大指、次指本各六俞。

【譯文】

　　手陽明大腸經脈氣所發的有二十二穴。

　　鼻孔的外側左右各有一穴；項部左右各有一穴；大迎穴在下頜骨空中左右各有一穴；項肩相會之處各有一穴；肩臂相會之處左右各有一穴；肘部以下至食指端的爪甲根部左右各有井、滎、俞、原、經、合六穴。

【原文】

　　手少陽脈氣所發者三十二穴。

　　䪼骨下各一，眉後各一，角上各一，下完骨後各一，項中足太陽之前各一，俠扶突各一，肩貞各一，肩貞下三寸分間各一，肘以下至手小指次指本各六俞。

【譯文】

　　手少陽三焦經脈氣所發的有三十二穴。

　　顴骨下左右各有一穴；眉後左右各有一穴；頭角上左右各有一穴；耳下完骨後左右各有一穴；項中足太陽經之前左右各有一穴；俠扶突穴之外側左右各有一穴；肩貞穴左右各一；在肩貞穴之下三寸其間左右各有三穴；肘部以下至手無名指之端爪甲根部左右各有井、滎、俞、原、經、合六穴。

【原文】

　　督脈氣所發者，二十八穴。

　　項中央二，髮際後中八，面中三，大椎以下至尻尾及傍十五穴。

至 下凡二十一節，脊椎法也。

督脈之經氣所發的有二十八穴。

項中央有二穴；前髮際向後中行有八穴；面部的中央從鼻至唇有三穴；自大椎以下至尻尾傍有十五穴。自大椎至尾骨共二十一節，這是脊椎穴位的計算方法。

【原文】

任脈之氣所發者，二十八穴。

喉中央二，膺中骨陷中各一，鳩尾下三寸，胃脘五寸，胃脘以下至橫骨六寸半一，腹脈法也。下陰別一，目下各一，下唇一，齗交一。

【譯文】

任脈之經氣所發的有二十八穴。

喉部中行有二穴；胸膺中行之骨陷中有六穴；尾骨以下至胃之上脘穴是三寸，上脘穴至臍中是五寸，臍中至橫骨是六寸半，計十四寸半，每寸各有一穴，共計十四穴，這是腹部取穴的方法。自曲骨向下至前後陰之間有會陰穴；兩目之下各有一穴；下唇下有一穴；上唇內的齗交有一穴。

【原文】

沖脈氣所發者，二十二穴。

俠鳩尾外各半寸至臍寸一，俠臍下傍各五分至橫骨寸一，腹脈法也。

足少陰舌下，厥陰毛中急脈各一，手少陰各一，陰陽各一，手足諸魚際脈氣所發者，凡三百六十五穴也。

【譯文】

沖脈之經氣所發的有二十二穴。

俠鳩尾兩旁橫開五分向下至臍有六寸，每寸一穴，左右共十二穴；自臍兩旁橫開五分向下至橫骨有五寸，每寸一穴，左右共十穴。這是腹脈取穴的方法。

足少陰腎經脈氣所發的在舌下有二穴。

足厥陰肝經在毛際中左右各有一急脈穴；手少陰左右各有一穴；陰、陽左右各有一穴；四肢手足魚際之處，也是脈氣所發的部位。以上共計三百六十五穴。

骨空論篇第六十

提示：本篇介紹某些疾病的針灸療法以及所應取的穴位。

【原文】

黃帝問曰：余聞風者百病之始也，以針治之奈何？

岐伯對曰：風從外入，令人振寒、汗出、頭痛、身重、惡寒，治在風府，調其陰陽。不足則補，有餘則瀉。

大風頸項痛，刺風府，風府在上椎。

大風汗出，灸譩嘻，譩嘻在背下俠脊傍三寸所，厭之，令病者呼譩嘻，譩嘻應手。

從風憎風，刺眉頭。失枕，在肩上橫骨間，折，使榆臂，齊肘正，灸脊中。絡季脅引少腹而痛脹，刺譩嘻。

【譯文】

黃帝問道：我聽說風邪是許多疾病的起始原因，怎樣用針法來治療？

岐伯回答說：風邪從外侵入，使人寒戰、出汗、頭痛、身體發重、怕冷。治療時應取風府穴，以調和其陰陽。正氣不足就用補法，邪氣有餘就用瀉法。

若感受風邪較重而頸項疼痛，刺風府穴。風府穴在椎骨第一節的上面。

若感受風邪較重而汗出，灸一噫嘻穴。噫嘻穴在背部第六椎下兩旁距脊各三寸之處，用手指按壓，使病人感覺疼痛而呼出「噫嘻」之聲，噫嘻穴應在手指下跳動。

見風就怕的病人，刺眉頭攢竹穴。患失枕應刺肩上橫骨之間的穴位，臂痛如折的，應當使病人曲臂，取兩肘尖相合在一處的姿勢，然後在肩胛骨上端引一直線，正當脊部中央的部位，給以灸治。從絡季脅牽引到少腹而痛脹的，刺噫嘻穴。

【原文】

腰痛不可以轉搖，急引陰卵，刺八髎與痛上。八髎在腰尻分間。

鼠瘻寒熱，還刺寒府。寒府在附膝外解營。取膝上外者使之拜，取足心者使之跪。

任脈者，起于中極之下，以上毛際，循腹裏，上關元，至咽喉，上頤循面入目。衝脈者，起于氣街，並少陰之經，俠臍上行，至胸中而散。

任脈為病，男子內結七疝，女子帶下瘕聚。衝脈為病，逆氣裏急。

【譯文】

腰痛而不可以轉側動搖，痛而筋脈攣急，下引睪丸，刺八髎穴與疼痛的地方。八髎穴在腰尻骨間空隙中。

得了鼠瘻病而發寒熱的，刺寒府穴。寒府在膝上外側骨與骨之間的孔穴中。凡取膝上外側的孔穴，需使患者彎腰，成一種揖拜的體位；取足心湧泉穴時，需使患者做跪的體位。

任脈經起源於中極穴的下面，上行經過毛際直到腹部，再上行通過關元穴到咽喉，又上行至頤，循行於面部而入於目中。沖脈經起源於氣街穴，與足少陰經相並，挾臍左右上行，到胸中而散。

任脈經發生病變，在男子則腹內結為七疝，在女子則有帶下和瘕聚之類疾病。沖脈經發生病變，則氣逆上沖，腹中拘急疼痛。

【原文】

督脈為病，脊強反折。督脈者，起于少腹以下骨中央。

女子入系廷孔，其孔，溺孔之端也。其絡循陰器，合篡間，繞篡後，別繞臀，至少陰與巨陽中絡者。合少陰上股內後廉，貫脊屬腎，與太陽起于目內眥，上額，交巔上，入絡腦，還出別下項，循肩髆，內俠脊抵腰中，入循膂，絡腎。

其男子循莖下至篡，與女子等。其少腹直上者，貫臍中央，上貫心，入喉，上頤環唇，上系兩目之下中央。

【譯文】

督脈發生病變，會引起脊柱強硬反折的症狀。督脈起於小腹之下的橫骨中央。

在女子則入內系於陰孔。陰孔就是尿道的外端。從這裏分出的絡脈，循著陰戶會合於陰部，再分繞於肛門的後面，再分支別行繞臀部，到足少陰經與足太陽經中的絡脈，與足少陰經相結合上行經股內後廉，貫穿脊柱，連屬於腎臟；與足太陽經共起於眼角內側，上行至額部，左右交會於巔頂，內入聯絡於腦，復返還出腦，分別左右頸項下行，循行肩胛，內俠脊抵達腰中，入內循膂絡於腎。

其在男子則循陰莖，下至會陰，與女子相同。不同的是，它從少腹直上，穿過臍中央，上貫心臟，入於喉，上行到頤並環繞口唇，再上行系於兩目中央之下。

【原文】

此生病，從少腹上沖心而痛，不得前後，為沖疝；其女子不孕，癃，痔，遺溺，嗌乾。督脈生病治督脈，治在骨上，甚者在臍下營。

其上氣有音者，治其喉中央，在缺盆中者。其病上沖喉者，治其漸，漸者，上俠頤也。

【譯文】

督脈發生病變，症狀是氣從少腹上沖心而痛，大小便不通，稱為沖疝。如在女子則不能懷孕，或為小便不利、痔疾、遺尿、咽喉乾燥等症。總之，督脈生病治督脈，輕者治橫骨上的曲骨穴，重者則治在臍下的陰交穴。

病人氣逆上而呼吸有聲的，治療取喉部中央的天突穴，此穴在兩缺盆的中間。病人氣逆上沖於咽喉的，治療取其大迎穴，大迎穴在面部兩旁夾頤之處。

【原文】

蹇，膝伸不屈，治其楗。坐而膝痛，治其機。立而暑解，治其骸關。膝痛，痛及拇指，治其膕。坐而膝痛如物隱者，治其關。膝痛不可屈伸，治其背內。連若折，治陽明中俞髎，若別，治巨陽少陰滎。淫濼脛酸，不能久立，治少陽之維，在外踝上五寸。

輔骨上橫骨下為楗，俠髖為機，膝解為骸關，俠膝之骨為連骸，骸下為輔，輔上為膕，膕上為關，頭橫骨為枕。

【譯文】

膝關節能伸不能屈，治療取其股部的經穴。坐下而膝痛，治療取其環跳穴。站立時膝關節熱痛，治療取其膝關節處經穴。膝痛，疼痛牽引到拇指，治療取其膝彎處的委中穴。坐時膝痛如有東西隱伏其中的，治療取其承扶穴。膝痛而不能屈伸活動，治療取其背部足太陽經的腧穴。如疼痛連及小腿骨跟折斷似的，治療取其陽明經中的俞髎三

裏穴；膝痛如離股一樣，治療時取太陽經的滎穴通谷、少陰經的滎穴然穀。浸漬水濕之邪日久而脛骨酸痛無力，不能久立，治取少陽經的別絡光明穴，穴在外踝上五寸。

輔骨之上，腰橫骨之下叫「楗」。髖骨兩側環跳穴處叫「機」。膝部的骨縫叫「骸關」。俠膝兩旁的高骨叫「連骸」。連骸下麵叫「輔骨」。輔骨上面的膝彎叫「膕」。膕之上就是「骸關」。頭後項部的橫骨叫「枕骨」。

【原文】

水俞五十七穴者：尻上五行，行五；伏菟上兩行，行五；左右各一行，行五；踝上各一行，行六穴。

髓空在腦後三分，在顱際銳骨之下，一在齗基下，一在項後中復骨下，一在脊骨上空在風府上。脊骨下空，在尻骨下空。數髓空，在面俠鼻，或骨空在口下當兩肩。兩髆骨空，在髆中之陽。臂骨空，在臂陽，去踝四寸，兩骨空之間。股骨上空，在股陽，出上膝四寸。骨空，在輔骨之上端。股際骨空，在毛中動脈下。尻骨空，在髀骨之後，相去四寸。扁骨有滲理湊，無髓孔，易髓無空。

【譯文】

治療水病的腧穴有五十七個：尻骨上有五行，每行各五穴；伏菟上方有兩行，每行各有五穴；其左右又各有一行，每行各五穴；足內踝上各一行，每行各六穴。

髓穴在腦後分為三處，都在顱骨邊際銳骨的下面，一處在齗基的下面，一處在項後正中的復骨下面，一處在脊骨上空的風府穴的上面，脊骨下空在尻骨下面孔穴中。又有幾個髓空在面部俠鼻兩旁，或有骨空在口唇下方與兩肩相平的部位。兩肩髆骨空在肩髆中的外側。臂骨的骨空在臂骨的外側，離開手腕四寸，在尺、橈兩骨的空隙之間。股骨上面的骨空在股骨外側膝上四寸的地方。骨的骨空在輔骨的上端。股際的骨空在陰毛中的動脈下面。尻骨的骨空在髀骨的後面距

離四寸的地方。扁骨有血脈滲灌的紋理聚合，沒有直通骨髓的孔穴，骨髓通過灌的紋理內外交流，所以沒有骨空。

【原文】

灸寒熱之法，先灸項大椎，以年為壯數；次灸橛骨，以年為壯數。

視背俞陷者灸之，舉臂肩上陷者灸之，兩季脅之間灸之，外踝上絕骨之端灸之，足小指次指間灸之，腨下陷脈灸之，外踝後灸之，缺盆骨上切之堅痛如筋者灸之，膺中陷骨間灸之，掌束骨下灸之，臍下關元三寸灸之，毛際動脈灸之，膝下三寸分間灸之，足陽明跗上動脈灸之，巔上一灸之。

犬所齧之處灸之三壯，即以犬傷病法灸之。

凡當灸二十九處。傷食灸之，不已者，必視其經之過于陽者，數刺其俞而藥之。

【譯文】

灸治寒熱症的方法，先針灸項後的大椎穴，根據病人年齡決定艾灸的壯數；其次灸尾骨的尾閭穴，也是以年齡為艾灸的壯數。

觀察背部有凹陷的地方用灸法，上舉手臂在肩上有凹陷的地方（肩髃穴）用灸法，兩側的季脅之間（京門穴）用灸法，足外踝上正取絕骨之陽輔穴處用灸法，足小趾與次趾之間（俠溪穴）用灸法，腨下凹陷處的經脈（承山穴）用灸法，外踝後方（昆侖穴）用灸法，缺盆骨上方按之堅硬如筋而疼痛的地方用灸法，胸膺中的骨間凹陷處（天突穴）用灸法，手腕部的橫骨之下（陽池穴）用灸法，臍下三寸的關元穴用灸法，陰毛邊緣的動脈跳處（氣沖穴）用灸法，膝下三寸的兩筋間（三裏穴）用灸法，足陽明經所行足跗上的動脈（沖陽穴）處用灸法，頭巔頂上（百會穴）亦用灸法。

被犬咬傷的，先在被咬處灸三壯，再按常規的治傷病法灸治。

以上針灸治寒熱症的部位共二十九處。因傷食而使用灸法，病仍

不癒的，必須仔細觀察其經脈陽邪過盛的地方，多刺其腧穴，同時再用藥物調治。

水熱穴論篇第六十一

提示：本篇介紹治療水病和熱病的腧穴，並論述了它的機理。另外還指出針刺深淺，必須結合四時。

【原文】

黃帝問曰：少陰何以主腎？腎何以主水？

岐伯對曰：腎者，至陰也；至陰者，盛水也。肺者，太陰也，少陰者，冬脈也。故其本在腎，其末在肺，皆積水也。

帝曰：腎何以能聚水而生病？

岐伯曰：腎者，胃之關也，關門不利，故聚水而從其類也。上下溢于皮膚，故為胕腫。胕腫者，聚水而生病也。

【譯文】

黃帝問道：少陰為什麼主腎？腎又為什麼主水？

岐伯回答說：腎屬於至陰之臟，至陰屬水，所以腎是主水的臟器。肺屬於太陰之臟。腎脈屬於少陰，是旺於冬令的經脈。所以水之根本在腎，水之標末在肺，肺腎兩臟都能積聚水液而為病。

黃帝又問道：腎為什麼能積聚水液而生病？

岐伯說：腎是胃的關門，關門不通暢，水液就要積聚而生病了。其水液在人體上下泛溢於皮膚，所以形成浮腫。浮腫的成因，就是水液積聚而生的病。

【原文】

帝曰：諸水皆生于腎乎？

岐伯曰：腎者，牝臟也。地氣上者，屬于腎，而生水液也，故曰至陰。勇而勞甚，則腎汗出；腎汗出逢于風，內不得入于臟腑，外不得越于皮膚，客于玄府，行于皮裏，傳為胕腫。本之于腎，名曰風水。所謂玄府者，汗空也。

【譯文】

黃帝又問道：各種水病都是由於腎而生成的嗎？

岐伯說：腎臟在下屬陰。凡水氣由下而上蒸騰的地方都屬於腎，再通過氣化而生成水液，所以叫作「至陰」。呈勇力而勞動（或房勞）太過，則汗出於腎；出汗時遇到風邪，風邪從開泄之腠理侵入，汗孔驟閉，汗出不盡，向內不能入於臟腑，向外也不得排泄於皮膚，於是逗留在玄府之中，竄行於皮膚之內，最後形成浮腫病。此病之本在於腎，病名叫「風水」。所謂玄府，就是汗孔。

【原文】

帝曰：水俞五十七處者，是何主也？

岐伯曰：腎俞五十七穴，積陰之所聚也，水所從出入也。尻上五行、行五者，此腎俞。故水病下為胕腫大腹，上為喘呼、不得臥者，標本俱病。故肺為喘呼，腎為水腫，肺為逆不得臥，分為相輸俱受者，水氣之所留也。

伏菟上各二行、行五者，此腎之街也。三陰之所交結于腳也。踝上各一行、行六者，此腎脈之下行也，名曰太沖。凡五十七穴者，皆臟之陰絡，水之所客也。

【譯文】

黃帝問道：治療水病的腧穴有五十七個，它們屬哪臟所主？

岐伯說：腎腧五十七個穴位，是陰氣所積聚的地方，也是水液出入的地方。尻骨之上有五行，每行五個穴位，這些是腎的腧穴。所以水病表現在下部則為浮腫、腹部脹大，表現在上部為呼吸喘急、不能

平臥，這是肺與腎標本同病。所以肺病表現為呼吸喘急，腎病表現為水腫，肺病還表現為氣逆，不得平臥；肺病與腎病的表現各不相同，但二者之間相互輸應、相互影響著。之所以肺腎都發生了病變，是由於水氣停留於兩臟。

伏菟上方各有兩行，每行五個穴位，這裏是腎氣循行的重要道路，並且和肝脾經交結在腳上。足內踝上方各有一行，每行六個穴位，這是腎的經脈下行於腳的部分，名叫太沖。以上共五十七個穴位，都是水臟的陰絡，也是水液容易停聚的地方。

【原文】

帝曰：春取絡脈分肉，何也？

岐伯曰：春者木始治，肝氣始生；肝氣急，其風疾，經脈常深，其氣少，不能深入，故取絡脈分肉間。

帝曰：夏取盛經分腠，何也？

岐伯曰：夏者火始治，心氣始長，脈瘦氣弱，陽氣留溢，熱熏分腠，內至於經，故取盛經分腠。絕膚而病去者，邪居淺也。所謂盛經者，陽脈也。

【譯文】

黃帝問道：春天針刺，取絡脈分肉之間，是什麼道理？

岐伯說：春天木氣開始當令，在人體，肝氣開始發生；肝氣的特性是急躁，如變動的風一樣很迅疾，但是肝的經脈往往藏於深部，而風剛發生，尚不太劇烈，不能深入經脈，所以只要淺刺絡脈分肉之間就行了。

黃帝問道：夏天針刺，取盛經分腠之間，是什麼道理？

岐伯說：夏天火氣開始當令，心氣開始生長壯大；如果脈形瘦小而搏動氣勢較弱，是陽氣過於充裕以致流溢於體表，熱氣薰蒸於分肉腠理，而向內影響經脈，所以針刺應當取盛經分腠。針刺不要過深只要透過皮膚而病就可痊癒，這是因為邪氣尚居於淺表部位。所謂盛

經，是指豐滿充足的陽脈。

【原文】

　帝曰：秋取經俞，何也？

　岐伯曰：秋者金始治，肺將收殺，金將勝火，陽氣在合，陰氣初勝，濕氣及體，陰氣未盛，未能深入，故取俞以瀉陰邪，取合以虛陽邪，陽氣始衰，故取于合。

　帝曰：冬取井滎，何也？

　岐伯曰：冬者水始治，腎方閉，陽氣衰少，陰氣堅盛，巨陽伏沉，陽脈乃去，故取井以下陰逆，取滎以實陽氣。故曰：冬取井滎，春不鼽衄。此之謂也。

【譯文】

　黃帝問道：秋天針刺，要取經穴和腧穴，是什麼道理？

　岐伯說：秋氣開始當令，肺氣開始收斂肅殺，金氣漸旺逐步盛過衰退的火氣，陽氣在經脈的合穴，陰氣初生，遇濕邪侵犯人體，但由於陰氣未至太盛，不能助濕邪深入，所以針刺取經的腧穴以瀉陰濕之邪，取陽經的合穴以瀉陽熱之邪。由於陽氣開始衰退而陰氣位至太盛，所以不取經穴而取合穴。

　黃帝說：冬天針刺，要取井穴和滎穴，是什麼道理？

　岐伯說：冬天水氣開始當令，腎氣開始閉藏，陽氣已經衰少，陰氣更加堅盛，太陽之氣浮沉于下，陽脈也相隨沉伏，所以針刺要取陽經的井穴以抑降其陰逆之氣，取陰經的滎穴以充實不足之陽氣。因此說：「冬取井滎，春不鼽衄。」就是這個道理。

【原文】

　帝曰：夫子言治熱病五十九俞，餘論其意，未能領別其處，願聞其處，因聞其處，因聞其意。

　岐伯曰：頭上五行行五者，以越諸陽之熱逆也；大杼、膺俞、缺

盆、背俞，此八者，以瀉胸中之熱也；氣街、三里、巨虛上下廉，此八者，以瀉胃中之熱也；雲門、髃骨、委中、髓空，此八者，以瀉四肢之熱也；五臟俞傍五，此十者，以瀉五臟之熱也。凡此五十九穴者，皆熱之左右也。

帝曰：人傷于寒而傳為熱，何也？

岐伯曰：夫寒盛則生熱也。

【譯文】

黃帝道：先生說過治療熱病的五十九個腧穴，我已經知道其大概，但還不知道這些腧穴的部位，請告訴我它們的部位，並說明這些腧穴在治療上的作用。

岐伯說：頭上有五行，每行五個穴位，能泄越諸陽經上逆的熱邪。大杼、膺俞、缺盆、背俞這八個穴位，可以瀉除胸中的熱邪。氣街、三里、上巨虛和下巨虛這八個穴位，可以瀉出胃中的熱邪。雲門、肩髃、委中、髓空這八個穴位，可以瀉除四肢的熱邪。以上共五十九個穴位，都是治療熱病的腧穴。

黃帝說：人感受了寒邪反而會傳變為熱病，這是什麼原因？

岐伯說：寒氣盛極，就會鬱而發熱。

調經論篇第六十二

提示：本篇說明外邪侵入人體，由經絡傳入臟腑，會引起陰陽失調的病理變化，同時指出神、氣、血、形、志的各種虛實症狀及治法。

【原文】

黃帝問曰：余聞《刺法》言，有餘瀉之，不足補之。何謂有餘，何謂不足？

岐伯對曰：有餘有五，不足亦有五，帝欲何問？

帝曰：願盡聞之。

岐伯曰：神有餘有不足，氣有餘有不足，血有餘有不足，形有餘有不足，志有餘有不足。凡此十者，其氣不等也。

【譯文】

黃帝問道：我聽《刺法》上說，病屬有餘的用瀉法，不足的用補法。但怎樣是有餘，怎樣是不足呢？

岐伯回答說：病屬有餘的有五種，不足的也有五種，你要問的是哪一種呢？

黃帝說：我希望你能全部講給我聽。

岐伯說：神有有餘，有不足；氣有有餘，有不足；血有有餘，有不足；形有有餘，有不足；志有有餘，有不足。凡此十種，其氣各不相等。

【原文】

帝曰：人有精氣、津液、四肢、九竅、五臟、十六部、三百六十五節，乃生百病；百病之生，皆有虛實。今夫子乃言有餘有五，不足亦有五，何以生之乎？

岐伯曰：皆生于五臟也。夫心藏神，肺藏氣，肝藏血，脾藏肉，腎藏志，而此成形。志意通，內連骨髓，而成身形五臟。五臟之道，皆出于經遂，以行血氣。血氣不和，百病乃變化而生，是故守經隧焉。

【譯文】

黃帝說：人有精氣、津液、四肢、九竅、五臟、十六部、三百六十五節，而能夠發生百病。但百病的發生，都有虛實的不同。現在先生說病屬有餘的有五種，病屬不足的也有五種，它們究竟是怎樣發生的呢？

岐伯說：都是生於五臟的緣故。心藏神，肺藏氣，肝藏血，脾藏

肉，腎藏志，由五臟所藏之神、氣、血、肉、志，組成了人的形體。但必須保持志意通達，內與骨髓聯繫，才能使身形與五臟成為一個整體。五臟相互聯繫的道路都是經脈，通過經脈以運行血氣。人若血氣不和，就會變化而發生各種疾病。所以診斷和治療均以經脈為依據。

【原文】

帝曰：神有餘不足何如？

岐伯曰：神有餘則笑不休，神不足則悲。血氣未並，五臟安定，邪客于形，灑淅起于毫毛，未入于經絡也，故命曰神之微。

帝曰：補瀉奈何？

岐伯曰：神有餘則瀉其小絡之血，出血勿之深斥，無中其大經，神氣乃平；神不足者，視其虛絡，按而致之，刺而利之，無出其血，無泄其氣，以通其經，神氣乃平。

【譯文】

黃帝說：神有餘和神不足會是什麼症狀呢？

岐伯說：神有餘的會喜笑不止，神不足的會悲哀。若病邪尚未與氣血相並，五臟安定之時，還未見或笑或悲的現象，則此時邪氣僅客於形體之膚表。病人只是覺得寒栗起於毫毛，尚未侵入經絡，乃屬神病微邪，所以叫作「神之微」。

黃帝說：怎樣進行補瀉呢？

岐伯說：神有餘的應刺其小絡使之出血，但不要向裏深推其針，不要刺中大經，神氣自會平復。神不足的其絡必虛，應在其虛絡處，先用手按摩，使氣血實於虛絡，再以針刺之，以疏利其氣血，但不要使之出血，也不要使氣外泄，只疏通其經，神氣就可以平復。

【原文】

帝曰：刺微奈何？

岐伯曰：按摩勿釋，著針勿斥，移氣于不足，神氣乃得復。

帝曰：善。氣有餘不足奈何？

岐伯曰：氣有餘則喘咳上氣，不足則息利少氣。血氣未並，五臟安定，皮膚微病，命曰白氣微泄。

【譯文】

黃帝說：怎樣刺微邪呢？

岐伯說：按摩的時間要久一些，針刺時不要向裏深推，使氣移於不足之處，神氣就可以平復。

黃帝說：好。氣有餘和氣不足會出現什麼症狀呢？

岐伯說：氣有餘的會喘咳而氣上逆，氣不足會呼吸不通利，氣息短少。若邪氣尚未與氣血相並，五臟安定之時，有邪氣侵襲，則邪氣僅侵犯到皮膚，而發生皮膚微病，使肺氣微泄，病情尚輕，所以叫作「白氣微泄」。

【原文】

帝曰：補瀉奈何？

岐伯曰：氣有餘則瀉其經隧，無傷其經，無出其血，無泄其氣；不足則補其經隧，無出其氣。

帝曰：刺微奈何？

岐伯曰：按摩勿釋，出針視之，曰我將深之，適人必革，精氣自伏，邪氣散亂，無所休息，氣泄腠理，真氣乃相得。

【譯文】

黃帝說：怎樣進行補瀉呢？

岐伯說：氣有餘的應當瀉其經隧，但不要傷其經脈，不要使之出血，也不要使其氣泄。氣不足的則應補其經隧，不要使其出氣。

黃帝說：怎樣刺其微邪呢？

岐伯說：先用按摩，時間要久一些，然後拿出針來給病人看，並說「我要深刺」，但在刺時還是改成淺刺，這樣可使其精氣深注於

內，邪氣散亂於外，而無所留止；邪氣從腠理外泄，則真氣通達，恢復正常。

【原文】

帝曰：善。血有餘不足奈何？

岐伯曰：血有餘則怒，不足則恐。血氣未並，五臟安定，孫絡外溢，則絡有留血。

帝曰：補瀉奈何？

岐伯曰：血有餘，則瀉其盛經出其血；不足，則視其虛經，內針其脈中，久留而視，脈大，疾出其針，無令血泄。

【譯文】

黃帝說：好。血有餘和不足會出現什麼症狀呢？

岐伯說：血有餘的會發怒，血不足的會恐懼。若邪氣尚未與氣血相並，五臟安定之時，有邪氣侵襲，則邪氣僅侵犯到孫絡，孫絡盛滿外溢，絡脈就會有血液留滯。

黃帝說：怎樣進行補瀉呢？

岐伯說：血有餘的應泄其充盛的經脈，以出其血。血不足的應察其經脈之虛者補之，刺中其經脈後，久留其針而觀察之，待氣至而脈轉大時，即迅速出針，但不要使其出血。

【原文】

帝曰：刺留血奈何？

岐伯曰：視其血絡，刺出其血，無令惡血得入于經，以成其疾。

帝曰：善。形有餘不足奈何？

岐伯曰：形有餘則腹脹，涇溲不利，不足則四肢不用。血氣未並，五臟安定，肌肉蠕動，命曰微風。

【譯文】

　　黃帝說：刺留血時應當怎樣呢？

　　岐伯說：診察脈絡有留血的，刺出其血，使惡血不得入於經脈而形成其他疾病。

　　黃帝說：好。形有餘和形不足會出現什麼症狀呢？

　　岐伯說：形有餘的會腹脹滿，大小便不利，形不足的會四肢不能運動。若邪氣尚未與氣血相並，五臟安定之時，有邪氣侵襲，邪氣僅侵犯到肌肉，使肌肉有蠕動的感覺，這叫作「微風」。

【原文】

　　帝曰：補瀉奈何？

　　岐伯曰：形有餘則瀉其陽經，不足則補其陽絡。

　　帝曰：刺微奈何？

　　岐伯曰：取分肉間，無中其經，無傷其絡，衛氣得復，邪氣乃索。

【譯文】

　　黃帝說：怎樣進行補瀉呢？

　　岐伯說：形有餘應當瀉足陽明的經脈，使邪氣由內而外瀉出；形不足的應當補足陽明的絡脈，使氣血得以內聚。

　　黃帝說：怎樣刺微風呢？

　　岐伯說：應當刺其分肉之間，不要刺中經脈，也不要傷其絡脈，使衛氣得以恢復，則邪氣就可以消散。

【原文】

　　帝曰：善。志有餘不足奈何？

　　岐伯曰：志有餘則腹脹飧泄，不足則厥。血氣未並，五臟安定，骨節有動。

　　帝曰：補瀉奈何？

岐伯曰：志有餘則瀉然筋血者；不足則補其復溜。

【譯文】

　　黃帝說：好。志有餘和志不足會出現什麼症狀呢？

　　岐伯說：志有餘的會腹脹飧泄，志不足的會手足厥冷。若邪氣尚未與氣血相並，五臟安定之時，有邪侵襲，邪氣僅侵犯到骨，使骨節間存在如有物震動的感覺。

　　黃帝說：怎樣進行補瀉呢？

　　岐伯說：志有餘的應瀉然谷出其血，志不足的應補復溜穴。

【原文】

　　帝曰：刺未並奈何？

　　岐伯曰：即取之，無中其經，邪所乃能立虛。

　　帝曰：善。余已聞虛實之形，不知其何以生。

　　岐伯曰：氣血以並，陰陽相傾，氣亂于衛，血逆于經，血氣離居，一實一虛。血並于陰，氣並于陽，故為驚狂；血並于陽，氣並于陰，乃為炅中；血並于上，氣並于下，心煩悗善怒；血並于下，氣並于上，亂而喜忘。

【譯文】

　　黃帝說：當邪氣尚未與氣血相並，邪氣僅侵犯到骨時，應當怎樣刺呢？

　　岐伯說：應當在骨節有鼓動處立即刺治，但不要中其經脈，邪氣便自然會去。

　　黃帝說：好。關於虛實的症狀我已經知道了，但還不瞭解它是怎樣發生的。

　　岐伯說：虛實的發生，是由於邪氣與氣血相並，陰陽間失去協調而有所偏傾，致氣亂於衛，血逆於經，血氣各離其所，便形成一虛一實的現象。如血並於陰，氣並於陽，會發生驚狂；血並於陽，氣並於

陰，會發生熱中；血並於上，氣並於下，則發生心中煩悶而易怒；血並於下，氣並於上，則發生精神散亂而善忘。

【原文】

帝曰：血並于陰，氣並于陽，如是血氣離居，何者為實，何者為虛？

岐伯曰：血氣者，喜溫而惡寒，寒則泣不能流，溫則消而去之。是故氣之所並為血虛，血之所並為氣虛。

【譯文】

黃帝說：血並於陰，氣並於陽，像這樣血氣各離其所的病證，怎樣是實，怎樣是虛呢？

岐伯說：血和氣都是喜溫暖而惡寒冷的，寒冷則氣血滯澀而流行不暢，溫暖則可使滯澀的氣血消散流行。所以氣所並之處則血少而為血虛，血所並之處則氣少而氣虛。

【原文】

帝曰：人之所有者，血與氣耳。今夫子乃言血並為虛，氣並為虛，是無實乎？

岐伯曰：有者為實，無者為虛；故氣並則無血，血並則無氣，今血與氣相失，故為虛焉。絡之與孫脈，俱輸于經，血與氣並，則為實焉。血之與氣，並走于上，則為大厥，厥則暴死；氣復反則生，不反則死。

【譯文】

黃帝說：人身的重要物質是血和氣。現在先生說血並的是虛，氣並的也是虛，難道沒有實嗎？

岐伯說：多餘的就是實，缺乏的就是虛。所以氣並之處會血少，為氣實血虛，血並之處會氣少，為血實氣虛。血和氣各離其所不能相

濟而為虛。人身絡脈和孫脈的氣血均輸注於經脈，如果血與氣相並，就成為實了。譬如血與氣並，循經上逆，就會發生「大厥」病，使人突然昏厥如同暴死；這種病如果氣血能得以及時下行，就可以生，如果氣血壅於上而不能下行，就要死亡。

【原文】

帝曰：實者何道從來？虛者何道從去？虛實之要，願聞其故。

岐伯曰：夫陰與陽，皆有俞會。陽注于陰，陰滿之外，陰陽勻平，以充其形，九候若一，命曰平人。夫邪之生也，或生于陰，或生于陽。其生于陽者，得之風雨寒暑；其生于陰者，得之飲食居處，陰陽喜怒。

【譯文】

黃帝說：實是通過什麼管道來的？虛又是通過什麼管道去的？形成虛和實的道理，希望能聽你講一講。

岐伯說：陰經和陽經都有輸入和會合的腧穴。如陽經的氣血灌注于陰經，陰經的氣血盛滿會充溢於外，能這樣運行不已，保持陰陽平調，形體得到充足的氣血滋養，九候的脈象也表現一致，這就是正常的人。凡邪氣傷人而發生病變，有的發生於陰的內臟，有的發生于陽的體表。病生於陽經在表的，都是受到了風雨寒暑邪氣的侵襲；病生於陰經在裏的，都是由於飲食不節、起居失常、房事過度、喜怒無常所致。

【原文】

帝曰：風雨之傷人奈何？

岐伯曰：風雨之傷人也，先客于皮膚，傳入于孫脈，孫脈滿則傳入于絡脈，絡脈滿則輸于大經脈。血氣與邪並，客于分腠之間，其脈堅大，故曰實。實者，外堅充滿，不可按之，按之則痛。

【譯文】

黃帝說：風雨之邪傷人是怎樣的呢？

岐伯說：風雨之邪傷人，是先侵入皮膚，由皮膚而傳入於孫脈，孫脈滿就會傳入於絡脈，絡脈滿就會輸注於大經脈。血氣與邪氣並聚於分肉腠理之間，其脈必堅實而大，所以叫作實證。實證受邪部位的表面多堅實而充滿，不可觸按，觸按就會痛。

【原文】

帝曰：寒濕之傷人奈何？

岐伯曰：寒濕之中人也，皮膚不收，肌肉堅緊，榮血泣，衛氣去，故曰虛。虛者，聶辟，氣不足，按之則氣足以溫之，故快然而不痛。

【譯文】

黃帝說：寒濕之邪傷人是怎樣的呢？

岐伯說：寒濕之邪氣傷人，使人皮膚失卻收縮功能，肌肉堅緊，營血滯澀，衛氣離去，所以叫作虛證。虛證多見皮膚鬆弛而有皺褶，衛氣不足，營血滯澀等。按摩可以致氣，使氣足而能溫煦營血，營血一旦暢行，便覺得爽快而不疼痛了。

【原文】

帝曰：善。陰之生實奈何？

岐伯曰：喜怒不節，則陰氣上逆，上逆則下虛，下虛則陽氣走之，故曰實矣。

帝曰：陰之生虛奈何？

岐伯曰：喜則氣下，悲則氣消，消則脈虛空；因寒飲食，寒氣熏滿，則血泣氣去，故曰虛矣。

【譯文】

黃帝說：好。陰分所發生的實證是怎樣的呢？

岐伯說：人若喜怒不加節制，就會使陰氣上逆，陰氣上逆則必虛于下，陰虛者陽必湊之，所以叫作實證。

黃帝說：陰分所發生的虛證是怎樣的呢？

岐伯說：人若過度喜樂則氣易下陷，過度悲哀則氣易消散，氣消散則血行遲緩，脈道空虛；若再進食寒涼食物，寒氣充滿於內，血氣滯澀而氣耗，所以叫作虛證。

【原文】

帝曰：經言陽虛則外寒，陰虛則內熱，陽盛則外熱，陰盛則內寒。余已聞之矣，不知其所由然也。

岐伯曰：陽受氣于上焦，以溫皮膚分肉之間。今寒氣在外，則上焦不通，上焦不通，則寒氣獨留于外，故寒栗。

【譯文】

黃帝說：醫經上所說的陽虛則生外寒，陰虛則生內熱，陽盛則生外熱，陰盛則生內寒。我已聽說過了，但不知是什麼原因產生的。

岐伯說：諸陽之氣，均承受於上焦，以溫煦皮膚分肉之間。現寒氣侵襲於外，使上焦不能宣通，陽氣不能充分外達以溫煦皮膚分肉，如此則寒氣獨留於肌表，因而發生惡寒戰慄。

【原文】

帝曰：陰虛生內熱奈何？

岐伯曰：有所勞倦，形氣衰少，穀氣不盛，上焦不行，下脘不通，胃氣熱，熱氣熏胸中，故內熱。

帝曰：陽盛生外熱奈何？

岐伯曰：上焦不通利，則皮膚緻密，腠理閉塞，玄府不通，衛氣不得泄越，故外熱。

【譯文】

黃帝說：陰虛則生內熱是怎樣的呢？

岐伯說：過度勞倦則傷脾，脾虛不能運化，必形氣衰少，也不能轉輸水穀的精微，這樣上焦即不能宣發五穀氣味，下脘也不能化水穀之精，胃氣鬱而生熱，熱氣上熏於胸中，因而發生內熱。

黃帝說：陽盛則生外熱是怎樣的呢？

岐伯說：若上焦不通利，可使皮膚緻密，腠理閉塞，汗孔不通，如此則衛氣不得發洩散越，鬱而發熱，所以發生外熱。

【原文】

帝曰：陰盛生內寒奈何？

岐伯曰：厥氣上逆，寒氣積于胸中而不瀉，不瀉則溫氣去，寒獨留，則血凝泣，凝則脈不通，其脈盛大以澀，故中寒。

帝曰：陰與陽並，血氣以並，病形以成，刺之奈何？

岐伯曰：刺此者，取之經隧，取血于營，取氣于衛，用形哉，因四時多少高下。

【譯文】

黃帝說：陰盛生內寒是怎樣的呢？

岐伯說：若寒厥之氣上逆，寒氣積於胸中而不下泄，寒氣不瀉，則陽氣必受耗傷，陽氣耗傷，則寒氣獨留，寒性凝斂，營血滯澀，脈行不暢，其脈搏必見盛大而澀，所以成為內寒。

黃帝說：陰與陽相並，氣與血相並，疾病已經形成時，怎樣進行刺治呢？

岐伯說：刺治這種疾病，應取其經隧，病在營分的，刺治其血，病在衛分的，刺治其氣，同時還要根據病人形體的肥瘦高矮，以及四時氣候的寒熱溫涼，決定針刺的次數和取穴部位的高下。

【原文】

帝曰：血氣以並，病形以成，陰陽相傾，補瀉奈何？

岐伯曰：瀉實者氣盛乃內針，針與氣俱內，以開其門，如利其戶；針與氣俱出，精氣不傷，邪氣乃下，外門不閉，以出其疾；搖大其道，如利其路，是謂大瀉，必切而出，大氣乃屈。

【譯文】

黃帝說：血氣和邪氣已並，病已形成，陰陽失去平衡的，刺治應怎樣用補法和瀉法呢？

岐伯說：瀉實證時，應在氣盛的時候進針，即在病人吸氣時進針，使針與氣同時入內，刺其腧穴以開邪出之門戶，並在病人呼氣時出針，使針與氣同時外出，這樣可使精氣不傷，邪氣得以外泄；在針刺時還要使針孔不要閉塞，以排泄邪氣，應搖大其針孔，而通利邪出之道路，這叫作「大瀉」，出針時先以左手輕輕切按針孔周圍，然後迅速出針，這樣亢盛的邪氣就可窮盡。

【原文】

帝曰：補虛奈何？

岐伯曰：持針勿置，以定其意，候呼內針，氣出針入，針空四塞，精無從去，方實而疾出針，氣入針出，熱不得還，閉塞其門，邪氣布散，精氣乃得存。動氣候時，近氣不失，遠氣乃來，是謂追之。

【譯文】

黃帝說：怎樣補虛呢？

岐伯說：以手持針，不要立即刺入，先安定其神氣，待病人呼氣時進針，即氣出針入；針刺入後使針孔周圍緊密與針體連接，令精氣無隙外泄；當氣至而即時，迅速出針，但要在病人吸氣時出針，氣入針出，則針下所至的熱氣不能內還，出針後立即按閉針孔使精氣得以保存。針刺候氣時，要耐心等待，必待其氣至而充實，始可出針，這

樣可使已至之氣不致散失，遠處未至之氣可以導來，這叫作補法。

【原文】

帝曰：夫子言虛實者有十，生于五臟，五臟五脈耳，夫十二經脈，皆生其病，今夫子獨言五臟；夫十二經脈者，皆絡三百六十五節，節有病，必被經脈，經脈之病，皆有虛實，何以合之？

岐伯曰：五臟者，故得六腑與為表裏，經絡支節，各生虛實，其病所居，隨而調之。病在脈，調之血；病在血，調之絡；病在氣，調之衛；病在肉，調之分肉；病在筋，調之筋；病在骨，調之骨；燔針劫刺其下及與急者；病在骨，焠針藥熨；病不知所痛，兩為上；身形有痛，九候莫病，則繆刺之；痛在于左而右脈病者，巨刺之。必謹察其九候，針道備矣。

【譯文】

黃帝說：先生說虛證和實證共有十種，都是發生於五臟，但五臟只有五條經脈，而十二經脈每經都能發生疾病，先生為什麼只單獨談了五臟？況且十二經脈又都聯絡三百六十五節，節有病也必然波及到經脈，經脈所發生的疾病，又都有虛有實。這些虛證和實證，又怎樣和五臟的虛證實證相結合呢？

岐伯說：五臟和六腑，本有其表裏關係，經絡和肢節，各有其所發生的虛證和實證，應根據其病變所在，隨其病情的虛實變化，給予適當的調治。如病在脈，可以調治其血；病在血，可以調治其絡脈；病在氣分，可以調治其衛氣；病在肌肉，可以調治其分肉間；病在筋，可以調治其筋；病在骨，可以調治其骨。又有痹病在筋，可用火針劫刺其病處，至其筋脈攣急之處；病在骨，可用焠針和藥燙病處；病不知疼痛在何處，可以刺陽陰二脈；身有疼痛，而九候之脈沒有病象，則用繆刺法治之。如果疼痛在左側，而右脈有病象，用巨刺法治療。總之，必須謹慎地審察病人九候的脈象，根據病情，運用針刺進行調治。只有這樣，針刺的道理和技術才算完備。

繆刺論篇第六十三

提示：本篇論述各經絡發病時所採用的繆刺法。

【原文】

黃帝問曰：余聞繆刺，未得其意，何謂繆刺？

岐伯對曰：夫邪之客于形也，必先舍于皮毛；留而不去，入舍于孫脈；留而不去，入舍于絡脈；留而不去，入舍于經脈；內連五臟，散于腸胃，陰陽俱感，五臟乃傷。此邪之從皮毛而入，極于五臟之次也。如此，則治其經焉。今邪客于皮毛，入舍于孫絡，留而不去，閉塞不通，不得入于經，流溢于大絡而生奇病也。夫邪客大絡者，左注右，右注左，上下左右，與經相干，而布于四末，其氣無常處，不入于經俞，命曰繆刺。

【譯文】

黃帝問道：我聽說有一種「繆刺」，但不知道它的意義，究竟什麼是繆刺？

岐伯回答說：大凡病邪侵襲人體，必須首先侵入皮毛；如果逗留不去，就進入孫脈；再逗留不去，就進入絡脈；如還是逗留不去，就進入經脈，並向內延及五臟，流散到腸胃；這時表裏都受到邪氣侵襲，五臟就要受傷。這是邪氣從皮毛而入，最終向內影響到五臟的次序。像這樣，就要治療其經穴了。如邪氣從皮毛侵入，進入孫、絡後，逗留而不去，則由於絡脈閉塞不通，邪氣不得入於經脈，於是就流溢於大絡中，從而生成一些異常的疾病。邪氣侵入大絡後，在左邊的就流竄到右邊，在右邊的就流竄到左邊，或上或下，或左或右，但不能進入經脈之中，只能隨大絡流布到四肢；邪氣流竄無一定的地方，也不能進入經脈腧穴，這時候採用的刺法就叫作「繆刺」。

【原文】

帝曰：願聞繆刺，以左取右，以右取左，奈何？其與巨刺，何以別之？

岐伯曰：邪客于經，左盛則右病，右盛則左病，亦有移易者，左痛未已而右脈先病，如此者，必巨刺之。必中其經，非絡脈也。故絡病者，其痛與經脈繆處，故命曰繆刺。

【譯文】

黃帝道：我想聽聽繆刺左病右取、右病左取的道理是怎樣的？它和巨刺法怎麼區別？

岐伯說：邪氣侵襲到經脈，如果左邊經氣較盛則右邊經脈先發病，或右邊經氣較盛則左邊經脈先發病；但也有左右相互轉移的，如左邊疼痛尚未好，而右邊經脈已開始有病，像這樣，就必須用巨刺法了。但是運用巨刺必定要邪氣中於經脈，邪氣留於絡脈則決不能運用。因為絡病的病痛部位與經脈疼痛所在部位不同，因此稱為「繆刺」。

【原文】

帝曰：願聞繆刺奈何？取之何如？

岐伯曰：邪客于足少陰之絡，令人卒心痛、暴脹、胸脅支滿，無積者，刺然骨之前出血，如食頃而已；不已，左取右，右取左，病新發者，取五日已。

邪客于手少陽之絡，令人喉痺舌卷，口乾心煩，臂外廉痛，手不及頭，刺手中指次指爪甲上，去端如韭葉，各一痏。壯者立已，老者有頃已。左取右，右取左，此新病，數日已。

邪客于足厥陰之絡，令人卒疝暴痛。刺足大指爪甲上，與肉交者，各一痏。男子立已，女子有頃已。左取右，右取左。

【譯文】

黃帝道：我想知道繆刺怎樣進行，怎樣用於治療病人。

岐伯說：邪氣侵入足少陰經的絡脈，使人突然發生心痛、腹脹大、胸脅部脹滿但並無積聚，針刺然谷穴出些血，大約過一頓飯的工夫，病情就可以緩解；如尚未好，左病則刺右邊，右病則刺左邊。新近發生的病，針刺五天就可痊癒。

邪氣侵入手少陽經的絡脈，使人發生咽喉疼痛痹塞、舌卷、口乾、心中煩悶、手臂外側疼痛、抬手不能至頭，針刺手小指旁次指的指甲上方，距離指甲如韭菜葉寬處的關沖穴，左右各刺一針。壯年人馬上就見緩解，老年人稍待一會兒也就好了。左病則刺右邊，右病則刺左邊。如果是新近發生的病，幾天就可痊癒。

邪氣侵襲足厥陰經的絡脈，使人突然發生疝氣，劇烈疼痛，針刺足大趾爪甲上與皮肉交接處的大敦穴，左右各刺一針。男子立刻緩解，女子稍待一會兒也就好了。左病則刺右邊，右病則刺左邊。

【原文】

邪客于足太陽之絡，令人頭項肩痛。刺足小指爪甲上，與肉交者，各一痏，立已。不已，刺外踝下三痏，左取右，右取左，如食頃已。

邪客于手陽明之絡，令人氣滿胸中，喘息而支胠，胸中熱。刺手大指次指爪甲上，去端如韭葉，各一痏，左取右，右取左，如食頃已。

邪客于臂掌之間，不可得屈。刺其踝後，先以指按之痛，乃刺之。以月死生為數，月生一日一痏，二日二痏，十五日十五痏，十六日十四痏。

邪客于足陽之脈，令人目痛，從內眥始，刺外踝之下半寸所，各二痏。左刺右，右刺左。如行十里頃而已。

【譯文】

　　邪氣侵襲足太陽經的絡脈，使人發生頭項肩部疼痛。針刺足小趾爪甲上與皮肉交接處的至陰穴，各刺一針，立刻就緩解。如若不緩解，再刺外踝下的金門穴三針，大約一頓飯的工夫也就好了。左病則刺右邊，右病則刺左邊。

　　邪氣侵襲手陽明經的絡脈，使人發生胸中氣滿，喘息而脅肋部撐脹，胸中發熱。針刺手大指側次指的指甲上方，距離指甲如韭菜葉寬處的商陽穴，各刺一針。左病則刺右邊，右病則刺左邊，大約一頓飯的工夫也就好了。

　　邪氣侵入手厥陰經的絡脈，使人發生臂掌之間疼痛，不能彎曲，針刺手腕後方，先以手指按壓，找到痛處，再針刺。需根據月亮的圓缺確定針刺的次數，例如月亮開始生光，初一刺一針，初二刺二針，以後逐日加一針，直到十五日加到十五針，十六日又減為十四針，以後逐日減一針。

　　邪氣侵入足部的陽脈，使人發生眼睛疼痛，從內眼角開始，針刺外踝下面約半寸後的申脈穴，各刺一針。左病則刺右邊，右病則刺左邊。大約如人步行十里路的工夫就可以好了。

【原文】

　　人有所墮墜，惡血留內，腹中滿脹，不得前後，先飲利藥。此上傷厥陰之脈，下傷少陰之絡。刺足內踝之下、然骨之前，血脈出血，刺足跗上動脈；不已，刺三毛上各一痏，見血立已。左刺右，右刺左。善悲驚不樂，刺如右方。

　　邪客于手陽明之絡，令人耳聾，時不聞音，刺手大指次指爪甲上，去端如韭葉，各一痏，立聞；不已，刺中指爪甲上與肉交者，立聞。其不時聞者，不可刺也。耳中生風者，亦刺之如此數。左刺右，右刺左。

【譯文】

　　人由於墮墜跌傷，淤血停留體內，使人發生腹部脹滿，大小便不通，要先服通便導淤的藥物。這是由於墜跌，上面傷了厥陰經脈，下面傷了少陰經的絡脈。針刺取其足內踝之下、然骨之前的血脈，刺出其血，再刺足背上動脈處的沖陽穴；如果病不緩解，再刺足大趾三毛處的大敦穴各一針，出血後病立即就緩解。左病則刺右邊，右病則刺左邊。假如有好悲傷或驚恐不樂的現象，刺法同上。

　　邪氣侵入手陽明經的絡脈，使人耳聾，間斷性失去聽覺，應當針刺手大指側次指的指甲上方，距離指甲如韭菜葉寬處的商陽穴各一針，立刻就可以恢復聽覺；如不見效，再刺中指爪甲上與皮肉交接處的中沖穴，馬上就可聽到聲音。如果是完全失去聽力的，說明絡氣已絕，就不可用針刺治療了。假如耳中鳴響，如有風聲，也採取上述方法進行針刺治療。左病則刺右邊，右病則刺左邊。

【原文】

　　凡痹往來，行無常處者，在分肉間痛而刺之，以月死生為數。用針者隨氣盛衰，以為痏數，針過其日數則脫氣，不及日數則氣不瀉。左刺右，右刺左，病已，止；不已，復刺之如法。月生一日一痏，二是二痏，漸多之，十五日十五痏，十六日十四痏，漸少之。

【譯文】

　　凡是痹證疼痛走竄，無固定地方的，就依據疼痛的所在而刺其分肉之間，根據月亮盈虧變化確定針刺的次數。凡有用針刺治療的，都要隨著人體在月週期中氣血的盛衰情況來確定用針的次數，如果用針次數超過其相應的日數，就會損耗人的正氣，如果達不到相應的日數，邪氣又不會除去。左病則刺右邊，右病則刺左邊。病好了，就不要再刺；若還沒有痊癒，按上述方法再刺。月亮新生的初一刺一針，初二刺二針，以後逐日加一針，直到十五日加到十五針，十六日又減為十四針，以後逐日減一針。

【原文】

邪客于足陽明之絡，令人鼽衄，上齒寒。刺足中指次指爪甲上與肉交者，各一痏。左刺右，右刺左。

邪客于足少陽之絡，令人脅痛不得息，咳而汗出。刺足小指次指爪甲上與肉交者，各一痏，不得息立已，汗出立止，咳者溫衣飲食，一日已。左刺右，右刺左，病立已；不已，復刺如法。

邪客于足少陰之絡，令人嗌痛，不可內食，無故善怒，氣上走賁上。刺足下中央之脈，各三痏，凡六刺，立已。左刺右，右刺左。嗌中腫，不能內，唾時不能出唾者，刺然骨之前，出血立已。左刺右，右刺左。

【譯文】

邪氣侵入足陽明經的絡脈，使人發生鼻塞、衄血、上齒寒冷。針刺足中趾側次趾的爪甲上方與皮肉交接處的厲兌穴，各刺一針。左病則刺右邊，右病則刺左邊。

邪氣侵入足少陽經的絡脈，使人脅痛而呼吸不暢，咳嗽而汗出。針刺足小趾側次趾的爪甲上方與皮肉交接處的竅陰穴，各刺一針，呼吸不暢馬上就緩解，出汗也很快就停止了；如果有咳嗽的要囑其注意衣服飲食的溫暖，這樣一天就可好了。左病則刺右邊，右病則刺左邊，疾病很快就可痊癒。如果仍未痊癒，按上述方法再刺。

邪氣侵入足少陰經的絡脈，使人咽喉疼痛，不能進飲食，往往無故發怒，氣上逆直至胃賁門之上，針刺足心的湧泉穴，左右各三針，共六針，可立刻緩解。左病則刺右邊，右病則刺左邊。如果咽喉腫起而疼痛，不能進飲食，想咯吐痰涎又不能吐出來，針刺然骨前面的然谷穴，使之出血，很快就好。左病則刺右邊，右病則刺左邊。

【原文】

邪客于足太陰之絡，令人腰痛，引少腹控，不可以仰息。刺腰尻之解、兩胂之上，是腰俞，以月死生為痏數，發針立已。左刺右，右

刺左。

邪客于足太陽之絡，令人拘攣背急，引脅而痛。刺之從項始，數脊椎俠脊，疾按之應手如痛，刺之傍三痏，立已。

邪客于足少陽之絡，令人留于樞中痛，髀不可舉。刺樞中以毫針，寒則久留針，以月死生為數，立已。

【譯文】

邪氣侵入足太陰經的絡脈，使人腰痛連及少腹，牽引至脅下，不能挺胸呼吸，針刺腰尻部的骨縫當中及脊椎兩旁肌肉上的下髎穴，這是腰部的腧穴，根據月亮圓缺確定用針次數，出針後馬上就好了。左病則刺右邊，右病則刺左邊。

邪氣侵入足太陽經的絡脈，使人背部拘急，牽引脅肋部疼痛。針刺應從項部開始，沿著脊骨兩旁向下按壓，在病人感到疼痛處周圍針刺三針，病立刻就好。

邪氣侵入足少陽經的絡脈，使人環跳部疼痛，腿股不能舉動。應以毫針刺其環跳穴，有寒的可留針久一些，根據月亮盈虧的情況確定針刺的次數，很快就好。

【原文】

治諸經刺之，所過者不病，則繆刺之。耳聾，刺手陽明；不已，刺其通脈出耳前者。齒齲，刺手陽明；不已，刺其脈入齒中，立已。

邪客于五臟之間，其病也，脈引而痛，時來時止，視其病，繆刺之于手足爪甲上，視其脈，出其血，間日一刺，一刺不已，五刺已。繆傳引上齒，齒唇寒痛，視其手背脈血者去之，足陽明中指爪甲上一痏，手大指次指爪甲上各一痏，立已。左取右，右取左。

【譯文】

用針刺的方法治療各經疾病，如果經脈所經過的部位未見病變，那就是病變發生在絡脈，就應用繆刺法。耳聾就針刺手陽明經商陽

穴，如果不好，再刺其經脈走向耳前的聽宮穴。蛀牙病就刺手陽明經的商陽穴，如果不好，再刺其走入齒中的經絡，很快就見效。

邪氣侵入到五臟之間，其病變表現為經脈牽引作痛，時痛時止，根據其病的情況，在其手足爪甲上進行繆刺法，擇有血液鬱滯的絡脈，刺出其血，隔日刺一次，一次不見好，連刺五次就可好了。手陽明經脈有病氣交錯感傳而牽引上齒，出現唇齒寒冷疼痛，可視其手背上經脈有鬱血的地方針刺出血，再在足陽明中趾爪甲上的內庭穴，刺一針，手大拇指側次指的爪甲上的商陽穴各刺一針，很快就好了。左病則刺右邊，右病則刺左邊。

【原文】

邪客于手足少陰太陰足陽明之絡，此五絡皆會于耳中，上絡左角，五絡俱竭，令人身脈皆動，而形無知也，其狀若屍，或曰屍厥。

刺其足大指內側爪甲上，去端如韭葉，後刺足心，後刺足中指爪甲上各一痏，後刺手大指內側，去端如韭葉，後刺手少陰銳骨之端，各一痏，立已；不已，以竹管吹其兩耳，鬄其左角之髮，方一寸，燔治，飲以美酒一杯，不能飲者，灌之，立已。

凡刺之數，先視其經脈，切而從之，審其虛實而調之；不調者，經刺之；有痛而經不病者，繆刺之。因視其皮部有血絡者盡取之，此繆刺之數也。

【譯文】

邪氣侵入到手少陰、手太陰、足少陰、足太陰和足陽明的絡脈，這五經的絡脈都聚會於耳中，並上繞左耳上面的額角，假如邪氣侵襲導致此五絡的真氣全部衰竭，則經脈振動，而形體失去知覺，就像死屍一樣，有人把它叫作「屍厥」。

這時應當針刺其足大趾內側爪甲上距離爪甲頂端有韭菜葉寬處的隱白穴，然後再刺足心的湧泉穴，再刺足中趾爪甲上的厲兌穴，各刺一針；然後再刺手大指內側距離爪甲有韭菜葉寬處的少商穴，再刺手

少陰經在掌後銳骨端的神門穴，各刺一針，當立刻清醒。如仍不好，就用竹管吹病人兩耳之中，並把病人左邊頭角上的頭髮剃下來，取一方寸左右，燒製為末，用好酒一杯沖服，如因失去知覺而不能飲服，就把藥酒灌下去，很快就可恢復過來。

　　大凡刺治的方法，先要根據所病的經脈，切按推尋，評審其虛實而進行調治；如果經絡不調，先採用經刺的方法；如果有病痛而經脈沒有病變，再採用繆刺的方法，要看其皮部是否有瘀血的絡脈，如有，應把瘀血全部刺出。以上就是繆刺的方法。

四時刺逆從論篇第六十四

　　提示：本篇講述腑臟經絡之氣與四時相應的道理，並指出針刺治療也須與四時氣候相結合，最後指出了誤刺而傷到五臟的危險，以使人警惕。

【原文】

　　厥陰有餘，病陰痹；不足，病生熱痹；滑則病狐風疝；澀則病少腹積氣。

　　少陰有餘，病皮痹隱軫；不足，病肺痹；滑則病肺風疝；澀則病積，溲血。

　　太陰有餘，病肉痹寒中；不足，病脾痹；滑則病脾風疝；澀則病積，心腹時滿。

　　陽明有餘，病脈痹，身時熱；不足，病心痹；滑則病心風疝；澀則病積，時善驚。

　　太陽有餘，病骨痹身重；不足，病腎痹；滑則病腎風疝；澀則病積，善時巔疾。

　　少陽有餘，病筋痹脅滿；不足，病肝痹；滑則病肝風疝；澀則病積，時筋急目痛。

是故春氣在經脈，夏氣在孫絡，長夏氣在肌肉，秋氣在皮膚，冬氣在骨髓中。

【譯文】

厥陰之氣過盛，就會發生陰痹；不足就會發生熱痹；氣血過於滑利就會患狐風疝；氣血運行澀滯則應少腹中有積氣。

少陰之氣有餘，可以發生皮痹和隱疹；不足則發生肺痹；氣血過於滑利就會患肺風疝；氣血運行澀滯就會病積聚和尿血。

太陰之氣有餘，可以發生肉痹和寒中；不足就會發生脾痹；氣血過於滑利就會患脾風疝；氣血運行澀滯會病積聚和心腹脹滿。

陽明之氣有餘，可以發生脈痹，身體有時發熱；不足會發生心痹；氣血過於滑利會患心風疝；氣血運行澀滯就會病積聚和不時會驚恐。

太陽之氣有餘，可以發生骨痹，身體沉重；不足就會發生腎痹；氣血過於滑利就會患腎風疝；氣血運行澀滯就會病積聚，且不時發生巔頂部疾病。

少陽之氣有餘，可以發生筋痹和脅肋滿悶；不足就會發身肝痹；氣血過於滑利就會患肝風疝；氣血運行澀滯就會病積聚，有時發生筋脈拘急和眼目疼痛等。

所以春天人的氣血在經脈，夏天人的氣血在孫絡，長夏人的氣血在肌肉，秋天人的氣血在皮膚，冬天人的氣血在骨髓中。

【原文】

帝曰：余願聞其故？

岐伯曰：春者，天氣始開，地氣始泄，凍解冰釋，水行經通，故人氣在脈。

夏者，經滿氣溢，入孫絡受血，皮膚充實。

長夏者，經絡皆盛，內溢肌中。

秋者，天氣始收，腠理閉塞，皮膚引急。

冬者蓋藏，血氣在中，內著骨髓，通于五臟。

是故邪氣者，常隨四時之氣血而入客也，至其變化，不可為度，然必從其經氣，辟除其邪，除其邪則亂氣不生。

【譯文】

黃帝說：我想聽聽其中的道理。

岐伯說：春季，天之陽氣開始啟動，地之陰氣也開始發洩，冬天的冰凍逐漸融化消解，水道通行，所以人的氣血也集中在經脈中流行。

夏季，經脈中氣血充滿而流溢於孫絡，孫絡接受了氣血，皮膚也變得充實了。

長夏，經脈和絡脈中的氣血都很旺盛，所以能充分地灌溉潤澤於肌肉之中。

秋季，天氣開始收斂，腠理隨之而閉塞，皮膚也收縮緊密起來。

冬季主閉藏，人身的氣血收藏在內，聚集於骨髓，通於五臟。

所以邪氣也往往隨著四時氣血的變化而侵入人體相應的部位，至於其將發生何種變化，那就難以預測了；但治療時，必須順應四時經氣的變化及早進行調治，驅除侵入的邪氣，那麼氣血變化就不致產生逆亂了。

【原文】

帝曰：逆四時而生亂氣，奈何？

岐伯曰：春刺絡脈，血氣外溢，令人少氣；春刺肌肉，血氣環逆，令人上氣；春刺筋骨，血氣內著，令人腹脹。

夏刺經脈，血氣乃竭，令人解；夏刺肌肉，血氣內卻，令人善恐；夏刺筋骨，血氣上逆，令人善怒。

秋刺經脈，血氣上逆，令人善忘；秋刺絡脈，氣不外行，令人臥不欲動；秋刺筋骨，血氣內散，令人寒慄。

冬刺經脈，血氣皆脫，令人目不明；冬刺絡脈，內氣外泄，留為

大瘦；冬刺肌肉，陽氣竭絕，令人善忘。

【譯文】

　　黃帝道：針刺違反了四時而導致氣血逆亂是怎樣的？

　　岐伯說：春天刺絡脈，會使血氣向外散溢，使人發生少氣無力；春天刺肌肉，會使血氣循環逆亂，使人發生上氣咳喘；春天刺筋骨，會使血氣留在內，使人發生腹脹。

　　夏天刺經脈，會使血氣衰竭，使人疲倦懈惰；夏天刺肌肉，會使血氣衰弱於內，使人易於恐懼；夏天刺筋骨，會使血氣上逆，使人易於發怒。

　　秋天刺經脈，會使血氣上逆，使人易於忘事；秋天刺絡脈，會使人陽氣不足而嗜睡懶動；秋天刺筋骨，會使血氣耗散於內，使人發生寒戰。

　　冬天刺經脈，會使血氣虛脫，使人發生目視不明；冬天刺絡脈，會使收斂在內的真氣外泄，體內血行不暢而成「大瘦」；冬天刺肌肉，會使陽氣竭絕於外，使人易於忘事。

【原文】

　　凡此四時刺者，大逆之病，不可不從也；反之，則生亂氣，相淫病焉。故刺不知四時之經，病之所生，以從為逆，正氣內亂，與精相薄，必審九候，正氣不亂，精氣不轉。

　　帝曰：善。

　　刺五臟，中心一日死，其動為噫；中肝五日死，其動為語；中肺三日死，其動為咳；中腎六日死，其動為嚏欠；中脾十日死，其動為吞。刺傷人五臟必死，其動則依其臟之所變，候知其死也。

【譯文】

　　以上這些四時的刺法，都將嚴重地違背四時變化而導致疾病發生，所以不能不注意順應四時變化而施刺；否則就會產生逆亂之氣，

擾亂人體生理功能而生病！所以針刺不懂得四時經氣盛衰的道理和疾病產生的原因，不順應四時反而違背四時變化，將導致正氣逆亂於內，邪氣便與精氣相搏了。一定要仔細審察九候的脈象，這樣進行針刺，正氣就不會逆亂了，邪氣也不會與精氣相搏了。

黃帝說：講得好！

如果針刺誤中了五臟，刺中心臟一天就要死亡，其變動的症狀為噫氣；刺中肝臟五天就要死亡，其變動的症狀為多語；刺中肺臟三天就要死亡，其變動的症狀為咳嗽；刺中腎臟六天就要死亡，其變動的症狀為噴嚏和哈欠；刺中脾臟十天就要死亡，其變動的症狀為吞咽之狀。刺傷了人的五臟，必致死亡，其變動的症狀也隨所傷之臟而又各不相同，因此可以根據它來測知死亡的日期。

標本病傳論篇第六十五

提示：本篇說明疾病有標有本，針刺有逆有從，必須注意不能妄行，此外還論述了疾病轉變的次序及判斷生死的方法。

【原文】

黃帝問曰：病有標本，刺有逆從，奈何？

岐伯對曰：凡刺之方，必別陰陽，前後相應，逆從得施，標本相移。故曰：有其在標求之于標，有其在本而求之于本，有其在本而求之于標，有其在標而求之于本。故治有取標而得者，有取本而得者，有逆取而得者，有從取而得者。故知逆與從，正行無問；知標本者，萬舉萬當；不知標本，是謂妄行。

【譯文】

黃帝問道：疾病有標和本的分別，刺法有逆和從的不同，是怎麼回事？

岐伯回答說：大凡針刺的準則，必須辨別其陰陽屬性，聯繫其前後關係，恰當地運用逆治和從治，靈活地處理治療中的標本先後次序。所以說有的病在標就治標，有的病在本就治本，有的病在本卻治標，有的病在標卻治本。因此在治療上，有治標而緩解的，有治本而見效的，有逆治而痊癒的，有從治而成功的。所以懂得了逆治和從治的原則，便能進行正確的治療而不必疑慮；知道了標本之間的輕重緩急，治療時就能萬舉萬當；如果不知標本，那就是盲目行事了。

【原文】

夫陰陽、逆從、標本之為道也，小而大，言一而知百病之害；少而多，淺而博，可以言一而知百也。以淺而知深，察近而知遠。言標與本，易而勿及。治反為逆，治得為從。

先病而後逆者治其本；先逆而後病者治其本。

先寒而後生病者治其本；先病而後生寒者治其本。

先熱而後生病者治其本；先熱而後生中滿者治其標。

先病而後泄者治其本；先泄而後生他病者治其本，必且調之，乃治其他病。

先病而後生中滿者治其標；先中滿而後煩心者治其本。

【譯文】

關於陰陽、逆從、標本的道理，看起來很小，而應用的價值卻很大，所以談一個陰陽標本逆從的道理，就可以知道許多疾病的利害關係；由少可以推多，執簡可以馭繁，所以一句話可以概括許多事物的道理。從淺顯入手可以推知深微，觀察眼前的現象可以瞭解它的過去和未來。不過，講標本的道理是容易的，可運用起來就比較難了。迎著病邪而瀉的方法就是「逆」治，順應經氣而補的方法就是「從」治。

先患某病而後發生氣血不和的，先治其本；先氣血逆亂而後生病的，先治其本。

先有寒而後生病的，先治其本；先有病而後寒的，先治其本。

先有熱而後生病的，先治其本；先有熱而後生中滿腹脹的，先治其標。

先有某病而後發生泄瀉的，先治其本；先有泄瀉而後發生疾病的，先治其本。必須先把泄瀉調治好，然後再治其他病。

先患某病而後發生中滿腹脹的，先治其標；先患中滿腹脹而後出現煩心的，先治其本。

【原文】

人有客氣，有同氣。大小不利治其標；小大利治其本。

病發而有餘，本而標之，先治其本，後治其標；病發而不足，標而本之，先治其標，後治其本。

謹察間甚，以意調之，間者並行，甚者獨行。先小大不利而後生病者治其本。

【譯文】

人體發生疾病的過程有邪氣和正氣的相互作用，凡是出現了大小便不利的，先通利大小便以治其標；大小便通利則治其本病。

疾病發作表現為有餘的實證，就用「本而標之」的治法，即先祛邪以治其本，後治其標；如疾病發作表現為正氣不足的虛證，就用「標而本之」的治法，即先固護正氣防止虛脫以治其標，後祛除邪氣以治其本。

總之，必須謹慎地觀察疾病的輕重深淺以及緩解期與發作期中標本緩急的不同，用心調理；凡病輕的，或處於緩解期的，可以標本同治；凡病重的或處於發作期的，應當採用專一的治本或治標的方法。另外，如果先有大小便不利而後併發其他疾病的，應當先治其本病。

【原文】

夫病傳者，心病先心痛，一日而咳；三日脅支痛；五日閉塞不通，身痛體重；三日不已，死。冬夜半，夏日中。

肺病喘咳，三日而脅支滿痛；一日身重體痛；五日而脹；十日不已，死。冬日入，夏日出。

肝病頭目眩，脅支滿，三日體重身痛；五日而脹；三日腰脊少腹痛，脛酸；三日不已，死。冬日入，夏早食。

脾病身痛體重，一日而脹；二日少腹腰脊痛，脛酸；三日背膂筋痛，小便閉；十日不已，死。冬人定，夏晏食。

【譯文】

大凡疾病的傳變，心病先發心痛，過一日病傳於肺而咳嗽；再過三日病傳入肝而脅肋脹痛；再過五日病傳入脾而大便閉塞不通，身體疼痛沉重；再過三日不癒，就要死亡：冬天死於半夜，夏天死於中午。

肺病先發喘咳，三日不好會病傳於肝，則脅肋脹滿疼痛；再過一日病邪傳入脾，則身體沉重疼痛；再過五日病邪傳入胃，會發生腹脹；再過十日不癒，就要死亡：冬天死於日落之時，夏天死於日出之時。

肝病則先頭疼目眩，脅肋脹滿，三日後病傳於脾而身體沉重疼痛；再過五日病傳於胃，產生腹脹；再過三日病傳於腎，產生腰脊少腹疼痛、腿脛發酸；再過三日不癒，就要死亡：冬天死於日落之時，夏天死於吃早飯的時候。

脾病先身體沉重疼痛，一日後病邪傳入於胃，發生腹脹；再過二日病邪傳入腎，發生少腹腰椎疼痛、腿脛發酸；再過三日病邪入膀胱，發生背脊筋骨疼痛、小便不通；再過十日不癒，就要死亡：冬天死於戌時，夏天死於吃晚飯之時。

【原文】

腎病少腹腰脊痛，酸；三日痛背膂筋痛，小便閉；三日腹脹；三日兩脅支痛；三日不已，死。冬大晨，夏晏晡。

胃病脹滿，五日少腹腰脊痛，酸；三日背膂筋痛，小便閉；五日

身體重；六日不已，死。冬夜半後，夏日昳。

膀胱病小便閉，五日少腹脹，腰脊痛，酸；一日腹脹；一日身體痛；二日不已，死。冬雞鳴，夏下晡。

諸病以次是相傳，如是者，皆有死期，不可刺；間一臟止，及至三四臟者，乃可刺也。

【譯文】

腎病則先少腹腰脊疼痛、腿脛發酸，三日後病邪傳入膀胱，發生背脊筋骨疼痛、小便不通；再過三日病邪傳入於小腸，產生腹脹；再過三日病邪傳於心，發生兩脅脹痛；再過三日不癒，就要死亡：冬天死於天亮，夏天死於黃昏。

胃病則心腹部脹滿，五日後病邪傳於腎，發生少腹腰脊疼痛、腿脛發酸；再過三日病邪傳入膀胱，發生背脊筋骨疼痛、小便不通；再過五日病邪傳於脾，則身體沉重；再過六日不癒就要死亡：冬天死於半夜之後，夏天死於午後。

膀胱發病先小便不通，五日後病邪傳於腎，發生少腹脹滿、腰脊疼痛、腿脛發酸；再過一日病邪傳入於胃，發生腹脹；再過一日病邪傳於脾，發生身體疼痛；再過二日不癒，就要死亡：冬天死於半夜後，夏天死於午後。

各種疾病按次序這樣相傳，正如上面所說的，都有一定的死期，不可以用針刺治療；假如是間臟相傳就不易再傳下去，即使傳過三臟、四臟，還是可以用針刺治療的。

天元紀大論篇第六十六

提示：本篇是詳論「五運六氣」的第一篇，連同後面的《五運行》《六微旨》《氣交變》《五常政》《六元正紀》《至真要》六篇共稱為「運氣七篇」。天元紀，是闡述運氣的玄微深奧變化及生化萬物的本元和綱紀。

【原文】

黃帝問曰：天有五行御五位，以生寒、暑、燥、濕、風，人有五臟化五氣，以生喜、怒、思、憂、恐。論言五運相襲而皆治之，終期之日，周而復始，余已知之矣，願聞其與三陰三陽之候奈何合之？

鬼臾區稽首再拜對曰：昭乎哉問也。夫五運陰陽者，天地之道也，萬物之綱紀，變化之父母，生殺之本始，神明之府也，可不通乎？故物生謂之化，物極謂之變，陰陽不測謂之神，神用無方謂之聖。

夫變化之為用也，在天為玄，在人為道，在地為化，化生五味，道生智，玄生神。

【譯文】

黃帝問道：天有木、火、土、金、水五行，臨治於東、西、南、北、中五個方位，從而產生寒、暑、燥、濕、風等氣候變化；人有五臟化生五志之氣，從而產生喜、怒、思、憂、恐等情志變化。經論所謂五運遞相因襲，各有一定的主治季節，到了一年終結之時，又重新開始的情況，我已經知道了。還想再聽聽五運和三陰三陽的結合是怎樣的？

鬼臾區兩次跪拜回答說：你提這個問題很高明啊！五運和陰陽是自然界變化的一般規律，是自然萬物的一個總綱，是事物發展變化的基礎和生長毀滅的根本，是宇宙間無窮盡的變化所在，這些道理怎能不通曉呢？因而事物的開始發生叫作「化」，發展到極點叫作「變」，難以探測的陰陽變化叫作「神」，能夠掌握和運用這種變化無邊的原則的人，叫作「聖」。

陰陽變化的作用，在宇宙空間則表現為深遠無窮，在人則表現為認識事物的自然規律，在地則表現為萬物的生化。萬物生化，於是產生了五味；認識自然規律，於是產生了智慧；在深遠的宇宙空間，則表現為產生生生不息、無窮無盡的變化。

【原文】

神在天為風，在地為木；在天為熱，在地為火；在天為濕，在地為土；在天為燥，在地為金；在天為寒，在地為水。故在天為氣，在地成形，形氣相感而化生萬物矣。

然天地者，萬物之上下也；左右者，陰陽之道路也；水火者，陰陽之徵兆也；金木者，生成之終始也。氣有多少，形有盛衰，上下相召，而損益彰矣。

【譯文】

神明的作用，在天為風，在地為木；在天為熱，在地為火；在天為濕，在地為土；在天為燥，在地為金；在天為寒，在地為水。所以在天為無形之氣，在地為有形之質，形和氣相互感召，就能變化和產生萬物了。

天覆於上，地載於下，所以天地是萬物的上下；陽升於左，陰降於右，所以左右是陰陽的道路；水屬陰，火屬陽，所以水火是陰陽的象徵；萬物發生於春，屬木，成實於秋，屬金，所以金木是生成的終始。陰陽之氣並不是一成不變的，它有多少的不同，有形物質在發展過程中也有旺盛和衰老的區別，在上之氣和在下之質互相感召，事物太過和不及的形象就都顯露出來了。

【原文】

帝曰：願聞五運之主時也何如？

鬼臾區曰：五氣運行，各終期日，非獨主時也。

帝曰：請聞其所謂也。

鬼臾區曰：臣積考《太始天元冊》文曰：太虛廖廓，肇基化元，萬物資始。五運終天，布氣真靈，總統坤元。九星懸朗，七曜周旋，曰陰曰陽，曰柔曰剛，幽顯既位，寒暑弛張，生生化化，品物咸章。臣斯十世，此之謂也。

【譯文】

　　黃帝說：我想聽聽關於五運分主四時是怎樣的。

　　鬼臾區說：五運各能主一年，不是單獨只主四時。

　　黃帝說：請你把其中的道理講給我聽聽。

　　鬼臾區說：臣早就考察過《太始天元冊》，文中說：廣闊無邊的天空，是物質生化之本元基礎，萬物滋生的開始。五運行於天道，終而復始，佈施天地真元之氣，總攝大地生化的本元。九星懸照天空，七曜按周天之度旋轉，於是萬物有陰陽的不斷變化，有柔剛的不同性質，幽暗和顯明按一定的位次出現，寒冷和暑熱，按一定的季節往來，這些生生不息之機、變化無窮之道；宇宙萬物的不同形象，都表現出來了。我家研究這些道理已有十世，就是這個意思。

【原文】

　　帝曰：善。何謂氣有多少，形有盛衰？

　　鬼臾區曰：陰陽之氣各有多少，故曰三陰三陽也。形有盛衰，謂五行之治，各有太過不及也。故其始也，有餘而往，不足隨之；不足而往，有餘從之；知迎知隨，氣可與期。應天為天符，承歲為歲直，三合為治。

【譯文】

　　黃帝說：好。什麼叫氣有多少，形有盛衰呢？

　　鬼臾區說：陰氣和陽氣各有多少的不同，厥陰為一陰，少陰為二陰，太陰為三陰，少陽為一陽，陽明為二陽，太陽為三陽，所以叫作三陰三陽。形有盛衰，指天干所主的運氣，各有太過和不及的區別。例如開始是太過的陽年過後，隨之而來的是不及的陰年，不及的陰年過後，從之而來的是太過的陽年。只要明白了迎之而至的是屬於什麼氣，隨之而至的是屬於什麼氣，對一年中運氣的盛衰情況，就可以預先知道。凡一年的中運之氣與司天之氣相符的，屬於「天符」之年；一年的中運之氣與歲支的五行相同的，屬於「歲直」之年；一年的中

運之氣與司天之氣及年支的五行均相合的，屬於「三合」之年。

【原文】

帝曰：上下相召奈何？

鬼臾區曰：寒暑燥濕風火，天之陰陽也，三陰三陽上奉之。木火
土金水火，地之陰陽也，生長化收藏下應之。

天以陽生陰長，地以陽殺陰藏。天有陰陽，地亦有陰陽。木火土
金水火，地之陰陽也，生長化收藏。故陽中有陰，陰中有陽。所以欲
知天地之陰陽者，應天之氣，動而不息，故五歲而右遷；應地之氣，
靜而守位，故六期而環會。動靜相召，上下相臨，陰陽相錯，而變由
生也。

【譯文】

黃帝說：天氣和地氣互相感召是怎樣的呢？

鬼臾區說：寒、暑、燥、濕、風、火，是天的陰陽，三陰三陽在
上與之相應。木、火、土、金、水、火，是地的陰陽，生長化收藏在
下與之相應。

天之陰陽，主生主長；地之陰陽，主殺主藏。天氣有陰陽，地氣
也有陰陽。因此說：陽中有陰，陰中有陽。所以想要知道天地的變化
情況，就要瞭解五行應於天干而為五運，常動而不息，故經五年右遷
一步；六氣應於地支，為三陰三陽，其運行較遲緩，各守其位，故六
年而環週一次。由於動和靜互相感召，天氣和地氣互相加臨，陰氣和
陽氣互相交錯，而運氣的變化就發生了。

【原文】

帝曰：上下周紀，其有數乎？

鬼臾區曰：天以六為節，地以五為制。周天氣者，六期為一備；
終地紀者，五歲為一周，君火以明，相火以位。五六相合，而七百二
十氣為一紀，凡三十歲；千四百四十氣，凡六十歲而為一周，不及太

過，斯皆見矣。

【譯文】

　　黃帝說：天氣和地氣，循環周旋，有沒有定數呢？

　　鬼臾區說：司天之氣，以六為節；司地之氣，以五為制。司天之氣，六年循環一周，謂之一備；司地之氣，五年循環一周，謂之一周。君火有名而主宰神明，只有相火主運，所以運有五，而氣有六。六氣和五運互相結合，有七百二十個節氣，謂之一紀，共三十年；有一千四百四十個節氣，共六十年而成為一周，在這六十年中，氣和運的太過和不及，都可以出現了。

【原文】

　　帝曰：夫子之言，上終天氣，下畢地紀，可謂悉矣。余願聞而藏之，上以治民，下以治身，使百姓昭著，上下和親，德澤下流，子孫無憂，傳之後世，無有終時，可得聞乎？

　　鬼臾區曰：至數之機，迫迮以微，其來可見，其往可追。敬之者昌，慢之者亡，無道行私，必得天殃。謹奉天道，請言真要。

【譯文】

　　黃帝說：先生所談論的，上則終盡天氣，下則窮究地理，可以說是很詳盡了。我想在聽後把它保存下來，上以調治百姓的疾苦，下以保養自己的身體，並使百姓也都明白這些道理，上下和睦親愛，德澤廣泛流行，並能傳之於子孫後世，使他們不必發生憂慮，並且沒有終了的時候，可以再聽你談談嗎？

　　鬼臾區說：氣運結合的機理，很是切近而深切，它來的時候，是可以看見的，它去的時候，是可以追溯的。遵從這些規律，就能繁榮昌盛；違背這些規律，就要損折天亡；不遵守這些規律，而只按個人的意志去行事，必然要遇到天數的災殃。現在請讓我根據自然規律講講其中的至理要道。

【原文】

帝曰：善言始者，必會于終；善言近者，必知其遠；是則至數極而道不惑，所謂明矣。願夫子推而次之，令有條理，簡而不匱，久而不絕，易用難忘，為之綱紀，至數之要，願盡聞之。

鬼臾區曰：昭乎哉問！明乎哉道！如鼓之應桴，響之應聲也。臣聞之，甲己之歲，土運統之；乙庚之歲，金運統之；丙辛之歲，水運統之；丁壬之歲，木運統之；戊癸之歲，火運統之。

【譯文】

黃帝說：凡是善於談論事理的起始，也必能領會其終結；善於談論近的，也必然就知道遠的。這樣，氣運的至數雖很深遠，而其中的道理並不至被迷惑，這就是所謂明瞭的意思。請先生把這些道理進一步加以推演，使它更有條理，簡明而又不貧乏，永遠相傳而不至於絕亡，容易掌握而不會忘記，使其能提綱挈領、至理扼要，我想聽你詳細地講講。

鬼臾區說：你說的道理很明白，提的問題也很高明啊！好像鼓槌擊在鼓上的應聲，又像發出聲音立即得到迴響一樣。臣聽說過，凡是甲年和己年都是土運治理，乙年和庚年都是金運治理，丙年和辛年都是水運治理，丁年和壬年都是木運治理，戊年和癸年都是火運治理。

【原文】

帝曰：其于三陰三陽，合之奈何？

鬼臾區曰：子午之歲，上見少陰；丑未之歲，上見太陰；寅申之歲，上見少陽；卯酉之歲，上見陽明；辰戌之歲，上見太陽；巳亥之歲，上見厥陰。少陰所謂標也，厥陰所謂終也。

厥陰之上，風氣主之；少陰之上，熱氣主之；太陰之上，濕氣主之；少陽之上，相火主之；陽明之上，燥氣主之；太陽之上，寒氣主之。所謂本也，是謂六元。

帝曰：光乎哉道！明乎哉論！請著之玉版，藏之金匱，署曰《天

元紀》。

【譯文】

　　黃帝說：三陰三陽與五運六氣是怎樣相合的呢？

　　鬼臾區說：子年和午年是少陰司天，丑年和未年是太陰司天，寅年和申年是少陽司天，卯年和酉年是陽明司天，辰年和戌年是太陽司天，巳年和亥年是厥陰司天。地支十二，始於子，終於亥，所以按這個順序排列，少陰是起首，厥陰是終結。

　　厥陰司天，風氣主令；少陰司天，熱氣主令；太陰司天，濕氣主令；少陽司天，相火主令；陽明司天，燥氣主令；太陽司天，寒氣主令。這就是三陰三陽的本元，所以叫作六元。

　　黃帝說：你的論述很偉大，也很高明啊！我將把它刻在玉版上，藏在金匱裏，題上名字，叫作《天元紀》。

五運行大論篇第六十七

　　提示：本篇說明五運學說的基本規律，及它的變化對人體的影響。

【原文】

　　黃帝坐明堂，始正天綱，臨觀八極，考建五常，請天師而問之曰：論言天地之動靜，神明為之紀，陰陽之升降，寒暑彰其兆。余聞五運之數于夫子，夫子之所言，正五氣之各主歲爾，首甲定運，余因論之。鬼臾區曰：土主甲己，金主乙庚，水主丙辛，木主丁壬，火主戊癸。子午之上，少陰主之；丑未之上，太陰主之；寅申之上，少陽主之；卯酉之上，陽明主之；辰戌之上，太陽主之；巳亥之上，厥陰主之。不合陰陽，其故何也？

【譯文】

黃帝坐在明堂上，開始釐正自然規律，觀察八方的地理形勢，考校五運之氣運行的道理，於是向天師岐伯問道：從前的醫學論著中曾說過，天地的動靜變化，是以自然界中變化莫測的物象為綱紀；陰陽升降，以寒暑的更換來顯示它的徵兆。我也聽先生講過五運變化的規律，先生所講的僅是五運之氣各主一歲。關於六十甲子，從甲年開始定運的問題，我又與鬼臾區進一步加以討論。鬼臾區說：土運主甲己年，金運主乙庚年，水運主丙辛年，木運主丁壬年，火運主戊癸年。子午年是少陰司天，丑未年是太陰司天，寅申年是少陽司天，卯酉年是陽明司天，辰戌年是太陽司天，巳亥年是厥陰司天。這些內容與以前所論的陰陽不怎麼符合，是什麼道理呢？

【原文】

岐伯曰：是明道也，此天地之陰陽也。

夫數之可數者，人中之陰陽也，然所合，數之可得者也。夫陰陽者，數之可十，推之可百，數之可千，推之可萬。天地陰陽者，不以數推，以象之謂也。

【譯文】

岐伯說：這個道理是很明顯的，這裏指的是天地運氣的陰陽變化。

關於陰陽之數，可以數的，是人身中的陰陽，因而合乎天地陰陽就可以數出陰陽之數。至於陰陽的基本法則，若進一步推演之，可以從十至百，由千及萬，所以天地的變化，不能用數字去類推，只能從自然萬象的變化中去推求。

【原文】

帝曰：願聞其所始也。

岐伯曰：昭乎哉問也！臣覽《太始天元冊》文，丹天之氣，經于

牛女戊分；黅天之氣，經于心尾己分；蒼天之氣，經于危、室、柳、鬼；素天之氣，經于亢、氐、昴、畢；玄天之氣，經于張、翼、婁、胃。所謂戊己分者，奎、壁、角、軫，則天地之門戶也。

夫候之所始，道之所生，不可不通也。

【譯文】

黃帝說：我想聽聽運氣學說是怎樣創始的。

岐伯說：你提這個問題很高明啊！我曾看到《太始天元冊》中記載，赤色的天氣，經過牛、女二宿及西北方的戊分；黃色的天氣，經過心、尾二宿及東南方的己分；青色的天氣，經過危、室二宿與柳、鬼二宿之間；白色的天氣，經過亢、氐二宿與昴、畢二宿之間；黑色的天氣，經過張、翼二宿與婁、胃二宿之間。所謂戊分，即奎、壁二宿所在處；己分，即角、軫二宿所在處。奎、壁正當立秋到立冬的節氣之間，日漸短，氣漸寒；角、軫正當立春到立夏的節氣之間，日漸長，氣漸暖，所以是天地陰陽的門戶。

這是推演氣候的開始，自然規律的所在，不可以不通曉。

【原文】

帝曰：善。論言無地者，萬物之上下，左右者，陰陽之道路，未知其所謂也。

岐伯曰：所謂上下者，歲上下見陰陽之所在也。左右者，諸上見厥陰，左少陰，右太陽；見少陰，左太陰，右厥陰；見太陰，左少陽，右少陰；見少陽，左陽明，右太陰；見陽明，左太陽，右少陽；見太陽，左厥陰，右陽明。所謂面北而命其位，言其見也。

【譯文】

黃帝說：好。在《天元紀大論》中曾說：天地是萬物的上下，左右是陰陽的道路，不知道是什麼意思。

岐伯說：這裏所說的「上下」指的是從該年的司天在泉，以見陰

陽所在的位置。所說的「左右」指的是司天的左右間氣。凡是厥陰司天，左間是少陰，右間是太陽；少陰司天，左間是太陰，右間是厥陰；太陰司天，左間是少陽，右間是少陰；少陽司天，左間是陽明，右間是太陰；陽明司天，左間是太陽，右間是少陽；太陽司天，左間是厥陰，右間是陽明。這裏說的左右，是面向北方所見的位置。

【原文】

帝曰：何謂下？

岐伯曰：厥陰在上，則少陽在下，左陽明，右太陰；少陰在上，則陽明在下，左太陽，右少陽；太陰在上，則太陽在下，左厥陰，右陽陰；少陽在上，則厥陰在下，左少陰，右太陽；陽明在上，則少陰在下，左太陰，右厥陰；太陽在上，則太陰在下，左少陽，右少陰。所謂面南而命其位，言其見也。

上下相遘，寒暑相臨，氣相得則和，不相得則病。

【譯文】

黃帝說：什麼叫作下（在泉）呢？

岐伯說：厥陰司天則少陽在泉，在泉的左間是陽明，右間是太陰；少陽司天則陽明在泉，在泉的左間是太陽，右間是少陽；太陰司天則太陽在泉，在泉的左間是厥陰，右間是陽明；少陽司天則厥陰在泉，在泉的左間是少陰，右間是太陽；陽明司天則少陰在泉，在泉的左間是太陰，右間是厥陰；太陽司天則太陰在泉，在泉的左間是少陽，右間是少陰。這裏所說的左右是面向南方所見的位置。

上下互相交感，寒暑互相加臨，若客主之氣相生的就屬平和，不相生的就要生病。

【原文】

帝曰：氣相得而病者，何也？

岐伯曰：以下臨上，不當位也。

帝曰：動靜何如？

岐伯曰：上者右行，下者左行，左右周天，餘而復會也。

【譯文】

黃帝說：若客主之氣相生而使人生病是什麼原因呢？

岐伯說：氣相得指的氣生主氣，若主氣生客氣，是上下顛倒，叫作下臨上，仍屬不當其位，所以也要生病。

黃帝說：天地的動靜是怎樣的呢？

岐伯說：天在上，自東而西地向右運行；地在下，則是自東而西地向左運行，左行和右行，當一年的時間，合一周天三百六十五度及其餘數四分之一度，而復會於原來的位置。

【原文】

帝曰：余聞鬼臾區曰，應地者靜。今夫子乃言下者左行，不知其所謂也。願聞何以生之乎？

岐伯曰：天地動靜，五運遷復，雖鬼臾區其上候而已，猶不能遍明。夫變化之用，天垂象，地成形，七曜緯虛，五行麗地。地者，所以載生成之形類也；虛者，所以列應天之精氣也。形精之動，猶根本之與枝葉也，仰觀其象，雖遠可知也。

【譯文】

黃帝說：我聽到鬼臾區說，應地之氣是靜止而不動的。現在先生卻說「下者左行」，不明白你的意思，我想聽聽是什麼道理。

岐伯說：天地的運動和靜止，五行的遞遷和往復是很復雜的，鬼臾區雖然知道了天的運行情況，但是沒有全面瞭解。關於天地變化的作用，天顯示的是日月二十八宿等星象，地形成了有形的物質。日月五星循行在太空之中，五行附著在大地之上。所以地載運各類有形的物質，太空布列感受天之精氣的星象。地之形質與天之日月五星的運動，就像根本和枝葉的關係。雖然距離很遠，但通過對形象的觀察，

仍然可以曉得它們的情況。

【原文】

帝曰：地之為下否乎？

岐伯曰：地為人之下，太虛之中者也。

帝曰：馮乎？

岐伯曰：大氣舉之也。燥以乾之，暑以蒸之，風以動之，濕以潤之，寒以堅之，火以溫之。故風寒在下，燥熱在上，濕氣在中，火遊行其間，寒暑六入，故令虛而生化也。故燥勝則地乾，暑勝則地熱，風勝則地動，濕勝則地泥，寒勝則地裂，火勝則地固矣。

【譯文】

黃帝問：大地是不是在下面呢？

岐伯說：應該說大地是在人的下面，在太空的中間。

黃帝問：它在太空中間依靠的是什麼呢？

岐伯說：是空間的大氣把它舉起來的。燥氣使它乾燥，暑氣使它蒸發，風氣使它動盪，濕氣使它滋潤，寒氣使它堅實，火氣使它溫暖。所以風寒在於下，燥熱在於上，濕氣在於中，火氣遊行於上下之間。一年之中，風寒暑濕燥火六氣下臨於大地，使之感受六氣的影響化生萬物。所以燥氣太過地就乾燥，暑氣太過地就熾熱，風氣太過地就動盪，濕氣太過地就泥濘，寒氣太過地就坼裂，火氣太過地就堅固。

【原文】

帝曰：天地之氣，何以候之？

岐伯曰：天地之氣，勝復之作，不形于診也。《脈法》曰：天地之變，無以脈診。此之謂也。

帝曰：間氣何如？

岐伯曰：隨氣所在，期于左右。

【譯文】

　　黃帝問：司天在泉之氣對人的影響，從脈上怎樣觀察呢？

　　岐伯說：司天在泉之氣，其勝氣和復氣的發作，不表現於脈搏上。《脈法》上說：司天在泉之氣的變化，不能根據脈象進行診察，就是這個意思。

　　黃帝問：間氣的反應怎樣呢？

　　岐伯說：可以隨著每年間氣應於左右手的脈搏去測知。

【原文】

　　帝曰：期之奈何？

　　岐伯曰：從其氣則和，違其氣則病。不當其位者病，迭移其位者病，失守其位者危，尺寸反者死，陰陽交者死。先立其年，以知其氣，左右應見，然後乃可以言死生之逆順。

【譯文】

　　黃帝問：怎樣測知呢？

　　岐伯說：脈氣與歲氣相應的就平和，脈氣與歲氣相違的就生病；相應之脈不當其位而見於他位的要生病；左右脈互移其位的要生病；相應之脈位反見於相克脈象的，病情危重；兩手尺脈和寸脈相反的，就要死亡；左右手陰陽互相交見的，也要死亡。首先要確立每年的司天在泉，以測知歲氣與脈象相應的正常情況，明確左右間氣應當出現的位置，然後才可以推測人的生死和病情的逆順。

【原文】

　　帝曰：寒暑燥濕風火，在人合之奈何？其于萬物，何以生化？

　　岐伯曰：東方生風，風生木，木生酸，酸生肝，肝生筋，筋生心。

　　其在天為玄，在人為道，在地為化。化生五味，道生智，玄生神，化生氣。

神在天為風，在地為木，在體為筋，在氣為柔，在臟為肝。

其性為暄，其德為和，其用為動，其色為蒼，其化為榮，其蟲毛，其政為散，其令宣發，其變摧拉，其眚為隕，其味為酸，其志為怒。怒傷肝，悲勝怒；風傷肝，燥勝風；酸傷筋，辛勝酸。

【譯文】

黃帝問：寒暑燥濕風火六氣，與人體是怎樣應和的呢？對於萬物的生化，又有什麼關係呢？

岐伯說：東方應春而生風，春風能使木類生長，木類生酸味，酸味能滋養肝臟，肝能滋養筋膜，筋膜能滋養心臟。

六氣在天為深遠無邊，在人為認識事物的變化規律，在地為萬物的生化。地有生化，就能生成五味；認識了事物的規律，就能生成智慧；宇宙深遠無邊，因此能夠生成變化莫測的神，從而變化生成萬物之氣機。

神的變化，具體表現為：在天應為風，在地應為木，在人體應為筋，在氣應為柔和，在臟應為肝。

其性質為溫暖，其本質為平和，其功用為動，其色為青，其生化為繁榮，其類為有毛的獸類，其政為升散，其令為宣佈舒發，其變動易受摧折敗壞，其災為隕落，其味為酸，其情志為怒。怒能傷肝，悲哀能抑制怒氣；風氣能傷肝，燥氣能克制風氣；酸味能傷筋，辛味能克制酸味。

【原文】

南方生熱，熱生火，火生苦，苦生心，心生血，血生脾。

其在天為熱，在地為火，在體為脈，在氣為息，在臟為心。

其性為暑，其德為顯，其用為躁，其色為赤，其化為茂，其蟲羽，其政為明，其令鬱蒸，其變炎爍，其眚燔焫，其味為苦，其志為喜。喜傷心，恐勝喜；熱傷氣，寒勝熱；苦傷氣，鹹勝苦。

【譯文】

南方應夏而生熱，熱盛生火，火能生苦味，苦味入心能滋養心臟，心能生血，血能滋養脾臟。

其具體表現為：在天應在熱，在地應在火，在人體應在脈，在氣應在陽氣生長，在臟應在心。

其性質為暑熱，其本質為顯現物象，其功用為躁動，其色為赤，其生化為茂盛，其類為有羽的動物，其政為明達，其令為熱盛，其變動為炎熱灼爍，其災為易發焚燒，其味為苦，其情志為喜。喜能傷心，恐懼能抑制喜氣；熱能傷氣，寒能克制熱氣；苦味能傷氣，鹹味能克制苦味。

【原文】

中央生濕，濕生土，土生甘，甘生脾，脾生肉，肉生肺。

其在天為濕，在地為土，在體為肉，在氣為充，在臟為脾。

其性靜兼，其德為濡，其用為化，其色為黃，其化為盈，其蟲倮，其政為謐，其令雲雨，其變動注，其眚淫潰，其味為甘，其志為思。思傷脾，怒勝思；濕傷肉，風勝濕；甘傷脾，酸勝甘。

【譯文】

中央應長夏而生濕，濕能生土，土能生甘味，甘味入脾能滋養脾臟，脾能滋肌肉，肌肉能滋養肺臟。

其具體表現為：在天應於濕，在地應於土，在人體應於肉，在氣應於物體充盈，在臟應於脾。

其性質為安靜而能兼化萬物，其本質為濡潤，其功用為生化，其色黃，其生化為萬物盈滿，其類為無毛無甲無鱗的動物，其政為安靜，其令為布化雲雨，其變化為久雨不止，其災為濕雨土崩，其味為甘，其情志為思。思能傷脾，怒能抑制思慮；濕能傷肌肉，風能克制濕氣；甘味能傷脾，酸味能克制甘味。

【原文】

西方生燥，燥生金，金生辛，辛生肺，肺生皮毛，皮毛生腎。

其在天為燥，在地為金，在體為皮毛，在氣為成，在臟為肺。

其性為涼，其德為清。其用為固，其色為白，其化為斂，其蟲介，其政為勁，其令霧露，其變肅殺，其眚蒼落，其味為辛，其志為憂。憂傷肺，喜勝憂；熱傷皮毛，寒勝熱；辛傷皮毛，苦勝辛。

【譯文】

西方應秋而生燥，燥能生金，金能生辛味，辛味入肺而能滋養肺臟，肺能滋養皮毛，皮毛能滋養腎臟。

其具體表現為：在天應於燥，在地應於金，在人體應於皮毛，在氣應於萬物成熟，在臟應於肺。

其性質為清涼，其本質為潔淨，其功用為堅固，其色為白，其生化為收斂，其類為有甲的動物，其政為剛勁肅殺，其令為霧露，其變動為嚴酷摧殘，其災為草木青乾而凋落，其味為辛，其情志為憂愁。憂能傷肺，喜能抑制憂愁；熱能傷皮毛，寒能克制熱氣；辛味能傷皮毛，苦味能克制辛味。

【原文】

北方生寒，寒生水，水生鹹，鹹生腎，腎生骨髓，髓生肝。

其在天為寒，在地為水，在體為骨，在氣為堅，在臟為腎。

其性為凜，其德為寒，其用為藏，其色為黑，其化為肅，其蟲鱗，其政為靜，其令霰雪，其變凝冽，其眚冰雹，其味為鹹，其志為恐。恐傷腎，思勝恐；寒傷血，燥盛寒；鹹傷血，甘勝鹹。

五氣更立，各有所先，非其位則邪，當其位則正。

【譯文】

北方應冬而生寒，寒能生水，水能生鹹味，鹹味入腎而能滋養腎臟，腎能滋養骨髓，腎氣過骨髓而能滋養肝臟。

其具體表現為：在天應於寒，在地應於水，在人體應於骨，在氣應於物體堅實，在臟應於腎。

其性質為嚴凜，其本質為寒冷，其功用為閉藏，其色為黑，其生化為整肅，其類為披鱗的動物，其政為平靜，其令為霰雪，其變動為水冰氣寒，其災為冰雹，其味為鹹，其情志為恐。恐能傷腎，思能抑制恐懼；寒能傷血，燥能克制寒氣；鹹味能傷血，甘味能克制鹹味。

五方之氣是更替著主宰時令的，各有先後次序，不在其相應的季節主宰時令，就是邪氣；在其相應的季節主宰時令，就是正氣。

【原文】

帝曰：病生之變何如？

岐伯曰：氣相得則微，不相得則甚。

帝曰：主歲何如？

岐伯曰：氣有餘，則制己所勝而侮所不勝；其不及，則己所不勝侮而乘之，己所勝輕而侮之；侮反受邪，侮而受邪，寡于畏也。

帝曰：善。

【譯文】

黃帝問：邪氣致病所發生的變化是怎樣的呢？

岐伯說：五氣與主時之方相合，則病情輕微；五氣與主時之方不相合，則病情嚴重。

黃帝問：五氣主歲是怎樣的呢？

岐伯說：凡氣有餘，則能克制自己能克制的氣，而又能欺侮克制自己的氣；氣不足，則克制自己的氣將前來欺侮，自己所能克制的氣也會趁其不足而來欺侮侵犯。本氣有餘而欺侮別氣或乘別氣之不足而前去欺侮的，也往往要受邪，是因為它無所畏忌，而缺少防禦能力。

黃帝說：好。

六微旨大論篇第六十八

提示：本篇說明六氣之間，具有標本中氣相互聯繫，應有互相承製作用。另外，也闡明了自然界升降出入運動的生機問題。

【原文】

黃帝問曰：嗚呼！遠哉，天之道也，如迎浮雲，若視深淵，視深淵尚可測，迎浮雲莫知其極。夫子數言謹奉天道，余聞而藏之，心私異之，不知其所謂也。願夫子溢志盡言其事，令終不滅，久而不絕，天之道可得聞乎？

岐伯稽首再拜對曰：明乎哉問！天之道也，此因天之序，盛衰之時也。

【譯文】

黃帝問道：天地運行變化的規律非常遠大呀！如仰望空中的浮雲，又像俯視深淵一樣，淵雖深還可以被測知，仰望浮雲則不知它的終極之處。先生多次談到，要小心謹慎地尊奉氣象變化的自然規律，我聽到以後，都記在心理，但是又有些疑惑，不明白說的是什麼意思。請先生盡情地講講其中的道理，使它永遠地流傳下去，長久而不致滅絕。你可以把它的規律講給我聽嗎？

岐伯兩次跪拜回答說：你提的問題很高明啊！所謂天之道就是由於運氣秩序變更而表現出來的自然氣象時序的盛衰變化。

【原文】

帝曰：願聞天道六六之節盛衰何也？

岐伯曰：上下有位，左右有紀。故少陽之右，陽明治之；陽明之右，太陽治之；太陽之右，厥陰治之；厥陰之右，少陰治之；少陰之右，太陰治之；太陰之右，少陽治之。此所謂氣之標，蓋南面而待

也。

　　故曰，因天之序，盛衰之時，移光定位，正立而待之。此之謂
也。

【譯文】

　　黃帝說：我想聽聽關於天道六六之節的盛衰情況是怎樣的。

　　岐伯說：六氣司天、在泉有一定的位置，左右升降有一定的範
圍，因此少陽的右面由陽明所司，陽明的右面由太陽所司，太陽的右
面由厥陰所司，厥陰的右面由少陰所司，少陰的右面由太陰所司，太
陰的右面由少陽所司。這就是所說的六氣之標，是面向南方而定的位
置。

　　所以說，自然氣象變化的順序和盛衰的時間，要根據日影移動的
刻度來確定位置，並且要南面正立進行觀察。說的就是這個意思。

【原文】

　　少陽之上，火氣治之，中見厥陰；陽明之上，燥氣治之，中見太
陰；太陽之上，寒氣治之，中見少陰；厥陰之上，風氣治之，中見少
陽；少陰之上，熱氣治之，中見太陽；太陰之上，濕氣治之，中見陽
明。所謂本也，本之下，中之見也，見之下，氣之標也，本標不同，
氣應異象。

【譯文】

　　少陽司天，火氣主治，少陽與厥陰相表裏，故厥陰為中見之氣；
陽明司天，燥氣主治，陽明與太陰相表裏，故太陰為中見之氣；太陽
司天，寒氣主治，太陽與少陰相表裏，故少陰為中見之氣；厥陰司
天，風氣主治，厥陰與少陽相表裏，故少陽為中見之氣；少陰司天，
熱氣主治，少陰與太陽相表裏，故太陽為中見之氣；太陰司天，濕氣
主治，太陰與陽明相表裏，故陽明為中見之氣。這就是所謂本元之
氣，本氣之下，是中見之氣，中見之下，是氣之標。由於本標不同，

應之於脈則有差異，而病形也就不一樣。

【原文】

帝曰：其有至而至，有至而不至，有至而太過，何也？

岐伯曰：至而至者和；至而不至，來氣不及也；未至而至，來氣有餘也。

帝曰：至而不至，未至而至如何？

岐伯曰：應則順，否則逆，逆則變生，變則病。

【譯文】

黃帝問：六氣有時至而氣也至的，有時至而氣不至的，有氣先時而至太過的，這是為什麼呢？

岐伯說：時至而氣也至的，為和平之年；時至而氣不至的，是應至之氣有所不及；時未至而氣已至，是應至之氣有餘。

黃帝問：時至而氣不至，時未至而氣已至的會怎樣呢？

岐伯說：時與氣相應的是順，時與氣不相應的是逆，逆就要發生反常的變化，反常的變化就是要生病。

【原文】

帝曰：善。請言其應。

岐伯曰：物，生其應也；氣，脈其應也。

帝曰：善。願聞地理之應六節氣位何如？

岐伯曰：顯明之右，君火之位也；君火之右，退行一步，相火治之；復行一步，土氣治之；復行一步，金氣治之；復行一步，水氣治之；復行一步，木氣治之；復行一步，君火治之。相火之下，水氣承之；水位之下，土氣承之；土位之下，風氣承之；風位之下，金氣承之；金位之下，火氣承之；君火之下，陰精承之。

【譯文】

黃帝說：好，請你再講講其相應的情況。

岐伯說：萬物對六氣的感應，表現為生長的情況。六氣對人體的影響，從脈象上可以反映出來。

黃帝說：好。我想聽你講講六氣之應於地理位置是怎樣的。

岐伯說：正當春分之時，它的右邊，為君火主治之位；君火的右邊，退行一步，為少陽相火主治之位；再退行一步，為太陰土氣主治之位；再退行一步，為陽明金氣主治之位；再退行一步，為太陽水氣主治之位；再退行一步，為厥陰木氣主治之位；再退行一步，為少陰君火主治之位。六氣各有相克之氣，承於其下，以制約之。水能制火，相火的下面，水氣承之；土能制水，水位的下面，土氣承之；木能制土，土位的下面，風氣承之；金能制木，風位的下面，金氣承之；火能制金，金位的下面，火氣承之；陰能制陽，君火的下面，陰精承之。

【原文】

帝曰：何也？

岐伯曰：亢則害，承乃制，制則生化，外列盛衰，害則敗亂，生化大病。

帝曰：盛衰何如？

岐伯曰：非其位則邪，當其位則正，邪則變甚，正則微。

【譯文】

黃帝問：這是什麼原因呢？

岐伯說：六氣亢盛時就要為害，所以要有相承之氣來制約它，遞相制約才能維持正常的生化。六氣之中有偏盛或偏衰的情況就會為害，為害則生化之機毀敗紊亂，必然發生大病。

黃帝問：氣的盛衰是怎樣的呢？

岐伯說：不當其位的是邪氣，恰當其位的是正氣，邪氣病變很嚴

重，正氣則病變很輕微。

【原文】

帝曰：何謂當位？

岐伯曰：木運臨卯，火運臨午，土運臨四季，金運臨酉，水運臨子。所謂歲會，氣之平也。

帝曰：非位何如？

岐伯曰：歲不與會也。

【譯文】

黃帝問：怎樣叫作恰當其位呢？

岐伯說：例如木運遇到卯年，火運遇到午年，土運遇到辰、戌、醜、未年，金運遇到酉年，水運遇到子年，是中運之氣與年之方位五行之氣相會，稱之為「歲會」，是為運氣和平之年。

黃帝問：不當其位是怎樣的呢？

岐伯說：就是中運之氣不能與年之方位五行之氣相會。

【原文】

帝曰：土運之歲，上見太陰；火運之歲，上見少陽、少陰；金運之歲，上見陽明；木運之歲，上見厥陰；水運之歲，上見太陽，奈何？

岐伯曰：天之與會也，故《天元冊》曰天符。

帝曰：天符歲會何如？

岐伯曰：太一天符之會也。

【譯文】

黃帝說：土運之年，遇到太陰司天；火運之年，遇到少陽或少陰司天；金運之年，遇到陽明司天；木運之年，遇到厥陰司天；水運之年，遇到太陽司天是怎樣的呢？

岐伯說：這是中運與司天相會，所以《天元冊》中將其叫作「天符」。

黃帝問：既是「天符」，又是「歲會」的是怎樣的呢？

岐伯說：這叫作「太一天符」。

【原文】

帝曰：其貴賤何如？

岐伯曰：天符為執法，歲位為行令，太一天符為貴人。

帝曰：邪之中也奈何？

岐伯曰：中執法者，其病速而危；中行令者，其病徐而持；中貴人者，其病暴而死。

【譯文】

黃帝問：它們有什麼貴賤的不同嗎？

岐伯說：天符好比執法，歲會好比行令，太一天符好比貴人。

黃帝問：人感受邪氣而生病時，三者有什麼區別呢？

岐伯說：中於執法之邪，發病快速而危重；中於行令之邪，發病緩慢而持久；中於貴人之邪，發病急劇而多死。

【原文】

帝曰：位之易也何如？

岐伯曰：君位臣則順，臣位君則逆。逆則其病近，其害速；順則其病遠，其害微，所謂二火也。

帝曰：善。願聞其步何如？

岐伯曰：所謂步者，六十度而有奇。故二十四步積盈百刻而成日也。

【譯文】

黃帝說：六氣的主客氣位置互易時是怎樣的呢？

岐伯說：君居於臣位之上的為順，臣居於君位之上的為逆；逆者發病快而急，順者發病慢而輕。這裏主要是指君火與相火說的。

黃帝說：好。我想聽聽關於六步的情況是怎樣的。

岐伯說：所謂「步」，就是指六十度有零的時間，即六十日有零，每年是六步，所以二十四步後，也就是四年後，積滿每年刻度的餘數共有一百刻，就成為一日。

【原文】

帝曰：六氣應五行之變何如？

岐伯曰：位有終始，氣有初中，上下不同，求之亦異也。

帝曰：求之奈何？

岐伯曰：天氣始于甲，地氣始于子，子甲相合，命曰歲立。謹候其時，氣可與期。

【譯文】

黃帝問：六氣應於五行的變化是怎樣的呢？

岐伯說：每一氣所占的位置，是有始有終的，一氣中可分為初氣和中氣，又因為天氣和地氣的不同，所以推求起來，也就有了差異。

黃帝問：怎樣推求呢？

岐伯說：天氣始於天干之甲，地氣始於地支之子，子與甲交和起來，就叫「歲立」。緊密地注意交氣的時間，六氣變化的情況，就可以推求出來。

【原文】

帝曰：願聞其歲，六氣始終，早晏何如？

岐伯曰：明乎哉問也！甲子之歲，初之氣，天數始于水下一刻，終于八十七刻半；二之氣，始于八十七刻六分，終于七十五刻；三之氣，始于七十六刻，終于六十二刻半；四之氣，始于六十二刻六分，終于五十刻；五之氣，始于五十一刻，終于三十七刻半；六之氣，始

于三十七刻六分，終于二十五刻。所謂初六，天之數也。

【譯文】

　　黃帝說：我想聽聽關於每年六氣始終的早晚情況是怎樣的。

　　岐伯說：你提的這個問題很高明啊！甲子之年，初之氣，天時的刻數，開始於漏水下一刻，終止於八十七刻五分；二之氣，開始於八十七刻六分，終止於七十五刻；三之氣，開始於七十六刻，終止於六十二刻五分；四之氣，開始於六十二刻六分，終止於五十刻；五之氣，開始於五十一刻，終止於三十七刻五分；六之氣，開始於三十七刻六分，終止於二十五刻。這就是所說的第一個六步，天時終始的刻數。

【原文】

　　乙丑歲，初之氣，天數始于二十六刻，終于一十二刻半；二之氣，始于一十二刻六分，終于水下百刻；三之氣，始于一刻，終于八十七刻半；四之氣，始于八十七刻六分，終于七十五刻；五之氣，始于七十六刻，終于六十二刻半；六之氣，始于六十二刻六分，終于五十刻。所謂六二，天之數也。

【譯文】

　　乙丑之年，初之氣，天時的刻數，開始於二十六刻，終止於十二刻五分；二之氣，開始於十二刻六分，終止於漏水下至一百刻；三之氣，開始於一刻，終止於八十七刻五分；四之氣，開始於八十七刻六分，終止於七十五刻；五之氣，開始於七十六刻，終止於六十二刻五分；六之氣，開始於六十二刻六分，終止於五十刻。這就是所說的第二個六步，天時始終的刻數。

【原文】

　　丙寅歲，初之氣，天數始于五十一刻，終于三十七刻半；二之

氣，始于三十七刻六分，終于二十五刻；三之氣，始于二十六刻，終于一十二刻半；四之氣，始于一十二刻六分，終于水下百刻；五之氣，始于一刻，終于八十七刻半；六之氣，始于八十七刻六分，終于七十五刻。所謂六三，天之數也。

【譯文】

丙寅之年，初之氣，天時的刻數開始於五十一刻，終止於三十七刻五分；二之氣，開始於三十七刻六分，終止於二十五刻；三之氣，開始於二十六刻，終止於十二刻五分；四之氣，開始於十二刻六分，終止於漏水下至一百刻；五之氣，開始於一刻，終止於八十七刻五分；六之氣，開始於八十七刻六分，終止於七十五刻；這就是所說的第三個六步，天時終始的刻數。

【原文】

丁卯歲，初之氣，天數始于七十六刻，終于六十二刻半；二之氣，始于六十二刻六分，終于五十刻；三之氣，始于五十一刻，終于三十七刻半；四之氣，始于三十七刻六分，終于二十五刻；五之氣，始于二十六刻，終于一十二刻半；六之氣，始于一十二刻六分，終于水下百刻。所謂六四，天之數也。次戊辰歲，初之氣復始于一刻，常如是無已，周而復始。

【譯文】

丁卯之年，初之氣，天時的刻數開始於七十六刻，終止於六十二刻五分；二之氣，開始於六十二刻六分，終止於五十刻；三之氣，開始於五十一刻，終止於三十七刻五分；四之氣，開始於三十七刻六分，終止於二十五刻；五之氣，開始於二十六刻，終止於十二刻五分；六之氣，開始於十二刻六分，終止於漏水下至一百刻。這就是所說的第四個六步，天時終始的刻數。依次相推，接著便是戊辰年，初之氣又開始於一刻，循環如此，沒有終時，一周之後又重新開始。

【原文】

帝曰：願聞其歲候何如？

岐伯曰：悉乎哉問也！日行一周，天氣始于一刻；日行再周，天氣始于二十六刻；日行三周，天氣始于五十一刻；日行四周，天氣始于七十六刻；日行五周，天氣復始于一刻，所謂一紀也。

是故寅午戌歲氣會同，卯未亥歲氣會同，辰申子歲氣會同，巳酉丑歲氣會同，終而復始。

【譯文】

黃帝說：我想聽聽每年的計算方法。

岐伯說：你問得很詳盡啊！太陽運行第一周時，天時開始於一刻；太陽運行於第二周時，天時開始於二十六刻；太陽運行於第三周時，天時開始於五十一刻；太陽運行於第四周時，天時開始於七十六刻；太陽運行於第五周時，天時又開始於一刻。天氣四周大循環，就叫作「一紀」。

所以寅、午、戌三年，歲時與六氣會同；卯、未、亥三年，歲時與六氣會同；辰、申、子三年，歲時與六氣會同；巳、酉、丑三年，歲時與六氣會同。周流不息，終而復始。

【原文】

帝曰：願聞其用也。

岐伯曰：言天者求之本，言地者求之位，言人者求之氣交。

帝曰：何謂氣交？

岐伯曰：上下之位，氣交之中，人之居也。故曰：天樞之上，天氣主之；天樞之下，地氣主之；氣交之分，人氣從之，萬物由之。此之謂也。

【譯文】

黃帝說：我想聽聽六氣的運用。

岐伯說：談論天氣的變化，當推求於六氣的本元；談論地氣的變化，當推求於六氣應五行之位；談論人體的變化，當推求於氣交。

黃帝問：什麼是氣交呢？

岐伯說：天氣居於上位，地氣居於下位，其上下交互於氣交之中，為人類所居之處。所以說：天樞以上，天氣主之；天樞以下，地氣主之；在氣交之處，人氣順從天地之氣的變化，萬物由此而生。就是這個意思。

【原文】

帝曰：何謂初中？

岐伯曰：初凡三十度而有奇，中氣同法。

帝曰：初中何也？

岐伯曰：所以分天地也。

【譯文】

黃帝問：什麼是初氣和中氣呢？

岐伯說：初氣占每一氣中的三十度有零，中氣也是這樣。

黃帝問：為什麼要分初氣和中氣呢？

岐伯說：是為了區別天氣與地氣。

【原文】

帝曰：願卒聞之。

岐伯曰：初者地氣也，中者天氣也。

帝曰：其升降何如？

岐伯曰：氣之升降，天地之更用也。

【譯文】

黃帝說：我想聽你詳盡地講講。

岐伯說：初氣為地氣用事，中氣為天氣用事。

黃帝問：它們的升降是怎樣的呢？

岐伯說：氣的升降，是天氣和地氣互相作用的結果。

【原文】

帝曰：願聞其用何如？

岐伯曰：升已而降，降者謂天；降已而升，升者謂地。天氣下降，氣流于地；地氣上升，氣騰于天。故高下相召，升降相因，而變作矣。

帝曰：善。寒濕相遘，燥熱相臨，風火相值，其有聞乎？

岐伯曰：氣有勝復，勝復之作，有德有化，有用有變，變則邪氣居之。

【譯文】

黃帝說：我想聽聽它們的互相作用是怎樣的。

岐伯說：地氣可以上升，但升到極點就要下降，而下降乃是天氣的作用；天氣可以下降，但降到極點就要上升，而上升乃是地氣的作用。天氣下降，其氣乃流蕩於地；地氣上升，其氣乃蒸騰於天。由於天氣和地氣的相互呼應，上升和下降的互為因果，天氣和地氣才能不斷地發生變化。

黃帝說：好。寒氣與濕氣相遇，燥氣與熱氣相接，風氣與火氣相逢，會有一定的時間嗎？

岐伯說：六氣都有太過的勝氣和勝極而復的復氣。勝氣和復氣的不斷發作，使氣有正常的功用，有生化的功能，有一定的作用，有異常的變化，異常變化就要產生邪氣。

【原文】

帝曰：何謂邪乎？

岐伯曰：夫物之生從于化，物之極由乎變，變化之相薄，成敗之所由也。故氣有往復，用有遲速，四者之有，而化而變，風之來也。

帝曰：遲速往復，風所由生，而化而變，故因盛衰之變耳。成敗倚伏遊乎中，何也？

岐伯曰：成敗倚伏生乎動，動而不已，則變作矣。

【譯文】

黃帝問：什麼是邪氣？

岐伯說：物體的新生，是從化而來；物體到終結，是由變而成；變和化的互相鬥爭與轉化，乃是成敗的根本原因。由於氣有往來進退，作用有緩慢與迅速，有進退遲速，於是產生了化和變，並發生了六氣的變化。

黃帝說：氣有遲速進退，所以發生六氣變化；有化有變，是由於氣的盛衰變化所致。成和敗互為因果，潛藏於事物之中，是什麼原因呢？

岐伯說：成敗互因的關鍵在於穴氣的運動，不斷地運動，就會發生不斷的變化。

【原文】

帝曰：有期乎？

岐伯曰：不生不化，靜之期也。

帝曰：不生化乎？

岐伯曰：出入廢則神機化滅，升降息則氣立孤危。故非出入，則無以生長壯老已；非升降，則無以生長化收藏。是以升降出入，無器不有。故器者生化之宇，器散則分之，生化息矣。故無不出入，無不升降；化有小大，期有近遠；四者之有，而貴常守，反常則災害至矣。故曰：無形無患，此之謂也。

【譯文】

黃帝問：運動有一定的時間嗎？

岐伯說：不生不化，乃是相對穩定的時期。

黃帝問：物有不生不化嗎？

岐伯說：物體的內部存有生生不息之機，名曰「神機」；物體的外形依賴於氣化的作用而存在，名曰「氣立」。若出入的功能廢止了，則「神機」毀滅；升降的作用停息了，則「氣立」危亡。因此，沒有出入，就不會有新生、成長、壯實、衰老與滅亡；沒有升降，也就不會有發生、成長、開花、結實與收藏。所以升降出入，是沒有一種物體不具備的。因而物體器官是生化的處階，若器物的形體不存在了，則升降出入也就要毀散，生化也就停止了。因此說，任何物體，無不存有出入升降。不過化有大小的不同，時間有遠近的區別。不管大小遠近，貴在保持正常，如果反常，就要發生災害。所以說離開了物體的形態，也就無所謂災害，就是這個意思。

【原文】

帝曰：善。有不生不化乎？

岐伯曰：悉乎哉問也。與道合同，惟真人也。

帝曰：善。

【譯文】

黃帝說：好。有沒有不生不化的呢？

岐伯說：你問得很詳盡啊！能夠結合自然規律而適應其變化的，只有「真人」。

黃帝說：好。

氣交變大論篇第六十九

提示：本篇說明氣候變化，是因五運的太過與不及造成的，並從五運的德、化、政、令正常功能中，闡述它對自然界的影響，以及與人體發病的關係。

【原文】

　　黃帝問曰：五運更治，上應天期，陰陽往復，寒暑迎隨，真邪相薄，內外分離，六經波盪，五氣傾移，太過不及，專勝兼併，願言其始，而有常名，可得聞乎？

　　岐伯稽首再拜對曰：昭乎哉問也！是明道也。此上帝所貴，先師傳之，臣雖不敏，往聞其旨。

【譯文】

　　黃帝問道：五運交替，與在天之六氣相應，一週六步之內；陰陽往復，陽去陰來，寒一去暑也就跟著來了；真氣與邪氣鬥爭，內外不得統一，六經的血氣動盪不安，五臟的本氣相互傾軋而轉移，太過則一氣獨勝，不及則二氣相並。我要知道它起始的原理和一般的規律，是否能講給我聽？

　　岐伯兩次跪拜回答說：你問得很好！這是應該明白的道理，它一直是歷代帝王所注意的問題，也是歷代醫師所傳授下來的，我的學問雖然很膚淺，但過去曾聽說過其中的道理。

【原文】

　　帝曰：余聞得其人不教，是謂失道；傳非其人，慢泄天寶。余誠菲德，未足以受至道，然而眾子哀其不終，願夫子保于無窮，流于無極，余司其事，則而行之奈何？

　　岐伯曰：請遂言之也。《上經》曰：夫道者，上知天文，下知地理，中知人事，可以長久。此之謂也。

【譯文】

　　黃帝道：我聽人家說，遇到適當的人而不教，就會使學術的傳承受影響，稱為「失道」；如傳授給不適當的人，是輕視學術、不負責任的表現。我雖然沒有很高的修養，不一定符合傳授學術的要求；但是群眾多疾病而夭亡，我實在是同情。請求先生能為了保全群眾的生

命健康和學術的永遠流傳，而把這些道理講出來。我一定按照規矩來做，你看怎樣？

　　岐伯說：讓我詳細地講給你聽吧！《上經》說：研究醫學之道的，要上知天文，下知地理，中知人事，他的學說才能保持長久。就是這個道理。

【原文】

　　帝曰：何謂也？

　　岐伯曰：本氣位也。位天者，天文也；位地者，地理也；通于人氣之變化者，人事也。故太過者先天，不及者後天，所謂治化而人應之也。

【譯文】

　　黃帝又問：這是什麼意思？

　　岐伯說：這是為了推求天、地、人三氣的位置啊。求天位的，是天文；求地位的，是地理；通曉人氣變化的，是人事。因而太過的氣先天時而至，不及的氣後天時而至，所以說，天地的運動有正常的變化，而人體的活動也隨之起著相應的變化。

【原文】

　　帝曰：五運之化，太過何如？

　　岐伯曰：歲木太過，風氣流行，脾土受邪。民病飧泄，食減，體重，煩冤，腸鳴，腹支滿，上應歲星。甚則忽忽善怒，眩冒巔疾。化氣不政，生氣獨治，雲物飛動，草木不寧，甚而搖落，反脅痛而吐甚，沖陽絕者，死不治，上應太白星。

【譯文】

　　黃帝道：五運氣化太過怎樣？

　　岐伯說：木運太過，則風氣流行，脾土受其侵害。人們多患消化

不良的泄瀉、飲食減少、肢體沉重無力、煩悶抑鬱、腸中鳴響、肚腹脹滿等病，這是木氣太過的緣故。在天上應木星光明，顯示出木氣過於亢盛的徵象。風氣太過，在人體甚至會常常容易發怒，並出現頭昏眼花等頭部病症。這是土氣無權、木氣獨勝的現象，好像天上的雲在飛跑，地上的萬物迅速變動，草木動搖不定，甚至樹倒草偃；在人則有脅部疼痛、嘔吐不止的症狀。若沖陽脈絕，多死亡而無法治療，在天上應金星光明，這是顯示木盛則金氣制之。

【原文】

歲火太過，炎暑流行，金肺受邪。民病瘧，少氣，咳喘，血溢，血泄，注下，嗌燥，耳聾，中熱，肩背熱，上應熒惑星。甚則胸中痛，脅支滿脅痛，膺背肩胛間痛，兩臂內痛，身熱膚痛而為浸淫。收氣不行，長氣獨明，雨冰霜寒，上應辰星。上臨少陰少陽，火燔焫，水泉涸，物焦槁，病反譫妄狂越，咳喘息鳴，下甚血溢泄不已，太淵絕者，死不治，上應熒惑星。

【譯文】

火運太過，則暑熱流行，肺受火邪侵害。人們多患瘧疾、呼吸少氣、咳嗽氣喘、吐血衄血、二便下血、水瀉如注、咽喉乾燥、耳聾、胸中熱、肩背熱等病。在天上應火星光明，顯示火熱之氣過於亢盛的徵象。在人體甚至會有胸中疼痛、脅下脹滿、脅痛、胸背肩胛間等部位疼痛、兩臂內側疼痛、身熱膚痛，而發生浸淫瘡。這是金氣不振、火氣獨旺的現象，火氣過旺就會有雨冰霜寒的變化，這是火熱至極、寒水來復的緣故。在天上應水星光明，這是顯示火盛則水氣制之。如果遇到少陰或少陽司天的年份，火熱之氣更加亢盛，有如燃燒烤灼，以致水源乾涸，植物焦枯。人們發病，多見譫語妄動、發狂越常、咳嗽氣喘痰鳴，火氣甚於下部則血從二便下泄不止。若太淵脈絕，多死亡而無法治療，在天上應火星光明，這是火盛的表示。

【原文】

歲土太過，雨濕流行，腎水受邪。民病腹痛，清厥，意不樂，體重、煩冤，上應鎮星。甚則肌肉萎，足痿不收，行善瘈，腳下痛，飲發中滿食減，四肢不舉。變生得位，藏氣伏，化氣獨治之，泉湧河衍，涸澤生魚，風雨大至，土崩潰，鱗見于陸。病腹滿，溏泄，腸鳴，反下甚，而太溪絕者，死不治，上應歲星。

【譯文】

土運太過，則雨濕之氣流行，腎受邪濕侵害。人們多病腹痛、四肢厥冷、情緒憂鬱、身體困重而煩悶，這是土氣太過所致，在天上應土星光明。在人體甚至見肌肉枯萎、兩足痿弱不能行動、抽掣攣痛，土病則不能克制水，以致水飲之邪積於體內而生脹滿，飲食減少，四肢無力而不能舉動。若遇土氣得位，水氣無權，土氣獨旺，則濕令大行，因此泉水噴湧，河水高漲，本來乾涸的池澤也會孳生魚類了；若木氣來復，則風雨暴至，使堤岸崩潰，河水氾濫，陸地可出現魚類。人們就會病肚腹脹滿、大便溏泄、腸鳴、泄瀉不止。而若太溪脈絕，多死亡且無法治療。在天上應木星光明。

【原文】

歲金太過，燥氣流行，肝木受邪。民病兩脅下少腹痛，目赤痛，眥瘍，耳無所聞。肅殺而甚，則體重煩冤，胸痛引背，兩脅滿且痛引少腹，上應太白星。甚則喘咳逆氣，肩背痛，尻陰股膝髀腨足皆病，上應熒惑星。收氣峻，生氣下，草木斂，蒼乾凋隕，病反暴痛，胠脅不可反側，咳逆甚而血溢，太沖絕者，死不治，上應太白星。

【譯文】

金運太過，則燥氣流行，邪氣傷肝。人們多病兩脅下及少腹疼痛、目赤而痛、眼梢潰爛、耳失聰。燥金之氣過於亢盛，就會身體重而煩悶，胸部疼痛並牽引及背部，兩脅脹滿而痛勢下連少腹，在天上

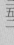

應金星光明。甚則發生喘息咳嗽，呼吸困難，肩背疼痛，尻、陰、股、膝、髀、腨、骱、足等處都感疼痛的病症，在天上應火星光明。如金氣突然亢盛，木氣下降，在草木則生氣收斂，枝葉枯乾凋落；在人們則疾病多見脅肋急劇疼痛，不能翻身，咳嗽氣逆，甚至吐血衄血。若太沖脈絕，多死亡而無法治療，在天上應金星光明。

【原文】

歲水太過，寒氣流行，邪害心火。民病身熱煩心，躁悸，陰厥，上下中寒，譫妄，心痛，寒氣早至，上應辰星。甚則腹大脛腫，喘咳，寢汗出，憎風，大雨至，埃霧朦鬱，上應鎮星。上臨太陽，則雨冰雪霜不時降，濕氣變物，病反腹滿，腸鳴，溏泄，食不化，渴而妄冒，神門絕者，死不治，上應熒惑、辰星。

【譯文】

水運太過，則寒氣流行，邪氣損心。人們多患發熱、心悸、煩躁、四肢逆冷、全身發冷、譫語妄動、心痛等病。寒氣非時早至，在天上應水星光明。水邪亢盛則人體有腹水、足脛浮腫、氣喘咳嗽、盜汗、怕風等症狀。土氣來復則大雨下降，塵土飛揚如霧露一樣的迷蒙鬱結，在天上應土星光明。如遇太陽寒水司天，則雨冰霜雪不時下降，濕氣大盛，物變其形。人們多患腹中脹滿、腸鳴便瀉、食不化、渴而妄冒等病症。如神門脈絕，多死亡而無法治療，在天上應火星失明，水星光明。

【原文】

帝曰：善。其不及何如？

岐伯曰：悉乎哉問也！歲木不及，燥乃大行，生氣失應，草木晚榮。肅殺而甚，則剛木辟著，柔萎蒼乾，上應太白星。民病中清，胠脅痛，少腹痛，腸鳴溏泄。涼雨時至，上應太白星，其穀蒼。上臨陽明，生氣失政，草木再榮，化氣乃急，上應太白、鎮星，其主蒼早。

復則炎暑流火，濕性燥，柔脆草木焦槁，下體再生，華實齊化。病寒熱，瘡瘍，痱胗，癰痤，上應熒惑、太白，其谷白堅。白露早降，收殺氣行，寒雨害物，蟲食甘黃，脾土受邪，赤氣後化，心氣晚治，上勝肺金，白氣乃屈，其穀不成，咳而鼽，上應熒惑、太白星。

【譯文】

黃帝道：很好。五運不及怎樣？

岐伯說：問得真詳細啊！木運不及，燥氣就會旺盛，生氣與時令不能相應，草木不能當時生榮。肅殺之氣元盛，使勁硬的木受刑而碎裂如劈，本來柔嫩蒼翠的枝葉變為萎弱乾枯，在天上應金星光明。在人是多患中氣虛寒，胠脅部疼痛，少腹痛、腹中鳴響，大便溏泄等病；在氣候方面是冷雨不時下降；在天上應金星光明；在五穀是青色的穀不能成熟。如遇陽明司天，金氣抑木，木氣失卻了應有的生氣，草木在夏秋再變繁榮，所以開花結實的過程非常急促，很早就凋謝，在天上應金、土二星光明。金氣抑木，木起反應而生火，於是就會炎熱如火，濕潤的變為乾燥，柔嫩的變為乾枯焦槁，枝葉從根部重新生長，開花結實並見。在人體則炎熱之氣鬱於皮毛，多病寒熱、瘡瘍、痱胗、癰痤等。在天上應金、火二星，在五穀則外強中乾、秀而不實。白霜提早下降，秋收肅殺之氣流行，寒雨非時，損害萬物，味甘色黃之物多生蟲蛀，所以稻穀沒有收穫。在人則脾土先受其邪，火氣後起，所以心氣亦繼之元盛，火氣克金，金氣乃得抑制，所以其穀物不能成熟，在疾病是咳嗽鼻塞，在天上應金星與火星。

【原文】

歲火不及，寒乃大行，長政不用，物榮而下。凝慘而甚，則陽氣不化，乃折榮美，上應辰星。民病胸中痛，脅支滿，兩脅痛，膺背肩胛間及兩臂內痛，鬱冒朦昧，心痛暴瘖，胸腹大，脅下與腰背相引而痛，甚則屈不能伸，髖髀如別，上應熒惑、辰星，其穀丹。復則埃鬱，大雨且至，黑氣乃辱。病騖溏腹滿，食飲不下，寒中腸鳴，泄注

腹痛，暴攣痿痹，足不任身，上應鎮星、辰星，玄穀不成。

【譯文】

　　火運不及，寒氣就旺盛，夏天生長之氣不能發揮作用，萬物就缺乏向上茂盛的力量。陰寒凝滯之氣過盛，則陽氣不能生化，繁榮美麗的生機就受到摧折，在天上應水星光明。人們的疾病是胸中疼痛，脅部脹滿，兩脅疼痛，上胸部、背部、肩胛之間及兩臂內側都感疼痛，抑鬱眩暈，頭目不清，心痛，突然失音，胸腹腫大，脅下與腰背相互牽引而痛，甚則四肢卷屈不能伸展，髖骨與大腿之間不能活動自如。在天上應火星失明，水星光明，赤色的穀類不能成熟。火被水抑，火起反應則生土氣來復，於是埃塵鬱冒，大雨傾盆，水氣受到抑制，故病見大便時時溏泄，腹中脹滿，飲食不下，腹中寒冷鳴響，大便泄瀉如注，腹中疼痛，兩足急劇拘攣、萎縮麻木、不能行走。在天上應土星光明，水星失明。黑色之穀不能成熟。

【原文】

　　歲土不及，風乃大行，化氣不令，草木茂榮。飄揚而甚，秀而不實，上應歲星。民病飧泄霍亂，體重腹痛，筋骨繇復，肌肉酸，善怒。藏氣舉事，蟄蟲早附，咸病寒中，上應歲星、鎮星，其穀黅。復則收政嚴峻，名木蒼凋，胸脅暴痛，下引少腹，善太息。蟲食甘黃，氣客于脾，黅穀乃減，民食少失味，蒼穀乃損，上應太白、歲星。上臨厥陰，流水不冰，蟄蟲來見，藏氣不用，白乃不復，上應歲星，民乃康。

【譯文】

　　土運不及，風氣因而流行，土氣失卻生化之能力，風氣旺盛，則草木茂盛繁榮。生化無能，則秀而不實，在天上應木星光明。人們的疾病多見消化不良的泄瀉，上吐下瀉的霍亂，身體重，腹中痛，筋骨動搖，肌肉跳動酸疼，時常容易發怒等。寒水之氣失制而旺，在蟲類

提早伏藏，在人都病寒泄中滿，在天上應木星光明，土星失明，黃色之穀類不能成熟。木邪抑土，土起反應則生金，於是秋收之氣當令，出現一派嚴肅峻烈之氣，堅固的樹木也不免要枝葉凋謝；在人則胸脅急劇疼痛，波及少腹，常呼吸少氣而太息。凡味甘色黃之物被蟲蛀食，邪氣客於脾土，人們多病飲食減少，食而無味。金氣勝木，所以青色之穀受到損害，在天上應金星光亮，木星失明。如遇厥陰司天少陽在泉，則流水不能結冰，本來早已冬眠的蟲類，重新又活動起來。本不及的土運，得少陽之火相助，因此寒水之氣不能獨旺，木氣不能克土，也就沒有金氣的反應，而人們也就康健，在天上應木星正常。

【原文】

歲金不及，炎火乃行，生氣乃用，長氣專勝，庶物以茂，燥爍以行，上應熒惑星。民病肩背瞀重，鼽嚏、血便注下，收氣乃後，上應太白星，其穀堅芒。復則寒雨暴至，乃零冰雹霜雪殺物，陰厥且格，陽反上行，頭腦戶痛，延及囟頂，發熱。上應辰星、熒惑，丹穀不成。民病口瘡，甚則心痛。

【譯文】

金運不及，火氣與木氣就相應地旺盛，生長之氣專勝，所以萬物因而茂盛，乾燥爍熱，在天上應火星光明。人們多患肩背悶重、鼻塞流涕、噴嚏、大便下血、泄瀉如注等病。秋收之氣不能及時而至，在天上應金星失明，火星光明，白色的穀類不能及時成熟。火邪抑金起反應而生水，於是寒雨之氣突然而來，以致降落冰雹霜雪，殺害萬物，陰氣厥逆而格拒，使陽氣反而上行，所以在人有頭後部疼痛，病勢連及頭頂，發熱。在天上應水星光明，火星失明，在谷類應紅色之穀不能成熟。人們多病口腔生瘡，甚至心痛之症。

【原文】

歲水不及，濕乃大行，長氣反用，其化乃速，暑雨數至，上應鎮

星。民病腹滿身重，濡泄，寒瘍流水，腰股痛發，膕腨股膝不便，煩冤，足痿，清厥，腳下痛，甚則胕腫。藏氣不政，腎氣不衡，上應鎮星、辰星，其穀秬。上臨太陰，則大寒數舉，蟄蟲早藏，地積堅冰，陽光不治，民病寒疾于下，甚則腹滿浮腫，上應鎮星、熒惑，其主黅穀。復則大風暴發，草偃木零，生長不鮮，面色時變，筋骨並辟，肉瘛，目視，物疏璺，肌肉胗發，氣並鬲中，痛于心腹，黃氣乃損，其穀不登，上應歲星、鎮星。

【譯文】

水運不及，濕土之氣因而大盛，水不制火，火氣反而生旺，天氣炎熱，不時下雨，萬物的生化很迅速，在天上應土星光明。人們多患腹脹，身體困重，大便溏泄，陰性瘡瘍，膿水稀薄，腰股疼痛，下肢關節活動不利，煩悶抑鬱，兩腳萎弱厥冷，腳底疼痛，甚至足背浮腫。這是由於冬藏之氣不能發揮作用，腎氣不平衡，在天上應土星光明，水星失明，在穀類應黑黍不能成熟。如遇太陰司天，寒水在泉，則寒氣時時侵襲，蟲類很早就冬眠，地上的積水結成厚冰，陽氣伏藏，不能發揮它溫暖的作用，人們多患下半身的寒性疾病，甚至腹滿浮腫，在天上應土星光明，火星失明，在穀類應黃色之稻成熟。土邪抑水而起反應則生風木，因而大風暴發，草類偃伏，樹木凋零，生長的力量不能顯著。人的面色時時改變，筋骨拘急疼痛，活動不利，肌肉跳動抽掣，兩眼昏花，視覺不明或失常，物體視之若分裂，肌肉發出風疹，若邪氣侵入胸膈之中，就有心腹疼痛。這是木氣太過，土氣受傷，屬土的穀類沒有收穫，在天上應木星光明，土星失明。

【原文】

帝曰：善。願聞其時也。

岐伯曰：悉乎哉問也！木不及，春有鳴條律暢之化，則秋有霧露清涼之政；春有慘淒殘賊之勝，則夏有炎暑燔爍之復。其眚東，其臟肝，其病內舍胠脅，外在關節。

火不及，夏有炳明光顯之化，則冬有嚴肅霜寒之政；夏有慘淒凝冽之勝，則不時有埃昏大雨之夏。其眚南，其臟心，其病內舍膺脅，外在經絡。

【譯文】

黃帝說：很對。希望聽你講一講五氣與四時相應的關係。

岐伯說：問得真詳細啊！木運不及的，如果春天有和風使草木萌芽抽條的正常時令，那秋天也就有霧露潤澤而涼爽的正常氣候；如果春天反見寒冷慘淒霜凍殘賊的秋天氣候，那夏天就有特別炎熱的反應。它的自然災害在東方，在人體應在肝臟，其發病部位內在肢脅部，外在筋骨關節。

火運不及的，如果夏天有景色明顯的正常氣候，那冬天也就有嚴肅霜寒的正常時令；如果夏天反見蕭條慘淒寒凍的冬天氣候，那麼就會時常有傾盆大雨的反應。它的自然災害在南方，在人體應在心臟，其發病部位內在胸脅部，外在經絡。

【原文】

土不及，四維有埃雲潤澤之化，則春有鳴條鼓拆之政；四維發振拉飄騰之變，則秋有肅殺霖霪之復。其眚四維，其臟脾，其病內舍心腹，外在肌肉四肢。

金不及，夏有光顯鬱蒸之令，則冬有嚴凝整肅之應；夏有炎爍燔燎之變，則秋有冰雹霜雪之復。其眚西，其臟肺，其病內舍膺脅肩背，外在皮毛。

【譯文】

土運不及的，如果三月、六月、九月、十二月有塵土飄揚、和風細雨的正常時令，那春天也就有風和日暖的正常氣候；如果辰、戌、醜、未月僅見狂風拔倒樹木的變化，那秋天也就有久雨霜雪的反應。它的自然災害在四隅，在人體應在脾臟，其發病部位內在心腹，外在

肌肉四肢。

　　金運不及的，如果夏天有景色明顯樹木茂盛的正常時令，那冬季也就有冰凍寒冷的正常氣候；如果夏天出現如火燒灼的過於炎熱的氣候，那秋天就會有冰雹霜雪的反應。它的自然災害在西方，在人體應在肺臟，其發病部位內在胸脅肩背，外在皮毛。

【原文】

　　水不及，四維有湆潤埃雲之化，則不時有和風生發之應；四維發埃昏驟注之變，則不時有飄蕩振拉之復。其眚北，其臟腎，其病內舍腰脊骨髓，外在溪谷踹膝。

　　夫五運之政，猶權衡也，高者抑之，下者舉之，化者應之，變者復之。此生長化成收藏之理，氣之常也；失常則天地四塞矣。故曰：天地之動靜，神明為之紀，陰陽之往復，寒暑彰其兆，此之謂也。

【譯文】

　　水運不及的，若三月、六月、九月、十二月有濕潤埃雲而無暴雨的氣候，則時常有和風生發的感應；如果三月、六月、九月、十二月有出現飛沙走石、狂風暴雨的變化，則時時會有吹斷的樹木飄蕩的反應。它的自然災害在北方，在人體應在腎臟，其發病部位內在腰脊骨髓，外在肌肉之會與小腿膝彎等處。

　　總之，五運的作用，好似權衡之器，太過的加以抑制，不及的加以幫助，正常則和平，反常則必起反應。這是生長化收藏的道理，是四時氣候應有的規律；如果失卻了這些規律，天地之氣不升不降，就是閉塞不通了。所以說：天地的動靜，受自然力量的規律所控制，陰去陽來、陽去陰來的變化，可以從四時寒暑的更替中發現它的徵兆。就是這個意思。

【原文】

　　帝曰：夫子之言五氣之變，四時之應，可謂悉矣。夫氣之動亂，

觸遇而作，發無常會，卒然災合，何以期之？

岐伯曰：夫氣之動變，固不常在，而德化政令災變，不同其候也。

【譯文】

黃帝道：先生講五氣的變化與四時氣候的相應，可以說很詳盡了。既然氣的動亂是互相遇合而發生的，發作又沒有一定的時間，往往突然相遇而生災害，怎樣才能預先知道呢？

岐伯說：五氣的變動，固然不是經常存在的，然而它們的特性、生化的作用、治理的方法與表現，以及一定的損害作用和變異，都是各有不同的。

【原文】

帝曰：何謂也？

岐伯曰：東方生風，風生木，其德敷和，其化生榮，其政舒啟，其令風，其變振發，其災散落。

南方生熱，熱生火，其德彰顯，其化蕃茂，其政明曜，其令熱，其變銷爍，其災燔焫。

中央生濕，濕生土，其德溽蒸，其化豐備，其政安靜，其令濕，其變驟注，其災霖潰。

西方生燥，燥生金，其德清潔，其化緊斂，其政勁切，其令燥，其變肅殺，其災蒼隕。

北方生寒，寒生水，其德淒滄，其化清謐，其政凝肅，其令寒，其變溧冽，其災冰雪霜雹。

是以察其動也，有德有化，有政有令，有變有災，而物由之，而人應之也。

【譯文】

黃帝又問：有哪些不同呢？

岐伯說：風是生於東方的，風能使木氣旺盛。木氣的特性是柔和地散發，它的生化作用是滋生榮盛，它行使的職權是舒展陽氣，宣通筋絡，它行令的表現是風，它的異常變化是發散太過而動盪不寧，它的災害是摧殘散落。

熱是生於南方的，熱能使火氣旺盛。火氣的特性是光明顯著，它的生化作用是繁榮茂盛，它行使的職權是明亮光耀，它行令的表現是熱，它的異常變化是銷爍煎熬，它的災害作用是焚燒。

濕是生於中央的，濕能使土氣旺盛。土氣的特性是滋潤，它的生化作用是充實豐滿，它行使的職權是萬物安靜，它行令的表現是濕，它的異常變化是急劇的暴風雨，它的災害是久雨不止，泥爛堤崩。

燥是生於西方的，燥能使金氣旺盛。金氣的特性是清潔涼爽，它的生化作用是緊縮收斂，它行使的職權是銳急，它行令的表現是乾燥，它的異常變化是肅殺，它的災害是乾枯凋落。

寒是生於北方的，寒能使水氣旺盛。水氣的特性是寒冷的，它的生化作用是清靜而安謐，它行使的職權是凝固嚴厲，它行令的表現是寒冷，它的異常變化是劇烈的嚴寒和冰凍，它的災害是冰雹霜雪。

所以觀察它的運動，分辨它的特性、生化、權力、表現、變異和災害，就可以知道萬物將因之而起的變化，以及人類可能因之而生的疾病了。

【原文】

帝曰：夫子之言歲候，其不及太過，而上應五星。今夫德化政令，災眚變易，非常而有也，卒然而動，其亦為之變乎？

岐伯曰：承天而行之，故無妄動，無不應也。卒然而動者，氣之交變也，其不應焉。故曰：應常不應卒。此之謂也。

帝曰：其應奈何？

岐伯曰：各從其氣化也。

【譯文】

黃帝說：先生講過五運的不及太過，與天上的五星相應。現在五運的德、化、政、令、災害、變異，並不是按常規發生的，而是突然的變化，天上的星星是不是也會隨之變動呢？

岐伯說：五星是隨天的運動而運動的，所以它不會妄動，不存在不應的問題。突然而來的變動，是氣相交合所起的偶然變化，與天運無關，所以五星不受影響。因此說：常規發生是相應的，突然發生是不相應的。就是這個意思。

黃帝問道：五星與天運正常相應的規律是怎樣的？

岐伯說：各從其天運之氣的變化而變化。

【原文】

帝曰：其行之徐疾、逆順何如？

岐伯曰：以道留久，逆守而小，是謂省下；以道而去，去而速來，曲而過之，是謂省遺過也；久留而環，或離或附，是謂議災與其德也。應近則小，應遠則大。

芒而大倍常之一，其化甚；大常之二，其眚即發也。小常之一，其化減；小常之二，是謂臨視，省下之過與其德也。德者福之，過者伐之。是以象之見也，高而遠則小，下而近則大。故大則喜怒邇，小則禍福遠。歲運太過，則運星北越；運氣相得，則各行以道。故歲運太過，畏星失色而兼其母；不及，則色兼其所不勝。肖者瞿瞿，莫知其妙，閔閔之當，孰者為良，妄行無征，示畏侯王。

【譯文】

黃帝問道：五星運行的徐緩迅速、逆行順行是怎樣的？

岐伯說：五星在它的軌道上運行，如久延而不進，或逆行留守，其光芒變小，叫作「省下」；若在其軌道上去而速回，或屈曲而行的，稱為「省遺過」；若久延不進而回環旋轉，似去似來的，稱為「議災」或「議德」。氣候的變化近則小，變化遠則大。

光芒大於正常一倍的，氣化亢盛；大二倍的，災害即至。小於正常一倍的，氣化減退；小二倍的，稱為「臨視」，即省察在下之過與德，有德的獲得幸福，有過的會得災害。所以五星之象，高而遠的就小，低而近的就大；大則災變近，小則災變遠。歲運太過的，主運之星就向北越出常道；運氣相和，則五星各運行在正常的軌道上。所以歲運太過，被制之星就暗淡而兼見母星的顏色；歲運不及，則歲星就兼見所不勝的顏色。取法天地的人，參詳天的變化，也未必能明瞭其中的奧妙，心中非常憂懼，而不知道應該怎樣才好，而那些無知的人卻妄行猜測，毫無征驗，不過是為了使侯王畏懼。

【原文】

帝曰：其災應何如？

岐伯曰：亦各從其化也。故時至有盛衰，凌犯有逆順，留守有多少，形見有善惡，宿屬有勝負，征應有吉凶矣。

帝曰：其善惡何謂也？

岐伯曰：有喜有怒，有憂有喪，有澤有燥，此象之常也，必謹察之。

【譯文】

黃帝又道：五星在災害方面的應驗怎樣？

岐伯說：也是各從其變化而變化的。所以時令有盛衰，侵犯有逆順，留守時間有長短，所見的形象有好壞，星宿所屬有勝負，征驗所應有吉凶了。

黃帝問：好壞怎樣？

岐伯說：五星呈象中有喜有怒，有憂有喪，有澤有燥，這是星象變化所常見的，必須小心觀察。

【原文】

帝曰：六者高下異乎？

岐伯曰：象見高下，其應一也，故人亦應之。

帝曰：善。其德化政令之動靜損益皆何如？

岐伯曰：夫德化政令災變，不能相加也。勝復盛衰，不能相多也。往來小大，不能相過也。用之升降，不能相無也。各從其動而復之耳。

【譯文】

黃帝又道：星象的喜、怒、憂、喪、澤、燥六種現象，跟星的高低有無關係？

岐伯說：五星的形象雖有高下的不同，但其應於物候是一致的，所以人體也是這樣相應的。

黃帝道：好。它們德、政、化、令的動靜損益是怎樣的？

岐伯說：五氣的德、政、化、令與災變都是有一定規律而不能彼此相加的，勝負和盛衰是不能隨意增多的，往來大小是不能隨便超越的，升降作用是不會互不存在的，這些都是從運動中所產生出來的。

【原文】

帝曰：其病生何如？

岐伯曰：德化者氣之祥，政令者氣之章，變易者復之紀，災眚者傷之始。氣相勝者和，不相勝者病，重感于邪則甚也。

帝曰：善。所謂精光之論，大聖之業，宣明大道，通于無窮，究于無極也。余聞之，善言天者，必應于人；善言古者，必驗于今；善言氣者，必彰于物；善言應者，同天地之化；善言化言變者，通神明之理。非夫子孰能言至道歟！

乃擇良兆而藏之靈室，每旦讀之，命曰《氣交變》，非齋戒不敢發，慎傳也。

【譯文】

黃帝道：它們與疾病發生的關係是怎樣的？

岐伯說：德化是五氣正常的吉祥之兆，政令是五氣的規則和表現形式，變易是產生勝氣與復氣的綱紀，災禍是萬物損傷的開始。大凡人的正氣能抗拒邪氣就和平無病，不能抗拒邪氣就會生病，重復感受邪氣病就更加嚴重了。

黃帝說：講得好。這些真是精深高明的理論，聖人的偉大事業，宣明顯揚的道理，已經達到了無窮無盡的境界。我聽說，善於談論自然規律的，必定能應驗於人；善於談論古代的，必定驗證於現在；善於談論氣化的，必定能通曉萬物；善於談論應變的，就會採取與天地同一的步法；善於談論化與變的，就會通達自然界變化莫測的道理。除了先生，還有誰能夠說清楚這些至理要道呢？

於是選擇了一個好日子，把它藏在靈蘭書室裏，每天早晨取出來攻讀，將這篇文章命名為《氣交變》。黃帝非常珍重它，不隨便取出來，不肯輕易傳給他人。

五常政大論篇第七十

提示：本篇說明五運的平氣、太過與不及的變化，以及地勢高下對人體的影響，並提出了治療原則和用藥不可過劑等。

【原文】

黃帝問曰：太虛寥廓，五運回薄，衰盛不同，損益相從，願聞平氣，何如而名？何如而紀也？

岐伯對曰：昭乎哉問也！木曰敷和，火曰升明，土曰備化，金曰審平，水曰靜順。

帝曰：其不及奈何？

岐伯曰：木曰委和，火曰伏明，土曰卑監，金曰從革，水曰涸流。

【譯文】

黃帝問道：宇宙深遠廣闊無邊，五運循環不息。其中有盛衰的不同，隨之而有損益的差別，請你告訴我五運中的平氣，是怎樣命名的？怎樣定其標誌的？

岐伯答道：你問得真有意義！所謂平氣，木稱為「敷和」，散佈著溫和之氣，使萬物榮華；火稱為「升明」，明朗而有盛長之氣，使萬物繁茂；土稱為「備化」，廣布著生化萬物之氣，使萬物具備形體；金稱為「審平」，發著寧靜和平之氣，使萬物結實；水稱為「靜順」，有著寂靜和順之氣，使萬物歸藏。

黃帝道：五運不及怎樣？

岐伯說：如果不及，木稱為「委和」，無陽和之氣，使萬物萎靡不振；火稱為「伏明」，少溫暖之氣，使萬物暗淡無光；土稱為「卑監」，無生化之氣，使萬物萎弱無力；金稱為「從革」，無堅硬之氣，使萬物質松無彈力；水稱為「涸流」，無濕潤之氣，使萬物乾枯。

【原文】

帝曰：太過何謂？

岐伯曰：木曰發生，火曰赫曦，土曰敦阜，金曰堅成，水曰流衍。

帝曰：三氣之紀，願聞其候。

岐伯曰：悉乎哉問也！敷和之紀，木德周行，陽舒陰布，五化宣平。其氣端，其性隨，其用曲直，其化生榮，其類草木，其政發散，其候溫和，其令風，其臟肝，肝其畏清，其主目，其穀麻，其果李，其實核，其應春，其蟲毛，其畜犬，其色蒼，其養筋，其病裏急支滿，其味酸，其音角，其物中堅，其數八。

【譯文】

黃帝道：太過會怎樣？

岐伯說：如果太過，木稱為「發生」，過早地散佈溫和之氣，使

萬物提早發育；火稱為「赫曦」，散佈著強烈的火氣，使萬物烈焰不安；土稱為「敦阜」，有著濃厚堅實之氣，反使萬物不能成形；金稱為「堅成」，有著強硬之氣，使萬物剛直；水稱為「流衍」，有溢滿之氣，使萬物漂流不能歸宿。

黃帝道：以上三氣所標誌的年份，請告訴我它們的不同情況？

岐伯說：你所問的真是精細極了！敷和的年份，木的德性布達於四方上下，陽氣舒暢，陰氣散佈，五行的氣化都能發揮其正常的功能。其氣正直，其性順從萬物，其作用如樹木枝幹的曲直自由伸展，其生化能使萬物繁榮，其屬類是草木，其權力是發散，其氣候是溫和，其權力的表現是風，應於人的內臟是肝；肝畏懼清涼的金氣（金克木），肝開竅於目，所以主目，在穀類是麻，果類是李，其所充實的是核，所應的時令是春，其所應的動物，在蟲類是毛蟲，在畜類是犬，其在顏色是蒼，其所充養的是筋，其發病則為裏急而脹滿，其在五味是酸，在五音是角，其在物體是屬於中堅，其在五行成數是八。

【原文】

升明之紀，正陽而治，德施周普，五化均衡。其氣高，其性速，其用燔灼，其化蕃茂，其類火，其政明曜，其候炎暑，其令熱，其臟心；心其畏寒，其主舌，其穀麥，其果杏，其實絡，其應夏，其蟲羽，其畜馬，其色赤，其養血，其病瘛，其味苦，其音徵，其物脈，其數七。

【譯文】

升明的年份，南方火運正常行令，其德性普及四方，使五行氣化平衡發展。其氣上升，其性急速，其作用是燃燒，其在生化能使萬物繁榮茂盛，其屬類是火，其權力是使萬物光明顯耀，其氣候炎暑，其權力的表現是熱，應於人體內臟是心；心畏懼寒冷的水氣（水克火），心開竅於舌，所以主舌，其在穀類是麥，在果類是杏，其所充實的是絡，所應的時令是夏，其所應的動物，在蟲類是羽蟲，在畜類

是馬，其在顏色是赤，其所充養的是血，其發病則為身體抽搐，其在五味是苦，在五音是徵，在物體屬於脈絡，其在五行成數是七。

【原文】

備化之紀，氣協天休，德流四政，五化齊修。其氣平，其性順，其用高下，其化豐滿，其類土，其政安靜，其候溽蒸，其令濕，其臟脾；脾其畏風，其主口，其穀稷，其果棗；其實肉，其應長夏，其蟲倮，其畜牛，其色黃，其養肉，其病否，其味甘，其音宮，其物膚，其數五。

【譯文】

備化的年份，天地的氣化協調和平，其德性流布于四方，使五行氣化都能完善地發揮其作用。其氣和平，其性和順，其作用能高能下，其生化能使萬物成熟豐滿，其屬類是土，其權力是使萬物安靜，其氣候是濕熱交蒸，其權力的表現是濕，應於人體內臟是脾；脾畏懼風（木克土），脾開竅於口，所以主口，其在穀類是稷，果類是棗，其所充實的是肉，其所應的時令是長夏，其所應的動物，在蟲類是倮蟲，在畜類是牛，在顏色是黃，其充養的是肉，其發病則為痞塞，其在五味是甘，在五音是宮，在物體屬於肌膚一類，在五行成數是五。

【原文】

審平之紀，收而不爭，殺而無犯，五化宣明。其氣潔，其性剛，其用散落，其化堅斂，其類金，其政勁肅，其候清切，其令燥，其臟肺；肺其畏熱，其主鼻，其穀稻，其果桃，其實殼，其應秋，其蟲介，其畜雞，其色白，其養皮毛，其病咳，其味辛，其音商，其物外堅，其數九。

【譯文】

審平的年份，金的氣化雖主收束，但無剝奪的現象，雖主肅殺，

但無殘害的情況，五行的氣化都得以宣暢清明。其氣潔淨，其性剛強，其作用是成熟散落，其生化能使萬物結實收斂，其屬類是金，其權力是為清勁嚴肅，其氣候清涼，其權力的表現是燥，應於人體的內臟是肺；肺畏火熱（火克金），肺開竅於鼻，所以主鼻，其在穀類是稻，果類是桃，其所充實的是殼，所應的時令是秋，其所應的動物，在蟲類是介蟲，在畜類是雞，其在顏色是白，其所充養的是皮毛，其發病則為咳嗽，其在五味是辛，在五音是商，在物體屬於外面包裹一類，在五行成數是九。

【原文】

靜順之紀，藏而勿害，治而善下，五化咸整。其氣明，其性下，其用沃衍，其化凝堅，其類水，其政流演，其候凝肅，其令寒，其臟腎；腎其畏濕，其主二陰，其穀豆，其果栗，其實濡，其應冬，其蟲鱗，其畜彘，其色黑，其養骨髓，其病厥，其味鹹，其音羽，其物濡，其數六。

故生而勿殺，長而勿罰，化而勿制，收而勿害，藏而勿抑，是謂平氣。

【譯文】

靜順的年份，藏氣能納藏而無害於萬物，其德性平順而下行，五行的氣化都得完整。其氣明淨，其性向下，其作用為水流灌溉，其生化為凝固堅硬，其屬類為水，其權力是流動不息，其氣候嚴寒陰凝，其權力的表現是寒，應於人體的內臟是腎；腎怕濕土（土克水），腎開竅於二陰，所以主二陰，其在穀類是豆，果類是栗，其所充實的是液汁，所應的時令是冬，其所應的動物，在蟲類是鱗蟲，在畜類是豬，其在顏色是黑，其所充養的是骨髓，其發病則為厥，其在五味是鹹，在五音是羽，在物體屬於流動的液體一類，在五行成數是六。

所以生長化收藏的規律不容破壞，萬物生時而不殺傷，長時而不削罰，化時而不制止，收時而不殘害，藏時而不抑制，這就叫平氣。

【原文】

委和之紀，是謂勝生。生氣不政，化氣乃揚，長氣自平，收令乃早，涼雨時降，風雲並興，草木晚榮，蒼乾凋落，物秀而實，膚肉內充。其氣斂，其用聚，其動戾拘緩，其發驚駭，其臟肝，其果棗李，其實核殼，其穀稷稻，其味酸辛，其色白蒼，其畜犬雞，其蟲毛介，其主霧露淒滄，其聲角商，其病搖動注恐，從金化也。少角與判商同，上角與正角同，上商與正商同。其病支廢，癰腫瘡瘍，其甘蟲，邪傷肝也。上宮與正宮同。蕭肅殺，則炎赫沸騰，眚于三，所謂復也。其主飛蠹蛆雉，乃為雷霆。

【譯文】

委和的年份，稱為勝生。木的生發之氣不能很好地行使職權，化氣於是發揚（土不畏木），長氣自然平靜（木不能生火），收令於是提早（金勝木），而涼雨不時下降，風雲經常發起，草木不能及時繁榮，並且易於乾枯凋落，萬物提早繁榮成熟，皮肉充實。其氣收斂，其作用拘束，不得曲直伸展，在人體的變動是筋絡拘攣無力，其發病易於驚駭，其應於內臟為肝，在果類是棗、李，其所充實的是核和殼，在穀類是稷、稻，在五味是酸、辛，在顏色是白和蒼，在畜類是犬和雞，在蟲類是毛蟲和介蟲，其所主的氣候是霧露寒冷之氣，在聲音是角、商，其發生病變則為搖動和恐懼，這是由於木運不及而從金化的關係，所以少角等同判商。若逢厥陰風木司天，則不及的木運得司天之助，也可以成為平氣，所以委和逢上角，則其氣可與正角相同。若逢陽明燥金司天，則木運更衰，順從金氣用事，而成為金之平氣，所以逢上商便和正商相同。在人體可發生四肢萎弱、癰腫、瘡瘍、生蟲等病，這是由於邪氣傷肝的關係。如正當太陰濕土司天，因土不畏木，亦能形成土氣用事，而成為土之平氣，所以逢上宮則和正宮相同。故委和的年份，起初是一片蕭殺的景象，但隨之則為火熱蒸騰，其災害應於東方，這是由於金氣克木，迫使火氣前來報復。當火氣來復，主多飛蟲、蠹蟲、蛆蟲和雉，木鬱火復，發為雷霆。

【原文】

　　伏明之紀，是謂勝長。長氣不宣，藏氣反布，收氣自政，化令乃衡，寒清數舉，暑令乃薄，承化物生，生而不長，成實而稚，遇化已老。陽氣屈伏，蟄蟲早藏。其氣鬱，其用暴，其動彰伏變易。其發痛，其臟心，其果栗桃，其實絡濡，其穀豆稻，其味苦鹹，其色玄丹，其畜馬彘，其蟲羽鱗，其主冰雪霜寒，其聲徵羽，其病昏惑悲忘，從水化也。少徵與少羽同，上商與正商同。邪傷心也。凝慘溧冽，則暴雨霖霆，眚于九。其主驟注，雷霆震驚，沉淫雨。

【譯文】

　　伏明的年份稱為勝長。火的生長之氣不得發揚，藏氣反見布散，收氣也擅自行使職權，化氣平定而不能發展，寒冷之氣常現，暑熱之氣衰薄，萬物雖承土的化氣而生，但因火運不足，既生而不能成長，雖能結實，然而很小，及至生化的時候，已經衰老，陽氣屈伏，蟄蟲早藏。火氣鬱結，所以當其發作時，必然橫暴，其變動或彰或隱而多變，在人體病發為痛，其應於內臟為心，其在果類為栗和桃，其所充實的是絡和液汁，在穀類是豆和稻，在五味是苦和鹹，在顏色是玄和紅，在畜類是馬和豬，在蟲類是羽蟲、鱗蟲，在氣候主冰雪霜寒，在聲音是徵、羽，其發生病變則為精神昏亂、悲哀易忘，這是火運不及而從水化的緣故，所以少徵和少羽相同。若逢陽明燥金司天，因金不畏火，形成金氣用事，而成為金之平氣，所以伏明逢上商則與正商相同。故所發之病，是由於邪氣傷心，火運衰，所以有陰凝慘澹，寒風凜冽的現象。但隨之暴雨淋漓不止，其災害於南方，這是土氣來復，以致暴雨下注，雷霆震驚，烏雲蔽日，陰雨連綿。

【原文】

　　卑監之紀，是謂減化。化氣不令，生政獨彰，長氣整，雨乃愆，收氣平，風寒並興，草木榮美，秀而不實，成而秕也。其氣散，其用靜定，其動瘍湧分潰癰腫，其發濡滯，其臟脾，其果李栗，其實濡

核，其穀豆麻，其味酸甘，其色蒼黃，其畜牛犬，其蟲倮毛，其主飄怒振發，其聲宮角，其病留滿否塞，從木化也。少宮與少角同，上宮與正宮同，上角與正角同。其病飧泄，邪傷脾也。振拉飄揚，則蒼乾散落，其眚四維。其主敗折虎狼，清氣乃用，生政乃辱。

【譯文】

　　卑監的年份，稱為減化。土的化氣不得其令，而木的生氣獨旺，長氣自能完整如常，雨水不能及時下降，收氣平定，風寒並起，草木雖繁榮美麗，但秀而不能成實，所成的只是空殼或不飽滿的一類東西。其氣散漫，其作用不足而過於靜定，在人體的變動為病發瘡瘍、膿多、潰爛、癰腫，其病發為水氣不行，其應於內臟為脾，在果類是李和栗，其所充實的是液汁和核，在穀類是豆和麻，在五味是酸、甘，在顏色是蒼、黃，在畜類是牛和犬，在蟲類是倮蟲、毛蟲，因木勝風動，其在氣候主大風刮起，有振動摧折之勢，在聲音是宮、角，若發生病變則為脹滿、痞塞不通，這是土運不及而從木化的緣故。所以少宮和少角相同。若逢太陰濕土司天，雖土運不及，但得司天之助，也可成為平氣，所以卑監逢上宮則和正宮相同。若逢厥陰風木司天，則土運更衰，順從木氣用事，而成為木之平氣，所以卑監逢上角則和正角相同。在發病來講，消化不良的泄瀉，是邪氣傷脾的關係。土衰木勝，所以見風勢振動，摧折飄揚的現象，隨之草木乾枯凋落，其災害應於中宮而通於四方。由於金氣來復，所以又主敗壞折傷，有如虎狼之勢，清氣發生作用，生氣便被抑制而不能行使權力。

【原文】

　　從革之紀，是謂折收。收氣乃後，生氣乃揚，長化合德，火政乃宣，庶類以蕃。其氣揚，其用躁切，其動鏗禁瞀厥，其發咳喘，其臟肺，其果李杏，其實殼絡，其穀麻麥，其味苦辛，其色白丹，其畜雞羊，其蟲介羽，其主明曜炎爍，其聲商徵，其病嚏咳鼽衄，從火化也。少商與少徵同，上商與正商同，上角與正角同。邪傷肺也。炎光

赫烈則冰雪霜雹，眚于七。其主鱗伏彘鼠，歲氣早至，乃生大寒。

【譯文】

　　從革的年份，稱為折收。金的收氣不能及時，生氣得以發揚，長氣和化氣合而相得，火於是得以施行其權力，萬物繁盛。其氣發揚，其作用急躁，在人體的變動發病為咳嗽失音、煩悶氣逆，發展為咳嗽氣喘，其應於內臟為肺，在果類是李和杏，其所充實的是殼和絡，在殼類是麻和麥，在五味是苦與辛，在顏色是白和朱紅，在畜類是雞和羊，在蟲類是介蟲、羽蟲。因為金虛火勝，在氣候主晴朗炎熱有發光灼熱之勢，在聲音是商、徵，若發生病變則為噴嚏、咳嗽、鼻塞流涕、衄血，這是因金運不及而從火化的關係，所以少商和少徵相同。若逢陽明燥金司天，則金運雖不及，得司天之助，也能變為平氣，所以從革逢上商就和正商相同。若逢厥陰風木司天，因金運不及，木不畏金，亦能形成木氣用事而成為木之平氣，所以逢上角便和正角相同，其病變是由於邪氣傷於肺臟。因金衰火旺，所以火勢炎熱，但隨之見冰雪霜雹，這是水氣來復，其災害應於西方，故主鱗蟲之伏藏，豬、鼠之陰沉，冬藏之氣提早而至，於是發生大寒。

【原文】

　　涸流之紀，是謂反陽。藏令不舉，化氣乃昌，長氣宣佈，蟄蟲不藏，土潤水泉減，草木條茂，榮秀滿盛。其氣滯，其用滲泄，其動堅止，其發燥槁，其臟腎，其果棗杏，其實濡肉，其穀黍稷，其味甘鹹，其色黅玄，其畜彘牛，其蟲鱗倮，其主埃鬱昏翳，其聲羽宮，其病痿厥堅下，從土化也。少羽與少宮同，上宮與正宮同。其病癃，邪傷腎也。埃昏驟雨，則振拉摧拔，眚于一。其主毛顯狐貉，變化不藏。

　　故乘危而行，不速而至，暴虐無德，災反及之，微者復微，甚者復甚，氣之常也。

【譯文】

涸流的年份，稱為反陽。水的藏氣衰弱，不能行使其封藏的權力，化氣因而昌盛，長氣反見宣行而布達於四方，蟄蟲應藏而不藏，土潤澤而泉水減少，草木條達茂盛，萬物繁榮秀麗而豐滿。其氣不得流暢，故其作用為暗中滲泄，其變動為癥結不行，發病為乾燥枯槁，其應於內臟為腎，在果類是棗、杏，其所充實的是汁液和肉，在穀類是黍和稷，在五味是甘、鹹，在顏色是黃、黑，在畜類是豬、牛，在蟲類是鱗蟲、倮蟲，因水運衰，土氣用事，故其所主氣候有塵土昏鬱的現象，在聲音是羽、宮，在人體的病變為痿厥和下部的癥結，這是水運不及而從土化的關係，所以少羽和少宮相同。若逢土氣司天，則水運更衰，順從土氣用事，所以涸流逢上宮與正宮相同。其病見大小便不暢或閉塞不通，是邪氣傷於腎臟。因水運不及，故塵埃昏蔽，或驟然下雨，但木氣來復，隨之反見大風振動，摧折倒拔，其災害應於一（北方），主見毛蟲狐貉，善於變動而不主閉藏。

所以當運氣不及的年份，所勝與所不勝之氣，就乘其衰弱而行令，好像不速之客，不招自來，暴虐而毫無道德，結果反而他自己受到損害，這是子來報復的緣故。凡施行暴虐輕微的所受的報復也輕，厲害的所受到的報復也厲害，這種有勝必有復的情況，是運氣中的一種常規。

【譯文】

發生之紀，是謂啟陳。土疏泄，蒼氣達，陽和布化，陰氣乃隨，生氣淳化，萬物以榮。其化生，其氣美，其政散，其令條舒，其動掉眩巔疾，其德鳴靡啟坼，其變振拉摧撥，其穀麻稻，其畜雞犬，其果李桃，其色青黃白，其味酸甘辛，其象春，其經足厥陰、少陽，其臟肝脾，其蟲毛介，其物中堅外堅，其病怒。太角與上商同。上徵則其氣逆，其病吐利。不務其德則收氣復，秋氣勁切，甚則肅殺，清氣大至，草木凋零，邪乃傷肝。

【原文】

　　發生的年份，稱為啟陳。土氣疏鬆虛薄，草木之青氣發榮，陽氣溫和布化於四方，陰氣隨陽氣而動，生氣淳厚，化生萬物，萬物因之而欣欣向榮。其變化為生發，萬物得其氣則秀麗，其權力為散佈，其權力的表現為舒展暢達，在人體的變動是眩暈和巔頂部的疾病，其正常的性能是風和日暖，使萬物奢靡華麗，推陳出新，若變動為狂風振怒，把樹木摧折拔倒，在穀類是麻、稻，在畜類是雞、犬，在果類是李、桃，在顏色是青、黃、白三色雜見，在五味是酸、甘、辛，其象徵為春天，在人體的經絡是足厥陰、足少陽，其應於內臟為肝、脾，在蟲類是毛蟲、介蟲，在物體屬內外堅硬的一類，若發病則為怒。這是木運太過，是為太角，木太過則金氣承之，故太角與上商同。若逢上徵，正當火氣司天，木運太過亦能生火，火性上逆，木旺克土，故病發氣逆、吐瀉。木氣太過失去了正常的性能，則金之收氣來復，以致發生秋令勁切的景象，甚至有肅殺之氣，氣候清涼，草木凋零，若為人們的病變，則邪氣傷在肝臟。

【原文】

　　赫曦之紀，是謂蕃茂。陰氣內化，陽氣外榮，炎暑施化，物得以昌。其化長，其氣高，其政動，其令鳴顯，其動炎灼妄擾，其德暄暑鬱蒸，其變炎烈沸騰，其穀麥豆，其畜羊彘，其果杏栗，其色赤白玄，其味苦辛鹹，其象夏，其經手少陰、太陽，手厥陰、少陽，其臟心肺，其蟲羽鱗，其物脈濡，其病笑瘧，瘡瘍血流，狂妄目赤。上羽與正徵同。其收齊，其病痓，上徵而收氣後也。暴烈其政，藏氣乃復，時見凝慘，甚則雨水霜雹切寒，邪傷心也。

【譯文】

　　赫曦的年份，稱為蕃茂。少陰之氣從內而化，陽氣發揚在外，炎暑的氣候施行，萬物得以昌盛。其生化之氣為成長，火氣的性質是上升，其權力是閃爍活動，其權力的表現為顯露聲色，其變動能使萬物

燒灼發熱，並且因為過熱而撩亂煩擾，其正常的性能是暑熱鬱蒸，其變化則為熱度高漲如烈火，在穀類是麥、豆，在畜類是羊、豬，在果類是杏、栗，在顏色是赤、白、黑，在五味是苦、辛、鹹，其象徵為夏天，在人體的經脈是手少陰、手太陽和手厥陰、手少陽，應於內臟為心、肺，在蟲類是羽蟲、鱗蟲，在人體屬脈絡和津液，在人體的病變是因為心氣實則笑，傷於暑則瘧疾、瘡瘍、失血、發狂、目赤。火運太過，若逢太陽寒水司天，水能勝火，適得其平，故赫曦逢上羽，則和正徵相同。水運既平，金不受克，所以收令得以正常，因水氣司天，水受火制，所以在人發病為痓。若火運太過又逢火氣司天，二火相合，則金氣受傷，故逢上徵則收氣不能及時行令。由於火運行令，過於暴烈，水之藏氣來復，以致時見陰凝慘澹的景象，甚至雨水霜雹，轉為寒冷，若見病變，多是邪氣傷於心臟。

【原文】

敦阜之紀，是謂廣化。厚德清靜，順長以盈，至陰內實，物化充成，煙埃朦鬱，見于厚土，大雨時行，濕氣乃用，燥政乃辟。其化圓，其氣豐，其政靜，其令周備，其動濡積並蓄，其德柔潤重淖，其變震驚飄驟崩潰，其穀稷麻，其畜牛犬，其果棗李，其色黔玄蒼，其味甘鹹酸，其象長夏，其經足太陰、陽明，其臟脾腎，其蟲倮毛，其物肌核，其病腹滿，四肢不舉，大風迅至，邪傷脾也。

【譯文】

敦阜的年份，稱為廣化。其德性渾厚而清靜，使萬物順時生長乃至充盈，土的至陰之氣充實，則萬物能生化而成形，土運太過，故見土氣蒸騰如煙，籠罩於山丘之上，大雨常下，濕氣用事，燥氣退避。其化圓滿，其氣豐盛，其權力則為靜，其權力的表現是周密而詳備，其變動則濕氣積聚，其性能柔潤，使萬物不斷得到潤澤，其變化則為暴雨驟至、雷霆震動、山崩堤潰，在穀類是稷、麻，在畜類是牛、犬，在果類是棗、李，在顏色是黃、黑、青，在五味是甘、鹹、酸，

其象徵為長夏，在人體的經脈是足太陰、足陽明，應於內臟為脾、腎，在蟲類是倮蟲、毛蟲，在物體屬於人體肌肉和植物果核的一類，在病變為腹中脹滿、四肢沉重而舉動不便。由於土運太過，木氣來復，所以大風迅速而來，其所見的疾病，多由邪氣傷於脾臟。

【原文】

堅成之紀，是謂收引。天氣潔，地氣明，陽氣隨，陰治化，燥行其政，物以司成，收氣繁布，化洽不終。其化成，其氣削，其政肅，其令銳切，其動暴折瘍疰，其德霧露蕭，其變肅殺凋零，其穀稻黍，其畜雞馬，其果桃杏，其色白青丹，其味辛酸苦，其象秋，其經手太明、陽明，其臟肺肝，其蟲介羽，其物殼絡，其病喘喝；胸憑仰息。上徵與正商同。其生齊，其病咳。政暴變則名木不榮，柔脆焦首，長氣斯救，大火流，炎爍且至，蔓將槁，邪傷肺也。

【譯文】

堅成的年份，稱為收引。天高氣爽潔淨，地氣亦清靜明朗，陽氣跟隨陰氣的權力而生化，因為陽明燥金之氣當權，於是萬物都成熟，但金運太過，故秋收之氣旺盛四布，以致長夏的化氣未盡而順從收氣行令。其生化是提早收成，其氣是削伐，其權力過於嚴厲肅殺，它權力的表現是尖銳鋒利而剛勁，其在人體之變動為強烈的折傷和瘡瘍、皮膚病，其正常的性能是散佈霧露涼風，其變化則為肅殺凋零的景象，在穀類是稻、黍，在畜類是雞、馬，在果類是桃、杏，在顏色是白、青、丹，它化生的在五味是辛、酸、苦，其象徵為秋天，在人體上相應的經脈是手太陰、手陽明，在內臟是肺與肝，在蟲類是介蟲、羽蟲，生成物體是屬於皮殼和筋絡的一類，如果發生病變，大多為氣喘有聲而呼吸困難。若遇金運太過而逢火氣司天的年份，因為火能克金，適得其平，所以說上徵與正商相同。金氣得到抑制，則木氣不受克制，生氣就能正常行令，發生的病變為咳嗽。金運太過的年份劇變暴虐，各種樹木受到影響，不能發榮，使得草類柔軟脆弱都會焦頭，

但繼之火氣來復，好像夏天的氣候前來相救，故炎熱的天氣又流行，蔓草被燒灼而漸至枯槁，人們發生病變，多由邪氣傷於肺臟。

【原文】

流衍之紀，是謂封藏。寒司物化，天地嚴凝，藏政以布，長令不揚。其化凜，其氣堅，其政謐，其令流注，其動漂泄沃湧，其德凝慘寒氛，其變冰雪霜雹，其穀豆稷，其畜彘牛，其果栗棗，其色黑丹黅，其味咸苦甘，其象冬，其經足少陰、太陽，其臟腎心，其蟲鱗倮，其物濡滿，其病脹。上羽而長氣不化也。政過則化氣大舉，而埃昏氣交，大雨時降，邪傷腎也。

故曰：不恒其德，則所勝來復，政恒其理，則所勝同化，此之謂也。

【譯文】

流衍的年份，稱為封藏。寒氣執掌萬物的變化，天地間嚴寒陰凝，閉藏之氣行使其權力，火的生長之氣不得發揚。其化為凜冽，其氣則堅凝，其權力為安靜，它權力的表現是流動灌注，其活動則或為漂浮，或為下瀉，或為灌溉，或為外溢，其性能是陰凝慘澹、寒冷霧氣，其氣候的變化為冰雪霜雹，在穀類是豆、稷，在畜類是豬、牛，在果類是栗、棗，顯露的顏色是黑、朱紅與黃，化生的五味是鹹、苦、甘，其象徵為冬天，在人體相應的經脈是足少陰、足太陽，應於內臟為腎和心，其在蟲類是鱗蟲、倮蟲，生成物體屬充滿汁液肌肉的一類，如果發生病變則為脹滿。若逢水氣司天，水運太過，二水相合，火氣更衰，故流衍逢上羽，火生長之氣更不能發揮作用。如果水行太過，則土氣來復，而化氣發動，以致地氣上升，大雨不時下降，人們發生的病變，由於邪氣傷於腎臟。

以上論運氣太過的年份，其所行使的權力，失去了正常的性能，橫施暴虐，而欺侮被我所勝者，但結果必有勝我者前來報復；若行使政令平和，合乎正常的規律，即使所勝的也能同化。就是這個意思。

【原文】

帝曰：天不足西北，左寒而右涼；地不滿東南，右熱而左溫，其故何也？

岐伯曰：陰陽之氣，高下之理，太少之異也。東南方，陽也，陽者其精降于下，故右熱而左溫。西北方，陰也，陰者其精奉于上，故左寒而右涼。是以地有高下，氣有溫涼，高者氣寒，下者氣熱。故適寒涼者脹，之溫熱者瘡，下之則脹已，汗之則瘡已。此腠理開閉之常，太少之異耳。

【譯文】

黃帝問：天氣不足於西北，北方寒而西方涼；地氣不滿於東南，南方熱而東方溫。這是什麼緣故？

岐伯說：天氣有陰陽，地勢有高低，其中都有太過與不及的差異。東南方屬陽，陽氣有餘，陽精自上而下降，所以南方熱而東方溫；西北方屬陰，陰氣有餘，陰精自下而上奉，所以北方寒而西方涼。因此，地勢有高有低，氣候有溫有涼，地勢高的氣候寒涼，地勢低下的氣候溫熱。所以在西北寒涼的地方多脹病，在東南溫熱的地方多瘡瘍。脹病用瀉法則脹可消，瘡瘍用發汗法則瘡瘍自癒。這是氣候和地理影響人體腠理開閉的一般情況，無非是太過和不及的區別。

【原文】

帝曰：其于壽夭何如？

岐伯曰：陰精所奉其人壽，陽精所降其人夭。

帝曰：善。其病也，治之奈何？

岐伯曰：西北之氣散而寒之，東南之氣收而溫之，所謂同病異治也。故曰：氣寒氣涼，治以寒涼，行水漬之；氣溫氣熱，治以溫熱，強其內守，必同其氣，可使平也，假者反之。

【譯文】

黃帝道：天氣寒熱與地勢高下對於人的壽夭，有什麼關係？

岐伯說：陰精上承的地方，陽氣堅固，故其人長壽；陽精下降的地方，陽氣常發洩而衰薄，故其人多夭。

黃帝說：對。若發生病變，應怎樣處理？

岐伯說：西北方天氣寒冷，其病多外寒而裏熱，應散其外寒，而涼其裏熱；東南方天氣溫熱，因陽氣外泄，故生內寒，所以應收斂其外泄的陽氣，而溫其內寒。這就是所謂的「同病異治」，即同樣發病而治法不同。所以說：氣候寒涼的地方，多內熱，可用寒涼藥治之，並可以用湯液侵漬的方法；氣候溫熱的地方，多內寒，可治以溫熱的方法，以加強內部陽氣的固守。治法必須與該地的氣候相同，才能使之平調，但必須辨別其相反的情況，如西北之人有假熱之寒病，東南之人有假寒之熱病，又當用相反的方法治療。

【原文】

帝曰：善。一州之氣，生化壽夭不同，其故何也？

岐伯曰：高下之理，地勢使然也。崇高則陰氣治之，汙下則陽氣治之。陽勝者先天，陰勝者後天，此地理之常，生化之道也。

帝曰：其有壽夭乎？

岐伯曰：高者其氣壽，下者其氣夭。地之小大異也，小者小異，大者大異。故治病者，必明天道地理，陰陽更勝，氣之先後，人之壽夭，生化之期，乃可以知人之形氣矣。

【譯文】

黃帝道：對。但有地處一州，而生化壽夭各有不同的情況，是什麼緣故？

岐伯道：雖在同一州，而但有地勢高下不同，故生化壽夭的不同，是地勢的不同所造成的。因為地勢高的地方，屬於陰氣所治；地勢低的地方，屬於陽氣所治。陽氣盛的地方氣候溫熱，萬物生化往往

先四時而早成；陰氣盛的地方氣候寒冷，萬物常後於四時而晚成，這是地理的常規，而影響著生化遲早的規律。

　　黃帝道：有沒有壽和夭的分別呢？

　　岐伯說：地勢高的地方，陰氣所治，故其人壽；地勢低下的地方，陽氣多泄，其人多夭。而地勢高下相差有程度上的不同，相差小的其壽夭差別也小，相差大的其壽夭差別也大。所以治病必須懂得天道和地理、陰陽的相勝、氣候的先後、人的壽夭、生化的時間，然後就可以知道人體內外形氣的病變了。

【原文】

　　帝曰：善。其歲有不病，而臟氣不應不用者何也？

　　岐伯曰：天氣制之，氣有所從也。

　　帝曰：願卒聞之。

　　岐伯曰：少陽司天，火氣下臨，肺氣上從，白起金用，草木眚，火見燔爇，革金且耗，大暑以行，咳嚏鼽衄，鼻窒口瘍，寒熱胕腫。風行于地，塵沙飛揚，心痛胃脘痛，厥逆鬲不通，其主暴速。

　　陽明司天，燥氣下臨，肝氣上從，蒼起木用而立；土乃眚，淒滄數至，木伐草萎，脅痛目赤，掉振鼓栗，筋痿不能久立。暴熱至，土乃暑，陽氣鬱發，小便變，寒熱如瘧，甚則心痛，火行于槁，流水不冰，蟄蟲乃見。

【譯文】

　　黃帝道：很對！一年之中，有應當病而不病，臟氣應當相應而不相應，應當發生作用的而不發生作用，這是什麼道理呢？

　　岐伯說：這是由於受天氣制約，人身臟氣順從於天氣的關係。

　　黃帝道：請你詳細地告訴我。

　　岐伯說：少陽相火司天的年份，火氣下臨於地，人身肺臟之氣上從天氣，燥金之氣起而用事，地上的草木受災，火熱如燒灼，金氣為之變革，且被消耗，火氣太過故暑熱流行，人們發生的病變如咳嗽、

噴嚏、鼻涕、衄血、鼻塞不利、口瘡、寒熱、浮腫；少陽司天則厥陰在泉，故風氣流行於地，沙塵飛揚，發生的病變為心痛、胃脘痛、厥逆、胸鬲不通，其變化急暴快速。

陽明司天的年份，燥氣下臨於地，人身肝臟之氣上從天氣，風木之氣起而用事，故脾土必受災害，淒滄清冷之氣常見，草木被克伐而枯萎，所以發病為脅痛、目赤、眩暈、搖動、戰慄、筋萎不能久立；陽明司天則少陰君火在泉，故暴熱至，地氣變為暑熱蒸騰，在人則陽氣鬱於內而發病，小便不正常，寒熱往來如瘧，甚至發生心痛。火氣流行於冬令草木枯槁之時，氣候不寒而流水不得結冰，蟄蟲反外見而不藏。

【原文】

太陽司天，寒氣下臨，心氣上從，而火且明，丹起，金乃眚，寒清時舉，勝則水冰，火氣高明，心熱煩，嗌乾善渴，鼽嚏，喜悲數欠，熱氣妄行，寒乃復，霜不時降，善忘，甚則心痛。土乃潤，水豐衍，寒客至，沉陰化，濕氣變物，水飲內蓄，中滿不食，皮肉苛，筋脈不利，甚則胕腫，身後癰。

厥陰司天，風氣下臨，脾氣上從，而土且隆，黃起，水乃眚，土用革，體重肌肉萎，食減口爽，風行太虛，雲物搖動，目轉耳鳴。火縱其暴，地乃暑，大熱消爍，赤沃下，蟄蟲數見，流水不冰，其發機速。

【譯文】

太陽司天的年份，寒水之氣下臨於地，人身心臟之氣上從天氣，火氣照耀顯明，火熱之氣起而用事，則肺金必然受傷，寒冷之氣非時而出現，寒氣太過則水結成冰，因火氣被迫而應從天氣，故發病為心熱煩悶、咽喉乾、常口渴、鼻涕、噴嚏、易於悲哀、時常呵欠、熱氣妄行於上，故寒氣報復於下，則寒霜不時下降，寒復則神氣傷，發病為善忘，甚至心痛。太陽司天則太陰濕土在泉，土能制水，故土氣滋

潤，水流豐盛，寒水之客氣加臨於三之氣，濕土之氣主於終之氣，水濕相合而從陰化，萬物因寒濕而發生變化，應在人身的病則為水飲內蓄、腹中脹滿、不能飲食、皮膚麻痹、肌肉不仁、筋脈不利，甚至浮腫、背部生癰。

厥陰司天的年份，風木之氣下臨於地，人身脾臟之氣上從天氣，土氣興起而隆盛，濕土之氣起而用事，於是水氣必受損，土從木化而受其克制，其功用亦為之變易，人們發病為身體重、肌肉枯萎、飲食減少、口敗無味，風氣行於宇宙之間，雲氣與萬物為之動搖，在人體之病變為目眩、耳鳴。厥陰司天則少陽相火在泉，風火相扇，故火氣橫行，地氣變為暑熱，在人體則見大熱而消爍津液，血水下流，因氣候溫熱，故蟄蟲不藏而常見，流水不能成冰，其所發的病機急速。

【原文】

少陰司天，熱氣下臨，肺氣上從，白起金用，草木眚，喘嘔寒熱，嚏鼽衄鼻窒，大暑流行，甚則瘡瘍燔灼，金爍石流。地乃燥清，淒滄數至，脅痛善太息，肅殺行，草木變。

太陰司天，濕氣下臨，腎氣上從，黑起水變，火乃眚，埃冒雲雨，胸中不利，陰痿，氣大衰而不起不用，當其時，反腰脽痛，動轉不便也，厥逆。地乃藏陰，大寒且至，蟄蟲早附，心下否痛，地裂冰堅，少腹痛，時害于食。乘金則止，水增，味乃鹹，行水減也。

【譯文】

少陰君火司天的年份，火熱之氣下臨於地，人身肺臟之氣上從天氣，燥金之氣起而用事，草木必然受損，人們發病為氣喘、嘔吐、寒熱、噴嚏、鼻涕、衄血、鼻塞不通等；暑熱流行，甚至病發瘡瘍、高熱；暑熱如火焰，有熔化金石之狀。少陰司天則陽明燥氣在泉，故地氣乾燥而清淨，寒涼之氣常至，在病變為脅痛、好歎息，肅殺之氣行令，草木發生變化。

太陰司天的年份，濕氣下臨於地，人身腎臟之氣上從天氣，寒水

之氣起而用事，火氣必然受損，土氣上冒而為雲雨，人體發病為胸中不爽、陰痿、陽氣大衰，不能振奮而失去作用，當土旺之時則感腰臀部疼痛，轉動不便，或厥逆。太陰司天則太陽寒水在泉，故地氣陰凝閉藏，大寒便至，蟄蟲很早就伏藏，人們發病則心下痞塞而痛；若寒氣太過則土地凍裂，冰凍堅硬，病發為少腹痛，常常妨害飲食，水氣上乘肺金，則寒水外化，故少腹痛止，若水氣增多，則口味覺鹹，必使水氣通行外泄，方可減退。

【原文】

帝曰：歲有胎孕不育，治之不全，何氣使然？

岐伯曰：六氣五類，有相勝制也。同者盛之，異者衰之。此天地之道，生化之常也。

故厥陰司天，毛蟲靜，羽蟲育，介蟲不成；在泉，毛蟲育，倮蟲耗，羽蟲不育。

少陰司天，羽蟲靜，介蟲育，毛蟲不成；在泉，羽蟲育，介蟲耗不育。

太陰司天，倮蟲靜，鱗蟲育，羽蟲不成；在泉，倮蟲育，鱗蟲不成。

少陽司天，羽蟲靜，毛蟲育，倮蟲不成；在泉，羽蟲育，介蟲耗，毛蟲不育。

陽明司天，介蟲靜，羽蟲育，介蟲不成；在泉，介蟲育，毛蟲耗，羽蟲不成。

太陽司天，鱗蟲靜，倮蟲育；在泉，鱗蟲耗，倮蟲不育。

【譯文】

黃帝道：在同一年中，有的動物能胎孕繁殖，有的卻不能生育，這是什麼氣使它們這樣的？

岐伯說：六氣和五類動物之間，有相勝而制約的關係。若六氣與動物的五行屬性相同，則生育力就強盛，如果不同，則生育力就衰

退。這是自然規律，萬物生化的常規。

所以逢厥陰風木司天，毛蟲不生育，亦不耗損；厥陰司天則少陽相火在泉，羽蟲同地之氣，故得以生育；火能克金，故介蟲不能生成。若厥陰在泉，毛蟲同其氣，則多生育；因木克土，故倮蟲遭受損耗，羽蟲靜而不育。

少陰君火司天，羽蟲同其氣，故羽蟲不生育，亦不耗損；少陰司天則陽明燥金在泉，介蟲同地之氣，故得以生育；金克木，故毛蟲不能生成。少陰在泉，羽蟲同其氣，則多生育；火克金，故介蟲遭受損耗且不得生育。

太陰濕土司天，倮蟲同其氣，故倮蟲不生育，亦不耗損；太陰司天則太陽寒水在泉，鱗蟲同地之氣，故鱗蟲多生育；水克火，故羽蟲不能生成。太陰在泉，倮蟲同其氣，則多生育；土克水，故鱗蟲不能生成。

少陽相火司天，羽蟲同其氣，故羽蟲不能生育，亦不耗損；少陽司天則厥陰風木在泉，毛蟲同地之氣，故多生育；木克土，故鱗蟲不能生成。少陽在泉，羽蟲同其氣，則多生育；火克金，故介蟲遭受損耗，而毛蟲靜而不育。

陽明燥金司天，介蟲同天之氣，故介蟲靜而不生育；陽明司天則少陰君火在泉，羽蟲同地之氣，則多生育；火克金，故介蟲不得生成。陽明在泉，介蟲同其氣，則多生育；金克木，故毛蟲損耗，而羽蟲不能生成。

太陽寒水司天，鱗蟲同天之化，故鱗蟲靜而不育；太陽司天則太陰濕土在泉，倮蟲同地之氣，故多生育。太陽在泉，鱗蟲同其氣，則多生育；水克火，故羽蟲損耗，倮蟲靜而不育。

【原文】

諸乘所不成之運，則甚也。故氣主有所制，歲立有所生，地氣制己勝，天氣制勝己，天制色，地制形，五類衰盛，各隨其氣之所宜也。故有胎孕不育，治之不全，此氣之常也，所謂中根也。根于外者

亦五，故生化之別，有五氣、五味、五色、五類，五宜也。

【譯文】

　　凡五運被六氣所乘的時候，被克之年所應的蟲類，則更不能孕育。所以六氣所主的司天在泉，各有制約的作用；子甲相合，而歲運在中，秉五行而立，萬物都有所生化；在泉之氣制約我所勝者，司天之氣制約歲氣之勝我者，司天之氣制色，在泉之氣制形，五類動物的繁盛和衰微，各自隨著天地六氣的不同而相應。因此有胎孕和不育的分別，生化的情況也不能完全一致，這是運氣的一種常度，因此稱之為中根。在中根之外的六氣，同樣根據五行而施化，所以萬物的生化有五氣、五味、五色、五類的分別，隨五運六氣而各得其宜。

【原文】

　　帝曰：何謂也？

　　岐伯曰：根于中者，命曰神機，神去則機息；根于外者，命曰氣立，氣止則化絕。故各有制，各有勝，各有生，各有成。故曰：不知年之所加，氣之同異，不足以言生化。此之謂也。

　　帝曰：氣始而生化，氣散而有形，氣布而蕃育，氣終而象變，其致一也。然而五味所資，生化有薄厚，成熟有少多，終始不同，其故何也？

　　岐伯曰：地氣制之也，非天不生、地不長也。

【譯文】

　　黃帝道：這是什麼道理？

　　岐伯說：根於中的叫作神機，它是生化作用的主宰，所以神去則生化的機能也停止；根於外的叫作氣立，假如沒有六氣在外，則生化也隨之而斷絕。故運各有制約，各有相勝，各有生，各有成。因此說：如果不知道當年的歲運和六氣的加臨，以及六氣和歲運的異同，就不足以談生化。就是這個意思。

黃帝道：萬物開始受氣而生化，氣散而有形，氣敷布而蕃殖，氣終的時候形象便發生變化，萬物雖不同，但這種情況是一致的。然而如五穀的資生，生化有厚有薄，成熟有少有多，開始和結果也有不同，這是什麼緣故呢？

岐伯說：這是由於受在泉之氣所控制，故其生化非天氣則不生，非地氣則不長。

【原文】

帝曰：願聞其道。

岐伯曰：寒熱燥濕，不同其化也。故少陽在泉，寒毒不生，其味辛，其治苦酸，其穀蒼丹。

陽明在泉，濕毒不生，其味酸，其氣濕，其治辛苦甘，其穀丹素。

太陽在泉，熱毒不生，其味苦，其治淡鹹，其穀黅秬。

厥陰在泉，清毒不生，其味甘，其治酸苦，其穀蒼赤，其氣專，其味正。

少陰在泉，寒毒不生，其味辛，其治辛苦甘，其穀白丹。

太陰在泉，燥毒不生，其味鹹，其氣熱，其治甘鹹，其穀黅秬。化淳則鹹守，氣專則辛化而俱治。

【譯文】

黃帝又道：請告訴我其中的道理。

岐伯說：寒、熱、燥、濕等氣，其氣化作用各有不同。故少陽相火在泉，則寒毒之物不生，火能克金，味辛的東西被克而不生，其所主之味是苦和酸，在穀類是屬青和朱紅色的一類。

陽明燥金在泉，則濕毒之物不生，味酸及屬濕的東西都不生，其所主之味是辛、苦、甘，在穀類是屬於朱紅和素色的一類。

太陽寒水在泉，則熱毒之物不生，苦味的東西不生，其所主之味是淡和鹹，在穀類屬土黃和黑色一類。

厥陰風木在泉，則清毒之物不生，甘味的東西不生，其所主之味是酸、苦，在穀類是屬於青和紅色之類；厥陰在泉，則少陽司天，上陽下陰，木火相合，故其氣化專一，其味純正。

少陰君火在泉，則寒毒之物不生，味辛的東西不生，其所主之味是辛、苦、甘，在穀類是屬於白色和朱紅之類。

太陰濕土在泉，則燥毒之物不生，味鹹及氣熱的東西不生，其所主之味是甘和咸，在穀類是屬於土黃和黑色之類；太陰在泉，是土居地位，所以其氣化淳厚，土足以制水，故鹹味得以內守，其氣專精而能生金，故辛味也得以生化，而與濕土同治。

【原文】

故曰：補上下者從之，治上下者逆之，以所在寒熱盛衰而調之。

故曰：上取下取，內取外取，以求其過。能毒者以厚藥，不勝毒者以薄藥，此之謂也。

氣反者，病在上，取之下；病在下，取之上；病在中，傍取之。治熱以寒，溫而行之；治寒以熱，涼而行之；治溫以清，冷而行之；治清以溫，熱而行之。故消之削之，吐之下之，補之瀉之，久新同法。

【譯文】

所以說：因司天在泉之氣不及而病不足的，用補法當順其氣；因太過而病有餘的，治療時當逆其氣，根據其寒熱盛衰進行調治。

所以說：從上、下、內、外取治，總要探求致病的原因。凡體強能耐受毒藥的就給以性味厚的藥物，凡體弱不能耐受毒藥的就給以性味薄的藥物，就是這個道理。

若病氣有相反的，如病在上，治其下；病在下的，治其上；病在中的，治其四旁。治熱病用寒藥，而用溫服法；治寒病用熱藥，而用涼服法；治溫病用涼藥，而用冷服法；治清冷的病用溫藥，而用熱服的方法。故用消法通積滯，用削法攻堅積，用吐法治上部之實，用補

法治虛症，用瀉法治實症，凡久病新病都可根據這些原則進行治療。

【原文】

帝曰：病在中而不實不堅，且聚且散，奈何？

岐伯曰：悉乎哉問也！無積者求其臟，虛則補之，藥以祛之，食以隨之，行水漬之，和其中外，可使畢已。

【譯文】

黃帝道：若病在內，不實也不堅硬，有時聚而有形，有時散而無形，那怎樣治療呢？

岐伯說：您問得真仔細！這種病如果沒有積滯的話，應當從內臟方面去探求，虛的用補法，有邪的可先用藥祛其邪，然後以飲食調養之，或用水漬法調和其內外，便可使病痊癒。

【原文】

帝曰：有毒無毒服有約乎？

岐伯曰：病有久新，方有大小，有毒無毒，固宜常制矣。大毒治病，十去其六；常毒治病，十去其七；小毒治病，十去其八；無毒治病，十去其九。穀肉果菜，食養盡之，無使過之，傷其正也。

不盡，行復如法。必先歲氣，無伐天和，無盛盛，無虛虛，而遺人天殃，無致邪，無失正，絕人長命！

【譯文】

黃帝道：有毒藥和無毒藥，服用時有一定的規則嗎？

岐伯說：病有新有久，處方有大有小，藥物有毒無毒，服用時當然有一定的規則。凡用大毒之藥，病去十分之六，不可再服；一般的毒藥，病去十分之七，不可再服；小毒的藥物，病去十分之八，不可再服；即使沒有毒之藥，病去十分之九，也不可再服。以後就用穀類、肉類、果類、蔬菜等飲食調養，使邪去正復而病痊癒，不要用藥

過度，以免傷其正氣。

如果邪氣未盡，再用藥時仍如上法。必須首先知道該年的氣候情況，不可違反天人相應的規律。不要實證用補使其重實，不要虛症誤瀉使其重虛，而造成使人夭折生命的災害。總的來說，不要誤補而使邪氣更盛，不要誤泄而損傷人體正氣，以致斷送了人的性命！

【原文】

帝曰：其久病者，有氣從不康，病去而瘠，奈何？

岐伯曰：昭乎哉聖人之問也！化不可代，時不可違，夫經絡以通，血氣以從，復其不足，與眾齊同，養之和之，靜以待時，謹守其氣，無使傾移，其形乃彰，生氣以長，命曰聖王。故《大要》曰：無代化，無違時，必養必和，待其來復。此之謂也。

帝曰：善。

【譯文】

黃帝道：有久病的人，氣機雖已調順而身體不得康復，病雖去而形體依然瘦弱，應當怎樣處理呢？

岐伯說：您問得真精細啊！要知道天地之氣化，是不可用人力來代行的，四時運行的規律，是不可以違反的。若經絡已經暢通，血氣已經和順，要恢復正氣的不足，使其與平常人一樣，必須注意保養，協調陰陽，耐心等待天時，謹慎守護真氣，不使有所消耗，這樣病人的形體就可以壯實，生氣就可以長養，這就是聖王的法度。所以《大要》上說：不要以人力來代替天地之氣化，不要違反四時的運行規律，必須善於調養，協調陰陽，等待真氣的恢復。就是這個意思。

黃帝道：講得很對。

六元正紀大論篇第七十一

提示：本篇論述了六十紀年運氣變化的規律，勝復鬱發的情況，以及六氣到來時，萬物所起的變態，特別是人所發生的疾病，並指出在治療中不僅需適應天時，還應根據疾病的不同性質，靈活運用治療法則。

【原文】

黃帝問曰：六化六變，勝復淫治，甘苦辛鹹酸淡先後，余知之矣。夫五運之化，或從五氣，或逆天氣，或從天氣而逆地氣，或從地氣而逆天氣，或相得，或不相得，余未能明其事。欲通天之紀，從地之理，和其運，調其化，使上下合德，無相奪倫，天地升降，不失其宜，五運宣行，勿乖其政，調之正味，從逆奈何？

岐伯稽首再拜對曰：昭乎哉問也！此天地之綱紀，變化之淵源，非聖帝孰能窮其至理歟！臣雖不敏，請陳其道，令終不滅，久而不易。

【譯文】

黃帝問道：六氣的正常生化和異常生化，勝氣復氣等淫邪致病及其主治原則，甘苦辛鹹酸淡諸氣味所化的情況，我已經知道了。關於五運主歲的氣化，或與司天之氣相順，或與司天之氣相逆，或順從司天之氣而違逆在泉之氣，或順從在泉之氣而違逆司天之氣，或歲運與歲氣相得，或歲運與歲氣不相得，我還未能完全明瞭其中的道理。我想通曉司天在泉之氣的要領和原理，並據此以協調運氣之所化，使上下之功德能相互應合，不致破壞正常的秩序；使天地升降的正常規律，不失其宜；使五運之氣的布化運行，不致違背其應時的政令；根據運氣的順逆情況調之以五味，應當怎樣呢？

岐伯兩次跪拜回答道：這個問題提得很高明啊！這是有關天氣和地氣問題的一個總綱，是萬物變化的本源，若非聖明之帝，誰能夠窮

盡這些至理要道呢！我對這個問題雖然領會不深，但願意講述其中的道理，使它永遠不致滅絕，能長期流傳而不被更改。

【原文】

帝曰：願夫子推而次之，從其類序，分其部主，別其宗司，昭其氣數，明其正化，可得聞乎？

岐伯曰：先立其年，以明其氣，金木水火土運行之數，寒暑燥濕風火臨御之化，則天道可見，民氣可調，陰陽卷舒，近而無惑，數之可數者，請遂言之。

【譯文】

黃帝說：希望先生把這些道理進一步推演，使其更具條理，根據分類和一般的順序，來分析司天在泉等所主的部位，區別出每年的主歲之氣與各步之氣，明瞭司天歲運所屬之氣與數，及正化邪化的法則等，可以聽你進一步講述嗎？

岐伯說：首先要確立紀年的干支，以明瞭主歲之氣與金、木、水、火、土五運的值年之數，及寒、暑、燥、濕、風、火六氣司天在泉的氣化。這樣自然界的變化規律就可以被發現，人們可以根據這種規律調養身體，而陰陽之氣屈伸的道理，也會淺近易知，不被迷惑。關於它的一般理數可以加以推算的，我儘量講給你聽。

【原文】

帝曰：太陽之政奈何？

岐伯曰：辰戌之紀也。

太陽、太角、太陰、壬辰、壬戌。其運風，其化鳴紊啟坼，其變振拉摧拔，其病眩掉目瞑。太角（初正）、少徵、太宮、少商、太羽（終）。

太陽、太徵、太陰、戊辰、戊戌同正徵。其運熱，其化暄暑鬱燠，其變炎烈沸騰，其病熱鬱。太徵、少宮、太商、少羽（終）、少

角（初）。

【譯文】

黃帝說：太陽寒水司天的施政情況是怎樣的呢？

岐伯說：太陽寒水司天的施政在辰年與戌年。

壬辰年、壬戌年，太陽寒水司天，太陰濕土在泉。丁壬年為木運，壬為陽年，故運為太角。木運之氣為風，其正常氣化為風聲素亂、地氣開發，其反常變化為大風震撼摧毀折拔，其致病為頭目眩暈、視物不明。客運五步為：初之運太角（客運與主運之氣相同，氣得正化），二之運少徵，三之運太宮，四之運少商，終之運太羽。主運五步與客運相同，起於太角，終於太羽。

戊辰、戊戌年（火運雖太過，但為司天之寒水所克，則與火運平氣相同），太陽寒水司天，太陰濕土在泉。戊癸年為火運，戊為陽年，故運為太徵。火運之氣為熱，其正常氣化為溫暑鬱熱，其反常變化為火炎沸騰，其致病為熱邪鬱滯。客運五步為：初之運太徵，二之運少宮，三之運太商，四之運少羽，終之運太角。主運五步為：初之運少角，二之運太徵，三之運少宮，四之運太商，終之運少羽。

【原文】

太陽、太宮、太陰、甲辰歲會（同天符）、甲戌歲會（同天符），其運陰埃，其化柔潤重澤，其變震驚飄驟，其病濕下重。太宮、少商、太羽（終）、太角（初）、少徵。

太陽、太商、太陰、庚辰、庚戌，其運涼，其化霧露蕭，其變肅殺凋零，其病燥，背瞀胸滿。太商、少羽（終）、少角（初）、太徵、少宮。

太陽、太羽、太陰、丙辰天符、丙戌天符，其運寒，其化凝慘溧冽，其變冰雪霜雹，其病大寒留于溪谷。太羽（終）、太角（初）、少徵、太宮、少商。

【譯文】

甲辰年、甲戌年，此二年既是歲會，又是同天符，太陽寒水司天，太陰濕土在泉。甲己年為土運，甲為陽年，故運為太宮。土運之氣為陰雨，其正常氣化為柔軟厚重潤澤，其反常變化為暴風驟雨震撼驚駭，其致病為濕邪下重。客運五步為：初之運太宮，二之運少商，三之運太羽，四之運太角，終之運少徵。主運五步為：初之運太角，二之運少徵，三之運太宮，四之運少商，終之運太羽。

庚辰年、庚戌年，太陽寒水司天，太陰濕土在泉。己庚為金運，庚為陽年，故運為太商。金運之氣為涼，其正常氣化為散佈霧露涼風，其反常變化為肅殺凋零，其致病為津液乾燥、胸背滿悶。客運五步為：初之運太商，二之運少羽，三之運少角，四之運太徵，終之運少宮。主運五步為：初之運少角，二之運太徵，三之運少宮，四之運太商，終之運少羽。

丙辰年、丙戌年，此二年均為天符，太陽寒水司天，太陰濕土在泉。丙辛年為水運，丙為陽年，故運為太羽。水運之氣寒冷肅殺，其正常氣化為寒風凜冽、陰凝淒慘，其反常變化為降冰雪霜雹，其致病為大寒流滯於筋肉關節空隙處。客運五步為：初之運太羽，二之運太角，三之運少徵，四之運太宮，終之運少商。主運五步為：初之運太角，二之運少徵，三之運太宮，四之運少商，終之運太羽。

【原文】

凡此太陽司天之政，氣化運行先天，天氣肅，地氣靜，寒臨大虛，陽氣不令，水土合德，上應辰星鎮星。其穀玄黅，其政肅，其令徐。寒政大舉，澤無陽焰，則火發待時。少陽中治，時雨乃涯，止極雨散，還于太陰，雲朝北極，濕化乃布，澤流萬物，寒敷于上，雷動于下，寒濕之氣，持于氣交。民病寒濕，發肌肉萎，足痿不收，濡瀉血溢。

【譯文】

凡是辰年、戌年太陽司天之政，其氣太過，先天時而至。太陽寒水司天，其氣肅殺；太陰濕土在泉，其氣沉靜。寒水起氣臨於太空，陽氣不得施令，水土二氣相合，以為功德，上應於辰星與鎮星之光較強。其在穀類，應於黑色與黃色者。其司天之政嚴肅，其在泉之令徐緩。由於寒水之政大起，陽氣不得伸張，所以湖澤中不見陽熱的氣焰升騰，火氣則需等到其相應之時，方能舒發。主氣少陽居為三之氣，則應時之雨水不降，四之氣，在泉用事，雨水止極而雲散，氣還於太陰主令之時，雲會於北極雨府之處，濕氣乃得布化，萬物為之潤澤，太陽寒氣布於高空，少陰雷火動而在下，寒濕之氣則持續存在於氣交之中。人們易患寒濕病、肌肉痿弱、兩足痿軟不收、大便泄瀉、血液外溢等症。

【原文】

初之氣，地氣遷，氣乃大溫，草乃早榮，民乃厲，溫病乃作，身熱頭痛嘔吐，肌腠瘡瘍。

二之氣，大涼反至，民乃慘，草乃遇寒，火氣遂抑，民病氣鬱中滿，寒乃始。

三之氣，天政布，寒氣行，雨乃降，民病寒反熱中，癰疽注下，心熱瞀悶，不治者死。

四之氣，風濕交爭，風化為雨，乃長乃化乃成，民病大熱少氣，肌肉萎足痿，注下赤白。

五之氣，陽復化，草乃長，乃化乃成，民乃舒。

終之氣，地氣正，濕令行，陰凝太虛，埃昏郊野，民乃慘淒，寒風以至，反者孕乃死。

【譯文】

初之氣，主氣為厥陰風木，客氣為少陽相火，上年在泉之氣遷移退位，溫氣大行，因此草木繁榮較早，人們易患疫癘病，溫熱病發

作，而有身熱、頭痛、嘔吐、肌膚瘡瘍等病。

二之氣，主氣為少陰君火，客氣為陽明燥金，故涼氣反而大行，陽氣不得舒發，因此人們感到淒慘，草木因遇到寒涼之氣，也不易生長，火氣受到抑制，人們易患氣鬱不舒、腹中脹滿等病，寒氣開始發生。

三之氣，主氣為少陽相火，客氣為太陽寒水，司天之氣布其政令，所以寒氣大行，雨乃降下。人們易患寒病於外、熱病於內、癰疽、下利如注、心熱煩悶等病，熱鬱於內，易傷心神，若不及時治療，病多死亡。

四之氣，主氣為太陰濕土，客氣為厥陰風木，風濕二氣，交爭於氣交，濕得風氣乃化為雨，萬物乃得盛長、化育、成熟，這時人們易患大熱少氣、肌肉萎弱、兩足痿軟、下痢赤白等病。

五之氣，主氣為陽明燥金，客氣為少陰君火，陽氣重新施化，草木之類有得盛長、化育而成熟，人們感到舒暢無病。

終之氣，主氣為太陽寒水，客氣為太陰濕土，在泉之氣得其政令，濕氣大行，陰寒之氣凝集於天空，塵埃昏暗，籠罩四野，人們感到淒慘。若寒風驟至，則土氣不勝，脾不得長養，有妊娠者也多主死而不能生。

【原文】

故歲宜苦以燥之溫之，必折其鬱氣，先資其化源，抑其運氣，扶其不勝，無使暴過而生其疾，食歲穀以全其真，避虛邪以安其正。適氣同異，多少制之，同寒濕者燥熱化，異寒濕者燥濕化，故同者多之，異者少之。用寒遠寒，用涼遠涼，用溫遠溫，用熱遠熱，食宜同法。有假者反常，反是者病，所謂時也。

【譯文】

凡是太陽寒水司天之年，則火氣鬱而不行，宜食苦味食物以瀉火，以燥治濕，以溫治寒，必須折減其鬱蒸之勝氣，資助不勝之氣，

不要使運氣太過而發生疾病，應當食用得歲氣的穀類以保全真氣，避免虛邪賊風以安定正氣。根據中運與司天在泉陰陽五行之氣的同異，裁定藥食性味的多少而制之：若運與氣寒濕相同的，就用燥熱之品；若運氣與氣寒濕不同的，就用燥濕之品；其氣運同的，應多用相宜的氣味，其氣運不同的，應斟酌少用。凡用寒性藥品時，應避開寒氣主令之時；用涼性藥品時，應避開涼氣主令之時；用溫性藥品時，應避開溫其主令之時；用熱性藥品時，應避開熱氣主令之時。用飲食調養時，也應遵照這個原則，這是就一般情況而言。若氣候有反常變化時，就不必拘守這一原則。若不遵守這些規律，就會導致疾病的發生，也就是說要根據四時氣候變化的具體情況，決定治療原則。

【原文】

帝曰：善。陽明之政奈何？

岐伯曰：卯酉之紀也。

陽明、少角、少陰，清熱勝復同，同正商。丁卯歲會、丁酉，其運風，清熱。少角（初正）、太徵、少宮、太商、少羽（終）。

陽明、少徵、少陰，寒雨勝復同，同正商。癸卯（同歲會）、癸酉（同歲會），其運熱，寒雨。少徵、太宮、少商、太羽（終）、太角（初）。

【譯文】

黃帝說：好。陽明燥金司天的施政情況是怎樣的呢？

岐伯說：陽明燥金施政在卯年與酉年。

丁卯年（歲會）、丁酉年，陽明燥金司天，少陰君火在泉。丁壬為木運，丁為陰年，故運為少角。木運不及，則金之清氣乃為勝氣；勝氣之後，則火之熱氣來復，此二年勝復之氣相同。由於木運不及，司天之燥金勝之，則金兼木化，反得其政，故同金運平氣。凡此二年，運氣為風，勝氣為清，復氣為熱。客運五步為：初之運少角（客運與主運之氣相同，氣得正化），二之運太徵，三之運少宮，四之運

太商，終之運少羽。主運五步與客運相同，起於少角，終於少羽。

　　癸卯年、癸酉年，此二年俱為同歲會，陽明燥金司天，少陰君火在泉。戊癸為火運，癸為陰年，故運少徵。火運不及，則水之寒氣乃為勝氣，勝氣之後，則土之雨氣來復，此二年勝復之氣相同。由於火運不及，無力克金，司天之金氣得政，故同金運平氣。凡此二年，運氣為熱，勝氣為寒，復氣為雨。客運五步為：初之運少徵，二之運太宮，三之運少商，四之運太羽，終之運太角。主運五步為：初之運太角，二之運少徵，三之運太宮，四之運少商，終之運太羽。

【原文】

　　陽明、少宮、少陰，風涼勝復同。己卯、己酉，其運雨風涼。少宮、太商、少羽（終）、少角（初）、太徵。

　　陽明、少商、少陰，熱寒勝復同，同正商。乙卯天符、乙酉歲會，太一天符，其運涼熱寒。少商、太羽（終）、太角（初）、少徵、太宮。

　　陽明、少羽、少陰，雨風勝復同，辛卯少宮同。辛酉、辛卯，其運寒雨風。少羽（終）、少角（初）、太徵、太宮、太商。

【譯文】

　　己卯年、己酉年，陽明燥金司天，少陰君火在泉。甲己為土運，己為陰年，故運為少宮。土運不及，則木之風氣乃為勝氣，勝氣之後，則金之涼氣來復，此二年勝復之氣相同。凡此二年，運氣為雨，勝氣為風，復氣為涼。客運五步為：初之運少宮，二之運太商，三之運少羽，四之運少角，終之運太徵。主運五步為：初之運少角，二之運太徵，三之運少宮，四之運太商，終之運少羽。

　　乙卯年為天符，乙酉年既是歲會，又是太一天符，陽明燥金司天，少陰君火在泉。乙庚為金運，乙為陰年，故運為少商。金運不及，則火之熱氣乃為勝氣，勝氣之後，則水之寒氣來復，此二年勝復之氣相同。金運雖不及，但得司天金氣相助，故同金運平氣。凡此二

年，運氣為涼，勝氣為熱，復氣為寒。客運五步為：初之運少商，二之運太羽，三之運太角，四之運少徵，終之運太宮。主運五步為：初之運太角，二之運少徵，三之運太宮，四之運少商，終之運太羽。

辛卯年、辛酉年，陽明燥金司天，少陰君火在泉。丙辛為水運，辛為陰年，故運少羽。水運不及，則土之雨氣乃為勝氣，勝氣之後，則木之風氣來復，此二年勝復之氣相同。凡此二年，運氣為寒，勝氣為雨，復氣為風。客運五步為：初之運少羽，二之運少角，三之運太徵，四之運太宮，終之運太商。主運五步為：初之運少角，二之運太徵，三之運太宮，四之運太商，終之運少羽。

【原文】

凡此陽明司天之政，氣化運行後天，天氣急，地氣明，陽專其令，炎暑大行，物燥以堅，淳風乃治。風燥橫運，流于氣交，多陽少陰，雲趨雨府，濕化乃敷，燥極而澤。其谷白丹，間穀命太者，其耗白甲品羽，金火合德，上應太白熒惑。其政切，其令暴，蟄蟲乃見，流水不冰。民病咳嗌塞，寒熱發，暴振溧癃，清先而勁，毛蟲乃死，熱後而暴，介蟲乃殃，其發躁，勝復之作，擾而大亂，清熱之氣，持于氣交。

【譯文】

凡是卯年、酉年陽明司天之政，其氣不及，後天時而至。陽明燥金司天，其氣急切，少陰君火在泉，其氣盛明。金氣不及，火氣大盛，則陽氣得專其令，炎暑之氣大行，萬物乾燥而堅硬；金氣不及則木無所制，木之風氣主治。風氣與燥氣相兼而流行於氣交之內，則陽氣多而陰氣少；當太陰與太陽主令之時，雲氣歸於雨府，濕氣敷布，乾燥之氣又變為潤澤。其在穀類，應於白色與赤色一類，間穀則為借間氣太過而得成熟者；金氣不及，火氣乘之，損傷屬金之白色甲蟲類；金氣與火氣相合，以為功德，上則應於太白星與熒惑星之光較強。其司天之政急切猝暴，其在泉之令，蟄蟲不欲歸藏，流水不得結

冰。人們易患咳嗽、咽喉腫塞、寒熱發作急暴、寒溧振動、大小便不通暢等病。如果燥金清涼之氣早至而急切，則屬木的毛蟲類乃死，如在泉之熱氣後至而急暴，則屬金的介蟲類乃受災殃。勝氣與復氣發作急暴，正常的氣候被擾亂而不定，司天之清氣與在泉之熱氣，持續於氣交之內。

【原文】

　　初之氣，地氣遷，陰始凝；氣始肅，水乃冰，寒雨化。其病中熱脹，面目浮腫，善眠，鼽衄嚏欠，嘔，小便黃赤，甚則淋。

　　二之氣，陽乃布，民乃舒，物乃生榮。厲大至，民善暴死。

　　三之氣，天政布，涼乃行，燥熱交合，燥極而澤，民病寒熱。

　　四之氣，寒雨降，病暴僕，振栗譫妄，少氣，嗌乾引飲，及為心痛，癰腫瘡瘍，瘧寒之疾，骨痿血便。

　　五之氣，春令反行，草乃生榮，民氣和。

　　終之氣，陽氣布，候反溫，蟄蟲來見，流水不冰，民乃康平，其病溫。

【譯文】

　　初之氣，主氣為厥陰風木，客氣為太陰濕土，上年在泉之氣遷移退位，陽明司天燥金用事，陰氣開始凝集，天氣肅殺，水乃結成冰，寒水之氣化。其發病為內熱脹滿、滿目浮腫、善眠、鼻塞衄血、噴嚏呵欠、嘔吐、小便赤黃，甚則淋瀝不暢。

　　二之氣，主氣為少陰君火，客氣為少陽相火，二火用事，陽氣乃布，人們感到舒適，萬物開始生長繁榮。若疫癘大行時，人們容易猝暴死亡。

　　三之氣，主氣為少陽相火，客氣為陽明燥金，司天之政乃布，涼氣乃行，客氣之燥氣與主氣之熱氣相互交合，燥氣極則濕氣復而潤澤，此時人們易患寒熱之病。

　　四之氣，主氣為太陰濕土，客氣為太陽寒水，水土氣化，常有寒

雨降下。發病為猝然僕倒、振動戰慄、譫言妄語、少氣、咽喉乾燥而引飲，以及心痛、癰腫瘡瘍、瘧疾寒冷、骨萎軟、便血等病。

五之氣，主氣為陽明燥金，客氣為厥陰風木，秋行春令，草木又得生長而繁榮，人們也和平無病。

終之氣，主氣為太陽寒水，客氣為少陰君火，在泉之氣用事，陽氣敷布，氣候反溫暖，蟄蟲仍現於外面，流水不得結冰，人們也健康平安，如果陽氣盛則易發溫病。

【原文】

故食歲穀以安其氣，食間穀以去其邪，歲宜以鹹、以苦、以辛，汗之、清之、散之，安其運氣，天使受邪，折其鬱氣，資其化源。以寒熱輕重少多其制，同熱者多天化，同清者多地化。用涼遠涼，用熱遠熱，用寒遠寒，用溫遠溫，食宜同法。有假者反之，此其道也。反是者，亂天地之經，擾陰陽之紀也。

【譯文】

因此，在陽明司天之年，應當食用得歲氣的穀類以安定正氣，食用得間氣的穀類以去邪氣，當用鹹味、苦味、辛味的藥物，以發汗、清除、驅散的方法進行治療，安定其不勝之氣的生化之源。根據寒熱的輕重，決定藥量的多少，若中運與在泉之熱氣相同，應多用與在司天涼氣相同的藥物；若中運與司天之涼氣相同時，應多用與在泉之熱氣相同的藥物。用涼藥時，應避開涼氣主令之時；用熱藥時，應避開熱氣主令之時；用藥寒時，應避開寒氣主令之時；用溫藥時，應避開溫氣主令之時；用飲食調養時，也應遵照這個原則，這是就一般情況而言。若氣候有反常的變化時，就不必拘守這一原則。這是指的自然變化之道，若違背了它，就會擾亂天地陰陽的自然規律。

【原文】

帝曰：善。少陽之政奈何？

岐伯曰：寅申之紀也。

少陽、太角、厥陰、壬寅（同天符）、壬申（同天符），其運風鼓，其化鳴紊啟坼，其變振拉摧拔，其病掉眩，支脅，驚駭。太角（初正）、少徵、太宮、少商、太羽（終）。

少陽、太徵、厥陰、戊寅天符、戊申天符，其運暑，其化暄囂鬱燠，其變炎烈沸騰，其病上熱鬱，血溢，血泄，心痛。太徵、少宮、太商、少羽（終）、少角（初）。

【譯文】

黃帝說：好。少陽相火司天的施政是怎樣的呢？

岐伯說：少陽相火施政在寅年與申年。

壬寅年、壬申年，此二年俱為同天符，少陽相火司天，厥陰風木在泉。丁壬為木運，壬為陽年，故運為太角。木運之氣為風氣鼓動，其正常氣化為風聲紊亂，物體啟開，其反常變化為狂風大作、搖撼摧折、倒拔樹木，其致病為頭目眩暈、兩脅撐滿脹痛、神魂驚駭。客運五步為：初之運太角（客運與主運之氣相同，氣得正化），二之運少徵，三之運太宮，四之運少商，終之運太羽。主運五步與客運相同，起於太角，終於太羽。

戊寅年、戊申年，此二年俱為天符，少陽相火司天，厥陰風木在泉。戊癸為火運，戊為陽年，故運為太徵。火運之氣為暑熱，其正常氣化為火盛熱鬱，其反常變化為火炎沸騰，其致病為熱鬱於上，熱盛而迫使血液外溢、大小便出血、心痛等。客運五步為：初之運太徵，二之運少宮，三之運太商，四之運少羽，終之運少角。主運五步為：初之運少角，二之運太徵，三之運少宮，四之運太商，終之運少羽。

【原文】

少陽、太宮、厥陰、甲寅、甲申，其運陰雨，其化柔潤重澤，其變震驚飄驟，其病體重，胕腫痞飲。太宮、少商、太羽（終）、太角（初）、少徵。

少陽、太商、厥陰、庚寅、庚申同正商，其運涼，其化霧露清切，其變肅殺凋零，其病肩背胸中。太商、少羽（終）、少角（初）、太徵、少宮。

少陽、太羽、厥陰、丙寅、丙申，其運寒肅，其化凝慘溧冽，其變冰雪霜雹，其病寒，浮腫。太羽（終）、太角（初）、少徵、太宮、少商。

【譯文】

甲寅年、甲申年，少陽相火司天，厥陰風木在泉。甲己為土運，甲為陽年，故運為太宮。土運之氣為陰雨，其正常氣化為柔軟厚重潤澤，其反常變化為風飄雨驟、震撼驚駭，其致病為身重胕腫、水飲內停致使胸腹痞滿。客運五步為：初之運太宮，二之運少商，三之運太羽，四之運太角，終之運少徵。主運五步為：初之運太角，二之運少徵，三之運太宮，四之運少商，終之運太羽。

庚寅年、庚申年，少陽相火司天，厥陰風木在泉。乙庚為金運，庚為陽年，故運為太商。金運雖太過，但被司天相火所克，故同金運平氣。金運之氣為涼，其正常氣化霧露清冷急切，其反常變化為肅殺凋零，其致病則發於肩背與胸中。客運五步為：初之運太商，二之運少羽，三之運少角，四之運太徵，終之運少宮。主運五步為：初之運少角，二之運太徵，三之運少宮，四之運太商，終之運少羽。

丙寅年、丙申年，少陽相火司天，厥陰風木在泉。丙辛為水運，丙為陽年，故運為太羽。水運之氣為寒，其正常氣化凝斂淒慘、寒風凜冽，其反常變化為冰雪霜雹，其致病為寒氣浮腫。客運五步為：初之運太羽，二之運太角，三之運少徵，四之運太宮，終之運少商。主運五步為：初之運太角，二之運少徵，三之運太宮，四之運少商，終之運太羽。

【原文】

凡此少陽司天之政，氣化運行先天，天氣正，地氣擾，風乃暴

舉，木偃沙飛，炎火乃流，陰行陽化，雨乃時應，火木同德，上應熒惑歲星。其穀丹蒼，其政嚴，其令擾。故風熱參布，雲物沸騰，太陰橫流，寒乃時至，涼雨並起。民病寒中，外發瘡瘍，內為泄滿。故聖人遇之，和而不爭。往復之作，民病寒熱、瘧、泄、聾、瞑、嘔吐，上怫腫色變。

【譯文】

　　凡是寅年、申年，少陽司天之政，其氣太過，先天時而至。司天之氣得其正化之位，厥陰風木在泉，其氣擾動不寧，大風突然而起，草木臥倒，走石飛沙，少陽的陽火之氣流行；歲半之前，為君火相火與太陰濕土行令之時，陰氣流行，陽氣布化，雨乃應時而降，少陽司天為火，厥陰在泉為木，木火相生，故同為功德，上應於熒惑星與歲星之光較強。其在穀類應於赤色與青色一類，其司天之政嚴屬，在泉之令擾動。所以司天之熱與在泉之風相合而敷布，雲霧沸騰，流動不定，太陰濕土之氣橫行氣交，寒氣有時而至，涼雨並起。人們易患寒病於內，外部發生瘡瘍，內為泄瀉脹滿等病。所以聰明聖智的人，遇到這種情況，則調和而順適之，不與之抗爭。寒熱之氣，反復發作，人們易患瘧疾、泄瀉、耳聾、目瞑、嘔吐、上部氣鬱脹腫而顏色改變等病。

【原文】

　　初之氣，地氣遷，風勝乃搖，寒乃去，候乃大溫，草木早榮。寒來不殺，溫病乃起，其病氣怫于上，血溢、目赤、咳逆、頭痛、血崩、脅滿、膚腠中瘡。

　　二之氣，火反鬱，白埃四起，雲趨雨府，風不勝濕，雨乃零，民乃康。其病熱鬱于上，咳逆嘔吐，瘡發於中，胸嗌不利，頭痛身熱，昏憒膿瘡。

　　三之氣，天政布，炎暑至，少陽臨上，雨乃涯。民病熱中、聾瞑、血溢、膿瘡、咳、嘔、鼽衄渴、嚏欠、喉痹、目赤，善暴死。

四之氣，涼乃至，炎暑閑化，白露降，民氣和平。其病滿，身重。

五之氣，陽乃去，寒乃來，雨乃降，氣門乃閉，剛木早凋，民避寒邪，君子周密。

終之氣，地氣正，風乃至，萬物反生，霜霧以行，其病關閉不禁，心痛，陽氣不藏而咳。抑其運氣，贊所不勝，必折其鬱氣，先取化源，暴過不生，苛疾不起。

【譯文】

初之氣，主氣為厥陰風木，客氣為少陰君火，上年在泉之氣遷移退位，風氣盛時則搖動不寧，主客二氣木火相生，寒氣乃去，氣候大溫，草木早期繁榮。有時寒氣雖來但不能行其殺伐之令，溫熱病發生，其發病為氣鬱於上、血液外溢、目赤、咳嗽氣逆、頭痛、血崩、脅部脹滿、皮膚肌腠生瘡等。

二之氣，主氣為少陰君火，客氣為太陰濕土，火氣反為濕土之氣鬱遏而不發，白色雲埃四起，雲氣歸於雨府，風氣不勝濕土之氣，則雨水降下，人們身體安康。其發病為熱鬱於上部、咳嗽氣逆、嘔吐、瘡瘍發於內部、胸中與咽喉不利、頭痛身熱，甚至昏憒不清、膿瘡等。

三之氣，主氣為少陽相火，客氣亦為少陽相火，主客氣同，司天之氣施布政令，炎暑乃至，少陽相火加臨，火氣過甚，故雨水窮盡而不降。人們易患熱病在內，耳聾目瞑、血外溢、膿瘡、咳嗽、嘔吐、鼻塞衄血、口渴、噴嚏呵欠、喉痹、目赤等病，往往會突然死亡。

四之氣，主氣為太陰濕土，客氣為陽明燥金，陽明主令，於是涼氣乃至，清涼之氣與濕熱之氣間時而化，白露降下，人們和平無疢，如有疾病，其發病為脹滿身重。

五之氣，主氣為陽明燥金，客氣為太陽寒水，陽氣乃去，寒氣乃至。由於陽氣斂藏，氣門乃閉，剛硬的樹木提早凋零，此時人們應避開寒邪。通曉養生之道者，居處周密，以避寒氣。

終之氣，主氣為太陽寒水，客氣為厥陰風木，在泉之氣得其正化之位，風氣乃至，萬物反而有生發之勢，霧氣流行。由於氣機外泄，故其發病為關閉不禁，心痛，陽氣不得收斂而有咳嗽等。治療時，必須抑制中運與司天的太過之氣，資助所不勝之氣，折減其致鬱的勝氣，資助不勝之氣的生化之源，這樣猝暴太過之氣就不能發生，重病可以不生。

【原文】

故歲宜鹹、宜辛、宜酸，滲之、泄之、漬之、發之，觀氣寒溫以調其過，同風熱者多寒化，異風熱者少寒化。用熱遠熱，用溫遠溫，用寒遠寒，用涼遠涼，食宜同法，此其道也。有假者反之，反是者，病之階也。

【譯文】

所以本歲當用鹹味、辛味及酸味藥物，用滲法、泄法、漬法、發散等方法進行治療，觀察氣候的寒熱變化，以調治其太過之邪氣，若歲運與司天在泉的風熱是相同的，應多用寒涼藥品，若歲運與司天在泉的風熱是不相同的，應少用寒涼藥品。用熱性藥品時應避開熱氣主令之時；用溫性藥品時，應避開溫氣主令之時；用寒性藥品時，應避開寒氣主令之時；用涼性藥品時，應避開涼氣主令之時；用飲食調養時，也應遵照這個原則，這是就一般情況而言。若氣候有反常變化時，就不必拘守這一原則。若不遵守這些規律，就會導致疾病的發生。

【原文】

帝曰：善。太陰之政奈何？

岐伯曰：丑未之紀也。

太陰、少角、太陽，清熱勝復同，同正宮。丁丑、丁未，其運風清熱。少角（初正）、太徵、少宮、太商、少羽（終）。

太陰、少徵、太陽，寒雨勝復同。癸醜、癸未，其運熱寒雨。少徵、太宮、少商、太羽（終）、太角（初）。

【譯文】

黃帝說：好。太陰濕土司天的施政是怎樣的呢？

岐伯說：太陰濕土施政在丑年與未年。

丁丑年、丁未年，太陰濕土司天，太陽寒水在泉。丁壬為木運，丁為陰年，故運為少角。木運不及，則金之清氣乃為勝氣，清氣之後，則火之熱來復，此二年勝復之氣相同。木運不及，無力克土，司天之氣得政，故同土運平氣。凡此二年，運氣為風，勝氣為清，復氣為熱。客運五步為：初之運少角（客運與主運之氣相同，氣得正化），二之運太徵，三之運少宮，四之運太商，終之運少羽。主運五步與客運相同，起於少角，終於少羽。

癸丑年、癸未年，太陰濕土司天，太陽寒水在泉。戊癸為火運，癸為陰年，故運少徵。火運不及，則水之寒氣乃為勝氣，勝氣之後，則土之雨氣來復，此二年勝復之氣相同。凡此二年，運氣為熱，勝氣為寒，復氣為雨。客運五步為：初之運少徵，二之運太宮，三之運少商，四之運太羽，終之運太角。主運五步為：初之運太角，二之運少徵，三之運太宮，四之運少商，終之運太羽。

【原文】

太陰、少宮、太陽，風清勝復同，同正宮。己丑太一天符、己未太一天符，其運雨風清。少宮、太商、少羽（終）、少角（初）、太徵。

太陰、少商、太陽，熱寒勝復同。乙丑、乙未，其運涼熱寒。少商、太羽（終）、太角（初）、少徵、太宮。

太陰、少羽、太陽，雨風勝復同，同正宮。辛丑（同歲會）、辛未（同歲會），其運寒雨風。少羽（終）、少角（初）、太徵、少宮、太商。

【譯文】

己丑年、己未年，此二年俱為太一天符，太陰濕土司天，太陽寒水在泉。甲己為土運，己為陰年，故運為少宮。土運不及，則木之風氣乃為勝氣，勝氣之後，則金之清氣來復，此二年勝復之氣相同。土運雖不及，但得司天土之助，故同土運平氣。凡此二年，運氣為雨，勝氣為風，復氣為清。客運五步為：初之運少宮，二之運太商，三之運少羽，四之運少角，終之運太徵。主運五步為：初之運少角，二之運太徵，三之運少宮，四之運太商，終之運少羽。

乙丑年、乙未年，太陰濕土司天，太陽寒水在泉。乙庚為金運，乙為陰年，故運為少商。金運不及，則火之熱氣乃為勝氣，勝氣之後，則水之寒氣來復，此二年勝復之氣相同。凡此二年，運氣為涼，勝氣為熱，復氣為寒。客運五步為：初之運少商，二之運太羽，三之運太角，四之運少徵，終之運太宮。主運五步為：初之運太角，二之運少徵，三之運太宮，四之運少商，終之運太羽。

辛丑年、辛未年，此二年俱為同歲會，太陰濕土司天，太陽寒水在泉。丙辛為水運，辛為陰年，故運少羽。水運不及，則土之雨氣乃為勝氣，勝氣之後，則木之風氣來復，此二年勝復之氣相同。由於水運不及，司天之土氣勝之，則土兼水化，反得其政，故同土運平氣。凡此二年，運氣為寒，勝氣為雨，復氣為風。客運五步為：初之運少羽，二之運少角，三之運太徵，四之運少宮，終之運太商。主運五步為：初之運少角，二之運太徵，三之運少宮，四之運太商，終之運少羽。

【原文】

凡此太陰司天之政，氣化運行後天，陰專其政，陽氣退避，大風時起，天氣下降，地氣上騰，原野昏霿，白埃四起，雲奔南極，寒雨數至，物成于差夏。民病寒濕，腹滿，身憤，胕腫，痞逆寒厥拘急。濕寒合德，黃黑埃昏，流行氣交，上應鎮星辰星。其政肅，其令寂，其穀黅玄。故陰凝于上，寒積于下，寒水勝火，則為冰雹，陽光不

治，殺氣乃行。故有餘宜高，不及宜下，有餘宜晚，不及宜早，土之利，氣之化也，民氣亦從之，間穀命其太也。

【譯文】

凡是丑年、未年，太陰司天之政，其氣不及，後天時而至。太陰司天，太陽在泉，其氣皆陰，故陰專其令，陽氣退避，時常有大風興起；司天之氣下降於地，在泉之氣上騰於天，原野霧氣昏暗，白色雲埃四起，雲奔於南極雨府。由於太陰濕土與太陽寒水主令，故寒雨頻頻降下，萬物成熟於夏末秋初。人們易患寒濕、腹部脹滿、全身腫脹、浮腫、痞滿氣逆、寒氣厥逆、筋脈拘急等病。濕氣與寒氣相合，以為功德，黃黑色塵埃昏暗，流行於氣交之內，上則應於鎮星與辰星之光較強。司天之政嚴肅，在泉之令寂靜，其在穀類應於黃色與黑色一類。由於司天之陰氣凝集於上，在泉之寒氣積聚於下，寒水之氣勝於火氣則為冰雹，陽光不得施治，陰寒肅殺之氣乃行。所以對於穀物而言，太過之年應在高地種植，不及之年應在低地種植；太過之年應於晚種，不及之年應於早種，這不僅要看土地條件是否有利，而且要根據氣化的情況而定。人們對於養生之道，也必須適應這些情況，間穀是借間氣之太過而得以成熟。

【原文】

初之氣，地氣遷，寒乃去，春氣正，風乃來，生布萬物以榮，民氣條舒，風濕相薄，雨乃後。民病血溢，筋絡拘強，關節不利，身重筋痿。

二之氣，大火正，物承化，民乃和，其病溫厲大行，遠近鹹若，濕蒸相薄，雨乃時降。

三之氣，天政布，濕氣降，地氣騰，雨乃時降，寒乃隨之，感于寒濕，則民病身重，胕腫，胸腹滿。

四之氣，畏火臨，溽蒸化，地氣騰，天氣否隔，寒風曉暮，蒸熱相薄，草木凝煙，濕化不流，則白露陰布，以成秋令。民病腠理熱，

血暴溢，瘧，心腹滿熱，臚脹，甚則胕腫。

五之氣，慘令已行，寒露下，霜乃早降，草木黃落，寒氣及體，君子周密，民病皮腠。

終之氣，寒大舉，濕大化，霜乃積，陰乃凝，水堅冰，陽光不治。感于寒，則病人關節禁固，腰脽痛，寒濕推于氣交而為疾也。必折其鬱氣，而取化源，益其歲氣，無使邪勝，食歲穀以全其真，食間穀以保其精。

【譯文】

初之氣，主氣為厥陰風木，客氣亦為厥陰風木，上年在泉之氣遷移退位，由於主客二氣相同，春得氣化之正，風氣乃來，生發之氣布化，萬物因而繁榮，人們感到舒暢，由於濕氣為風氣所迫，所以降雨較遲。人們易患血液外溢、筋絡拘急強直、關節不利、身體沉重、筋脈痿軟等病。

二之氣，主氣為少陰君火，客氣亦為少陰君火，主客二氣相同，故火得氣化之正，萬物因而生化，人們也感到平和。其發病為溫熱與疫癘大行，遠近的患者病皆相同。濕氣與熱氣相迫，雨水乃按時降下。

三之氣，主氣為少陽相火，客氣為太陰濕土，司天之氣布化，濕氣乃降，地氣上升，雨水時常降下，寒氣隨之而來。由於感受寒濕，所以發病多為身體沉重，浮腫，胸腹脹滿。

四之氣，主氣為太陰濕土，客氣為少陽相火，相火加臨於主氣之上，濕熱合化，地氣上升，與天氣阻隔不通，早晚俱有寒風吹來。熱氣與寒氣相迫，煙霧凝集於草木之上，濕化之氣不得流動，則白露陰布，成為秋令。人們多病肌膚鬱熱，突然大出血，瘧疾心腹滿熱，腹部發脹，甚至浮腫。

五之氣，主氣為陽明燥金，客氣亦為陽明燥金，淒慘寒涼之氣流行，寒露降下，霜乃早降，草木萎黃凋落，寒氣侵及人體，此時善於養生的人們應居處周密。如發病，則易患皮膚與膝理等部位的疾病。

終之氣，主氣為太陽寒水，客氣亦為太陽寒水，寒氣大起，濕氣大化，霜乃聚積，陰氣凝結，水結成堅冰，陽光不得施治。若此時感受寒邪，則人們易患關節強直、活動不靈、腰部與臀部疼痛等病，乃是由於寒濕之氣相持於氣交所致。治療時，必須折減其致鬱的邪氣，而取其不勝之氣的生化之源，補益不及的歲氣，不使邪氣過勝，食用得歲氣的谷類以保全其真氣，食用得間氣的穀類以保養精氣。

【原文】

故歲宜以苦燥之、溫之，甚者發之、泄之。不發不泄，則濕氣外溢，肉潰皮坼而水血交流。必贊其陽火，令禦甚寒，從氣異同，少多其判也。同寒者以熱化，同濕者以燥化，異者少之，同者多之。用涼遠涼，用寒遠寒，用溫遠溫，用熱遠熱，食宜同法。假者反之，此其道也，反是者病也。

【譯文】

所以本年宜用苦味的藥物，用燥性藥物以袪濕，用溫性藥物以袪寒，甚則用發洩的方法以袪濕邪。如果不發不泄，濕氣向外溢出，肌肉潰爛，皮膚破裂，則水血淋漓。必須補益陽火，使之抵禦嚴寒，根據中運與歲氣的異同，以決定藥物性味的多少。歲運與歲氣同為寒性的，用熱性藥物；歲運與歲氣同為濕性的，用燥性藥物，運氣相同的多投調和之品，不同的少投。用涼性藥品時，應避開涼氣主令之時；用寒性藥品時，應避開寒氣主令之時；用溫性藥品時，應避開溫氣主令之時；用熱性藥品時，應避開熱氣主令之時；用飲食調養時，也應遵照這個原則，這是就一般情況而言。若氣候有反常變化時，就不必拘守這一原則。若不遵守這些規律，就會導致疾病的發生。

【原文】

帝曰：善。少陰之政奈？

岐伯曰：子午之紀也。

少陰、太角、陽明、壬子、壬午，其運風鼓，其化鳴紊啟坼，其變振拉摧拔，其病支滿。太角（初正）、少徵、太宮、少商、太羽（終）。

少陰、太徵、陽明、戊子天符、戊午太一天符，其運炎暑，其化暄曜鬱燠，其變炎烈沸騰，其病上熱血溢。太徵、少宮、太商、少羽（終）、少角（初）。

【譯文】

黃帝說：好。少陰君火司天的施政是怎樣的呢？

岐伯說：少陰君火施政在子年與午年。

壬子年、壬午年，少陰君火司天，陽明燥金在泉。丁壬為木運，壬為陽年，故運為太角。木運之氣為風氣鼓動，其正常氣化為風聲紊亂、物體啟開，其反常變化為大風震撼摧毀、折拔樹木，其致病為脅下支撐脹滿。客運五步為：初之運太角（客運與主運之氣相同，氣得正化），二之運少徵，三之運太宮，四之運少商，終之運太羽。主運五步與客運相同，起於太角，終於太羽。

戊子年（天符）、戊午年（太一天符），少陰君火司天，陽明燥金在泉。戊癸為火運，戊為陽年，故運為太徵。火運之氣為火炎暑熱，其正常氣化為溫暖光曜鬱熱，其反常變化為火炎沸騰，其致病為熱在上部、血液外溢。客運五步為：初之運太徵，二之運少宮，三之運太商，四之運少羽，終之運少角。主運五步為：初之運少角，二之運太徵，三之運少宮，四之運太商，終之運少羽。

【原文】

少陰、太宮、陽明、甲子、甲午，其運陰雨，其化柔潤時雨，其變震驚飄驟，其病中滿身重。太宮、少商、太羽（終）、太角（初）、少徵。

少陰、太商、陽明、庚子（同天符）、庚午（同天符），同正商，其運涼勁，其化霧露蕭，其變肅殺凋零，其病下清。太商、少羽

（終）、少角（初）、太徵、少宮。

少陰、太羽、陽明、丙子歲會、丙午，其運寒，其化凝慘溧冽，其變冰雪霜雹，其病寒下。太羽（終）、太角（初）、少徵、太宮、少商。

【譯文】

甲子年、甲午年，少陰君火司天，陽明燥金在泉。甲己為土運，甲為陽年，故運為太宮。土運之氣為陰雨，其正常氣化為柔軟厚重潤澤，其反常變化為風飄雨驟、震撼驚駭，其發病為腹中脹滿、肢體沉重。客運五步為：初之運太宮，二之運少商，三之運太羽，四之運太角，終之運少徵。主運五步為：初之運太角，二之運少徵，三之運太宮，四之運少商，終之運太羽。

庚子年、庚午年，少陰君火司天，陽明燥金在泉。乙庚為金運，庚為陽年，故運為太商。金運雖太過，但被司天相火所克，故同金運平氣。金運之氣為涼，其正常氣化為霧露蕭瑟，其反常變化為肅殺凋零，其發病則為清氣在下。客運五步為：初之運太商，二之運少羽，三之運少角，四之運太徵，終之運少宮。主運五步為：初之運少角，二之運太徵，三之運少宮，四之運太商，終之運少羽。

丙子年（歲會）、丙午年，少陰君火司天，陽明燥金在泉。丙辛為水運，丙為陽年，故運為太羽。水運之氣為寒，其正常氣化為凝斂淒慘、寒風凜冽，其反常變化為冰雪霜雹，其發病為寒氣在下。客運五步為：初之運太羽，二之運太角，三之運少徵，四之運太宮，終之運少商。主運五步為：初之運太角，二之運少徵，三之運太宮，四之運少商，終之運太羽。

【原文】

凡此少陰司天之政，氣化運行先天，地氣肅，天氣明，寒交暑，熱加燥，雲馳雨府，濕化乃行，時雨乃降，金火合德，上應熒惑太白。其政明，其令切，其穀丹白，水火寒熱持于氣交而為病始也。熱

病生于上，清病生于下，寒熱凌犯而爭于中。民病咳喘，血溢，血泄，鼽嚏，目赤皆瘍，寒厥入胃，心痛，腰痛，腹大，嗌乾腫上。

【譯文】

凡是子年、午年、少陰司天之政，其氣太過，先天時而至，少陰司天，陽明在泉，在泉之氣肅殺，司天之氣光明，客氣之寒氣與上年少陽之暑熱相交，司天之熱與在泉之燥氣相加，雲馳於雨府，濕化之氣乃得流行，雨乃應時而降。金之燥氣與火之熱氣相合，以為功德，上則熒惑星與太白星之光較強。司天之政光明，在泉之氣急切，其在穀類應於赤色與白色一類。水之寒氣與火之熱氣相持於氣交，為疾病發生的起因，熱性病變發生在上部，涼性病變發生在下部，寒氣與熱氣相互侵犯而爭擾於中部，人們易患咳嗽氣喘、血液上溢、大便下血、鼻塞噴嚏、目赤、眼角瘡瘍、寒氣厥逆入於胃部、心痛、腰痛、腹部脹大、咽喉乾燥、上部腫脹等病。

【原文】

初之氣，地氣遷，燥將去，寒乃始，蟄復藏，水乃冰，霜復降，風乃至，陽氣鬱，民反周密，關節禁固，腰脽痛，炎暑將起，中外瘡瘍。

二之氣，陽氣布，風乃行，春氣以正，萬物應榮，寒氣時至，民乃和，其病淋，目瞑目赤，氣鬱于上而熱。

三之氣，天政布，大火行，庶類蕃鮮，寒氣時至，民病氣厥心痛，寒熱更作，咳喘目赤。

四之氣，溽暑至，大雨時行，寒熱互至，民病寒熱，嗌乾，黃癉，鼽衄，飲發。

五之氣，畏火臨，暑反至，陽乃化，萬物乃生乃長榮，民乃康，其病溫。

終之氣，燥令行，餘火內格，腫于上，咳喘，甚則血溢。寒氣數舉，則霿霧翳，病生皮腠，內舍于脅，下連少腹而作寒中，地將易

也。必抑其運氣，資其歲勝，折其鬱發，先取化源，無使暴過而生其病也。食歲穀以全真氣，食間穀以避虛邪。

【譯文】

初之氣，主氣為厥陰風木，客氣為太陽寒水，上年在泉之氣遷移退位，少陽之暑氣將要退去，寒冷之氣始至，蟄蟲重新歸藏，水結為冰，霜又降下，主氣之風受客氣之影響而凜冽寒冷，陽氣因而被鬱，不得生發。人們應居處周密，以避寒氣，否則易患關節強硬、活動不靈、腰部與臀部疼痛等病。初之氣後，炎暑之氣即將發生，可致內部與外部生瘡瘍之病。

二之氣，主氣為少陰君火，客氣為厥陰風木，陽氣乃得舒布，風氣乃得流行；春氣屬於正化之令，萬物亦當繁榮，寒氣雖然有時而至，但因主客二氣均屬陽，所以人們仍然感到平和。其發病為小便淋瀝、目視不清、兩眼紅赤、氣鬱於上部而引發熱病。

三之氣，主氣為少陽相火，客氣為少陰君火，司天之氣布化，主客二氣皆為火，所以大火流行，萬物蕃盛而鮮明，寒氣有時至。人們易患氣厥逆而心痛、寒熱交替發作、咳嗽氣喘、目赤等病。

四之氣，主氣為太陰濕土，客氣也為太陰濕土，少陽相火加臨，暑濕俱至，大雨時常降下，寒熱交互而至。此時人們易患寒熱、咽喉乾燥、黃疸、鼻塞、衄血、水飲發作等病。

五之氣，主氣為陽明燥金，客氣為少陽相火，少陽之烈火降臨，暑氣反而又至，陽熱之氣生化，萬物又出現生長繁榮景象，人們感到安康。如發病，則病發為溫病。

終之氣，主氣為太陽寒水，客氣為陽明燥金，燥氣流行，由於燥金之收斂，使五之氣的餘火隔拒於內，而不得外泄，則腫於上部、咳嗽氣喘，甚至血液外溢。寒氣時常發起，霧氣彌漫，其為病多發生於皮膚，邪氣居於脅部，向下連及少腹而發生內部寒冷的病，終氣之末，在泉之氣將要改變。凡是少陰司天之年，必須抑制其太過的運氣，資助歲氣所勝之氣，折服其鬱結的勝氣，資助其所不勝之氣的生

化之源，以避免太過而發生病變。食用得歲氣的穀類以保全真氣，食用得間氣的穀類以避虛邪。

【原文】

歲宜鹹以軟之，而調其上，甚則以苦發之，以酸收之，而安其下，甚則以苦泄之。適氣同異而多少之，同天氣者以寒清化，同地氣者以溫熱化。用熱遠熱，用涼遠涼，用溫遠溫，用寒遠寒，食宜同法。有假則反，此其道也，反是者病作矣。

【譯文】

本年宜用鹹味來軟之，以調其上部，甚至用苦味來發洩它，用酸味來收斂它，安和其下部的燥氣；甚至用苦味來宣洩邪氣。應根據中運與歲氣的同異，而制定用多或用少，如果中運與司天之氣同為熱者，用寒涼之品以化之；若中運與在泉之氣同為涼者，用溫熱之品以化之。用熱性藥品時，應避開熱氣主令之時；用涼性藥品時，應避開涼氣主令之時；用溫性藥品時，應避開溫其主令之時；用寒性藥品時，應避開寒氣主令之時；用飲食調養時，也應遵照這個原則，這是就一般情況而言。若氣候有反常變化時，就不必拘守這一原則。若不遵守這些規律，就會導致疾病的發生。

【原文】

帝曰：善。厥陰之政奈何？

岐伯曰：巳亥之紀也。

厥陰、少角、少陽，清熱勝復同，同正角。丁巳天符、丁亥天符，其運風清熱。少角（初正）、太徵、少宮、太商、少羽（終）。

厥陰、少徵、少陽，寒雨勝復同。癸巳（同歲會）、癸亥（同歲會），其運熱寒雨。少徵、太宮、少商、太羽（終）、太角（初）。

【譯文】

　　黃帝說：好。厥陰風木司天的施政情況是怎樣的呢？

　　岐伯說：厥陰風木值年施政在巳年與亥年。

　　丁巳年、丁亥年，此二年俱為天符年，厥陰風木司天，少陽相火在泉。丁壬為木運，丁為陰年，故運為少角。木運不及，則金之清氣乃為勝氣，勝氣之後，則火之熱來復，凡此二年，運氣為風，勝氣為清，復氣為熱。客運五步為：初之運少角（客運與主運之氣相同，氣得正化），二之運太徵，三之運少宮，四之運太商，終之運少羽。主運五步與客運相同，起於少角，終於少羽。

　　癸巳年、癸亥年，此二年俱為同歲會，厥陰風木司天，少陽相火在泉。戊癸為火運，癸為陰年，故運少徵。火運不及，水之寒氣乃為勝氣，勝氣之後，土之雨氣來復，此二年勝復之氣相同。凡此二年，運氣為熱，勝氣為寒，復氣為雨。客運五步為：初之運少徵，二之運太宮，三之運少商，四之運太羽，終之運太角。主運五步為：初之運太角，二之運少徵，三之運太宮，四之運少商，終之運太羽。

【原文】

　　厥陰、少宮、少陽，風清勝復同，同正角。己巳、己亥，其運雨風清。少宮、太商、少羽（終）、少角（初）、太徵。

　　厥陰、少商、少陽，熱寒勝復同，同正角。乙巳、乙亥，其運涼熱寒。少商、太羽（終）、太角（初）、少徵、太宮。

　　厥陽、少羽、少陽，雨風勝復同。辛巳、辛亥，其運寒雨風。少羽（終）、少角（初）、太徵、少宮、太商。

【譯文】

　　己巳年、己亥年，厥陰風木司天，少陽相火在泉。甲己為土運，己為陰年，故運為少宮。土運不及，木之風氣乃為勝氣；勝氣之後，金之涼氣來復，此二年勝復之氣相同。由於土運不及，司天之木氣勝之，則木兼土化，反得其政，故同土運平氣。凡此二年，運氣為雨，

勝氣為風，復氣為清。客運五步為：初之運少宮，二之運太商，三之
運少羽，四之運少角，終之運太徵。主運五步為：初之運少角，二之
運太徵，三之運少宮，四之運太商，終之運少羽。

乙巳年為天符，乙亥年既是歲會，又是太一天符，厥陰風木司
天，少陽相火在泉。乙庚為金運，乙為陰年，故運為少商。金運不及
則火之熱氣乃為勝氣，勝氣之後，水之寒氣來復，此二年勝復之氣相
同。金運不及，無力克木，司天之木氣反而得政，故同木運平氣。凡
此二年，運氣為涼，勝氣為熱，復氣為寒。客運五步為：初之運少
商，二之運太羽，三之運太角，四之運少徵，終之運太宮。主運五步
為：初之運太角，二之運少徵，三之運太宮，四之運少商，終之運太
羽。

辛巳年、辛亥年，厥陰風木司天，少陽相火在泉。丙辛為水運，
辛為陰年，故運少羽。水運不及，土之雨氣乃為勝氣，勝氣之後，木
之風氣來復，此二年勝復之氣相同。凡此二年，運氣為寒，勝氣為
雨，復氣為風。客運五步為：初之運少羽，二之運少角，三之運太
徵，四之運少宮，終之運太商。主運五步為：初之運少角，二之運太
徵，三之運少宮，四之運太商，終之運少羽。

【原文】

凡此厥陰司天之政，氣化運行後天，諸同正歲，氣化運行同天，
天氣擾，地氣正，風生高遠，炎熱從之，雲趨雨府，濕化乃行，風火
同德，上應歲星熒惑。其政撓，其令速，其穀蒼丹，間穀言太者，其
耗文角品羽。風燥火熱，勝復更作，蟄蟲來見，流水不冰，熱病行于
下，風病行于上，風燥勝復形于中。

【譯文】

凡是巳年、亥年，厥陰司天之政，其氣不及，後天時而至。同正
角諸歲，中運與司天之氣相同，均為木運平氣。厥陰司天，少陽在
泉，司天之氣擾動，在泉之氣正化，司天之風氣，生於高遠之處，在

泉之炎熱自下而從上，雲歸於雨府，濕化之氣流行。司天之風氣與在泉之火相合，以為功德，上則應於歲星與熒惑星之光較強。司天之政擾動，在泉之令迅速，在穀類應於青色與赤色一類，間穀則為借間氣太過而得成熟者，具有紋角的蟲類及羽蟲類動物易受耗損。風氣燥氣，火氣熱氣，互為勝復，交替發作，蟄蟲出現，流水不能結冰，熱病生於人之下部，風病生於人之上部，風氣與燥氣則勝復相爭，見於人體中部。

【原文】

初之氣，寒始肅，殺氣方至，民病寒于右之下。

二之氣，寒不去，華雪水冰，殺氣施化，霜乃降，名草上焦，寒雨數至，陽復化，民病熱于中。

三之氣，天政布，風乃時舉，民病泣出，耳鳴，掉眩。

四之氣，溽暑濕熱相薄，爭于左之上，民病黃癉而為胕腫。

五之氣，燥濕更勝，沉陰乃布，寒氣及體，風雨乃行。

終之氣，畏火司令，陽乃大化，蟄蟲出見，流水不冰，地氣大發，草乃生，人乃舒，其病溫厲。必折其鬱氣，資其化源，贊其運氣，無使邪勝。

【譯文】

初之氣，主氣為厥陰風木，客氣為陽明燥金，寒氣開始肅殺，殺伐之氣方來。此時人們易患寒病於右側下方。

二之氣，主氣為少陰君火，客氣為太陽寒水，所以寒冷之氣不能退去。雪花飄落，水結成冰，殺伐之氣施化，霜乃降下，草類上部乾燥，寒冷的雨水時常降下，若陽氣來復則人們易患內部熱症。

三之氣，主氣為少陽相火，客氣為厥陰風木，司天之政布化，大風時起，此時人們易患兩目流淚、耳鳴、頭目眩暈等病。

四之氣，主氣為太陰濕土，客氣為少陰君火，暑濕和濕熱之氣交爭於司天之左間，此時人們易患黃疸病，以至於周身浮腫。

五之氣，主氣為陽明燥金，客氣為太陰濕土，燥氣與濕氣互有勝復，陰寒沉降之氣乃得布化，此時寒氣侵及人體，風雨流行。

終之氣，主氣為太陽寒水，客氣為少陽相火，由於少陽之烈火主令，陽氣大化，蟄蟲出現，流水不得結冰，地中陽氣發洩，草類生長，此時人們也感到舒適。其發病則為溫熱疫癘。治療時，必須折減其致鬱之氣，資助不勝之氣的生化之源，贊助其不及的運氣，不要使邪氣太勝。

【原文】

歲宜以辛調上，以鹹調下，畏火之氣，無妄犯之。用溫遠溫，用熱遠熱，用涼遠涼，用寒遠寒，食宜同法。有假反常，此之道也。反是者病。

【譯文】

本年宜用辛味以調治司天之風邪，用鹹味以調治在泉之火邪，少陽相火，其性尤為暴烈，不可輕易觸犯，應當慎重調治。用溫性藥品時，應避開溫氣主令之時；用熱性藥品時，應避開熱氣主令之時；用涼性藥品時，應避開涼氣主令之時；用寒性藥品時，應避開寒氣主令之時；用飲食調養時，也應遵照這個原則，這是就一般情況而言。若氣候有反常變化時，就不必拘守這一原則。若不遵守這些規律，就會導致疾病的發生。

【原文】

帝曰：善。夫子之言可謂悉矣，然何以明其應乎？

岐伯曰：昭乎哉問也！夫六氣者，行有次，止有位，故常以正月朔日平旦視之，睹其位而知其所在矣。運有餘，其至先；運不及，其至後；此天之道，氣之常也。運非有餘，非不足，是謂正歲，其至當其時也。

【譯文】

黃帝說：好。先生講的，可以說是很詳盡了，然而怎樣才能知道它適應或不應呢？

岐伯說：你提的問題很高明啊！關於六氣的問題，它運行有一定的次序，終止有一定的方位，所以通常在正月初一日黎明時進行觀察，根據六氣主時所在的位置，就可以知道其氣是應或不應。凡是中運太過的，氣先時而至；中運不及的，氣後時而至，這是自然氣象的一般規律和六氣的正常情況。若中運既非太過亦非不及的平氣，謂之「正歲」，其氣恰逢天時而到達。

【原文】

帝曰：勝復之氣，其常在也，災眚時至，候也奈何？

岐伯曰：非氣化者，是謂災也。

帝曰：天地之數，終始奈何？

岐伯曰：悉乎哉問也！是明道也。數之始，起于上而終于下。歲半之前，天氣主之，歲半之後，地氣主之，上下交互，氣交主之，歲紀畢矣。故曰位明，氣月可知乎，所謂氣也。

【譯文】

黃帝問：勝氣和復氣是經常存在的，災害到來的時候，怎樣能夠測知呢？

岐伯說：不屬正常氣化的，就屬於災害。

黃帝問：司天在泉之氣數的開始和終止是怎樣的呢？

岐伯說：你問得很詳細啊！這是需要闡明的天地陰陽之道。司天在泉之數，開始於司天，終止於在泉。上半年是司天主其氣，下半年是在泉主其氣，天氣地氣相交之處，氣交主其氣，作為一年氣數的綱領，乃盡於此。所以說司天在泉所主之方位既然明白了，六氣之應於十二月的情況就可以知道了，這就是六氣分主六步的氣數。

【原文】

帝曰：余司其事，則而行之，不合其數何也？

岐伯曰：氣用有多少，化洽有盛衰，衰盛多少，同其化也。

帝曰：願聞同化何如？

岐伯曰：風溫春化同，熱曛昏火夏化同，勝與復同，燥清煙露秋化同，雲雨昏瞑埃長夏化同，寒氣霜雪冰冬化同。此天地五運六氣之化，更用盛衰之常也。

【譯文】

黃帝問：我負責這件事情，並按照這些原則去運用它，可有時與實際的氣數不完全符合，是什麼原因呢？

岐伯說：歲氣有太過不及的差別，四時主治的氣化也有盛衰的不同，盛衰的多少與春、夏、長夏、秋、冬之氣化相同。

黃帝問：請問同化是怎樣的？

岐伯說：風溫之氣與春之木氣同化，熱曛昏火之氣與夏之火氣同化，勝氣與復氣的同化也是一樣的，燥清煙露之氣與秋之金氣同化，雲雨昏埃之氣與長夏之土氣同化，寒霜冰雪之氣與冬之水氣同化。這就是天地間五運六氣之化洽及運氣互有盛衰的一般情況。

【原文】

帝曰：五運行同天化者，命曰天符，餘知之矣。願聞同地化者何謂也？

岐伯曰：太過而同天化者三，不及而同天化者亦三，太過而同地化者三，不及而同地化者亦三。凡此二十四歲也。

帝曰：願聞其所謂也。

岐伯曰：甲辰甲戌太宮下加太陰，壬寅壬申太角下加厥陰，庚子庚午太商下加陽明，如是者三。

癸巳癸亥少徵下加少陽，辛丑辛未少羽下加太陽，癸卯癸酉少徵下加少陰，如是者三。

戊子戊午太徵上臨少陰，戊寅戊申太徵上臨少陽，丙辰丙戌太羽上臨太陽，如是者三。

丁巳丁亥少角上臨厥陰，乙卯乙酉少商上臨陽明，己丑己未少宮上臨太陰，如是者三。

除此二十四歲，則不加不臨也。

【譯文】

黃帝說：五運值年與司天之氣同化的，叫作「天符」，我已經知道了。我想聽聽五運與在泉之氣同化是怎樣的呢？

岐伯說：歲運太過而與司天之氣同化的有三，歲運不及而與司天之氣同化的也有三；歲運太過而與在泉之氣同化的有三，歲運不及而與在泉之氣同化的也有三，屬於這類情況的共有二十四年。

黃帝說：請你把上述情況進一步加以說明。

岐伯說：甲辰、甲戌年，中運太宮，為土運太過，下加太陰濕土在泉，為濕土同化；壬寅、壬申年，中運太角，為木運太過，下加厥陰風木在泉，為風木同化；庚子、庚午年，中運太商，為金運太過，下加陽明燥金在泉，為燥金同化。這是太過而與在泉一致的三種情況。

癸巳、癸亥年，中運少徵，為火運不及，下加少陽相火在泉；辛丑、辛未年中運少羽，為水運不及，下加太陽寒水在泉；癸卯、癸酉年，中運太徵，為火運不及，下加少陰君火在泉。這是不及而與在泉一致的三種情況。

戊子、戊午年，中運太徵，為火運太過，上臨少陰君火司天；戊寅、戊申年，中運太徵，為火運太過，上臨少陽相火司天；丙辰、丙戌年，中運太羽，為水運太過，上臨太陽寒水司天。這是太過而與司天一致的三種情況。

丁巳、丁亥年，中運少角，為木運不及，上臨厥陰風木司天；乙卯、乙酉年，中運少商，為金運不及，上臨陽明燥金司天；己丑、己未年，中運少宮，為土運不及，上臨太陰濕土司天。這是不及而與司

天一致的三種情況。

除此二十四年之外的，就是中運與司天在泉不加不臨的年份。

【原文】

帝曰：加者何謂？

岐伯曰：太過而加同天符，不及而加同歲會也。

帝曰：臨者何謂？

岐伯曰：太過不及，皆曰天符，而變行有多少，病形有微甚，生死有早晏耳！

【譯文】

黃帝問：加是什麼意思呢？

岐伯說：歲運太過而與在泉一致的是「同天符」，歲運不及而與在泉一致的是「同歲會」。

黃帝問：臨是什麼意思呢？

岐伯說：凡是歲運太過或不及與司天相臨的，都叫作「天符」。由於運氣變化有太過不及的不同，所以病情變化則有輕微與嚴重的差異，生死也有早晚的區別。

【原文】

帝曰：夫子言用寒遠寒，用熱遠熱，余未知其然也，願聞何謂遠？

岐伯曰：熱無犯熱，寒無犯寒，從者和，逆者病，不可不敬畏而遠之，所謂時與六位也。

帝曰：溫涼何如？

岐伯曰：司氣以熱，用熱無犯，司氣以寒，用寒無犯，司氣以涼，用涼無犯，司氣以溫，用溫無犯，間氣同其主無犯，異其主則小犯之，是謂四畏，必謹察之。

【譯文】

黃帝說：先生說「用寒遠寒，用熱遠熱」，我不知其所以然，還想聽您講解一下怎樣叫作「遠」。

岐伯說：用熱性藥品，不要觸犯主時之熱；用寒性藥品，不要觸犯主時之寒。適從這一原則時，就可以和平；違背這一原則時，就會導致疾病。所以對主時之氣不可不畏而忌之，這就是所說的應時而起的六步之氣的方位。

黃帝問：溫涼之氣，次於寒熱，應當怎樣呢？

岐伯說：主時之氣為熱的，用熱性藥品時不可觸犯；主時之氣為寒的，用寒性藥品時不可觸犯；主時之氣為涼的，用涼性藥品時不可觸犯；主時之氣為溫的，用溫性藥品時不可觸犯。間氣與主氣相同的，不可觸犯；間氣與主氣不相同的，可以稍稍犯之。由於寒熱溫涼四氣，不可隨意觸犯，所以謂之「四畏」，必須謹慎地加以考察。

【原文】

帝曰：善！其犯者何如？

岐伯曰：天氣反時，則可依時，及勝其主則可犯，以平為期，而不可過，是謂邪氣反勝者。故曰：無失天信，無逆氣宜，無翼其勝，無贊其復，是謂至治。

【譯文】

黃帝說：好。觸犯了會怎樣呢？

岐伯說：天氣與主時之氣相反的，以主時之氣為依據；客氣勝過主氣的，則可以觸犯，以達到平衡協調為目的，而不可使之太過，這是指邪氣勝過主氣的情況而言。所以說不要違背氣候時令，不要違背了六氣之所宜，不可幫助勝氣，不可贊助復氣，這才是最好的治療原則。

【原文】

　　帝曰：善。五運氣行主歲之紀，其有常數乎？

　　岐伯曰：臣請次之。

　　甲子、甲午歲：上少陰火，中太宮土運，下陽明金。熱化二，雨化五，燥化四，所謂正化日也。其化上鹹寒，中苦熱，下酸熱，所謂藥食宜也。

　　乙丑、乙未歲：上太陰土，中少商金運，下太陽水。熱化寒化勝復同，所謂邪氣化日也。災七宮。濕化五，清化四，寒化六，所謂正化日也。其化上苦熱，中酸和，下甘熱，所謂藥食宜也。

【譯文】

　　黃帝說：好。五運之氣的運行與主歲之年，有一定的規律嗎？

　　岐伯說：讓我依次把它們排列出來，講給你聽吧。

　　甲子年、甲午年：上為少陰君火司天，中為太宮土運太過，下為陽明燥金在泉。司天之氣數為熱化二，中運之氣數為雨化五，在泉之氣數為燥化四，凡本年不出現勝復氣的，就是所謂的正化日。其氣化致病時，司天熱化所致宜用鹹寒，中運雨化所致宜用苦熱，在泉燥化所致宜用酸溫，這就是適宜的藥食性味。

　　乙丑年、乙未年：上為太陰濕土司天，中為少商金運不及，下為太陽寒水在泉。金運不及，可出現熱化的勝氣與寒化的復氣，丑年與未年相同，勝復之氣非本年正常之氣的，就是所謂的邪化日。災變發生在西方七宮。司天之氣數為濕化五，中運之氣數為清化四，在泉之氣數為寒化六，這是正氣所化，就是所謂正化日。其氣化致病時，司天濕化所致宜用苦熱，中運清化所致宜用酸和，在泉寒化所致宜用甘熱，這就是適宜的藥食性味。

【原文】

　　丙寅、丙申歲：上少陽相火，中太羽水運，下厥陰木。火化二，寒化六，風化三，所謂正化日也。其化上鹹寒，中鹹溫，下辛溫，所

謂藥食宜也。

丁卯（歲會）、丁酉歲：上陽明金，中少角木運，下少陰火。清化熱化勝復同，所謂邪氣化日也。災三宮。燥化九，風化三，熱化七，所謂正化日也。其化上苦小溫，中辛和，下鹹寒，所謂藥食宜也。

戊辰、戊戌歲：上太陽水，中太徵火運，下太陰土。寒化六，熱化七，濕化五，所謂正化日也。其化上苦溫，中甘和，下甘溫，所謂藥食宜也。

【譯文】

丙寅、丙申年：上為少陽相火司天，中為太羽水運太過，下為厥陰風木在泉。司天之氣數為火化二，中運之氣數為寒化六，在泉之氣數為風化三，凡本年不出現勝氣復氣的，就是所謂正化日。其氣化致病時，司天火化所致宜用鹹寒，中運寒化所致宜用鹹溫，在泉風化所致宜用辛溫，這就是適宜的藥食性味。

丁卯年（歲會年）、丁酉年：上為陽明燥金司天，中為少角木運不及，下為少陰君火在泉。木運不及，可出現清化的勝氣與熱化的復氣，卯年與酉年相同，凡出現勝氣復氣的，就是所謂邪化日。災變發生在東方三宮。司天之氣數為燥化九，中運之氣數為風化三，在泉之氣數為熱化七，凡本年不出現勝氣復氣的，就是所謂正化日。其氣化致病時，司天燥化所致宜用苦小溫，中運風化所致宜用辛和，在泉寒化所致宜用鹹寒，這就是適宜的藥食性味。

戊辰年、戊戌年：上為太陽寒水司天，中為太徵火運太過，下為太陰濕土在泉。司天之氣數為寒化六，中運之氣數為熱化七，在泉之氣數為濕化五，凡本年不出現勝氣復氣的，就是所謂正化日。其氣化致病時，司天寒化所致宜用苦溫，中運雨化所致宜用甘和，在泉燥化所致宜用甘溫，這就是適宜的藥食性味。

【原文】

　　己巳、己亥歲：上厥陰木，中少宮土運，下少陽相火。風化清化勝復同，所謂邪氣化日也。災五宮。風化三，濕化五，火化七，所謂正化日也。其化上辛涼，中甘和，下鹹寒，所謂藥食宜也。

　　庚午（同天符）、庚子歲（同天符）：上少陰火，中太商金運，下陽明金。熱化七，清化九，燥化九，所謂正化日也。其化上鹹寒，中辛溫，下酸溫，所謂藥食宜也。

　　辛未（同歲會）、辛丑歲（同歲會）：上太陰土，中少羽水運，下太陽水。雨化風化勝復同，所謂邪氣化日也。災一宮。雨化五，寒化一，所謂正化日也。其化上苦熱，中苦和，下苦熱，所謂藥食宜也。

【譯文】

　　己巳年、己亥年：上為厥陰風木司天，中為少宮土運不及，下為少陽相火在泉。土運不及，可出現風化的勝氣與清化的復氣，巳年與亥年相同，凡本年出現勝氣復氣的，就是所謂邪化日。災變發生在中央五宮。司天之氣數為風化三，中運之氣數為濕化五，在泉之氣數為火化七，若本年不出現勝氣復氣的，就是所謂正化日。其氣化致病時，司天風化所致宜用辛涼，中運濕化所致宜用甘和，在泉寒化所致宜用鹹寒，這就是適宜的藥食性味。

　　庚午年、庚子年，二年俱為同天符：上為少陰君火司天，中為太商金運太過，下為陽明燥金在泉。司天之氣數為熱化七，中運之氣數為清化九，在泉之氣數為燥化九，凡本年不出現勝氣復氣的，就是所謂正化日。其氣化致病時，司天熱化所致宜用鹹寒，中運清化所致宜用辛溫，在泉燥化所致宜用酸溫，這就是適宜的藥食性味。

　　辛未年、辛丑年，二年俱為同歲會：上為太陰濕土司天，中為少羽水運不及，下為太陽寒水在泉。水運不及，可出現雨化的勝氣與風化的復氣，未年與丑年相同，凡本年出現勝氣復氣的，就是所謂邪化日。災變發生在北方一宮。司天之氣數為雨化五，中運之氣數為寒化

一，在泉之氣數為寒化一，若不出現勝氣復氣的，就是所謂正化日。其氣化致病時，司天雨化所致宜用苦熱，中運寒化所致宜用苦和，在泉寒化所致宜用苦熱，這就是適宜的藥食性味。

【原文】

壬申（同天符）、壬寅歲（同天符）：上少陽相火，中太角木運，下厥陰木。火化二，風化八，所謂正化日也。其化上鹹寒，中酸和，下辛涼，所謂藥食宜也。

癸酉（同歲會）、癸卯歲（同歲會）：上陽明金，中少徵火運，下少陰火。寒化雨化勝復同，所謂邪氣化日也。災九宮。燥化九，熱化二，所謂正化日也。其化上苦小溫，中咸溫，下鹹寒，所謂藥食宜也。

甲戌（歲會同天符）、甲辰歲（歲會同天符）：上太陽水，中太宮土運，下太陰土。寒化六，濕化五，正化日也。其化上苦熱，中苦溫，下苦溫，藥食宜也。

【譯文】

壬申年、壬寅年，二年俱為同歲會：上為少陽相火司天，中為太角木運太過，下為厥陰風木在泉。司天之氣數為火化二，中運之氣數為風化八，在泉之氣數亦為風化八，凡本年不出現勝氣復氣的，就是所謂正化日。其氣化致病時，司天火化所致宜用鹹寒，中運風化所致宜用酸和，在泉風化所致宜用辛涼，這就是適宜的藥食性味。

癸酉年、癸卯年，二年俱為同歲會：上為陽明燥金司天，中為少徵火運不及，下為少陰君火在泉。火運不及，可出現寒化的勝氣與雨化的復氣，酉年與卯年相同，凡本年出現勝氣復氣的，就是所謂邪化日。災變發生在南方九宮。司天之氣數為燥化九，中運之氣數為熱化二，在泉之氣數為熱化二，凡不出現勝氣復氣的，就是所謂正化日。其氣化致病時，司天燥化所致宜用苦小溫，中運熱化所致宜用咸溫，在泉寒化所致宜用鹹寒，這就是適宜的藥食性味。

甲戌年、甲辰年，二年既是歲會，又是同天符：上為太陽寒水司天，中為太宮土運太過，下為太陰濕土在泉。司天之氣數為寒化六，中運之氣數為濕化五，在泉之氣數亦為濕化五，凡本年不出現勝氣復的，就是所謂正化日。其氣化致病時，司天寒化所致宜用苦熱，中運濕化所致宜用苦溫，在泉濕化所致宜用苦溫，這就是適宜的藥食性味。

【原文】

乙亥、乙巳歲：上厥陰木，中少商金運，下少陽相火。熱化寒化勝復同，邪氣化日也。災七宮。風化八，清化四，火化二，正化度也。其化上辛涼，中酸和，下鹹寒，藥食宜也。

丙子（歲會）、丙午歲：上少陰火，中太羽水運，下陽明金。熱化二，寒化六，清化四，正化度也。其化上鹹寒，中鹹熱，下酸溫，藥食宜也。

丁丑、丁未歲：上太陰土，中少角木運，下太陽水。清化熱化勝復同，邪氣化度也。災三宮。雨化五，風化三，寒化一，正化度也。其化上苦溫，中辛溫，下甘熱，藥食宜也。

【譯文】

乙亥年、乙巳年：上為厥陰風木司天，中為少商金運不及，下為少陽相火在泉。金運不及，則可出現熱化的勝氣與寒化的復氣，亥年與巳年相同，凡本年出現勝氣復氣的，就是所謂邪化日。災變發生在西方七宮。司天之氣數為風化八，中運之氣數為清化四，在泉之氣數為火化二，凡本年不出現勝氣復氣的，就是所謂正化日。其氣化致病時，司天熱化所致宜用辛涼，中運清化所致宜用酸和，在泉火化所致宜用鹹寒，這就是適宜的藥食性味。

丙子年（歲會年）、丙午年：上為少陰君火司天，中為太羽水運太過，下為陽明燥金在泉。司天之氣數為熱化二，中運之氣數為寒化六，在泉之氣數亦為清化四，凡本年不出現勝氣復氣的，就是所謂正

化日。其氣化致病時，司天熱化所致宜用鹹寒，中運寒化所致宜用鹹熱，在泉清化所致宜用酸溫，這就是適宜的藥食性味。

丁丑年、丁未年：上為太陰濕土司天，中為少角木運不及，下為太陽寒水在泉。木運不及，可出現清化的勝氣與熱化的復氣，丑年與未年相同，凡本年出現勝氣復氣的，就是所謂邪化日。災變發生在東方三宮。司天之氣數為雨化五，中運之氣數為風化三，在泉之氣數為寒化一，若不出現勝氣復氣的，就是所謂正化日。其氣化致病時，司天雨化所致宜用苦溫，中運風化所致宜用辛溫，在泉寒化所致宜用甘熱，這就是適宜的藥食性味。

【原文】

戊寅、戊申歲（天符）：上少陽相火，中太徵火運，下厥陰木。火化七，風化三，正化度也。其化上鹹寒，中甘和，下辛涼，藥食宜也。

己卯、己酉歲：上陽明金，中少宮土運，下少陰火。風化清化勝復同，邪氣化度也。災五宮。清化九，雨化五，熱化七，正化度也。其化上苦小溫，中甘和，下鹹寒。藥食宜也。

庚辰、庚戌歲：上太陽水，中太商金運，下太陰土。寒化一，清化九，雨化五，正化度也。其化上苦熱，中辛溫，下甘熱，藥食宜也。

【譯文】

戊寅年、戊申年，二年俱為天符年：上為少陽相火司天，中為太徵火運太過，下為厥陰風木在泉。司天之氣數為火化七，中運之氣數為火化七，在泉之氣數為風化三，凡本年不出現勝復氣的，就是所謂正化日。其氣化致病時，司天火化所致宜用鹹寒，中運火化所致宜用甘和，在泉風化所致宜用辛涼，這就是適宜的藥食性味。

己卯年、己酉年：上為陽明燥金司天，中為少宮土運不及，下為少陰君火在泉。土運不及，則可出現風化的勝氣與熱化的復氣，卯年

與酉年相同，凡本年出現勝氣復氣的，就是所謂邪化日。災變發生在中央五宮。司天之氣數為清化九，中運之氣數為雨化五，在泉之氣數為熱化七，若本年不出現勝氣復氣的，就是所謂正化日。其氣化致病時，司天清化所致宜用苦小溫，中運雨化所致宜用甘和，在泉熱化所致宜用鹹寒，這就是適宜的藥食性味。

　　庚辰年、庚戌年：上為太陽寒水司天，中為太商金運太過，下為太陰濕土在泉。司天之氣數為寒化一，中運之氣數為清化九，在泉之氣數為雨化五，凡本年不出現勝氣復氣的，就是所謂正化日。其氣化致病時，司天寒化所致宜用苦熱，中運清化所致宜用辛溫，在泉雨化所致宜用甘熱，這就是適宜的藥食性味。

【原文】

　　辛巳、辛亥歲：上厥陰木，中少羽水運，下少陽相火。雨化風化勝復同，邪氣化度也。災一宮。風化三，寒化一，火化七，正化度也。其化上辛涼，中苦和，下鹹寒。藥食宜也。

　　壬午、壬子歲：上少陰火，中太角木運，下陽明金。熱化二，風化八，清化四，正化度也。其化上鹹寒，中酸涼，下酸溫，藥食宜也。

　　癸未、癸丑歲：上太陰土，中少徵火運，下太陽水。寒化雨化勝復同，邪氣化度也。災九宮。雨化五，火化二，寒化一，正化度也。其化上苦溫，中咸溫，下甘熱，藥食宜也。

【譯文】

　　辛巳年、辛亥年：上為厥陰風木司天，中為少羽水運不及，下為少陽相火在泉。水運不及，可出現雨化的勝氣與風化的復氣，巳年與亥年相同，凡本年出現勝氣復氣的，就是所謂邪化日。災變發生在北方一宮。司天之氣數為風化三，中運之氣數為寒化一，在泉之氣數為火化七，若本年不出現勝氣復氣的，就是所謂正化日。其氣化致病時，司天風化所致宜用辛涼，中運寒化所致宜用苦和，在泉火化所致

宜用鹹寒，這就是適宜的藥食性。

壬午年、壬子年：上為少陰君火司天，中為太角木運太過，下為陽明燥金在泉。司天之氣數為熱化二，中運之氣數為風化八，在泉之氣數為清化四，凡本年不出現勝復氣的，就是所謂正化日。其氣化致病時，司天熱化所致宜用鹹寒，中運風化所致宜用酸涼，在泉清化所致宜用酸溫，這就是適宜的藥食性味。

癸未年、癸丑年：上為太陰濕土司天，中為少徵火運不及，下為太陽寒水在泉。火運不及，可出現寒化的勝氣與雨化的復氣，未年與丑年相同，凡本年出現勝氣復氣的，就是所謂邪化日。災變發生在南方九宮。司天之氣數為雨化五，中運之氣數為火化二，在泉之氣數為寒化一，若不出現勝氣復氣，就是所謂正化日。其氣化致病時，司天雨化所致宜用苦溫，中運火化所致宜用鹹溫，在泉寒化所致宜用甘熱，這就是適宜的藥食性味。

【原文】

甲申、甲寅歲：上少陽相火，中太宮土運，下厥陰木。火化二，雨化五，風化八，正化度也。其化上鹹寒，中鹹和，下辛涼，藥食宜也。

乙酉（太一天符）、乙卯歲（天符）：上陽明金，中少商金運，下少陰火。熱化寒化勝復同，邪氣化度也。災七宮。燥化四，清化四，熱化二，正化度也。其化上苦小溫，中苦和，下鹹寒，藥食宜也。

丙戌（天符）、丙辰歲（天符）：上太陽水，中太羽水運，下太陰土。寒化六，雨化五，正化度也。其化上苦熱，中鹹溫，下甘熱，藥食宜也。

【譯文】

甲申年、甲寅年：上為少陽相火司天，中為太宮土運太過，下為厥陰風木在泉。司天之氣數為火化二，中運之氣數為雨化五，在泉之

氣數為風化八，凡本年不出現勝氣復氣的，就是所謂正化日。其氣化致病時，司天火化所致宜用鹹寒，中運雨化所致宜用鹹和，在泉風化所致宜用辛涼，這就是適宜的藥食性味。

乙酉年為太一天符年，乙卯年為天符年：上為陽明燥金司天，中為少商金運不及，下為少陰君火在泉。金運不及，可出現熱化的勝氣與寒化的復氣，酉年與卯年相同，凡本年出現勝氣復氣的，就是所謂邪化日。災變發生在西方七宮。司天之氣數為燥化四，中運之氣數為清化四，在泉之氣數為熱化二，若本年不出現勝氣復氣，就是所謂正化日。其氣化致病時，司天燥化所致宜用苦小溫，中運清化所致宜用苦和，在泉熱化所致宜用鹹寒，這就是適宜的藥食性味。

丙戌年、丙辰年，二年俱為天符年：上為太陽寒水司天，中為太羽水運太過，下為太陰濕土在泉。司天之氣數為寒化六，中運之氣數為寒化六，在泉之氣數為雨化五，凡本年不出現勝氣復氣的，就是所謂正化日。其氣化致病時，司天寒化所致宜用苦熱，中運寒化所致宜用咸溫，在泉雨化所致宜用甘熱，這就是適宜的藥食性味。

【原文】

丁亥（天符）、丁巳歲（天符）：上厥陰木，中少角木運，下少陽相火。清化熱化勝復同，邪氣化度也。災三宮。風化三，火化七，正化度也。其化上辛涼，中辛和，下鹹寒，藥食宜也。

戊子（天符）、戊午歲（太一天符）：上少陰火，中太徵火運，下陽明金。熱化七，清化九，正化度也。其化上鹹寒，中甘寒，下酸溫，藥食宜也。

己丑（太一天符）、己未歲（太一天符）：上太陰土，中少宮土運，下太陽水。風化清化勝復同，邪氣化度也。災五宮。雨化五，寒化一，正化度也。其化上苦熱，中甘和，下甘熱，藥食宜也。

【譯文】

丁亥年、丁巳年，二年俱為天符年：上為厥陰風木司天，中為少

角木運不及，下為少陽相火在泉。木運不及，可出現清化的勝氣與熱化的復氣，亥年與巳年相同，凡出現勝氣復氣的，就是所謂邪化日。災變發生在東方三宮。司天之氣數為風化三，中運之氣數為風化三，在泉之氣數為火化七，若不出現勝氣復氣，就是所謂正化日。其氣化致病時，司天風化所致宜用辛涼，中運風化所致宜用辛和，在泉火化所致宜用鹹寒，這就是適宜的藥食性味。

　　戊子年（為天符年）、戊午年（太一天符年）：上為少陰君火司天，中為太徵火運太過，下為陽明燥金在泉。司天之氣數為熱化七，中運之氣數為熱化七，在泉之氣數為清化九，凡本年不出現勝復氣的，就是所謂正化日。其氣化致病時，司天熱化所致宜用鹹寒，中運熱化所致宜用甘和，在泉清化所致宜用酸溫，這就是適宜的藥食性味。

　　己丑年、己未年，二年俱為太一天符年：上為太陰濕土司天，中為少宮土運不及，下為太陽寒水在泉。土運不及，可出現風化的勝氣與清化的復氣，丑年與未年相同，凡本年出現勝氣復氣的，就是所謂邪化日。災變發生在中央五宮。司天之氣數為雨化五，中運之氣數為雨化五，在泉之氣數為寒化一，若本年不出現勝氣復氣，就是所謂正化日。其氣化致病時，司天雨化所致宜用苦熱，中運雨化所致宜用甘和，在泉寒化所致宜用甘熱，這就是適宜的藥食性味。

【原文】

　　庚寅、庚申歲：上少陽相火，中太商金運，下厥陰木。火化七，清化九，風化三，正化度也。其化上鹹寒，中辛溫，下辛涼，藥食宜也。

　　辛卯、辛酉歲：上陽明金，中少羽水運，下少陰火。雨化風化勝復同，邪氣化度也。災一宮。清化九，寒化一，熱化七，正化度也。其化上苦小溫，中苦和，下鹹寒，藥食宜也。

　　壬辰、壬戌歲：上太陽水，中太角木運，下太陰土。寒化六，風化八，雨化五，正化度也。其化上苦溫，中酸和，下甘溫，藥食宜也。

【譯文】

庚寅年、庚申年：上為少陽相火司天，中為太商金運太過，下為厥陰風木在泉。司天之氣數為火化七，中運之氣數為清化九，在泉之氣數為風化三，凡本年不出現勝復氣的，就是所謂正化日。其氣化致病時，司天火化所致宜用鹹寒，中運清化所致宜用辛溫，在泉風化所致宜用辛涼，這就是適宜的藥食性味。

辛卯年、辛酉年：上為陽明燥金司天，中為少羽水運不及，下為少陰君火在泉。水運不及，可出現雨化的勝氣與風化的復氣，卯年與酉年相同，凡本年出現勝氣復氣的，就是所謂邪化日。災變發生在北方一宮。司天之氣數為清化九，中運之氣數為寒化一，在泉之氣數為熱化七，若本年不出現勝氣復氣的，就是所謂正化日。其氣化致病時，司天清化所致宜用苦小溫，中運寒化所致宜用苦和，在泉熱化所致宜用鹹寒，這就是適宜的藥食性味。

壬辰年、壬戌年：上為太陽寒水司天，中為太角木運太過，下為太陰濕土在泉。司天之氣數為寒化六，中運之氣數為風化八，在泉之氣數為雨化五，凡本年不出現勝復氣的，就是所謂正化日。其氣化致病時，司天寒化所致宜用苦溫，中運風化所致宜用酸和，在泉雨化所致宜用甘溫，這就是適宜的藥食性味。

【原文】

癸巳（同歲會）、癸亥（同歲會）：上厥陰木，中少徵火運，下少陽相火。寒化雨化勝復同，邪氣化度也。災九宮。風化八，火化二，正化度也。其化上辛涼，中鹹和，下鹹寒，藥食宜也。

凡此定期之紀，勝復正化，皆有常數，不可不察。故知其要者，一言而終，不知其要，流散無窮，此之謂也。

【譯文】

癸巳年、癸亥年，二年俱為同歲會：上為厥陰風木司天，中為少徵火運不及，下為少陽相火在泉。火運不及，可出現寒化的勝氣與雨

化的復氣，巳年與亥年相同，凡本年出現勝氣復氣的，就是所謂邪化日。災變發生在南方九宮。司天之氣數為風化八，中運之氣數為火化二，在泉之氣數為火化二，若本年不出現勝氣復氣，就是所謂正化日。其氣化致病時，司天風化所致宜用辛涼，中運火化所致宜用鹹和，在泉火化所致宜用鹹寒，這就是適宜的藥食性味。

凡此五運六氣定期的紀年，勝氣復氣及正化邪化的不同變化，都有一定的規律可循，不可不加以考察。所以說，有關五運六氣的問題，只要掌握了它的要領，一句話就可以介紹完；不能掌握它的要領，則毫無頭緒，就是這個意思。

【原文】

帝曰：善。五運之氣，亦復歲乎？

岐伯曰：鬱極乃發，待時而作也。

帝曰：請問其所謂也？

岐伯曰：五常之氣，太過不及，其發異也。

帝曰：願卒聞之。

岐伯曰：太過者暴，不及者徐，暴者為病甚，徐者為病持。

帝曰：太過不及，其數何如？

岐伯曰：太過者，其數成；不及者，其數生，土常以生也。

【譯文】

黃帝說：好！五運之氣也會有復氣之年嗎？

岐伯說：五運之氣若被克制太過，抑鬱到極點，就要爆發，不過需要等待一定的時機才能發作。

黃帝問：請問其中的道理是什麼呢？

岐伯說：五運之氣的太過年和不及年，其復氣的發作是不一樣的。

黃帝說：我想請你詳盡地講講。

岐伯說：在太過年，復氣發作急暴；在不及年，復氣發作徐緩。

復氣發作急暴的，致病嚴重；復氣發作徐緩的，致病持續。

黃帝問：太過與不及的氣化之數是怎樣的呢？

岐伯說：氣太過，其氣化之數為五行的成數；氣不及的，其氣化之數為五行的生數；惟有土運，不管太過不及，其氣化之數，皆為生數。

【原文】

帝曰：其發也何如？

岐伯曰：土鬱之發，岩谷震驚，雷殷氣交，埃昏黃黑。化為白氣，飄驟高深，擊石飛空，洪水乃從，川流漫衍，田牧土駒。化氣乃敷，善為時雨，始生始長，始化始成。故民病心腹脹，腸鳴而為數後，甚則心痛脅䐜，嘔吐霍亂，飲發注下，胕腫身重。雲奔雨府，霞擁朝陽，山澤埃昏，其乃發也，以其四氣。雲橫天山，浮游生滅，佛之先兆。

【譯文】

黃帝問：五氣鬱而發作時是怎樣的呢？

岐伯說：土氣鬱極而發作的情況是：峰岩峽谷震搖驚動，雷聲震於氣交，空中塵埃黃黑昏暗，濕氣蒸發則化為白氣，疾風驟雨降于高山深谷，衝擊岩石，飛濺於空，山洪暴發，大水隨之而至，河流湖泊氾濫漫延，土質破壞，水去之後，田野間土石嵬然，好像群馬散亂在其中一樣。土鬱極發作，則土之化得以敷布，喜降應時之雨，萬物開始生長化成。所以人們易患心痛、腹部脹滿、嘔吐霍亂、水飲發作、大便泄下如注、浮腫身重等病。雲氣奔向雨府，早霞應貫於朝陽之處，塵埃昏暗，山澤不清，這就是土氣開始發作時的現象，發作時間多在四氣之時。發現雲霧橫貫於天空與山谷，或浮或遊，忽生忽滅，浮動不定，這是土氣鬱極即將發的先兆。

【原文】

　　金鬱之發，天潔地明，風清氣切，大涼乃舉，草樹浮煙，燥氣以行，霜霧數起，殺氣來至，草木蒼乾，金乃有聲。故民病咳逆，心脅滿，引少腹，善暴痛，不可反側，嗌乾，面塵色惡。山澤焦枯，土凝霜鹵，怫乃發也，其氣五。夜零白露，林莽聲淒，怫之兆也。

【譯文】

　　金氣鬱極而發作的情況是：天氣清爽，地氣明淨，風清涼，氣急切，涼氣大起，草木之上輕浮雲煙，燥氣流行，時常有霧氣彌漫，秋之肅殺之氣至，草木乾枯凋落，金氣燥勁而音清切，發為秋聲。燥氣過勝則氣化受到影響，所以人們易患咳嗽氣逆、心脅部脹滿牽引少腹部、經常急劇疼痛、不能轉動、咽喉乾燥、面色如煙塵般難看等病。山澤乾枯，地面凝聚著如霜一樣的鹵鹹，這就是金鬱開始發作的現象，發作時間多在五氣之時。如果發現夜間降下白露，叢林深處風聲淒動，這是金氣鬱極將發的先兆。

【原文】

　　水鬱之發，陽氣乃辟，陰氣暴舉，大寒乃至，川澤嚴凝，寒氛結為霜雪，甚則黃黑昏翳，流行氣交，乃為霜殺，水乃見祥。故民病寒客心痛，腰脽痛，大關節不利，屈伸不便，善厥逆，痞堅腹滿。陽光不治，空積沉陰，白埃昏瞑，而乃發也，其氣二火前後。太虛深玄，氣猶麻散，微見而隱，色黑微黃，怫之先兆也。

【譯文】

　　水氣鬱極而發作的情況是：陽氣退避，陰氣驟起，大寒的氣候乃至，川流湖澤，被嚴寒凍結，寒冷的霧氣結為霜雪，甚則霧氣黃黑昏暗遮避，流行於氣交，而成為霜雪肅殺之氣，水乃預先出現某些徵兆。所以人們易患寒氣侵犯人體而心痛、腰部與臀部疼痛、大關節活動不靈、屈伸不便、多厥逆、腹部痞滿堅硬等病。陽氣不得主治，陰

氣聚積於空中，白埃昏暗，這就是水氣開始發作的現象，發作時間多
在君火與相火主時的前後。如果發現太空之氣散亂如麻，深遠昏暗，
隱約可見，色黑微黃，這是水氣鬱極將發的先兆。

【原文】

木鬱之發，太虛埃昏，雲物以擾，大風乃至，屋發折木，木有
變。故民病胃脘當心而痛，上支兩脅，鬲咽不通，食飲不下，甚則耳
鳴眩轉，目不識人，善暴僵仆。太虛蒼埃，天山一色，或氣濁色，黃
黑鬱若，橫雲不起雨，而乃發也，其氣無常。長川草偃，柔葉呈陰，
松吟高山，虎嘯岩岫，怫之先兆也。

【譯文】

木氣鬱而發作的情況是：在空中塵埃昏暗，雲氣飄動，大風乃
至，屋被刮壞，樹木折斷，這是木氣的暴發。所以人們易患胃脘當心
處疼痛、向上撐滿兩脅、咽喉鬲塞不通、食飲難以咽下，甚則耳鳴、
頭目眩暈旋轉、兩眼辨不清人物，多突然僵直仆倒等病。太空中塵埃
蒼茫，天空和山脈同樣顏色，或呈現濁氣色，顏色黃黑，鬱滯不散，
雲雖橫於空中，而雨水不降，這就是木鬱開始發作的現象，發作的時
間不固定。如果發現平野中的草皆低垂不起，柔軟的樹葉子皆背面翻
轉向外，高山之松被風吹作響，有虎嘯之聲發於山崖崢巖之上，這是
木氣鬱極即將發的先兆。

【原文】

火鬱之發，太虛腫翳，大明不彰，炎火行，大暑至，山澤燔燎，
材木流津，廣廈騰煙，土浮霜鹵，止水乃減，蔓草焦黃，風行惑言，
濕化乃後。故民病少氣，瘡瘍癰腫，脅腹胸背，面首四肢，憤臚脹，
瘍痱，嘔逆，瘛瘲骨痛，節乃有動，注下溫瘧，腹中暴痛，血溢流
注，精液乃少，目赤心熱，甚則瞀悶懊，善暴死。刻終大溫，汗濡玄
府，其乃發也，其氣四。動復則靜，陽極反陰，濕令乃化乃成。華發

水凝，山川冰雪，焰陽午澤，怫之先兆也。

　　有怫之應而後報也，皆觀其極而乃發也。木發無時，水隨火也。謹候其時，病可與期，失時反歲，五氣不行，生化收藏，政無恒也。

【譯文】

　　火氣鬱而發作的情況是：太空中有黃赤之氣遮避，太陽光不甚明亮，火炎流行，大暑乃至，高山湖澤似被火炎燒燎一樣，木材流出液汁，廣大的廈屋煙氣升騰，地面上浮現出霜鹵樣物質，不流動的水減少，蔓草類焦枯乾黃，風熱熾盛，人們言語惑亂，濕之化氣，乃後期而至。所以人們易患少氣、瘡瘍癰腫、脅腹胸背、頭面四肢、脹滿不舒適、生瘡瘍痱子、嘔逆、筋脈抽搐、骨節疼痛抽動、泄瀉不止、溫瘧、腹中急劇疼痛、血外溢流注不止、精液減少、目赤、心中煩熱，甚則昏暈煩悶懊憹等病，容易突然死亡。每日在百刻終盡之後，陽氣來復，氣候大溫，汗濕汗孔，這就是火氣開始發作的現象，發作的時間，多在四氣之時。事物動極則靜，陽極則陰，熱極則生濕，濕氣敷布則萬物得以化成。花開之時又見水結成冰，山川出現冰雪，是火氣被鬱，若見有陽熱之氣生於面南的湖中，則是火氣鬱極將發的先兆。

　　五氣之鬱，必有先兆，而後乃發生報復之氣，都是在鬱極的時候開始發作。木鬱的發作，沒有固定的時間；水鬱的發作，在君、相二火主時的前後。細心地觀察時令，發病的情況是可以預測的。如果失於正常的時令及歲氣運行的規律，五行之氣運行錯亂，生長化收藏的政令也就不正常了。

【原文】

　　帝曰：水發而雹雪，土發而飄驟，木發而毀折，金發而清明，火發而曛昧，何氣使然？

　　岐伯曰：氣有多少，發有微甚。微者當其氣，甚者兼其下，征其下氣而見可知也。

　　帝曰：善。五氣之發，不當位者何也？

岐伯曰：命其差。

　　黃帝問：水氣鬱而發為冰雪霜雹，土氣鬱而發為飄雨，木氣鬱而發為毀壞斷折，金氣鬱而發為清爽明淨，火氣鬱而發為熱氣黃赤昏暗，這是什麼氣造成的呢？

　　岐伯說：五運之氣有太過和不及的不同，發作時有輕微和嚴重的差別。發作輕微的，只限於本氣；發作嚴重的，兼見於其下承之氣，觀察其下承之氣，氣發的情況就可以知道了。

　　黃帝說：好。五鬱之氣的發作不在其應發之時，是什麼道理呢？

　　岐伯說：這是屬於時間上的差異。

【原文】

　　帝曰：差有數乎？

　　岐伯曰：後皆三十度而有奇也。

　　帝曰：氣至而先後者何？

　　岐伯曰：運太過則其至先，運不及則其至後，此候之常也。

　　帝曰：當時而至者何也？

　　岐伯曰：非太過，非不及，則至當時，非是者眚也。

【譯文】

　　黃帝問：這種差異，有一定的日數嗎？

　　岐伯說：差異都在應發時之後三十日有餘。

　　黃帝問：主時之氣，來時有先後的不同，是什麼原因呢？

　　岐伯說：歲運太過，氣先時而至；歲運不及，氣後時而至，這屬於正常的氣候。

　　黃帝問：歲運之氣，正當應至之時而來的，屬於什麼呢？

　　岐伯說：如果歲運沒有太過和不及，氣就正當其時而至，否則就要發生災禍。

【原文】

　　帝曰：善。氣有非時而化者何也？

　　岐伯曰：太過者當其時，不及者歸其己勝也。

　　帝曰：四時之氣，至有早晏高下左右，其候何如？

　　岐伯曰：行有逆順，至有遲速。故太過者化先天，不及者化後天。

【譯文】

　　黃帝說：好。氣有不在其時而化的，是什麼道理呢？

　　岐伯說：氣太過的，其氣化則正當其時；氣不及的，其氣化則歸於勝己之氣所化。

　　黃帝問：四時之氣，來時有早晚、高下、左右的不同，怎樣測知呢？

　　岐伯說：氣的運行有逆有順，氣之來至有快有慢。所以氣太過的，氣化先於天時；氣不及的，氣化後於天時。

【原文】

　　帝曰：願聞其行何謂也？

　　岐伯曰：春氣西行，夏氣北行，秋氣東行，冬氣南行。故春氣始于下，秋氣始于上，夏氣始于中，冬氣始于標。春氣始于左，秋氣始于右，冬氣始于後，夏氣始于前。此四時正化之常。故至高之地，冬氣常在，至下之地，春氣常在，必謹察之。

　　帝曰：善。

【譯文】

　　黃帝說：我想聽聽關於氣的運行情況是怎樣的。

　　岐伯說：春氣生於東而西行，夏氣生於南而北行，秋氣生於西而東行，冬氣生於北而南行。所以春氣自下而升於上，秋氣自上而降於下，夏氣萬物生長而其氣布化於中，冬氣始於外表而入於裏。春氣在

東，故始於左；秋氣在西，故始於右；冬氣在北，故始於後；夏氣在南，故始於前。這就是四時正常氣化的一般規律。所以高原地帶，氣候嚴寒，冬氣常在；下窪地帶，氣候溫和，春氣常在。必須根據不同的時間地點，仔細地加以考察。

黃帝說：好。

【原文】

黃帝問曰：五運六氣之應見，六化之正，六變之紀何如？

岐伯對曰：夫六氣正紀，有化有變，有勝有復，有用有病，不同其候，帝欲何乎？

帝曰：願盡聞之。

岐伯曰：請遂言之。夫氣之所至也，厥陰所至為和平，少陰所至為暄，太陰所至為埃溽，少陽所至為炎暑，陽明所至為清勁，太陽所至為寒氛。時化之常也。

厥陰所至為風府，為璺啟；少陰所至為火府，為舒榮；太陰所至為雨府，為員盈；少陽所至為熱府，為行出；陽明所至為司殺府，為庚蒼；太陽所至為寒府，為歸藏。司化之常也。

【譯文】

黃帝問道：五運六氣的變化應於所見的物象，其正常氣化與反常的變化是怎樣的呢？

岐伯回答說：關於六氣正常與反常的變化，有氣化有變化，有勝氣有復氣，有作用有病氣，各有不同的情況，你想瞭解哪一方面的呢？

黃帝說：我想聽你詳盡地講講。

岐伯說：我儘量講給你聽吧。關於六氣之所至，厥陰風木之氣至時，則為平和；少陰君火之氣至時，則為溫暖；太陰濕土之氣至時，則為塵埃濕潤；少陽相火之氣至時，則為火炎暑熱；陽明燥金之氣至時，則為清涼剛勁；太陽寒水之氣至時，則為寒冷氣氛。這是四時正

常氣化的一般情況。

厥陰之氣至，為風化之府，為物體破裂而開發；少陰之氣至，為火化之府，為萬物舒發繁榮；太陰之氣至為雨化之府，為物體充盈圓滿；少陽之氣至為熱化之府，為氣化盡現於外；陽明之氣至，為肅殺之府，為生發之氣變更；太陽之氣至，為寒化之府，為陽氣斂藏。這是六氣司化的一般情況。

【原文】

厥陰所至為生，為風搖；少陰所至為榮，為形見；太陰所至為化，為雲雨；少陽所至為長，為蕃鮮；陽明所至為收，為霧露；太陽所至為藏，為周密。氣化之常也。

厥陰所至為風生，終為肅；少陰所至為熱生，中為寒；太陰所至為濕生，終為注雨；少陽所至為火生，終為蒸溽；陽明所至為燥生，終為涼；太陽所至為寒生，中為溫。德化之常也。

【譯文】

厥陰之氣至，為萬物生發，為和風飄蕩；少陰之氣至，為萬物繁榮，為形象顯現；太陰之氣至，為萬物化育，為濕化雲雨；少陽之氣至，為萬物盛長，為繁茂鮮豔；陽明之氣至，為萬物收斂，為霧露之氣；太陽之氣至，為萬物閉藏，為生機閉密。這是六氣所化的一般情況。

厥陰之氣至，為風氣生發，厥陰之下，金氣承之，故氣終則肅殺；少陰之氣至，為熱氣生發，少陰之中見為太陽，故氣終為寒化；太陰之氣至，為濕氣生發，太陰之下，風氣承之，故氣終則大雨如注；少陽之氣至，為火氣生發，相火之下，水氣承之，故氣終為濕熱交蒸；陽明之氣至，為燥氣生發，陽明之下，火氣承之，故其氣終則為涼；太陽之氣至，為寒氣生發，太陽之中見為少陰，故其氣終為溫化。這是六氣變化的一般情況。

【原文】

厥陰所至為毛化，少陰所至為羽化，太陰所至為倮化，少陽所至為羽化，陽明所至為介化，太陽所至為鱗化。德化之常也。

厥陰所至為生化，少陰所至為榮化，太陰所至為濡化，少陽所至為茂化，陽明所至為堅化，太陽所至為藏化。布政之常也。

【譯文】

厥陰之氣至，為毛蟲類化育；少陰之氣至，為羽蟲類化育；太陰之氣至，為倮蟲類化育；少陽之氣至，為薄明羽翼的蟲類化育；陽明之氣至，為介蟲類化育；太陽之氣至，為鱗蟲類化育。這是氣化功德的一般情況。

厥陰之氣至則萬物生發，故為生化；少陰之氣至則萬物繁榮，故為榮化；太陰之氣至則萬物濕潤，故為濡化；少陽之氣至則萬物茂盛，故為茂化；陽明之氣至則萬物堅實，故為堅化；太陽之氣至則萬物閉藏，故為藏化。這是六氣施政布化的一般情況。

【原文】

厥陰所至為飄怒，大涼；少陰所至為大暄，寒；太陰所至為雷霆驟注，烈風；少陽所至為飄風燔燎，霜凝；陽明所至為散落，溫；太陽所至為寒雪冰雹，白埃。氣變之常也。

厥陰所至為撓動，為迎隨；少陰所至為高明焰，為曛；太陰所至為沉陰，為白埃，為晦暝；少陽所至為光顯，為彤雲，為曛；陽明所至為煙埃，為霜，為勁切，為淒鳴；太陽所至為剛固，為堅芒，為立。令行之常也。

【譯文】

厥陰風木之氣至，為旋風怒狂，風木亢盛則金氣承而制之，其氣大涼；少陰君火之氣至，為氣甚溫暖，火氣亢盛則陰精承而制之，其氣寒冷；太陰濕土之氣至，為雷雨劇烈，濕土亢盛則風氣承而制之，

其氣為狂風；少陽相火之氣至，為旋風興起及火熱燔燎，火氣亢盛則水氣承而制之，其氣為霜凝；陽明燥金之氣至，為物體散落，金氣亢盛則火氣承而制之，其氣溫暖；太陽寒水之氣至，為寒雪冰雹，寒水亢盛則土氣承而制之，其氣為白色塵埃。這是六氣變常的一般情況。

厥陰風木之氣至，為物體擾動，為隨風往來；少陰君火之氣至，為火焰高明，為空中有黃赤之氣色；太陰濕土之氣至，為陰氣沉滯，為白色塵埃，為晦暗不明；少陽相火之氣至，為虹霓等光顯，為赤色之雲，為空中有黃赤之氣色；陽明燥金之氣至，為煙塵，為霜凍，為西風剛勁急切，為秋蟲淒鳴；太陽寒水之氣至，為萬物堅硬，為北風銳利，為萬物已成。這是六氣行令的一般情況。

【原文】

厥陰所至為裏急；少陰所至為瘍胗身熱；太陰所至為積飲否隔；少陽所至為嚏嘔，為瘡瘍；陽明所至為浮虛；太陽所至為屈伸不利。病之常也。

厥陰所至為支痛；少陰所至為驚惑，惡寒戰慄，譫妄；太陰所至為蓄滿；少陽所至為驚躁，瞀昧，暴病；陽明所至為鼽，尻陰股膝髀腨足病；太陽所至為腰痛。病之常也。

【譯文】

厥陰風木之氣至而致病，為腹中拘急；少陰君火之氣至而致病，為瘡瘍、皮疹、身熱；太陰濕土之氣至而致病，為水飲積聚、阻塞不通；少陽相火之氣至而致病，為噴嚏嘔吐，為瘡瘍；陽明燥金之氣至而致病，為皮膚浮腫；太陽寒水之氣至而致病，為關節屈伸不利。這是六氣致病的一般情況。

厥陰之氣至而致病，為肝氣不舒，脅部支撐疼痛；少陰之氣至而致病，為心神不寧、易驚惑亂、惡寒戰慄、譫言妄語；太陰之氣至而致病，為脾氣不運、蓄積脹滿；少陽之氣至而致病，為膽氣被傷、易驚、躁動不安、昏暈悶昧，常突然發病；陽明之氣至而致病，為鼻

塞，尻陰股膝脛足等處發病；太陽之氣至而致病，發為腰痛。這也是六氣致病的一般情況。

【原文】

厥陰所至為戾；少陰所至為悲妄衄衊；太陰所至為中滿霍亂吐下；少陽所至為喉痺，耳鳴嘔湧；陽明所至為皴揭；太陽所至為寢汗，痙。病之常也。

厥陰所至為脅痛嘔泄；少陰所至為語笑；太陰所至為重胕腫；少陽所至為暴注，瘛，暴死；陽明所至為鼽嚏；太陽所至為流泄禁止。病之常也。

【譯文】

厥陰之氣至而致病，為筋肉拘急短縮、肢體屈曲扭轉等；少陰之氣至而致病，為悲傷神妄、鼻孔出血；太陰之氣至而致病，會引發腹內脹滿、霍亂吐瀉；少陽之氣至而致病，為喉痺、耳鳴、嘔吐等；陽明之氣至而致病，為皮膚粗糙起皺成褶；太陽之氣至而致病，為溫汗和抽筋。這也是六氣致病的一般情況。

厥陰之氣至而致病，為脅痛、嘔吐瀉痢；少陰之氣至而致病，為多言善笑；太陰之氣至而致病，為身重浮腫；少陽之氣至而致病，為急劇泄瀉不止、肌肉抽搐，常突然死亡；陽明之氣至而致病，為鼻塞噴嚏；太陽之氣至而致病，為二便泄瀉，或二便閉止不通。這仍是六氣致病的一般情況。

【原文】

凡此十二變者，報德以德，報化以化，報政以政，報令以令，氣高則高，氣下則下，氣後則後，氣前則前，氣中則中，氣外則外，位之常也。故風勝則動，熱勝則腫，燥勝則乾，寒勝則浮，濕勝則濡泄，甚則水閉胕腫，隨氣所在，以言其變耳。

帝曰：願聞其用也。

岐伯曰：夫六氣之用，各歸不勝而為化，故太陰雨化，施于太陽；太陽寒化，施于少陰；少陰熱化，施于陽明；陽明燥化，施于厥陰；厥陰風化，施于太陰。各命其所在以征之也。

【譯文】

凡此十二變者，六氣作用為德者，那麼萬物以德回應它；六氣作用為化者，那麼萬物以化回應它；六氣作用為政者，那麼萬物以政回應它；六氣作用為令者，那麼萬物以令回應它。氣在上的則病位高；氣在下的則病位低；氣在中的則病位在中；氣在外的則病位在外。這是六氣致病之位元的一般情況。所以風氣勝者則動而不寧，熱氣勝者則腫，燥氣勝者則乾，寒氣勝者則虛浮，濕氣勝者則濕瀉，甚則小便不通而為浮腫。要根據六氣所在之處，以知其病變的情況。

黃帝說：我想聽聽六氣的作用是怎樣的。

岐伯說：六氣的作用，各自歸於不勝之氣而產生氣化。所乙太陰的雨化，作用於太陽；太陽的寒化，作用於少陰；少陰的熱化，作用於陽明；陽明的燥化，作用於厥陰；厥陰的風化，作用於太陰。各隨其所在的方位以顯示其作用。

【原文】

帝曰：自得其位何如？

岐伯曰：自得其位，常化也。

帝曰：願聞所在也。

岐伯曰：命其位而方月可知也。

帝曰：六位之氣，盈虛何如？

岐伯曰：太少異也，太者之至徐而常，少者暴而亡。

【譯文】

黃帝問：六氣自得其本位的情況是怎樣的呢？

岐伯說：六氣自得其本位的，是正常的氣化。

黃帝說：我想聽聽六氣本位的所在。

岐伯說：確立了六氣所居的位置，就可以知道它所主的方位和時間了。

黃帝問：六氣之位的太過和不及是怎樣的呢？

岐伯說：太過和不及是不相同的。太過之氣，來時急暴卻容易消失；不及之氣，來時緩慢但時間持續較長。

【原文】

帝曰：天地之氣，盈虛何如？

岐伯曰：天氣不足，地氣隨之；地氣不足，天氣從之，運居其中而常先也。惡所不勝，歸所同和，隨運歸從而生其病也。故上勝則天氣降而下，下勝則地氣遷而上。多少而差其分，微者小差，甚者大差，甚則位易氣交，易則大變生而病作矣。《大要》曰：甚紀五分，微紀七分，其差可見。此之謂也。

【譯文】

黃帝問：司天與在泉之氣的太過和不及是怎樣的呢？

岐伯說：司天之氣不足時，在泉之氣隨之上遷；在泉之氣不足時，司天之氣從之下降。歲運之氣居於中間，若在泉之氣上遷則運氣先上遷，司天之氣下降則運氣先下降，所以歲運之氣的遷降，常在司天在泉之先。歲運不勝司天在泉之氣時則相惡，歲運與司天在泉之氣相同時，則同歸其化；隨著歲運與司天在泉之氣有所歸從，資助其氣，就會發生各種不同的病變。所以司天之氣太過時，則天氣下降，在泉之氣太過時，則地氣上遷。上遷下降的多少，隨著天地之氣所勝的多少而存在著一定的差異，氣微則差異小，氣甚則差異大，甚則可以改變氣交的時間和方位，氣交時間和方位改變則有大的變化，疾病就要發作。

《大要》上說：差異大的有五分，差異小的有七分，憑此間的差異就可以看出來了。就是這個意思。

【原文】

帝曰：善。論言熱無犯熱，寒無犯寒。余欲不遠寒，不遠熱奈何？

岐伯曰：悉乎哉問也！發表不遠熱，攻裏不遠寒。

帝曰：不發不攻而犯寒犯熱何如？

岐伯曰：寒熱內賊，其病益甚。

帝曰：願聞無病者何如？

岐伯曰：無者生之，有者甚之。

【譯文】

黃帝說：好。前面論述過，用熱品時，不要觸犯主時之熱；用寒品時，不要觸犯主時之寒。我想不避熱不避寒，應當怎樣呢？

岐伯說：你問得很好很全面啊！發表時可以不避熱，攻裏時可以不避寒。

黃帝問：既不發表也不攻裏，而觸犯了寒熱會怎樣呢？

岐伯說：若寒熱之氣傷害於內，他的病就更加嚴重了。

黃帝說：我想聽聽無病的人會怎樣。

岐伯說：無病的人，就會因此生病，而有病的人會更加嚴重。

【原文】

帝曰：生者何如？

岐伯曰：不遠熱則熱至，不遠寒則寒至。寒至則堅否腹滿，痛急下利之病生矣。熱至則身熱，吐下霍亂，癰疽瘡瘍，瞀鬱注下，瞤腫脹，嘔，鼽衄頭痛，骨節變，肉痛，血溢血泄，淋之病生矣。

【譯文】

黃帝問：生病的情況是怎樣的呢？

岐伯說：不避熱時則熱邪至，不避寒時則寒邪至。寒邪至則會發生腹部堅痞、腹部脹滿、疼痛急劇、瀉痢等病；熱邪至則發生身熱、

嘔吐下痢、霍亂、癰疽瘡瘍、昏昧鬱悶、泄瀉如注、肌肉抽動、筋脈抽搐、腫脹、嘔吐、鼻塞衄血、頭痛、骨節改變、肌肉疼痛、血外溢下泄、小便淋瀝、癃閉不通等病。

【原文】

帝曰：治之奈何？

岐伯曰：時必順之，犯者治以勝也。

黃帝問曰：婦人重身，毒之何如？

岐伯曰：有故無殞，亦無殞也。

帝曰：願聞其故何謂也？

岐伯曰：大積大聚，其可犯也；衰其大半而止，過者死。

【譯文】

黃帝問：應當怎樣治療呢？

岐伯說：主時之氣，必須順從它。觸犯了主時之氣時，可用相勝之氣的藥品加以治療。

黃帝問道：婦女懷孕，若用毒藥攻伐時，會怎樣呢？

岐伯回答說：只要有應攻伐的疾病存在，母體就不會受傷害，胎兒也不會受傷害。

黃帝說：我想聽聽這是什麼道理。

岐伯說：身雖有妊，而有大積大聚這種病，是可以用毒藥攻伐的。但是在積聚衰減一大半時，就要停止用藥，否則攻伐太過了就要引起死亡。

【原文】

帝曰：善。鬱之甚者，治之奈何？

岐伯曰：木鬱達之，火鬱發之，土鬱奪之，金鬱泄之，水鬱折之。然調其氣，過者折之，以其畏也，所謂瀉之。

帝曰：假者何如？

岐伯曰：有假其氣，則無禁也。所謂主氣不足，客氣勝也。

帝曰：至哉聖人之道！天地大化運行之節，臨御之紀，陰陽之政，寒暑之令，非夫子孰能通之！請藏之靈蘭之室，署曰《六元正紀》。非齋戒不敢示，慎傳也。

【譯文】

黃帝說：好。五氣抑鬱過甚的，應當怎樣治療呢？

岐伯說：木氣抑鬱的，應當疏泄條達；火氣抑鬱的，應當發散；土氣抑鬱的，應當奪去壅滯之邪；金氣抑鬱的，應當宣洩疏利；水氣抑鬱的，應當驅逐水邪。這就可以調整五臟的氣機。凡氣太過的，就要折服其氣，因為太過畏折，也就是所謂瀉法。

黃帝說：假借之氣致病，應當怎樣治療呢？

岐伯說：如果主氣不足而有假借之氣致病時，就不必要遵守「用寒遠寒，用熱遠熱」的禁忌法則了。這就是主氣不足，客氣勝之而有非時之氣的情況。

黃帝說：聖人的要道真偉大呀！關於天地的變化，運行的節律，運用的綱領，陰陽的治化，寒暑的號令，除了先生誰能通曉它！我想把它藏在靈蘭之室中，署名叫《六元正紀》，不經過洗心自戒，不敢隨意將其展示，不是誠心實意的人，不可輕易傳授給他。

刺法論篇第七十二

提示：本篇主要討論運氣失常、疫癘之氣流行的道理，同時提出了許多預防方法，尤其是刺法。論述了六氣不前移、不遷正、不退位所引發的病證的刺法，六氣司天在泉剛柔失守而發生疫癘之病的治法，預防治療五疫之病的方法，以及外邪干犯內臟十二官發病的治法。

【原文】

黃帝問曰：升降不前，氣交有變，即成暴鬱，余已知之。何如預救生靈，可得卻乎？

岐伯稽首再拜，對曰：昭乎哉問！臣聞夫子言，既明天元，須窮刺法，可以折鬱扶運，補弱全真，寫盛蠲餘，令除斯苦。

【譯文】

黃帝問道：歲氣的左右間氣，不得升降，氣交發生反常的變化，即可成為暴烈的邪氣，這些道理我已經知道了。該怎樣進行預防，以挽救人類的疾患，是否可以得到一種退卻鬱氣的辦法呢？

岐伯兩次跪拜回答說：你提這個問題很高明啊！我曾聽老師說，既已明白了天地六元之氣的變化，還必須深知刺法，它可以折減鬱氣、扶助運氣、補助虛弱、保全真氣、瀉其盛氣、除去餘邪，消除各種疾病。

【原文】

帝曰：願卒聞之。

岐伯曰：升之不前，即有甚凶也。

木欲升而天柱窒抑之，木欲發鬱亦須待時，當刺足厥陰之井。

火欲升而天蓬窒抑之，火欲發鬱亦須待時，君火相火同刺包絡之滎。

土欲升而天沖窒抑之，土欲發鬱亦須待時，當刺足太陰之俞。

金欲升而天英窒抑之，金欲發鬱亦須待時，當刺手太陰之經。

水欲升而天芮窒抑之，水欲發鬱亦須待時，當刺足少陰之合。

【譯文】

黃帝說：我想聽你詳盡地講講。

岐伯說：氣應升而不得升時，便有嚴重的凶災。

厥陰風木欲升為司天之左間，遇金氣過勝，天柱阻抑，則木氣受

鬱，木之鬱氣欲發，必須等到木氣當位之時，在人體則因當刺足厥陰之井大敦穴，以瀉木鬱。

少陰君火、少陽相火欲升為司天之左間，遇水氣過勝，天蓬阻抑，則火氣受鬱。火之鬱氣欲發，必須等到火氣當位之時，在人體則不管君火還是相火，同樣應當刺手厥陰心包絡之滎穴勞宮，以瀉火鬱。

太陰濕土欲升為司天之左間，遇木氣過勝，天沖阻抑，則土氣受鬱。土之鬱氣欲發，必須等到土氣當位之時，在人體則應當刺足太陰之腧太白穴，以瀉土鬱。

陽明燥金欲升為司天之左間，遇火氣過勝，天英阻抑，則金氣受鬱。金之鬱氣欲發，必須等到金氣當位之時，在人體則應當刺手太陰之經穴經渠，以瀉金鬱。

太陽寒水欲升為司天之左間，遇土氣過勝，天芮阻抑，則水氣受鬱。水之鬱氣欲發，必須等到水氣當位時，在人體則應當刺足少陰之合穴陰谷，以瀉水鬱。

【原文】

帝曰：升之不前，可以預備，願聞其降，可能先防。

岐伯曰：既明其升，必達其降也。升降之道，皆可先治也。

木欲降而地晶窒抑之，降而不入，抑之鬱發，散而可得位，降而鬱發，暴如天間之待時也。降而不下，鬱可速矣，降可折其所勝也。當刺手太陰之所出，刺手陽明之所入。

火欲降而地玄窒抑之，降而不入，抑之鬱發，散而可入。當折其所勝，可散其鬱，當刺足少陰之所出，刺足太陽之所入。

土欲降而地蒼窒抑之，降而不下，抑之鬱發，散而可入，當折其勝，可散其鬱，當刺足厥陰之所出，刺足少陽之所入。

金欲降而地彤窒抑之，降而不下，抑之鬱發，散而可入，當折其勝，可散其鬱，當刺心包絡所出，刺手少陽所入也。

水欲降而地阜窒抑之，降而不下，抑之鬱發，散而可入，當折其

勝，可散其鬱，當刺足太陰之所出，刺足陽明之所入。

【譯文】

黃帝說：歲氣中的間氣應升而不能升的，其所致的疾病可以預防，我想聽聽歲氣中的間氣應降而不降的，是不是也可以事先防備？

岐伯說：既然明白間氣上升的道理，也必然能通達間氣下降的道理。間氣升降不前所致的疾患，都可以預先調治。

厥陰風木欲降為在泉之左間，遇金氣過勝，地晶金星阻抑，則木鬱降而不得入，木被抑則發為鬱氣，待鬱氣散則木可降而得位。氣應降而不得降之鬱氣發作，其暴烈程度和司天間氣應升不升之鬱氣待時發作相同。應降不得降，能夠很快地形成鬱氣，降則可以折減其勝氣，由此而發的疾病。在人體應當針刺手太陰之井穴少商與手陽明之合穴曲池進行治療。

少陰君火、少陽相火欲降為在泉之左間，遇水氣過勝，地玄水星阻抑，則火欲降而不得入。火被抑則發為鬱氣，待鬱氣散則火氣可入，應當折減其勝氣，可以散其鬱氣，對由此而發的疾病，在人體應當針刺足少陰之所出湧泉穴與足太陽之所入委中穴進行治療。

太陰濕土欲降為在泉之左間，遇木氣過勝，地蒼木星阻抑。則土欲降而不能下，土被抑則發為鬱氣，待鬱氣散則土氣可入，應當折減其勝氣，可以散其鬱氣。對由此而發的疾病，在人體應當刺足厥陰之井穴大敦與足少陽之合穴陽陵泉進行治療。

陽明燥金欲降為在泉之左間，遇火氣過勝，地彤金星阻抑。則金欲降而不能下，金被抑則發為鬱氣，待鬱氣散金氣可入，應當折減其勝氣，可以散其鬱氣。對由此而發的疾病，在人體應當針刺手厥陰心包絡之井穴中沖與手少陽之合穴天井進行治療。

太陽寒水欲降為在泉之左間，遇土氣過勝，地阜水星阻抑。則土欲降而不能下，水被抑則發為鬱氣，待鬱氣散則水氣可入，應當折減其勝氣，可以散其鬱氣。對由此而發的疾病，在人體應當針刺足太陰之井穴隱白與足陽明之合穴足三里進行治療。

【原文】

帝曰：五運之至有前後，與升降往來，有所承抑之，可得聞乎刺法？

岐伯曰：當取其化源也。是故太過取之，不及資之。太過取之，次抑其鬱，取其運之化源，令折鬱氣；不及扶資，以扶運氣，以避虛邪也。資取之法，令出《密語》。

【譯文】

黃帝說：關於五運之太過不及，氣至有先後，它與天氣的升降往來，互有相承相抑的問題，我可以聽聽其致病時所運用的針刺法則嗎？

岐伯說：應當取六氣生化之源。所以氣太過的要用瀉法，氣不足則資助它。所謂太過的取瀉法，應根據其致鬱之次第以抑其鬱氣，取治於運氣生化之源，以折減其鬱氣；所謂不及的資助它，就是用以助運氣之不足，避免虛邪之氣。

【原文】

黃帝問曰：升降之刺，以知其要。願聞司天未得遷正，使司化之失其常政，即萬化之或其皆妄，然與民為病，可得先除，欲濟群生，願聞其說。

岐伯稽首再拜曰：悉乎哉問！言其至理，聖念慈憫，欲濟群生，臣乃盡陳斯道，可申洞微。

太陽復布，即厥陰不遷正；不遷正，氣塞于上，當瀉足厥陰之所流。

厥陰復布，少陰不遷正；不遷正，即氣塞于上，當刺心包絡脈之所流。

少陰復布，太陰不遷正；不遷正，即氣留于上，當刺足太陰之所流。

太陰復布，少陽不遷正；不遷正，則氣塞未通，當刺手少陽之所

流。

少陽復布，則陽明不遷正；不遷正，則氣未通上，當刺手太陰之所流。

陽明復布，太陽不遷正；不遷正，則復塞其氣，當刺足少陰之所流。

【譯文】

黃帝問道：關於六氣升降不前而致病的刺法，我已經掌握要領了，我想再聽聽司天之氣未能遷於正位，使司天之氣化政令失常，也就是一切生化或都失於正常。這樣則使百姓患病，可否使其預先測知和消除，以救濟人類，請你講講這個問題。

岐伯兩次跪拜回答說：你問得很全面啊！你談到這些至理要言，體現了聖王仁慈憐憫之心，要拯救人類的疾苦，我一定詳盡地來陳述這些道理，申明其深奧微妙的意義。

若上年司天的太陽寒水繼續施布其政令，則厥陰風木不能遷居於司天之正位；厥陰不遷正則木氣鬱結不通，應當針刺足厥陰脈氣所流的滎穴行間進行治療。

若上年司天的厥陰風木繼續施布其政令，則少陰君火不能遷居於司天之正位；少陰不遷正則火氣鬱塞於上，應當針刺手厥陰心包絡氣所流的滎穴勞宮進行治療。

若上年司天的少陰君火繼續施布其政令，則太陰濕土不能遷居於司天之正位；太陰不遷正則土氣留居於上，應當針刺足太陰脈氣所流的滎穴大都進行治療。

若上年司天的太陰濕土繼續施布其政令，則少陽相火不能遷居於司天之正位；少陽不遷正則火氣閉塞不通，應當針刺手少陽脈氣所流的滎穴液門進行治療。

若上年司天的少陽相火繼續施布其政令，則陽明燥金不能遷居於司天之正位；陽明不遷正則金氣無法輸布於上，應當針刺手太陰脈氣所流的滎穴魚際進行治療。

若上年司天的陽明燥金繼續施布其政令，則太陽寒水不能遷居於司天之正位；太陽不遷正則水氣又閉塞不通，應當針刺足少陰脈氣所流的滎穴然谷進行治療。

【原文】

帝曰：遷正不前，以通其要。願聞不退，欲折其餘，無令過失，可得明乎？

岐伯曰：氣過有餘，復作布正，是名不退位也。使地氣不得後化，新司天未可遷正，故復布化令如故也。

巳亥之歲，天數有餘，故厥陰不退位也，風行于上，木化布天，當刺足厥陰之所入。

子午之歲，天數有餘，故少陰不退位也，熱行于上，火餘化布天，當刺手厥陰之所入。

丑未之歲，天數有餘，故太陰不退位也，濕行于上，雨化布天，當刺足太陰之所入。

寅申之歲，天數有餘，故少陽不退位也，熱行于上，火化布天，當刺手少陽所入。

卯酉之歲，天數有餘，故陽明不退位也，金行于上，燥化布天，當刺手太陰之所入。

辰戌之歲，天數有餘，故太陽不退位也，寒行于上，凜水化布天，當刺足少陰之所入。

故天地氣逆，化成民病，以法刺之，預可平屙。

【譯文】

黃帝說：關於歲氣應遷正而不能遷正的，我已經通曉了它的要點。還想聽聽關於歲氣不退位的問題，要想折減它的有餘之氣，不使其因太過而有失，你能否加以說明呢？

岐伯說：若舊歲的歲氣太過而有餘，繼續居於正位，施布其政令，就叫作不退位。這會使在泉之氣，也不能後退而行間氣之化，新

歲的司天之氣不能遷居於正位，所以上年的歲氣繼續布化其本氣的政令。

比如巳年與亥年，司天的氣數有餘，所以到了子年與午年，厥陰風木之氣仍然不能退位，風氣繼續運行於上，木氣布化於天。對因此而發的疾病，應當針刺足厥陰經的合穴曲泉進行治療。

子年與午年，司天的氣數有餘，所以到了丑年與未年，少陰君火之氣仍不得退位，熱氣繼續運行於上，火的餘氣布化於天。對因此而發的疾病，應當針刺手厥陰的合穴曲澤進行治療。

丑年與未年，司天的氣數有餘，所以到了寅年與申年，太陰濕土之氣仍不得退位，濕氣繼續運行於上，雨氣化布於天。對因此而發的疾病，應當針刺足太陰的合穴陰陵泉進行治療。

寅年與申年，司天的氣數有餘，所以到了卯年和酉年，少陽相火之氣仍不得退位，熱氣繼續運行於上，火氣布化於天。對因此而發的疾病，應當刺手少陽的合穴天井進行治療。

卯年與酉年，司天的氣數有餘，所以到了辰年與戌年，陽明燥金之氣仍不得退位，金氣繼續運行於上，燥氣化布於天。對因此而發的疾病，應當針刺手太陰的合穴尺澤進行治療。

辰年與戌年，司天的氣數有餘，所以到了巳年與亥年，太陽寒水之氣仍不得退位，寒氣繼續運行於上，凜冽的水氣化布於天。對因此而發的疾病應當針刺足少陰的合穴陰谷進行治療。

所以說司天在泉之氣，出現異常變化，就要導致人們患病，按照上述之法進行針刺，可以預先平定將要發生的疾病。

【原文】

黃帝問曰：剛柔二干，失守其位，使天運之氣皆虛乎？與民為病，可得平乎？

岐伯曰：深乎哉問！明其奧旨，天地迭移，三年化疫，是謂根之可見，必有逃門。

假令甲子，剛柔失守，剛未正，柔孤而有虧，時序不令，即音律

非從，如此三年，變大疫也。詳其微甚，察其淺深，欲至而可刺，刺之當先補腎俞，次三日，可刺足太陰之所注。又有下位己卯不至，而甲子孤立者，次三年作土癘，其法補瀉，一如甲子同法也。其刺以畢，又不須夜行及遠行，令七日潔，清靜齋戒，所有自來。腎有久病者，可以寅時面向南，淨神不亂思，閉氣不息七遍，以引頸咽氣順之，如咽甚硬物，如此七遍後，餌舌下津令無數。

【譯文】

黃帝說：剛干與柔干，失守其司天在泉之位，能使司天在泉與中運之氣都虛嗎？

岐伯說：你提的這個問題很深奧啊！這需要明白其奧妙的意義。司天在泉之氣，逐年更迭遷移，若剛柔失守，其氣被室，三年左右，就會化而為疫。因此說，認識了它的根本所在，必定能找到避袪疫病的法門。

假如在甲子年剛柔失守，司天之剛氣不得遷正，在泉之柔氣也必會孤立而虧虛，四時的氣候失去正常的秩序，回應的音律也不相和諧。這樣，三年左右，就要變為較大的疫病。應審察其程度的微甚與淺深，當其將要發生之時可用針刺之法來進行預防。土疫易傷水臟，當先取背部之腎腧穴，以補腎水；隔三日，再刺足太陰經之所注太白穴，以瀉土氣。又有在泉之氣己卯不能遷正，而司天甲子陽剛之氣孤立無配，三年左右，也可發作土癘病。其補瀉方法，和上述甲子司天不得遷正致疫之法是一樣的。針刺完畢，不可夜行或遠行，七日內，務須潔淨，素食養神。凡是原來腎臟有病的人，可以在寅時面朝南方，集中精神，清除雜念，吸而不呼，連作七次伸直頸項用力咽氣，像咽很硬的東西那樣，這樣連作七遍，然後吞咽舌下的津液，不拘其數。

【原文】

假令丙寅，剛柔失守，上剛干失守，下柔不可獨主之，中水運非

太過，不可執法而定之。布天有餘，而失守上正，天地不合，即律呂音異，如此即天運失序，後三年變疫。詳其微甚，差有大小，徐至即後三年，至甚即首三年，當先補心俞，次五日，可刺腎之所入。又有下位地甲子辛巳柔不附剛，亦名失守，即地運皆虛，後三年變水癘，即刺法皆如此矣。其刺如畢，慎其大喜欲情于中，如不忌，即其氣復散也，令靜七日，心欲實，令少思。

【譯文】

假如丙寅年剛柔失守，司天之剛干失守其位而不得遷正，在泉之柔幹不能獨主其令。由於司天之氣不遷正，故丙年雖屬陽干，水運也不會太過，不可拘執常法以論定。司天之氣雖屬有餘，但不得遷正其位，天地上下不相配合，陽律陰呂其音各異。這樣，就是天氣運行失去正常的秩序，其後三年左右，就要變為疫病。因此，要審察其程度的微甚和差異大小，徐緩的可在三年後發生疾病，嚴重的可在三年之內發生疫病，當其將要發生之時，可用針刺之來進行預防。水疫易傷心臟，當先取背部的心腧穴，以補心水，隔五日，再刺腎足少陰脈氣所入的陰穀穴，以瀉腎水。又有在泉柔干在辛巳不能遷正附於上剛的，也叫作失守，會使運氣與在泉之氣都虛，其後三年左右，就會變成水疫。其補瀉方法，也和上述司天不得遷正致疫之法相同。針刺完畢，當避免過分的喜悅等內心的紛擾，如不加以禁忌，就會使氣再度耗散，應使其安靜七日，心要忠實，不可有過多的思慮。

【原文】

假今庚辰，剛柔失守，上位失守，下位無合，乙庚金運，故非相招，布天未退，中運勝來，上下相錯，謂之失守，姑洗林鐘，商音不應也。如此則天運化易，三年變大疫。詳天數，差的微甚，微即微，三年至，甚即甚，三年至，當先補肝俞，次三日，可刺肺之所行。刺畢，可靜神七日，慎勿大怒，怒必真氣卻散之。又或在下地甲子乙未失守者，即乙柔干，即上庚獨治之，亦名失守者，即天運孤主之，三

年變癘，名曰金癘，其至待時也。詳其地數之等差，亦推其微甚，可知遲速耳。諸位乙庚失守，刺法同。肝欲平，即勿怒。

【譯文】

假如庚辰年剛柔失守，司天之剛氣不得遷正，在泉之位無所配合，乙庚為金運，剛柔失守，則上下不能相招。上年陽明燥金司天之氣不退，其在泉之火來勝今年中運之金，司天在泉其位相錯，叫作失守，氣候變化像太商陽律之姑洗與少商陰呂之林鐘一樣，不能相應。如此則天運變化失常，三年左右，就要變為較大的疫病。審察其天運變化規律及差異微甚，差異小的疫氣微，三年左右就會有疾病發生；差異甚的疫氣甚，也在三年左右疫癘氣至。金疫易傷肝木，當先取背部之肝腧穴，以補肝木，隔三日，再刺手太陰脈所行的經穴經渠，以瀉肺金。針刺完畢，可安靜神志七日，不可大怒，大怒則使真氣散失。又或在泉干支乙未失守，不得遷正即下乙柔干不至，上庚剛干獨治，也叫作失守，即司天與中運獨治之年。三年左右，變為癘氣，名叫金癘，審察其在泉之氣的變化規律，推斷其癘氣之微甚，即可知道發病的遲速。凡是乙庚剛柔失位，其刺法都相同，肝應保持平和，不可發怒，以免損傷肝氣。

【原文】

假令壬午，剛柔失守，上壬未遷正，下丁獨然，即雖陽年，虧及不同，上下失守，相招其有期，差之微甚，各有其數也，律呂二角，失而不和，同音有日，微甚如見，三年大疫。當刺脾之俞，次三日，可刺肝之所出也。刺畢，靜神七日，勿大醉歌樂，其氣復散，又勿飽食，勿食生物，欲令脾實，氣無滯飽，無久坐，食無太酸，無食一切生物，宜甘宜淡。又或地下甲子丁酉失守其位，未得中司，即氣不當位，下不與壬奉合者，亦名失守，非名合德，故柔不附剛，即地運不合，三年變癘，其刺法亦如木疫之法。

【譯文】

假如壬午年剛柔失守，司天之壬不得遷正，在泉之丁孤獨無配。壬雖陽年，但不得遷正而虧，不同於正常之氣。司天在泉上下失守，則其相應當有一定時間，其差異的微甚，各有一定之數，就像太角的陽律與少角的陰呂相失而不能配合，待上下得位之時，則律呂之音相同有日。根據其微甚的差異，三年左右便可發生較大的疫病。木疫易傷脾土，當先取背部之脾腧穴，以補脾土，隔三日，再刺足厥陰肝經脈氣所出的大敦穴，以瀉肝木。行刺完畢，安靜神志七日，不可大醉及歌唱娛樂，否則會使真氣再度消散，也不要過飽或吃生的食物，要使脾氣充實，但不可滯塞飽滿，更不可久坐不動，食物不可太酸，不可吃一切生的食物，宜於食甘淡之味。又或在泉干支甲子、丁酉，不得遷正而失守其位，不能與中運司天之氣相應，即下位不能奉合於上，也叫作失守，不能叫作合德，因為柔不附剛，即在泉之氣與中運不合，三年便可變為疫癘。其針刺方法，與上述針刺木疫之法相同。

【原文】

假令戊申，剛柔失守，戊癸雖火運，陽年不太過也，上失其剛，柔地獨主，其氣不正，故有邪干，迭移其位，差有淺深，欲至將合，音律先同，如此天運失時，三年之中火疫至矣，當刺肺之俞。刺畢，靜神七日，勿大悲傷也。悲傷即肺動，而其氣復散也。人欲實肺者，要在息氣也。又或地下甲子癸亥失守者，即柔失守位也，即上失其剛也，即亦名戊癸不相合德者也，即運與地虛，後三年變癘，即名火癘。

是故立地五年，以明失守，以窮法刺，于是疫之與癘，即是上下剛柔之名也，窮歸一體也。即刺疫法，只有五法，即總其諸位失守，故只歸五行而統之也。

【譯文】

假如戊申年剛柔失守，戊癸雖然是火運陽年，但若剛柔失守，則

陽年也不屬火運太過。司天之氣不得遷正，上失其剛，在泉之柔，獨主無配，歲氣不正，因而有邪氣干擾，司天在泉之位更迭變移，其差異有深有淺，剛柔之位將欲應合，陽律與陰呂必先應，而像這樣天運失去正常時位的，在三年之中，火疫就要發生。火疫易傷肺金，應取背部之肺腧穴，以補肺金，針刺完畢，安靜神志七日，切不可大悲傷，悲傷則動肺氣，會使真氣再度消散。人們要使肺氣充實，重要的方法是閉氣養神。又有在泉干支甲子、癸亥失守而不得遷正，則司天之剛氣無配，也叫作戊癸不能合德，也就是中運之氣與在泉之氣俱虛，三年之後變為癘氣，名叫火癘。

所以用五運之氣分立五年，以明剛柔失守之意，以盡針刺之法，於是可知疫與癘，就是根據上下剛柔失守而定名的。雖有二名，但其本質是相同的，就是刺疫癘方法，也只有上述五法，匯總了諸剛柔之位失守的治法，全歸之於五行而統之。

【原文】

黃帝曰：余聞五疫之至，皆相梁易，無問大小，病狀相似，不施救療，如何可得不相移易者？

岐伯曰：不相染者，正氣存內，邪不可干，避其毒氣，天牝從來，復得其往，氣出于腦，即不邪干。氣出于腦，即室先想心如日，欲將入于疫室。先想青氣自肝而出，左行于東，化作林木；次想白氣自肺而出，右行于西，化作戈甲；次想赤氣自心而出，南行于上，化作焰明；次想黑氣自腎而出，北行于下，化作水；次想黃氣自脾而出，存于中央，化作土。五氣護身之畢，以想頭上如北斗之煌煌，然後可入于疫室。

【譯文】

黃帝問：我聽說五疫發病都可互相傳染，不論是大人還是小兒，症狀都一樣，若不用上述之法治療，怎樣能使他們不至互相傳染呢？

岐伯說：五疫發病而不受傳染的，是由於一方面正氣充實於內，

邪氣不能觸犯，另一方面還必須避其毒氣，使邪氣自鼻孔而入，又從鼻孔而出，只要正氣出自於腦，則邪氣便不能干犯。所謂正氣出之於腦，就是說，在進入病室前先要集中神思，覺得自己的內心好像太陽一樣光明。將要進入病室時，先想像有青氣自肝臟發出，向左而運行於東方，化作繁榮的樹木，以誘導肝氣；其次想像有白氣自肺臟發出，向右而運行於西方，化作干戈金甲，以誘導肺氣；其次想像有赤氣自心臟發出，向南而運行於上方，化作火焰光明，以誘導心氣；其次想像有黑氣自腎臟發出，向北而運行於下方，化作寒冷之水，以誘導腎氣；其次想像有黃氣自脾臟發出，留存於中央，化作黃土，以誘導脾氣。有了五臟之氣護身之後，還要想像頭上有北斗星的光輝照耀，然後才可以進入病室。

【原文】

又一法，于春分之日，日未出而吐之。又一法，于雨水日後，三浴以藥泄汗。又一法，小金丹方：辰砂二兩，水磨雄黃一兩，葉子雌黃一兩，紫金半兩，同入合中，外固，了地一尺築地實，不用爐，不須藥制，用火二十斤煅之也；七日終，候冷七日取，次日出合子埋藥地中，七日取出，順日研之三日，煉白沙蜜為丸，如梧桐子大。每日望東吸日華氣一口，冰水一下丸，和氣咽之，服十粒，無疫干也。

【譯文】

另有一種方法，在春分日，太陽還未升起時，運用吐氣法，吐故納新。還有一種方法，在雨水節後，用藥水洗浴三次，促使汗液向外發洩，以驅散邪氣。還有一種方法，為小金丹方：辰砂二兩，水磨的雄黃一兩，葉子雌黃一兩，紫金半兩，一起放入盒中，外面密封牢固，挖地一尺深，築成堅實的地坑，不用火爐，也不用藥物炮製，用碳二十斤煅燒即可；七天後結束煅燒，待盒子冷卻七日後取出，次日又將盒內的丹藥埋入土中，七天後取出；再順應日行的方向研製三天，用煉製過的白沙蜜做成像梧桐子那樣大的藥丸即可。每天清晨日

出之時，向東方深吸一口精華之氣，然後用冰水送服一顆藥丸，連同所吸之氣一同咽下，服用十粒後，疫氣就不能侵犯了。

【原文】

黃帝問曰：人虛即神遊失守位，使鬼神外干，是致夭亡，何以全真？願聞刺法。

岐伯稽首再拜曰：昭乎哉問！謂神移失守，雖在其體，然不致死，或有邪干，故令夭壽。

只如厥陰失守，天以虛，人氣肝虛，感天重虛，即魂游于上，邪干，厥大氣，身溫猶可刺之，制其足少陽之所過，次刺肝之俞。

人病心虛，又遇君相二火司天失守，感而三虛，遇火不及，黑屍鬼犯之，令人暴亡，可刺手少陽之所過，復刺心俞。

人脾病，又遇太陰司天失守，感而三虛，又遇土不及，青屍鬼邪，犯之于人，令人暴亡，可刺足陽明之所過，復刺脾之俞。

人肺病，遇陽明司天失守，感而三虛，又遇金不及，有赤屍鬼犯人，令人暴亡，可刺手陽明之所過，復刺肺俞。

人腎病，又遇太陽司天失守，感而三虛，又遇水運不及之年，有黃屍鬼干犯人正氣，吸人神魂，致暴亡，可刺足太陽之所過，復刺腎俞。

【譯文】

黃帝問道：人體虛弱就會使神志遊離無主，失其常位，從而使邪氣自外部侵犯，導致不正常的死亡，怎樣才能保全真氣呢？我想聽聽關於針刺治療這種疾病的方法。

岐伯兩次跪拜回答說：你提的這個問題很高明啊！神志雖然遊離無主，失其常位，但並沒有離開形體，這樣也不至於死亡，若再有邪氣侵犯，就會造成短命而亡。

例如厥陰司天不得遷正，失守其位，天氣因此空虛，而此時若人體肝氣素虛，再感受天氣之虛邪，兩虛相遇，謂之「重虛」，使神魂

不得歸藏而遊離於上，邪氣侵犯則大氣厥逆。身體溫暖，尚可以針刺救治，先刺足少陽經脈氣所過的原穴丘墟，再刺背部的肝腧穴，以補本臟之氣。

如果人體素病心氣虛弱，又遇到君火相火司天不得遷正，失守其位，若臟氣復傷，感受外邪，謂之「三虛」；如再遇到火不及時，水疫之邪侵犯，使人突然死亡。針刺時，可以先刺手少陽經脈氣所過的原穴陽池，再刺背部的心腧穴，以補本臟之氣。

如果人體素病脾氣虛弱，又遇到太陰司天不得遷正，失守其位，若臟氣復傷，感受外邪，謂之「三虛」；如再遇到土不及時，木疫之邪侵犯，使人突然死亡。針刺時，可以先刺足陽明經脈氣所過的原穴沖陽，再刺背部的脾腧穴，以補本臟之氣。

如果人體素病肺氣虛弱，遇到陽明司天不得遷正，失守其位，若臟氣復傷，感受外邪，謂之「三虛」；如再遇到金不及時，火疫之邪侵犯，使人突然死亡。針刺時，可以先刺手陽明經脈氣所過的原穴合穀，再刺背部的肺腧穴，以補本臟之氣。

如果人體素病腎氣虛弱，又遇到太陽司天，不得遷正，失守其位，若臟氣復傷，感受外邪，謂之「三虛」；如再遇到水運不及之年，土疫之邪侵犯，傷及正氣，人的神魂像被取去一樣，使人突然死亡。可以先刺足太陽經脈氣所過的原穴京骨，再刺背部的腎腧穴，以補本臟之氣。

【原文】

黃帝問曰：十二臟之相使，神失位，使神彩之不圓，恐邪干犯，治之可刺？願聞其要。

岐伯稽首再拜曰：悉乎哉問！至理道真宗，此非聖帝，焉究斯源，是謂氣神合道，契符上天。

心者，君主之官，神明出焉，可刺手少陰之源。

肺者，相傳之官，治節出焉，可刺手太陰之源。

肝者，將軍之官，謀慮出焉，可刺足厥陰之源。

膽者，中正之官，決斷出焉，可刺足少陽之源。

膻中者，臣使之官，喜樂出焉，可刺心包絡所流。

脾為諫議之官，知周出焉，可刺脾之源。

胃為倉廩之官，五味出焉，可刺胃之源。

大腸者，傳道之官，變化出焉，可刺大腸之源。

小腸者，受盛之官，化物出焉，可刺小腸之源。

腎者，作強之官，伎巧出焉，刺其腎之源。

三焦者，決瀆之官，水道出焉，刺三焦之源。

膀胱者，州都之官，津液藏焉，氣化則能出矣，刺膀胱之源。

凡此十二官者，不得相失也。是故刺法有全神養真之旨，亦法有修真之道，非治疾也。故要修養和神也，道貴常存，補神固根，精氣不散，神守不分，然即神守而雖不去，亦能全真，人神不守，非達至真。至真之要，在乎天玄，神守天息，復入本元，命曰歸宗。

【譯文】

黃帝問道：十二個臟器是相互為用的，若臟腑的神氣，失守其位，就會使神采不能豐滿，恐怕為邪氣侵犯，是否可以用刺法治療？我想聽聽關於針刺治療此病的要點。

岐伯兩次跪拜回答說：你問得真詳盡啊！問及這些至要的道理的真正宗旨，若不是聖明的帝王，豈能深究這些根源。這就是所謂精、氣、神，合乎一定的自然規律，符合司天之氣。

心的職能，猶如君主，神明由此而出，其發病時可以刺手少陽經的原穴神門。

肺的職能，比如相傳（宰相），治理與調節的作用由此而出，其發病時可以刺手太陰經的原穴太淵。

肝的職能，猶如將軍，深謀遠慮由此而出，其發病時可以刺足厥陰經的原穴太沖。

膽的職能，猶如中正，臨事決斷由此而出，其發病時可以刺足少陽經的原穴丘墟。

膻中的職能，猶如臣使，歡喜快樂由此而出，其發病時可以刺心包絡經所流的滎穴勞宮。

脾的職能，猶如諫議，智慧周密由此而出，其發病時可以刺脾足太陰經的原穴太白。

胃的職能，猶如倉廩，飲食五味由此而出，其發病時可以刺足陽明經的原穴沖陽。

大腸的職能，猶如傳導，變化糟粕由此而出，其發病時可以刺大腸手陽明經的原穴合谷。

小腸的職能，猶如受盛，化生精微由此而出，其發病時可以刺小腸太陽經的原穴腕骨。

腎的職能，猶如作強，才能技巧由此而出，其發病時可以刺腎足少陰經的原穴太溪。

三焦的職能，猶如決瀆，水液隧道由此而出，其發病時可以刺三焦少陽經的原穴陽池。

膀胱的職能，猶如州都，為精液儲藏之處，通過氣化小便才能排出，其發病時可以刺膀胱足太陽經的原穴京骨。

以上這十二臟器的職能，不得相失。因此刺法不僅有保全神氣調養真元的意義，也具有修養真氣的道理，並不是只能單純治療疾病，所以一定要修養與調和神氣。調養神氣之道，貴在持之以恆，補養神氣，鞏固根本，使精氣不能離散，神氣內守而不得分離，只有神守不去，才能保全真氣，若人的神氣失守，就不能達到至真之道。至真的要領在於天玄之氣，神能守於天息，再復入本元之氣，就叫作歸宗。

本病論篇第七十三

提示：本篇講述氣交變化，六氣逆正等氣候對人體發生病變的影響。

【原文】

　　黃帝問曰：天元九窒，余已知之。願聞氣交，何名失守？

　　岐伯曰：謂其上下升降，遷正退位，各有經論，上下各有不前，故名失守也。是故氣交失易位，氣交乃變，變易非常，即四時失序，萬化不安，變民病也。

【譯文】

　　黃帝問：關於天元之氣窒抑的情況，我已經知道了，還想聽聽氣交變化的問題，怎樣叫失守呢？

　　岐伯說：說的是司天在泉的遷正退位與左右間氣升降的問題，司天在泉的遷正退位，都有一定的規律，如果出現左右間氣各有升降不前的反常現象，這就叫作失守。由於氣交失守，不能移易其時位，氣交就要發生反常的變化，也就使四時節令失去正常的秩序，萬物生化不得平安，人類就要發生疾病。

【原文】

　　帝曰：升降不前，願聞其故？氣交有變，何以明知？

　　岐伯曰：昭乎哉問，明乎道矣！氣交有變，是謂天地機，但欲降而不得降者，地窒刑之。又有五運太過，而先天而至者，即交不前，但欲升而不得其升，中運抑之，但欲降而不得其降，中運抑之。于是有升之不前降之不下者，有降之不下升而至天者，有升降俱不前，作如此之分別，即氣交之變。變之有異，常各各不同，災有微甚者也。

【譯文】

　　黃帝說：關於升降不前的問題，我想聽聽它的原因，而氣交發生變化，怎樣才能曉得呢？

　　岐伯說：你的問題很好，必須明白其理！氣交之所以會發生一定的變化，乃是天地運轉固有的機理，氣欲降而不得降的，是由於地之五氣窒抑相勝所致。又有五運之氣太過，先天時而至，使氣交升降不

前，要升的不能升，這是受中運的阻抑，又有欲降而不得降，也是受中運的阻抑。於是有升之不前的，有降之不下的，有降之不下而升至天的，有升降俱不得前進的，能作此區分，就掌握了氣交變化。氣交異變各不相同，因此，發生災害也就有輕有重了。

【原文】

帝曰：願聞氣交遇會勝抑之由，變成民病，輕重何如？

岐伯曰：勝相會，抑伏使然。是故辰戌之歲，木氣升之，主逢天柱，勝而不前；又遇庚戌，金運先天，中運勝之，忽然不前。木運升天，金乃抑之，升而不前，即清生風少，肅殺于春，露霜復降，草木乃萎。民病溫疫早發，咽嗌乃乾，四肢滿，肢節皆痛；久而化鬱，即大風摧拉，折隕鳴紊。民病卒中偏痹，手足不仁。

【譯文】

黃帝說：我想聽聽關於氣交相遇、相會、相勝、相抑的原因，當各種變化引發疾病時，其病情輕重是怎樣的呢？

岐伯說：氣交有勝氣相會時，就可以抑伏而使氣交有變。因此在辰戌之年，厥陰風木應從上年在泉的右間，升為本年司天的左間，若遇到天柱金氣過勝，是木氣升之不前。又若遇到庚戌之年，金運之氣先天時而至，中運金氣過盛，金盛克木，乃使木氣升之不前。木氣欲升天，被金氣抑制，升而不前，則發生清涼之氣，風氣反而減少，秋天肅殺之氣行於春季，露霜再次降下，草木因而枯萎。人們易患瘟疫早發、咽喉乾燥、四肢脹滿、肢節皆痛等病。木氣不升，久而化為鬱氣，鬱極則發，就要出現大風摧拉折損、鳴聲紊亂的現象。人們易患卒中、半身麻痹、手足不仁等病。

【原文】

是故巳亥之歲，君火升天，主窒天蓬，勝之不前；又厥陰未遷正，則少陰未得升天，水運以至其中者，君火欲升，而中水運抑之，

升之不前，即清寒復作，冷生旦暮。民病伏陽，而內生煩熱，心神驚悸，寒熱間作；日久成鬱，即暴熱乃至，赤風腫翳，化疫，溫癘暖作，赤氣彰而化火疫，皆煩而躁渴，渴甚，治之以泄之可止。

【譯文】

因此在巳亥之年，少陰君火應從上年在泉的右間，升為本年司天的左間，若遇到天蓬水氣過勝，是君火升之不前。如又遇到厥陰司天未得遷居正位，則少陰君火也就不能升於司天的左間，這是由於水運在中間阻抑所致。少陰君火欲升司天的左間，受到水運的阻抑，而升之不前，則清涼寒冷的氣候再度發作，早晚都有冷氣發生。人們易患陽氣伏鬱於內，而生煩熱、心神驚悸、寒熱交作等病。君火不升，久而化為鬱氣，鬱極則發，就要出現暴熱發作，火熱之風氣聚積覆蓋於上，化為疫氣，溫癘逢溫暖之時乃作。由於火氣暴露化為火疫，則可發生心煩而躁動口渴等症，渴甚的，可以瀉其火熱，則諸症可止。

【原文】

是故子午之歲，太陰升天，主窒天沖，勝之不前；又或遇壬子，木運先天而至者，中木運抑之也，升天不前，即風埃四起，時舉埃昏，雨濕不化。民病風厥涎潮，偏痹不隨，脹滿；久而伏鬱，即黃埃化疫也。民病夭亡，臉肢腑黃疸滿閉。濕令弗布，雨化乃微。

【譯文】

因此在子午年，太陰濕土應從上年在泉的右間，升為本年司天的左間，若遇到天沖木氣過勝，則土氣升之不前。如又遇到壬子年，木運之氣先天時而至，中運木氣勝，阻抑土氣升天則會出現風土塵埃四起，時常昏暗遮蔽，雨濕之氣不得布化的現象。人們易患風厥、涎液上湧、半身麻痹不遂、腹部脹滿等病。土氣不升，久而化為鬱氣，鬱極則發，就要化為疫病，人們容易患猝然死亡，易患面部、四肢、六腑脹滿閉塞，黃疸等病，濕氣不能布化，雨水就要減少。

【原文】

　　是故丑未之年，少陽升天，主窒天蓬，勝之不前；又或遇太陰未遷正者，即少陽未升天也，水運已至者，升天不前，即寒氛反布，凜冽如冬，水復涸，冰再結，暄暖乍作，冷夏布之，寒暄不時。民病伏陽在內，煩熱生中，心神驚駭，寒熱間爭；以久成鬱，即暴熱乃生，赤風氣腫翳，化成疫癘，乃作伏熱內煩，痹而生厥，甚則血溢。

【譯文】

　　因此在丑未年，少陽相火應從上年在泉的右間，升為本年司天的左間，若遇到天蓬水氣過勝，則少陽相火升之不前。如又遇到太陰司天未得遷居正位，則少陽相火也就不能升於司天的左間，這是由於水運已至而阻抑所致。少陽之氣欲升司天的左間，受到水運的阻抑而升之不前，則寒冷的霧露反而布化，氣候凜冽寒冷如冬季，河水又乾涸，冰凍再次凝結，突然出現溫暖的氣候，接著就有寒氣的布化，忽冷忽熱，發作不時。人們易患陽熱之邪伏鬱在內、煩熱升於心中、心神驚駭、寒熱交作等病。相火不繁榮昌盛，久而化為鬱氣，鬱極則發，就要出現暴熱之氣，風火之氣聚積覆蓋於上，化為疫氣，變為伏熱內煩，肢體麻痹而厥逆，甚時發生血液外溢的病變。

【原文】

　　是故寅申之年，陽明升天，主窒天英，勝之不前；又或遇戊申戊寅，火運先天而至；金欲升天，火運抑之，升之不前，即時雨不降，西風數舉，咸鹵燥生。民病上熱喘嗽，血溢；久而化鬱，即白埃翳霧，清生殺氣，民病脅滿，悲傷，寒鼽嚏，嗌乾，手坼皮膚燥。

【譯文】

　　因此在寅申年，陽明燥金應從上年在泉的右間，升為本年司天的左間，若遇到天英火氣過勝，則金氣升之不前。如又遇到戊申戊寅年，中運之火過盛，先天時而至，金氣欲升之為司天之左間，受中運

之火阻抑，則金氣升之不前，應時之雨不得降下，西風頻作，土地乾燥，鹵硝生於地面。人們易患熱在上焦、氣喘咳嗽、血液外溢等病。燥氣不升，久而化為鬱氣，鬱極則發，就要發生白色埃霧籠罩天空的現象，清冷而肅殺之氣也將發生，人們易患脅下脹滿、喜悲傷、傷寒、鼻塞、噴嚏、咽喉乾燥、手部坼裂、皮膚乾燥等病。

【原文】

是故卯酉之年，太陽升天，主窒天芮，勝之不前；又遇陽明未遷正者，即太陽未升天也，土運以至，水欲升天，土運抑之，升之不前，即濕而熱蒸，寒生兩間。民病注下，食不及化；久而成鬱，冷來客熱，冰雹卒至。民病厥逆而噦，熱生于內，氣痺于外，足脛酸疼，反生心悸，懊熱，暴煩而復厥。

【譯文】

因此在卯酉年，太陽寒水應從上年在泉的右間，升為本年司天的左間，若遇到天芮土氣過勝，則太陽寒水升之不前。如又遇到陽明司天未得遷居正位，則太陽寒水也就不能升于司天的左間，土運應時以至。寒水之氣欲升司天的左間，受到土運的阻抑而升之不前，則濕熱相蒸，寒氣發生於天地之間。人們易患泄瀉如注、食穀不化等病。寒水之氣不升，久而化為鬱氣，鬱極則發，冷氣又勝過客熱之氣，冰雹突然降下。人們易患厥逆呃逆，熱病生於內，陽氣痺於外，足脛酸疼，煩惱而發生心悸懊儂煩熱，暴煩而又厥逆等病。

【原文】

黃帝曰：升之不前，余已盡知其旨。願聞降之不下，可得明乎？

岐伯曰：悉乎哉問也！是之謂天地微旨，可以盡陳斯道。所謂升已必降也，至天三年，次歲必降，降而入地，始為左間也。如此升降往來，命之六紀也。

【譯文】

黃帝說：六氣升之不前的問題，我已經完全明白了它的意義。還想聽聽關於六氣降之不下的問題，可以讓我明白嗎？

岐伯說：你問得很全面啊！這其中講的是天氣與地氣變化的精妙意義，我可以全面來講述其道理。簡而言之，就是說六氣上升之後，必然還要下降。六氣中的每一氣，上升至司天之位，居時三年，至第四年，必然下降入地，成為在泉之左間，又在在泉之位居時三年。這樣一升一降，一往一來，共為六年，叫作六紀。

【原文】

是故丑未之歲，厥陰降地，主窒地晶，勝而不前；又或遇少陰未退位，即厥陰未降下，金運以至中，金運承之，降之未下，抑之變鬱，木欲降下，金運承之，降而不下，蒼埃遠見，白氣承之，風舉埃昏，清燥行殺，霜露復下，肅殺布令。久而不降，抑之化鬱，即作風燥相伏，暄而反清，草木萌動，殺霜乃下，蟄蟲未見，懼清傷臟。

【譯文】

因此，丑未之年，厥陰風木應從上年司天的右間，降為本年在泉的左間，若遇到地晶金氣過勝，則厥陰風木降之不前。如再遇到少陰君火司天，其氣不得退位，則厥陰風木也就不能降於在泉的左間，居中的金運則應時而至。金運居於司天之下而承其氣，而厥陰風木降之不下，則青色的塵埃遠見於上，白氣承之於下，大風時起，塵埃昏暗，清燥之氣行肅殺之令，霜露再次降下，肅殺之氣施布其令。若木氣日久不降，其氣被抑而化為鬱氣，就會發生風氣與燥氣伏鬱，氣才溫暖而反見清冷，草木雖已萌芽生長，嚴寒霜凍又至，蟄蟲不能出現，人們也懼怕這種清涼之氣要傷害臟氣。

【原文】

是故寅申之歲，少陰降地，主窒地玄，勝之不入；又或遇丙申丙

寅，水運太過，先天而至，君火欲降，水運承之，降而不下，即彤雲才見，黑氣反生，暄暖如舒，寒常布雪，凜冽復作，天雲慘凄，久而不降，伏之化鬱，寒勝復熱，赤風化疫。民病面赤、心煩、頭痛、目眩也，赤氣彰而溫病欲作也。

【譯文】

因此在寅申年，少陰君火應從上年司天的右間，降為本年在泉的左間，若遇到地玄水氣過勝，則少陰君火不得降入地下。如再遇到丙申丙寅年，則水運太過，先天時而至，少陰君火欲降，水運居中承之，使君火不得降下，則赤色之雲氣始現，黑色雲氣反生，原本溫暖的氣候使萬物舒適，又有寒雪降下，嚴寒發作，天雲慘澹凄涼。少陰君火久鬱而不降，則化為鬱氣，鬱極必發。所以寒氣過勝之後，又有熱氣發火，火風化為疫氣，則人們易患面赤、心煩、頭痛、目眩等病，火氣暴露之後，溫病就要發作。

【原文】

是故卯酉之歲，太陰降地，主窒地蒼，勝之不入；又或少陽未退位者，即太陰未得降也；或木運以至，木運承之，降而不下，即黃雲見而青霞彰，鬱蒸作而大風，霧翳埃勝，折隕乃作。久而不降也，伏之化鬱，天埃黃氣，地布濕蒸。民病四肢不舉、昏眩、肢節痛、腹滿填臆。

【譯文】

因此在卯酉年，太陰濕土應從上年司天的右間，降為本年在泉的左間，若遇到地蒼木氣過勝，使太陰濕土不得降入地下。如再遇到少陽相火司天，其氣不得退位，則太陰濕土不得降入在泉的左間。或遇到木運應時而至，木運居於司天之下而承其氣，太陰濕土降之不下，則出現黃雲而又有青色雲霞顯露，雲氣鬱蒸而大風發作，霧氣遮蔽，塵埃過勝，草木為之折損。若太陰濕土日久不降，伏而不布則化為鬱

氣，天空出現塵埃黃氣，地上濕氣鬱蒸，人們易患四肢不能舉動、頭暈、目眩、肢節疼痛、腹脹胸滿等病。

【原文】

是故辰戌之歲，少陽降地，主窒地玄，勝之不入；又或遇水運太過，先天而至也，水運承之，降而不下，即彤雲才見，黑氣反生，暄暖欲生，冷氣卒至，甚則冰雹也。久而不降，伏之化鬱，冷氣復熱，赤風化疫。民病面赤、心煩、頭痛、目眩也，赤氣彰而熱病欲作也。

【譯文】

因此在辰戌年，少陽相火應從上年司天的右間，降為本年在泉的左間，若遇到地玄水氣過勝，則少陽相火不得降入地下。如再遇到水運太過，先天時而至，水運居中承之，相火欲降而不得降下，則赤色雲氣始見，黑色雲氣反而發生，溫暖的氣候才欲發生，冷氣又突然而至，甚至降下冰雹。若少陽相火日久不得降下，伏而不布則化為鬱氣，冷氣之後隨又生熱，火風之氣化為疫氣，則人們易患面赤、心煩、頭痛、目眩等病，火氣暴露之後，溫病就要發作。

【原文】

是故巳亥之歲，陽明降地，主窒地彤，勝而不入；又或遇太陽未退位，即陽明未得降；即火運以至之，火運承之不下，即天清而肅，赤氣乃彰，暄熱反作。民皆昏倦，夜臥不安，咽乾引飲，懊熱內煩，天清朝暮，暄還復作；久而不降，伏之化鬱，天清薄寒，遠生白氣。民病掉眩，手足直而不仁，兩脅作痛，滿目。

【譯文】

因此在巳亥年，陽明燥金應從上年司天的右間，降為本年在泉的左間，若遇到地彤火氣過勝，則陽明燥金不得降入地下。如再遇到太陽司天不得退位，則陽明燥金不得降入在泉的左間；或者火運應時而

至，火運居於司天之下而承其氣，陽明燥金降之不下，則天氣清冷而肅降，火氣顯露則溫熱發作。人們出現昏沉困倦、夜臥不安、咽喉乾燥、口渴引飲、懊煩熱等病症，早晚有大涼之氣，而濕熱之氣卻又發作。若陽明燥金日久不降，伏而不布則化為鬱氣，天空清涼而寒冷，遠處有白氣發生。人們易患眩暈、手足強直、麻木不仁、兩脅作痛、雙目視物不清等病。

【原文】

是故子午之年，太陽降地，主窒地阜勝之，降而不入；又或遇土運太過，先天而至，土運承之，降而不入，即天彰黑氣，瞑暗淒慘，才施黃埃而布濕，寒化令氣，蒸濕復令。久而不降，伏之化鬱，民病大厥，四肢重怠，陰痿少力，天布沉陰，蒸濕間作。

【譯文】

因此在子午年，太陽寒水應從上年司天的右間，降為本年在泉的左間，若遇到地阜土氣過勝，則太陽寒水不得降入地下。如再遇到土運太過先天時而至，則土運居中承之，太陽寒水欲降而不得降下。天空暴露黑氣，昏暗淒慘，才出現黃色塵埃，而又濕氣彌漫，寒氣布化之後，又出現熱化與濕化之令。若太陽寒水日久不得降下，伏而不布則化為鬱氣，則人們易患大厥、四肢沉重倦怠、陰痿少力等病。天氣陰沉，熱氣與濕氣交替發作。

【原文】

帝曰：升降不前，晰知其宗，願聞遷正，可得明乎？

岐伯曰：正司中位，是謂遷正位。司天不得其遷正者，即前司天，以過交司之日，即遇司天太過有餘日也，即仍舊治天數，新司天未得遷正也。

【譯文】

黃帝說：關於六氣升降不前的問題，我已經完全明白了它的意義。還想聽聽關於六氣遷正的問題，可以使我明白嗎？

岐伯說：值年的歲氣遷居於一年的中位，叫作遷正位。司天之氣不得遷居於正位，就是上年司天之氣超過了交司之日。也就是上年司天之氣太過，其值時有餘日，仍舊治理著本年的司天之數，所以使新司天之氣不得遷正。

【原文】

厥陰不遷正，即風暄不時，花卉萎瘁。民病淋溲，目系轉，轉筋，喜怒，小便赤。風欲令而寒由不去，溫暄不正，春正失時。

少陰不遷正，即冷氣不退，春冷後寒，暄暖不時。民病寒熱，四肢煩痛，腰脊強直。木氣雖有餘，而位不過於君火也。

太陰不遷正，即雲雨失令，萬物枯焦，當生不發。民病手足肢節腫滿，大腹水腫，填臆不食，飧泄脅滿，四肢不舉。雨化欲令，熱猶治之，溫煦于氣，亢而不澤。

【譯文】

已亥年，若上年太陽寒水不退位，則本年厥陰風木不得遷正；風木溫暖之氣不能應時施化，則花卉枯萎。人們易患淋病、目系轉、轉筋、善怒、小便赤等病。風氣欲施其令而寒氣不退，溫暖的氣候不得正時，則失去正常的春令。

子午年，若上年厥陰風木不退位，則本年少陰君火不得遷正，冷氣不退，春天先冷而後又寒，溫暖之氣不能應時施化。人們易患寒熱、四肢煩痛、腰脊強直等病。上年厥陰風木之氣雖有餘，但其不退位的時間，不會超過君火當令之時。

丑未年，若上年少陰君火不退位，則本年太陰濕土不得遷正，雨水不能應時而降，萬物枯焦，應當生長發育的不能生發。人們易患手足肢節腫滿、大腹水腫、胸滿不食、飧泄脅滿、四肢不能舉動等病。

雨氣欲布其令，但由於少陰君火仍居於司天之位而治之，所以溫暖之氣亢盛而缺少雨水潤澤。

【原文】

少陽不遷正，即炎灼弗令，苗莠不榮，酷暑于秋，肅殺晚至，霜露不時。民病痎瘧，骨熱，心悸，驚駭，甚時血溢。

陽明不遷正，則暑化于前，肅殺于後，草木反榮。民病寒熱，鼽嚏，皮毛折，爪甲枯焦；甚則喘嗽息高，悲傷不樂。熱化乃布，燥化未令，即清勁未行，肺金復病。

太陽不遷正，即冬清反寒，易令于春，殺霜在前，寒冰于後，陽光復治，凜冽不作，氛雲待時。民病溫癘至，喉閉嗌乾，煩躁而渴，喘息而有音也。寒化待燥，猶治天氣，過失序，與民作災。

【譯文】

寅申年，若上年太陰濕土不退位，則本年少陽相火不得遷正，炎熱的氣候不得施布其令，植物的苗莠不能繁榮。少陽相火之氣晚於天時而至，則酷暑見之於秋季，肅殺之氣亦必晚至，霜露不得應時而降。人們易患瘧疾、骨熱、心悸、驚駭等病，甚至會血液外溢。

卯酉年，若上年少陽相火不退位，則本年陽明燥金不得遷正，起初是少陽相火的暑氣施化，隨即又出現陽明燥金的肅殺之氣，所以草木反見繁茂榮美。人們易患寒熱、鼻塞噴嚏、皮毛脆折、爪甲枯焦等病，甚則喘咳上氣、悲傷不樂。由於熱化之令繼續施布，燥令不行，也就是清冷急切之氣不行，肺金又要患病。

辰戌年，若上年陽明燥金不退位，則本年太陽寒水不得遷正，致使冬季寒冷之令，反而改行於春季，肅殺霜凍之氣在前，嚴寒冰雪之氣在後。若陽光之氣復得而治，則寒冷凜冽之氣不得發作，氛雲待時而現。人們易患溫疫發作、喉閉咽乾、煩躁口渴、喘息有音等病。太陽寒化之令，須待燥氣過後，才能司天主治，若燥氣過期不退，時令失去正常規律，對人們就會發生災害。

【原文】

帝曰：遷正早晚，以命其旨，願聞退位，可得明哉？

岐伯曰：所謂不退者，即天數未終，即天數有餘，名曰復布政，故名曰再治天也。即天令如故，而不退位也。

厥陰不退位，即大風早舉，時雨不降，濕令不化。民病溫疫，疵廢，風生，皆肢節痛，頭目痛，伏熱內煩，咽喉乾引飲。

【譯文】

黃帝說：對於六氣遷正早晚的問題，你已將它的意義告知了我，還想聽聽有關退位的情況，可以使我明白嗎？

岐伯說：所謂六氣不退位，就是指司天之數不盡，也就是司天之數有餘，名叫復布政，所以也叫再治天，是由於司天之數有餘，依然如故而不得退位。

厥陰風木不退位時，則大風早起，時雨不得降下，濕令不能施化。人們易患溫疫、肢體偏廢，風病發生，普遍出現肢節痛、頭目痛，伏熱在內而心煩、咽喉乾燥、口渴引飲等病。

【原文】

少陰不退位，即溫生春冬，蟄蟲早至，草木發生。民病膈熱，咽乾，血溢，驚駭，小便赤澀，丹瘤瘡瘍留毒。

太陰不退位，而取寒暑不時，埃昏布作，濕令不去。民病四肢少力，食飲不下，泄注，淋滿，足脛寒，陰痿，閉塞，失溺，小便數。

【譯文】

少陰君火不退位時，則溫暖之氣發生於春冬季節，蟄蟲早期出現，草木提前發芽生長。人們易患膈熱、咽乾、血液外溢、驚駭、小便赤澀、丹瘤瘡瘍留毒等病。

太陰濕土不退位時，則寒冷與暑熱不時發生於春季，塵埃昏暗彌布天空，濕令不去。人們易患四肢少力、飲食不下、泄瀉如注、小便

淋瀝、腹滿、足脛寒冷、陰痿、大便閉塞、小便失禁、頻小便等病。

【原文】

少陽不退位，即熱生于春，暑乃後化，冬溫不凍，流水不冰，蟄蟲出見。民病少氣，寒熱更作，便血，上熱，小腹堅滿，小便赤沃，甚則血溢。

陽明不退位，即春生清冷，草木晚榮，寒熱間作。民病嘔吐，暴注，食飲不下，大便乾燥，四肢不舉，目瞑掉眩。

太陽不退位，即春寒復作，冷雹乃降，沉陰昏翳，二之氣寒猶不去。民病痺厥，陰痿，失溺，腰膝皆痛，溫癘晚發。

【譯文】

少陽相火不退位時，則炎熱氣候發生於春季，由於暑熱在後期，故冬季溫暖不凍，流水不冰，蟄蟲出現。人們易患少氣、寒熱交替發作、便血、上部發熱、小腹堅硬而脹滿、小便赤，甚則血液外溢等。

陽明燥金不退位時，則春天發生清冷之氣，草木繁榮推遲，寒氣與熱氣相間發作。人們易患嘔吐、劇烈泄瀉、飲食不下、大便乾燥、四肢不能舉動、頭目眩暈等病。

太陽寒水不退位時，則春季又發生寒冷的氣候，冰雹降下，陰沉之氣昏暗覆蓋，至二之氣時，寒氣尚未退去。人們易患寒痺、厥逆、陰痿、小便失禁、腰膝皆痛等病，溫癘之病發作較晚。

【原文】

帝曰：天歲早晚，余已知之。願聞地數，可得聞乎？

岐伯曰：地下遷正、升天及退位不前之法，即地土產化，萬物失時之化也。

帝曰：余聞天地二甲子，十干十二支，上下經緯天地，數有迭移，失守其位，可得昭乎？

岐伯曰：失之迭位者，謂雖得歲正，未得正位之司，即四時不

節，即生大疫。

【譯文】

　　黃帝說：歲氣司天的早晚，我已經知道了。還想聽聽在泉之數，你可以告知我嗎？

　　岐伯說：地之三氣，每年有一氣遷正，一氣升天，一氣退位，若其不得前進，便應於土地的生化，使萬物的生化失於正常的時令。

　　黃帝說：我聽說天地二甲子，十干與十二支相合。司天在泉，上下相合而主治天地之氣，其數能互相更移的，有時失守其位的，您能明白地告訴我嗎？

　　岐伯答：失其更移之正位的，就是說其氣雖然已得歲時之正位，但是未得司氣正位，不能及時遷位，就會導致四時不節，發生大疫。

【原文】

　　假令甲子陽年，土運太窒，如癸亥天數有餘者，年雖交得甲子，厥陰猶尚治天，地已遷正，陽明在泉，去歲少陽以作右間，即厥陰之地陽明，故不相和奉者也。癸巳相會，土運太過，虛反受木勝，故非太過也。何以言土運太過，況黃鐘不應太窒，木即勝而金還復，金既復而少陰如至，即木勝如火而金復微，如此則甲己失守，後三年化成土疫，晚至丁卯，早至丙寅，土疫至也，大小善惡，推其天地，詳乎太乙。

　　又只如甲子年，如甲至子而合，應交司而治天，即下己卯未遷正，而戊寅少陽未退位者，亦甲己下有合也，即土運非太過，而木乃乘虛而勝土也，金次又行復勝之，即反邪化也。陰陽天地殊異爾，故其大小善惡，一如天地之法旨也。

【譯文】

　　假如甲子年，本為陽年，因為土運太過而受到抑塞，如果上年癸亥年，司天的氣數太過而有餘，在時間上雖已交得甲子年主司，但厥

陰風木仍居於司天之位，本年地氣陽陰燥金已經遷正，去年在泉之少陽相火已退為本年在泉的右間，這樣，去年司天之厥陰風木不退位在上，本年在泉之陽明燥金已遷正在下，因此二者不相奉和。由於在上之癸與在下之己反而相會，則本應太過的土運，卻變虛而為木氣勝，所以就不是太過了。況且應於土運之黃鐘在陽年不應受到抑塞，今木氣既勝，則土之子金氣來復。金氣來復，若少陰陰君火隨之而至，則木之勝氣隨從君火之氣，故金之復氣乃微。這樣，上甲與下己失守其位，其後三年則化成土疫，晚至丁卯年，早在丙寅年，土疫就要發作。發作的大小和善惡，可以根據當年司天在泉之氣的盛衰及太乙游宮的情況去推知。

又如甲子年，在上的甲與子相結合，交於司天正位以治天，而在下的己卯未得遷正，上年戊寅在泉之少陽相火不得退位，也屬上甲與下己未能合德，也就是土運不屬太過，而木氣也要乘虛克土，土之子金氣又有復氣，反而化成病邪之氣。司天在泉，陰陽屬性不同，其變為疫癘之氣的大小善惡，和司天在泉失守其位的變化規律是一致的。

【原文】

假令丙寅陽年太過，如乙丑天數有餘者，雖交得丙寅，太陰尚治天也，地已遷正，厥陰司地，去歲太陽以作右間，即天太陰而地厥陰，故地不奉天化也。乙辛相會，水運太虛，反受土勝，故非太過，即太簇之管，太羽不應，土勝而雨化，木復即風，此者丙辛失守其會，後三年化成水疫，晚至己巳，早至戊辰，甚即速，微即徐，水疫至也，大小善惡，推其天地數乃太乙游宮。

又只如丙寅年，丙至寅且合，應交司而治天，即辛巳未得遷正，而庚辰太陽未退位者，亦丙辛不合德也，即水運亦小虛而小勝，或有復，後三年化癘，名曰水癘，其狀如水疫。治法如前。

【譯文】

假如丙寅年，本為陽年太過，如果上年乙丑年司天的氣數太過而

有餘，在時間上雖已交得丙寅年，但太陰濕土仍居於司天之位，本年
地氣厥陰風木已經遷正，去年在泉之太陽寒水已退為本年在泉的右
間，這樣，去年司天之太陰濕土不退位在上，本年在泉之厥陰風木已
遷正在下，因此，在泉的厥陰不能奉和於太陰司天的氣化。由於在上
的乙與在下的辛反而相會，則本應太過的水運變虛而為土氣所勝，所
以就不是太過了，也就是太簇之律管，不應太羽之音。土勝而雨氣施
化，水之子來復為風化，這樣，上丙與下辛失守其位而不得相會，其
後三年則化成水疫。晚至己巳年，早在戊辰年，水疫就會發作。水疫
甚者發作迅速，水疫微者發作徐緩。水疫發作的大小善惡，可以根據
當年司天在泉之氣的盛衰及太乙游宮的情況去推斷。

又如丙寅年，在上的丙與寅相合，交於司天正位以治天，而在下
的辛巳未得遷正，上年庚辰在泉少陽相火不得退位，也屬於上丙與下
辛未能合德，便使水運小虛而有小的勝氣，或有小的復氣，其後三年
化而為癘，名叫水癘，其症狀如水疫，治法同前。

【原文】

假令庚辰陽年太過，如己卯天數有餘者，雖交得庚辰年也，陽明
猶尚治天，地已遷正，太陰司地，去歲少陰以作右間，即天陽明而地
太陰也，故地不奉天也。乙巳相會，金運太虛，反受火勝，故非太過
也，即姑洗之管，太商不應，火勝熱化，水復寒刑，此乙庚失守，其
後三年化成金疫也，速至壬午，徐至癸未，金疫至也，大小善惡，推
本年天數及太乙也。

又只如庚辰，如庚至辰，且應交司而治天，即下乙未未得遷正
者，即地甲午少陰未退位者，且乙庚不合德也，即下乙未柔干失剛，
亦金運小虛也，有小勝或無復，且三年化癘，名曰金癘，其狀如金疫
也。治法如前。

【譯文】

假如庚辰年，本為陽年太過，如果上年己卯年陽明燥金司天的氣

數太過而有餘，在時間上雖已交得庚辰年，但陽明燥金仍居於司天之位，本年地氣太陰濕土已經遷正，去年在泉的少陰君火已退為本年在泉的右間，這樣，上年的陽明燥金在位不退仍居於上，本年的在泉太陰濕土已遷正位於下。因此，太陰在泉不能隨從陽明司天的變化。由於在上的乙與在下的巳相會，則本應太過的金運變虛而為火氣所勝，所以就不是太過了，也就是姑洗之律管，不應太角之音。火勝則熱氣布化，金之子水氣來復，出現寒冷之氣以制熱，如此則上庚和下乙失守其位而不能相會，三年之後就會發生金疫，快的在壬午年金疫就會發作，慢的在癸未年金疫就會發作。金疫發病的程度大小輕重，可以根據當年司天在泉之數的盛衰及太乙游宮的情況去推斷。

又如庚辰年，在上的庚與辰相合，交於司天正位以治天，而在下的乙未未得遷正，也就是上年甲午在泉之少陰君火未得退位，也屬於上庚與下乙不能合德，也就是下乙的柔干不能與上庚的剛干配合，使金運小虛，出現小的勝氣，或者有勝氣而沒有復氣，其後三年化而為癘，名叫金癘，其症狀與金疫相似，治法同前。

【原文】

假令壬午陽年太過，如辛巳天數有餘者，雖交得壬午年也，厥陰猶尚治天，地巳遷正，陽明在泉，去歲丙申少陽以作右間，即天厥陰而地陽明，故地不奉天者也。丁辛相合會，木運太虛，反受金勝，故非太過也，即蕤賓之管，太角不應，金行燥勝，火化熱復，甚即速，微即徐。疫至大小善惡，推疫至之年天數及太乙。

又只如壬至午，且應交司而治之，即下丁酉未得遷正者，即地下丙申少陽未得退位者，見丁壬不合德也，即丁柔干失剛，亦木運小虛也，有小勝小復，後三年化癘，名曰木癘，其狀如風疫也。治法如前。

【譯文】

假如壬午年，本為陽年太過，如果上年辛巳年司天的氣數太過而

有餘，在時間上雖已交得壬午年，但厥陰風木仍居於司天之位，本年地氣陽陰燥金已經遷正，去年丙申在泉的少陽相火已退為本年在泉的右間，這樣，去年司天之厥陰風木不退位在上，本年在泉之陽明燥金已遷正在下。因此，在泉的陽明不能奉和於厥陰司天的氣化。由於在上的辛與在下的丁相會，則本應太過的木運變虛而為金氣所勝，所以就不是太過了，也就是蕤賓之律管，不應太角之音。金氣行而燥氣勝，木之子火氣來復則熱化，其後化成木疫，疫甚的發作迅速，疫微的發作徐緩，木疫發作的大小善惡，可以根據當年司天在泉之數的盛衰及太乙游宮的情況去推斷。

又如壬午年，在上的壬與午相合，交于司天正位以治天，而在下的丁酉未得遷正，也就是上年丙申的少陰君火在泉不得退位，也屬於上壬與下丁未能合德，也就是下丁的柔干與上壬剛干的不相配合，這就致使木運小虛，並有小的勝氣與小的復氣，其後三年化而為癘，名叫木癘，其症狀與風疫相似，治法同前。

【原文】

假令戊申陽年太過，如丁未天數太過者，雖交得戊申年也。太陰猶尚司天，地已遷正，厥陰在泉，去歲壬戌太陽以退位作右間，即天丁未，地癸亥，故地不奉天化也。丁癸相會，火運太虛，反受水勝，故非太過也，即夷則之管，上太徵不應，此戊癸失守其會，後三年化疫也，速至庚戌，大小善惡，推疫至之年天數及太乙。

又只如戊申，如戊至申，且應交司治天，即下癸亥未得遷正者，即地下壬戌太陽未退者，見戊癸未合德也，即下癸柔干失剛，見火運小虛，有小勝或無復也，後三年化癘，名曰火癘也。治法如前；治之法，可寒之泄之。

【譯文】

假如戊申年，本為陽年太過，如果上年丁未年司天的氣數太過而有餘，在時間上雖已交得戊申年，但太陰濕土仍居於司天之位，本年

地氣厥陰在泉已經遷正，去年壬戌在泉的太陽寒水已經退為本年在泉的右間，這樣，去年丁未司天之太陰濕土不退位而仍在上，本年癸亥在泉之少陽相火已遷正在下，因此在泉的厥陰不能奉和於太陰司天的氣化。由於在上的丁與在下的癸相會，則本應太過的火運變虛而為水氣所勝，所以就不是太過了，也就是夷則之律管，不應太徵之音。這樣上戊與下癸失守其位而不得相會，其後三年化而為疫，迅速的至庚戌年便要發作，發作的大小善惡，可以根據當年司天之氣的盛衰及太乙游宮的情況去推斷。

又如戊申年，在上的戊與申相會，交於司天正位以治天，而在下的癸亥未得遷正，也就是上年壬戌在泉之太陽寒水不得退位，屬於上戊與下癸未能合德，即下癸的柔干不能與戊壬的剛干配合，使火運小虛，有小勝氣，或雖有勝氣而無復氣，其後三年化而為癘，名叫火癘。治法同前，其治法可以用寒法與泄法。

【原文】

黃帝曰：人氣不足，天氣如虛，人神失守，神光不聚，邪鬼干人，致有夭亡，可得聞乎？

岐伯曰：人之五臟，一臟不足，又會天虛，感邪之至也。人憂愁思慮即傷心，又或遇少陰司天，天數不及，太陰作接間至，即謂天虛也，此即人氣天氣同虛也。又遇驚而奪精，汗出於心，因而三虛，神明失守。心為君主之官，神明出焉，神失守位，即神游上丹田，在帝太一帝君泥丸宮一下。神既失守，神光不聚，卻遇火不及之歲，有黑屍鬼見之，令人暴亡。

【譯文】

黃帝說：人的正氣不足，天氣如果也不正常，則神志失守，神光不得聚斂，若再遇邪氣傷人，則會導致暴亡，可這是什麼道理嗎？

岐伯說：人的五臟，只要有一臟不足，又遇上天氣虛弱，就要感受邪氣。人若過度憂愁思慮就要傷心，若又遇少陰君火司天之年，天

氣不及，則間氣太陰濕土接之而至，這就是所謂天虛，也就是人氣與天氣同虛。若再因驚而劫奪精氣，汗出而傷心之液，就會形成三虛，則會導致神明失守。心為一身之君主，神明由此而出，神明失守其位，則遊離於上丹田，也就是泥丸宮下。神既失守則不得聚斂，又遇到火運不及之年，則必有水疫之邪氣致病，使人突然死亡。

【原文】

人飲食、勞倦即傷脾，又或遇太陰司天，天數不及，即少陽作接間至，即謂之虛也，此即人氣虛而天氣虛也。又遇飲食飽甚，汗出于胃，醉飽行房，汗出于脾，因而三虛，脾神失守。脾為諫議之官，智周出焉。神既失守，神光失位而不聚也，卻遇土不及之年，或己年或甲年失守，或太陰天虛，青屍鬼見之，令人卒亡。

【譯文】

人若飲食不節、勞倦過度就要傷脾，若又遇太陰濕土司天之年，天氣不及，則間氣少陽相火接之而至，這就是所謂天虛，也就是人氣與天氣同虛。若再遇飲食過飽，傷胃汗出，或者醉酒過飽後行房，傷脾汗出，就會形成三虛，導致脾之神志失守。脾的職能好比諫議之官，智謀周密自此而出，神既失守其位則不得聚斂，如再遇土運不及之年，或者己年和甲年失守，或者太陰司天之氣虛衰，就必有土疫癘之邪氣致病，使人突然死亡。

【原文】

人久坐濕地，強力入水即傷腎，腎為作強之官，伎巧出焉。因而三虛，腎神失守，神志失位，神光不聚，卻遇水不及之年，或辛不會符，或丙年失守，或太陽司天虛，有黃屍鬼至，見之令人暴亡。

【譯文】

人若長久坐在濕地之上，或強力勞動而又入水受邪，則必傷腎

臟。腎的職能好比作強之官，一切技巧都由此而出。由於人虛加以天氣虛，因而形成三虛，使腎的神志失守，神志失守其位則不得聚斂，若再遇水運不及之年，或者辛年不相符合，或者丙年失守其位，或者太陽寒水司天之時氣運不及，則必有土疫邪氣致病，使人突然死亡。

【原文】

人或恚怒，氣逆上而不下，即傷肝也。又遇厥陰司天，天數不及，即少陰作接間至，是謂天虛也，此謂天虛人虛也。又遇疾走恐懼，汗出于肝。肝為將軍之官，謀慮出焉。神位失守，神光不聚，又遇木不及年，或丁年不符，或壬年失守，或厥陰司天虛也，有白屍鬼見之，令人暴亡也。

【譯文】

人如果憤怒，氣上逆而不下，就要傷肝。若又遇厥陰風木司天，天氣不及，則間氣少陰君火接之而至，這就是所謂天虛，也就是人體正氣與天氣同虛。若再遇急走恐懼，汗出而傷肝之液，就會形成三虛。肝的職能好比將軍，人的謀慮自此而出，神志失守其位而不能聚斂，若再遇木運不及之年，或丁年不相符合，或壬年失守其位，或厥陰司天之氣不及，則必有金疫邪氣致病，使人突然死亡。

【原文】

已上五失守者，天虛而人虛也，神遊失守其位，即有五屍鬼干人，令人暴亡也，謂之曰屍厥。人犯五神易位，即神光不圓也。非但屍鬼，即一切邪犯者，皆是神失守位故也。此謂得守者生，失守者死。得神者昌，失神者亡。

【譯文】

上述五種失守其位元的情況，乃是由於天氣與人氣同虛，致使神志遊離而失守其位，便會有五疫之邪傷人，使人突然死亡，名叫屍

厥。人如果犯了五臟神志易位，就會使神光不能圓滿聚斂。不只是疫邪，一切邪氣傷人，都是神志失守其位的緣故。所以說，神志內守的就可以生，失守的就要死亡；得神者就會安康，失神者就要死亡。

至真要大論篇第七十四

提示：本篇討論六氣司天、六氣在泉，有正化、勝復，有標本寒熱，有調治逆從，有五味陰陽，有制方奇偶，皆至精至微、至具至要之論。其中病機十九條，頗有見地，對後世影響很大，有重要的指導意義，故名「至真要大論」。

【原文】

黃帝問曰：五氣交合，盈虛更作，余知之矣。六氣分治，司天地者，其至何如？

岐伯再拜對曰：明乎哉問也！天地之大紀，人神之通應也。

帝曰：願聞上合昭昭，下合冥冥奈何？

岐伯曰：此道之所主，工之所疑也。

【譯文】

黃帝問道：五運之氣交相配合，太過不及交替為用，我已經知道了。六氣分治在一年中，其司天在泉之氣氣來時是怎樣的？

岐伯再拜而回答說：問得多麼英明啊！這是自然變化的基本規律，人體的機能活動是與天地變化相適應的。

黃帝道：人體與司天在泉之氣相適應的情況是怎樣的呢？

岐伯說：這是受自然規律所主宰，一般醫生容易疑惑難明的。

【原文】

帝曰：願聞其道也。

岐伯曰：厥陰司天，其化以風；少陰司天，其化以熱；太陰司天，其化以濕；少陽司天，其化以火；陽明司天，其化以燥；太陽司天，其化以寒。以所臨臟位，命其病者也。

帝曰：地化奈何？

岐伯曰：司天同候，間氣皆然。

【譯文】

黃帝道：我想知道它的道理。

岐伯說：厥陰司天，氣從風化；少陰司天，氣從熱化；太陰司天，氣從濕化；少陽司天，氣從火化；陽明司天，氣從燥化；太陽司天，氣從寒化。根據客氣所臨的臟位，來確定其疾病。

黃帝道：在泉之氣的氣化是怎樣的？

岐伯說：與司天同一規律，間氣也是如此。

【原文】

帝曰：間氣何謂？

岐伯曰：司左右者，是謂間氣也。

帝曰：何以異之？

岐伯曰：主歲者紀歲，間氣者紀步也。

【譯文】

黃帝道：間氣是怎樣的呢？

岐伯說：分司在司天和在泉之左右的氣，就叫作間氣。

黃帝道：與司天、在泉之氣有何分別？

岐伯說：司天、在泉之氣是主歲之氣，主管一年的氣化；間氣之氣，主一步（六十日有奇）的氣化。

【原文】

帝曰：善。歲主奈何？

岐伯曰：厥陰司天為風化，在泉為酸化，司氣為蒼化，間氣為動化。少陰司天為熱化，在泉為苦化，不司氣化，居氣為灼化。太陰司天為濕化，在泉為甘化，司氣為黅化，間氣為柔化。少陽司天為火化，在泉為苦化，司氣為丹化，間氣為明化。陽明司天為燥化，在泉為辛化，司氣為素化，間氣為清化。太陽司天為寒化，在泉為咸化，司氣為玄化，間氣為藏化。

故治病者，必明六化分治，五味五色所生。五臟所宜，乃可以言盈虛病生之緒也。

【譯文】

黃帝道：很好！一歲之中氣化的情況是怎樣的呢？

岐伯說：厥陰司天為風化，在泉為酸化，歲運為蒼化，間氣為動化；少陰司天為熱化，在泉為苦化，歲運不司氣化，間氣為灼化；太陰司天為濕化，在泉為甘化，歲運為黅化，間氣為柔化；少陽司天為火化，在泉為苦化，歲運為丹化，間氣為明化；陽明司天為燥化，在泉為辛化，歲運為素化，間氣為清化；太陽司天為寒化，在泉為咸化，歲運為玄化，間氣為藏化。

所以作為一個治病的醫生，必須明瞭六氣所司的氣化，以及五味、五色的產生與五臟之所宜，然後才可以說對氣化的太過、不及和疾病發生的關係有了頭緒。

【原文】

帝曰：厥陰在泉而酸化，先余知之矣。風化之行也何如？

岐伯曰：風行于地，所謂本也，餘氣同法。本乎天者，天之氣也，本乎地者，地之氣也，天地合氣，六節分而萬物化生矣。故曰：謹候氣宜，無失病機。此之謂也。

帝曰：其主病何如？

岐伯曰：司歲備物，則無遺主矣。

【譯文】

黃帝道：厥陰在泉而從酸化，我早就知道了。風的氣化運行又怎樣呢？

岐伯說：風氣行於地，這是本於地之氣而為風化，其他諸氣也是這樣。因為本屬於天的，是天之氣，本屬於地的，是地之氣，天地之氣相互通化合，六節之氣分而後萬物才能生化。所以說：要謹慎地察候氣宜，不可貽誤病機。就是這個意思。

黃帝道：主治疾病的藥物怎樣？

岐伯說：根據歲氣來採備其所生化的藥物，就不會有所遺漏了。

【原文】

帝曰：司歲物何也？

岐伯曰：天地之專精也。

帝曰：司氣者何如？

岐伯曰：司氣者主歲同，然有餘不足也。

帝曰：非司歲物何謂也？

岐伯曰：散也。故質同而異等也，氣味有薄厚，性用有躁靜，治保有多少，力化有淺深。此之謂也。

【譯文】

黃帝問：每年與歲氣相應的藥物是怎樣的？

岐伯答：得歲氣的藥物都得天地純淨之精氣。

黃帝問：每年與歲運相應的藥物是怎樣的？

岐伯答：司歲運的藥物和主歲氣的藥物相同，唯一不同的是歲運有太過和不及的區別。

黃帝道：不得司歲之氣生化的藥物，又怎樣呢？

岐伯說：其氣散而不專。所以非司歲和司歲的藥物比較，形質雖同，卻有等級上的差別，氣味有厚薄之分，性能有躁靜之別，療效有多少的不同，藥力所及也有深淺之異。就是這個道理。

【原文】

帝曰：歲主臟害何謂？

岐伯曰：以所不勝命之，則其要也。

帝曰：治之奈何？

岐伯曰：上淫于下，所勝平之；外淫于內，所勝治之。

帝曰：善，平氣何如？

岐伯曰：謹察陰陽所在而調之，以平為期，正者正治，反者反治。

【譯文】

黃帝道：六氣主歲時傷害五臟，應當怎樣來說明？

岐伯說：以臟氣所不勝之氣來說明，就是這個問題的要領。

黃帝道：治療的方法怎樣？

岐伯說：司天之氣淫勝於下的，以其所勝之氣來平調之；在泉之氣淫勝於內的，以其所勝之氣來治療之。

黃帝道：好。歲氣平和之年怎樣呢？

岐伯說：仔細觀察陰陽病變之所在，來加以調整，以達到平衡為目的。正病用正治法，反病用反治法。

【原文】

帝曰：夫子言察陰陽所在而調之，論言人迎與寸口相應，若引繩小大齊等，命曰平。陰之所在寸口何如？

岐伯曰：視歲南北，可知之矣。

帝曰：願卒聞之。

岐伯曰：北政之歲，少陰在泉，則寸口不應；厥陰在泉，則右不應；太陰在泉，則左不應。南政之歲，少陰司天，則寸口不應；厥陰司天，則右不應；太陰司天，則左不應。諸不應者，反其診則見矣。

【譯文】

黃帝道：先生說觀察陰陽之所在來調治，醫論中說人迎和寸口脈相應，像牽引繩索一樣大小相等的，稱為平脈。那麼陰脈所在寸口應該怎樣呢？

岐伯說：看主歲是南政還是北政，就可以知道了。

黃帝道：請你詳盡地講給我聽。

岐伯說：北政的年份，少陰在泉，則寸口不應；厥陰在泉，則右脈不應；太陰在泉，則左脈不應。南政的年份，少陰司天，則寸口不應；厥陰司天，則右脈不應；太陰司天，則左脈不應。凡是寸口脈不應的，尺寸倒候或復其手就可以見了。

【原文】

帝曰：尺候何如？

岐伯曰：北政之歲，三陰在下，則寸不應；三陰在上，則尺不應。南政之歲，三陰在天，則寸不應；三陰在泉，則尺不應。左右同。故曰：知其要者，一言而終，不知其要，流散無窮。此之謂也。

【譯文】

黃帝道：尺部之候怎樣？

岐伯說：北政的年份，三陰在泉，則寸部不應；三陰司天，則尺部不應。南政的年份，三陰司天，則寸部不應；三陰在泉，則尺部不應。左右脈是相同的。所以說：能掌握其要領的，用很少的語言就可以介紹完了，如果不知其要領，就會茫無頭緒。就是這個道理。

【原文】

帝曰：善。天地之氣，內淫而病何如？

岐伯曰：歲厥陰在泉，風淫所勝，則地氣不明，平野昧，草乃早秀。民病灑灑振寒，善伸數欠，心痛支滿，兩脅裏急，飲食不下，鬲咽不通，食則嘔，腹脹善噫，得後與氣，則快然如衰，身體皆重。

【譯文】

黃帝道：好。司天在泉之氣，淫勝於內而發病的情況是怎樣的？

岐伯說：厥陰在泉之年，風氣淫盛，則地氣不明，原野昏暗不清，草類提早結實。人們多病灑灑然振栗惡寒，時喜伸腰呵欠，心痛而有撐滿感，兩側脅裏拘急不舒，飲食不下，胸膈咽部不利，食入則嘔吐，腹脹，多噯氣，得大便或轉矢氣後覺得輕快好像病情衰減，全身沉重。

【原文】

歲少陰在泉，熱淫所勝，則焰浮川澤，陰處反明。民病腹中常鳴，氣上沖胸，喘不能久立，寒熱皮膚痛，目瞑齒痛，頸腫，惡寒發熱如瘧，少腹中痛，腹大，蟄蟲不藏。

歲太陰在泉，草乃早榮，濕淫所勝，則埃昏岩谷，黃反見黑，至陰之交。民病飲積，心痛，耳聾，渾渾焞焞，嗌腫喉痹，陰病血見，少腹痛腫，不得小便，病沖頭痛，目似脫，項似拔，腰似折，髀不可以回，膕如結，腨如別。

【譯文】

少陰在泉之年，熱氣淫盛，川澤中陽氣蒸騰，陰處反覺清明。人們多病腹中時常鳴響，逆氣上沖胸脘，氣喘不能久立，寒熱，皮膚痛，眼模糊，齒痛，頸項腫，惡寒發熱如瘧狀，少腹疼痛，腹部脹大。氣候溫熱，蟲類遲不伏藏。

太陰在泉之年，草類提早開花，濕氣淫盛，則岩谷之間昏暗渾濁，黃色見於水位，與水黑色相交合。人們多病飲邪積聚，心痛，耳聾，頭目不清，咽喉腫脹，喉痹，陰病而有出血症狀，少腹疼痛，小便不通，氣上沖頭痛，眼如脫出，項部似拔，腰像折斷，髀骨不能轉動，膝彎結滯不靈，小腿肚好像裂開一樣。

【原文】

歲少陽在泉，火淫所勝，則焰明郊野，寒熱更至。民病注泄赤白，少腹痛，溺赤，甚則血便。少陰同候。

歲陽明在泉，燥淫所勝，則霧霧清瞑。民病喜嘔，嘔有苦，善太息，心脅痛不能反側，甚則嗌乾面塵，身無膏澤，足外反熱。

歲太陽在泉，寒淫所勝，則凝肅慘栗。民病少腹控睪，引腰脊，上沖心痛，血見，嗌痛頷腫。

【譯文】

少陽在泉之年，火氣淫盛，則郊野煙明，時寒時熱。人們多病泄瀉如注，下痢赤白，少腹痛，小便赤色，甚則血便。其餘徵候與少陰在泉之年相同。

陽明在泉之年，燥氣淫盛，則霧氣清冷昏暗。人們多病喜嘔，嘔吐苦水，常歎息，心脅部疼痛不能轉側，甚至咽喉乾，面暗如蒙塵，身體乾枯而不潤澤，足外側反熱。

太陽在泉之年，寒氣淫盛，則天地間凝肅慘栗。人們多病少腹疼痛牽引睪丸、腰脊，向上沖心而痛，出血，咽喉痛，頷部腫。

【原文】

帝曰：善。治之奈何？

岐伯曰：諸氣在泉，風淫于內，治以辛涼，佐以苦，以甘緩之，以辛散之；熱淫于內，治以鹹寒，佐以甘苦，以酸收之，以苦發之；濕淫于內，治以苦熱，佐以酸淡，以苦燥之，以淡泄之；火淫于內，治以鹹冷，佐以苦辛，以酸收之，以苦發之；燥淫于內，治以苦溫，佐以甘辛，以苦下之；寒淫于內，治以甘熱，佐以苦辛，以鹹瀉之，以辛潤之，以苦堅之。

【譯文】

黃帝道：好。怎樣治療呢？

岐伯說：凡是在泉之氣，風氣太過而侵淫體內的，主治用辛涼，輔佐用苦味，用甘味來緩和肝木，用辛味來散其風邪；熱氣太過而侵淫體內的，主治用鹹寒，輔佐用甘苦，用酸味來收斂陰氣，用苦味藥來發洩熱邪；濕氣太過而侵淫體內的，主治用苦熱，輔佐用酸淡，用苦味藥以燥濕，用淡味藥以滲泄濕邪；火氣太過而侵淫體內的，主治用鹹冷，輔佐用苦辛，用酸味來收斂陰氣，以苦味藥發洩火邪；燥氣太過而侵淫體內的，主治用苦溫，輔佐用甘辛，以苦味泄下；寒氣太過而侵淫體內的，主治用甘熱，輔佐用苦辛，用鹹味以瀉水，用辛味以溫潤，用苦味來鞏固陽氣。

【原文】

帝曰：善。天氣之變何如？

岐伯曰：厥陰司天，風淫所勝，則太虛埃昏，雲物以擾，寒生春氣，流水不冰，蟄蟲不去。民病胃脘當心而痛，上支兩脅，鬲咽不通，飲食不下，舌本強，食則嘔，冷泄腹脹，溏泄，瘕水閉，病本于脾。沖陽絕，死不治。

【譯文】

黃帝道：好。司天之氣的變化又怎樣呢？

岐伯說：厥陰司天，風氣淫勝，則天空塵埃昏暗，雲霧擾動不寧，寒季行春令，流水不能結冰，蟄蟲不去潛伏。人們多病胃脘心部疼痛，上撐兩脅，咽膈不通利，飲食不下，舌本強硬，食則嘔吐，冷瀉，腹脹，便溏泄，瘕，小便不通，這些病的根本在脾臟。如沖陽脈絕，多屬不治的死證。

【原文】

少陰司天，熱淫所勝，怫熱至，火行其政，大雨且至。民病胸中煩熱，嗌乾，右胠滿，皮膚痛，寒熱咳喘，唾血血泄，鼽衄嚏嘔，溺色變，甚則瘡瘍胕腫，肩背臂臑及缺盆中痛，心痛肺，腹大滿，膨膨

而喘咳，病本于肺。尺澤絕，死不治。

　　太陰司天，濕淫所股，則沉陰且布，雨變枯槁。胕腫骨痛陰痹，陰痹者，按之不得，腰脊頭項痛，時眩，大便難，陰氣不用，饑不欲食，咳唾則有血，心如懸，病本于腎。太溪絕，死不治。

【譯文】

　　少陰司天，熱氣淫勝，則天氣鬱熱，君火行其政令，熱極則大雨將至。人們多病胸中煩熱，咽喉乾燥，右脅上脹滿，皮膚疼痛，寒熱，咳喘，唾血，便血，衄血，鼻塞流涕，噴嚏，嘔吐，小便變色，甚則瘡瘍，浮腫，肩、背、臂、臑以及缺盆等處疼痛，心痛，肺脹，腹脹滿，胸部脹滿，氣喘咳嗽，病的根本在肺臟。如尺澤脈絕，多屬不治的死證。

　　太陰司天，濕氣淫勝，則天氣陰沉，烏雲滿布，雨多反使草木枯槁。人們多病浮腫，骨痛陰痹，陰痹之病按之不知痛處，腰脊頭項疼痛，時時眩暈，大便困難，陽痿，饑餓而不欲進食，咳唾則有血，心悸如懸，病的根本在腎臟。如太溪脈絕，多屬不治的死證。

【原文】

　　少陽司天，火淫所勝，則溫氣流行，金政不平。民病頭痛，發熱惡寒而瘧，熱上皮膚痛，色變黃赤，傳而為水，身面胕腫，腹滿仰息，泄注赤白，瘡瘍，咳唾血，煩心，胸中熱，甚則衄衊，病本于肺。天府絕，死不治。

　　陽明司天，燥淫所勝，則木乃晚榮，草乃晚生，筋骨內變，大涼革候，名本斂生，菀于下，草焦上首，蟄蟲來見。民病左胠脅痛，寒清于中，感而瘧，咳，腹中鳴，注泄鶩溏，心脅暴痛，不可反側，嗌乾面塵，腰痛，丈夫癩疝，婦人少腹痛，目昧眥，瘍瘡痤癰，病本于肝。太沖絕，死不治。

【譯文】

少陽司天，火氣淫勝，則溫熱之氣流行，秋金之令不平。人們多病頭痛，發熱惡寒而發瘧疾，熱氣在上，皮膚疼痛，色變黃赤，傳於裏則變為水病，身面浮腫，腹脹滿，仰面喘息，泄瀉暴注，赤白下痢，瘡瘍，咳嗽吐血，心煩，胸中熱，甚至鼻流涕出血，病的根本在肺臟。如天府脈絕，多屬不治的死證。

陽明司天，燥氣淫勝，則樹木繁榮推遲，草類生長較晚。筋骨發生變化，大涼之氣使天氣反常，樹木生發之氣被抑制而鬱伏於下，草類的花葉均現焦枯，應該蟄伏的蟲類反而出動。人們多病在胠脅疼痛，感受寒涼清肅之氣後則為瘧疾，咳嗽，腹中鳴響，暴注泄瀉，大便稀溏，心脅突然劇痛，不能轉側，咽喉乾燥，面色如蒙塵，腰痛，男子癩疝，婦女少腹疼痛，眼目昏眛不明，眼角疼痛，瘡瘍癰痤，病的根本在肝臟。如太衝脈絕，多屬不治的死證。

【原文】

太陽司天，寒淫所勝，則寒氣反至，水且冰，運火炎烈，雨暴乃雹。血變于中，發為癰瘍，民病厥心痛，嘔血，血泄，鼽衄，善悲，時眩僕，胸腹滿，手熱肘攣，腋腫，心澹澹大動，胸脅胃脘不安，面赤目黃，善噫，嗌乾，甚則色炱，渴而欲飲，病本于心。神門絕，死不治。

所謂動氣，知其藏也。

【譯文】

太陽司天，寒氣淫勝，則寒氣非時而至，水多結冰，如遇戊癸火運炎烈，則有暴雨冰雹。人們多病血脈變化於內，發生癰瘍，厥逆心痛，嘔血，便血，衄血，鼻塞流涕，善悲，時常眩暈仆倒，胸腹滿，手熱，肘臂攣急，腋部腫，心悸甚，胸脅胃脘不舒，面赤目黃，善噫氣，咽喉乾燥，甚至面黑如煙灰，口渴欲飲，病的根本在心臟。如神門脈絕，多屬不治的死證。

所以說，由脈氣的搏動，可以測知其臟氣的存亡。

【原文】

帝曰：善。治之奈何？

岐伯曰：司天之氣，風淫所勝，平以辛涼，佐以苦甘，以甘緩之，以酸瀉之；熱淫所勝，平以鹹寒，佐以苦甘，以酸收之；濕淫所勝，平以苦熱，佐以酸辛，以苦燥之，以淡泄之；濕上甚而熱，治以苦溫，佐以甘辛，以汗為故而止；火淫所勝，平以咸冷，佐以苦甘，以酸收之，以苦發之，以酸復之，熱淫同；燥淫所勝，平以苦溫，佐以酸辛，以苦下之；寒淫所勝，平以辛熱，佐以甘苦，以鹹瀉之。

【譯文】

黃帝說：很好。怎樣治療呢？

岐伯說：司天之氣，風氣淫勝，治以辛涼，佐以苦甘，以甘味緩其急，以酸味瀉其邪；熱氣淫勝，治以鹹寒，佐以苦甘，以酸味收斂陰氣；濕氣淫勝，治以苦熱，佐以酸辛，以苦味藥燥濕，以淡味泄濕邪，如濕邪甚於上部而有熱，治以苦味溫性之藥，佐以甘辛，以汗解法恢復其常態而止；火氣淫勝，治以咸冷，佐以苦甘，以酸味藥收斂陰氣，以苦味藥發洩火邪，以酸味藥復其真氣，熱淫與火淫所勝相同；燥氣淫勝，治以苦溫，佐以酸辛，以苦味下其燥結；寒氣淫勝，治以辛熱，佐以苦甘，以鹹味藥瀉其寒邪。

【原文】

帝曰：善。邪氣反勝，治之奈何？

岐伯曰：風司于地，清反勝之，治以酸溫，佐以苦甘，以辛平之；熱司于地，寒反勝之，治以甘熱，佐以苦辛，以鹹平之；濕司于地，熱反勝之，治以苦冷，佐以鹹甘，以苦平之；火司于地，寒反勝之，治以甘熱，佐以苦辛，以鹹平之。燥司于地，熱反勝之，治以平寒，佐以苦甘，以酸平之，以和為利；寒司于地，熱反勝之，治以鹹

冷,佐以甘辛,以苦平之。

【譯文】

黃帝道:沒錯!本氣不足而邪氣反勝所致之病,應當怎樣治療?

岐伯說:風氣在泉,而反被清氣勝的,治以酸溫,佐以苦甘,以辛味藥平之;熱氣在泉,而寒氣反勝的,治以甘熱,佐以苦辛,以鹹味藥平之;濕氣在泉,而熱氣反勝的,治以苦冷,佐以鹹甘,以苦味藥平之;火氣在泉,而寒氣反勝的,治以甘熱,佐以苦辛,以鹹味藥平之;燥氣在泉,而熱氣反勝的,治以平寒,佐以苦甘,以酸味之藥平之;以冷熱平和為方制所宜;寒氣在泉,而熱氣反勝的,治以鹹冷,佐以甘辛,以苦味藥平之。

【原文】

帝曰:其司天邪勝何如?

岐伯曰:風化于天,清反勝之,治以酸溫,佐以甘苦;熱化于天,寒反勝之,治以甘溫,佐以苦酸辛;濕化于天,熱反勝之,治以苦寒,佐以苦酸;火化于天,寒反勝之,治以甘熱,佐以苦辛;燥化于天,熱反勝之,治以辛寒,佐以苦甘;寒化于天,熱反勝之,治以咸冷,佐以苦辛。

【譯文】

黃帝問道:司天之氣被邪氣反勝所致之病,應當怎樣治療?

岐伯說:風氣司天而清涼之氣反勝的,治用酸溫,佐以甘苦;熱氣司天而寒水之氣反勝的,治用甘溫,佐以苦酸辛;濕氣司天而熱氣反勝的,治用苦寒,佐以苦酸;火氣司天而寒氣反勝的,治用甘熱,佐以苦辛;燥氣司天而熱氣反勝的,治用辛寒,佐以苦甘;寒氣司天而熱氣反勝的,治用鹹冷,佐以苦辛。

【原文】

帝曰：六氣相勝奈何？

岐伯曰：厥陰之勝，耳鳴頭眩，憒憒欲吐，胃鬲如寒；大風數舉，倮蟲不滋，胠脅氣並，化而為熱，小便黃赤，胃脘當心而痛，上支兩脅，腸鳴飧泄，少腹痛，注下赤白，甚則嘔吐，鬲咽不通。

少陰之勝，心下熱，善饑，臍下反動，氣游三焦；炎暑至，木乃津，草乃萎，嘔逆，躁煩，腹滿痛，溏泄，傳為赤沃。

太陰之勝，火氣內鬱，瘡瘍于中，流散于外，病在胠脅，甚則心痛熱格，頭痛，喉痹，項強；獨勝則濕氣內鬱，寒迫下焦，痛留頂，互引眉間，胃滿；雨數至，燥化乃見，少腹滿，腰脽重強，內不便，善注泄，足下溫，頭重，足脛胕腫，飲發于中，胕腫于上。

【譯文】

黃帝道：六氣偏勝引起人體發病等情況是怎樣的？

岐伯說：厥陰風氣偏勝，發為耳鳴頭眩，胃中翻騰混亂而欲吐，胃脘橫膈處寒冷；大風屢起，倮蟲不能滋生，人們多病胠脅氣滯，化而成熱，則小便黃赤，胃脘當心處疼痛，上支兩脅，腸鳴飧泄，少腹疼痛，痢下赤白，病甚則嘔吐，咽膈之間隔塞不通。

少陰熱氣偏勝，就會病心下熱，常覺饑餓，臍下有動氣上逆，熱氣游走三焦；炎暑到來，樹木因之流津，草類因之枯萎，人們病嘔逆，煩躁，腹部脹滿而痛，大便溏泄，傳變成為血痢。

太陰濕氣偏勝，火氣鬱於內則醞釀成瘡瘍，流散在外則病生於胠脅，甚則心痛，熱氣格拒在上部，所以發生頭痛，喉痹，項強；單純由於濕氣偏勝而內鬱，寒迫下焦，痛於頭頂，牽引至眉間，胃中滿悶；多雨之後，濕化之象方始出現，少腹滿脹，腰臀部重而強直，妨礙入房，時時泄瀉如注，足下溫暖，頭部沉重，足脛浮腫，水飲發於內而浮腫見於上部。

【原文】

少陽之勝，熱客于胃，煩心心痛，目赤，欲嘔，嘔酸善饑，耳痛，溺赤，善驚譫妄；暴熱消爍，草萎水涸，介蟲乃屈，少腹痛，下沃赤白。

陽明之勝，清發于中，左胠脅痛，溏泄，內為嗌塞，外發疝；大涼肅殺，華英改容，毛蟲乃殃，胸中不便，嗌塞而咳。

太陽之勝，凝溧且至，非時水冰，羽乃後化。痔瘧發，寒厥入胃，則內生心痛，陰中乃瘍，隱曲不利，互引陰股，筋肉拘苛，血脈凝泣，絡滿色變，或為血泄，皮膚否腫，腹滿食減，熱反上行，頭項囟頂腦戶中痛，目如脫，寒入下焦，傳為濡瀉。

【譯文】

少陽火氣偏勝，熱氣客於胃，人易患煩心、心痛、目赤、欲嘔、嘔酸、易饑餓、耳痛、小便赤色、易驚、譫妄等病；暴熱之氣消爍津液，草萎枯，水乾涸，介蟲屈伏，人們病少腹疼痛，下痢赤白。

陽明燥金偏勝，就會清涼之氣發於內，左胠脅疼痛，大便溏泄，內則咽喉窒塞，外為疝；大涼肅殺之氣施布，草木之花葉改色，有毛的蟲類死亡，人們病胸中不舒，咽喉窒塞而咳嗽。

太陽寒氣偏勝，凝溧之氣時至，有非時之冰凍，羽類之蟲延遲生化。發病為痔瘧，瘧疾，寒氣入胃則生心痛，陰部生瘡瘍，房事不利，疼痛連及兩股內側，筋肉拘急麻木，血脈凝滯，絡脈鬱滯充盈而色變，或為便血，皮膚因氣血積塞而腫，腹中痞滿，飲食減少，熱氣上逆，而頭項巔頂腦戶等處疼痛，目珠疼如脫出，寒氣入於下焦，傳變成為水瀉。

【原文】

帝曰：治之奈何？

岐伯曰：厥陰之勝，治以甘清，佐以苦辛，以酸瀉之；少陰之勝，治以辛寒，佐以苦鹹，以甘瀉之；太陰之勝，治以鹹熱，佐以辛

甘，以苦瀉之；少陽之勝，治以辛寒，佐以甘鹹，以甘瀉之；陽明之勝，治以酸溫，佐以辛甘，以苦泄之；太陽之勝，治以甘熱，佐以辛酸，以鹹瀉之。

【譯文】

黃帝道：怎樣治療？

岐伯說：厥陰風氣偏勝致病，治用甘清，佐以苦辛，用酸味瀉其勝氣；少陰熱氣偏勝致病，治用辛寒，佐以苦鹹，用甘味瀉其勝氣；太陰濕氣偏勝致病，治用鹹熱，佐以辛甘，用苦味瀉其勝氣；少陽火氣偏勝致病，治用辛寒，佐以甘鹹，用甘味瀉其勝氣；陽明燥金偏勝致病，治用酸溫，佐以辛甘，用苦味瀉其勝氣；太陽寒氣偏勝致病，治用苦熱，佐以辛酸，用鹹味瀉其勝氣。

【原文】

帝曰：六氣之復何如？

岐伯曰：悉乎哉問也！厥陰之復，少腹堅滿，裏急暴痛，偃木飛沙，倮蟲不榮；厥心痛，汗發嘔吐，飲食不入，入而復出，筋骨掉眩，清厥，甚則入脾，食痹而吐。沖陽絕，死不治。

少陰之復，燠熱內作，煩躁，鼽嚏，少腹絞痛；火見燔焫，嗌燥，分注時止，氣動于左，上行于右，咳，皮膚痛，暴喑心痛，鬱冒不知人，乃灑淅惡寒，振慄，譫妄，寒已而熱，渴而欲飲，少氣，骨痿，隔腸不便，外為浮腫，噦噫；赤氣後化，流水不冰，熱氣大行，介蟲不復。病痱胗瘡瘍，癰疽痤痔，甚則入肺，咳而鼻淵。天府絕，死不治。

【譯文】

黃帝道：六氣報復引起人體發病等情況是怎樣的？

岐伯說：問得真詳細啊！厥陰風氣之復，則發為少腹部堅滿，腹脅之內拘急暴痛，樹木倒臥，塵沙飛揚，倮蟲不得繁榮；發生厥心

痛，多汗，嘔吐，飲食不下，或食入後又吐出，筋骨抽痛，眩暈，手足逆冷，甚至風邪入脾，食入痹阻不能消化，必吐出而後已。如果沖陽脈絕，多屬不治的死證。

少陰火氣之復，則懊憹煩熱從內部發生，出現煩躁、鼻塞流涕、噴嚏、少腹絞痛等症；火勢盛而燔灼的，則出現咽喉乾燥，大便時泄時止，動氣生於左腹部而向上逆行於右側，咳嗽，皮膚痛，突然失音，心痛，昏迷不省人事，繼續則灑淅惡寒，振慄寒戰、譫語妄動、寒罷發熱、口渴欲飲水、少氣、骨軟萎弱、腸道梗塞、大便不通、肌膚浮腫、呃逆、噯氣等症狀；少陰火熱之氣後化，因此流水不會結冰，熱氣流行過甚，介蟲不蟄伏，病多痱疹、瘡瘍、癰疽、痤、痔等外症，甚至熱邪入肺，引發咳嗽、鼻淵等病。如果天府脈絕，多屬不治的死證。

【原文】

太陰之復，濕變乃舉，體重中滿，食飲不化，陰氣上厥，胸中不便，飲發于中，咳喘有聲；大雨時行，鱗見于陸，頭頂痛重，而掉瘈尤甚，嘔而密默，唾吐清液，甚則入腎，竅瀉無度。太溪絕，死不治。

少陽之復，大熱將至，枯燥燔，介蟲乃耗。驚瘈咳衄，心熱煩躁，便數，憎風，厥氣上行，面如浮埃，目乃瞤瘈，火氣內發，上為口糜，嘔逆，血溢血泄，發而為瘧，惡寒鼓栗，寒極反熱，嗌絡焦槁，渴引水漿，色變黃赤，少氣脈萎，化而為水，傳為胕腫，甚則入肺，咳而血泄。尺澤絕，死不治。

【譯文】

太陰濕氣之復，則濕氣變化而大行，於是發生身體沉重、胸腹滿悶、飲食不消化、陰氣上逆、胸中不爽、水飲生於內、咳喘有聲等病；大雨時常下降，洪水淹沒了田地，魚類遊行於陸地，人們病發頭頂痛而重，痙攣抽痛更加厲害，嘔吐，神情默默，口吐清水，甚則濕

邪入腎，造成泄瀉頻甚而不止。如果太溪脈絕，多屬不治的死證。

　　少陽熱氣之復，則大熱將至，乾燥灼熱，介蟲亦死亡。病多驚恐、瘈瘲、咳嗽、衄血、心熱煩躁、小便頻數、怕風、厥逆之氣上行、面色如蒙浮塵、眼睛瞤動不寧等。火氣內生則上為口糜、嘔逆、吐血、便血，轉變為瘧疾，則惡寒鼓栗、寒極轉熱、咽喉乾槁、渴而善飲、小便黃赤、少氣、脈萎弱等。氣蒸熱化則為水病，傳變為浮腫，甚則邪氣入肺，引發咳嗽、便血等病，如果尺澤脈絕，多屬不治的死證。

【原文】

　　陽明之復，清氣大舉，森木蒼乾，毛蟲乃厲。病生胠脅，氣歸于左，善太息，甚則心痛否滿，腹脹而泄，嘔苦，咳，噦，煩心，病在鬲中，頭痛，甚則入肝，驚駭，筋攣。太衝絕，死不治。

　　太陽之復，厥氣上行，水凝雨冰，羽蟲乃死。心胃生寒，胸膈不利，心痛否滿，頭痛，善悲，時眩僕，食減，腰脽反痛，屈伸不便，地裂冰堅，陽光不治，少腹控睪，引腰脊，上沖心，唾出清水，及為噦噫，甚則入心，善忘善悲。神門絕，死不治。

【譯文】

　　陽明燥氣之復，則清肅之氣大行，樹木蒼老乾枯，獸類因之多發生疫病。人們的疾病生於胠脅，燥氣偏行於左側，善於歎息，甚則心痛痞滿、腹脹泄瀉、嘔吐苦水、咳嗽、呃逆、煩心等。病在鬲中，頭痛，甚則邪氣入肝，引發驚駭、筋攣等症。如果太衝脈絕，多屬不治的死證。

　　太陽寒氣之復，則寒氣上行，水結成雨與冰雹，禽類因此死亡。人們病心胃生寒氣，胸膈不寬，心痛痞滿，頭痛，容易傷悲，時常眩僕，飲食減少，腰臀部疼痛，屈伸不便等症。如大地裂坼，冰厚而堅，陽光不溫暖，人們就多病少腹痛牽引睪丸並連及腰脊，逆氣上沖於心，以致唾出清水或呃逆噯氣，甚則邪氣入心，使人善忘善悲。如

果是神門脈絕，多屬不治的死證。

【原文】

帝曰：善。治之奈何？

岐伯曰：厥陰之復，治以酸寒，佐以甘辛，以酸瀉之，以甘緩之；少陰之復，治以鹹寒，佐以苦辛，以甘瀉之，以酸收之，辛苦發之，以鹹軟之。太陰之復，治以苦熱，佐以酸辛，以苦瀉之、燥之、泄之；少陽之復，治以鹹冷，佐以苦辛，以鹹軟之，以酸收之，辛苦發之；發不遠熱，無犯溫涼；少陰同法；陽明之復，治以辛溫，佐以苦甘，以苦泄之，以苦下之，以酸補之；太陽之復，治以鹹熱，佐以甘辛，以苦堅之。

治諸勝復，寒者熱之，熱者寒之，溫者清之，清者溫之，散者收之，抑者散之，燥者潤之，急者緩之，堅者軟之，脆者堅之，衰者補之，強者瀉之。各安其氣，必清必靜，則病氣衰去，歸其所宗，此治之大體也。

【譯文】

黃帝道：好。怎樣治療呢？

岐伯說：厥陰復氣所致的病，治用酸寒，佐以甘辛，以酸瀉其邪，以甘緩其急；少陰復氣所致的病，治用鹹寒，佐以苦辛，以甘瀉其邪，以酸味收斂，以辛苦發散，以鹹軟堅；太陰復氣所致的病，治用苦熱，佐以酸辛，以苦瀉其邪，燥其濕，泄其濕；少陽復氣所致的病，治用鹹冷，佐以苦辛，以鹹軟堅，以酸味收斂，以辛苦發汗，發汗之藥不必避忌熱天，但不要使用溫涼的藥物，少陰復氣所致的病，用發汗藥物時與此法相同；陽明復氣所致的病，治用辛溫，佐以苦甘，以苦滲泄，以苦味通下，以酸味補虛；太陽復氣所致的病，治用鹹熱，佐以甘辛，以苦味堅其脆弱。

凡治各種勝氣復氣所致之病，寒的用熱，熱的用寒，溫的用清，清的用溫，氣散的用收斂，氣抑的用發散，燥的使用潤澤，急的使用

緩和，堅硬的使用柔軟，脆弱的使用堅固，衰弱的補，亢盛的瀉。用各種方法安定正氣，使其清靜安寧，於是病氣衰退，各歸其屬，自然無偏勝之害。這是治療上的基本方法。

【原文】

帝曰：善。氣之上下，何謂也？

岐伯曰：身半以上，其氣三矣，天之分也，天氣主之；身半以下，其氣三矣，地之分也，地氣生之。以名命氣，以氣命處，而言其病。半，所謂天樞也。

故上勝而下俱病者，以地名之；下勝而上俱病者，以天名之。所謂勝至，報氣屈伏而未發也。復至則不以天地異名，皆如復氣為法也。

【譯文】

黃帝道：好。氣有上下之分，是什麼意思？

岐伯說：身半以上，其氣有三，是人身應天的部分，是司天之氣所主持的；身半以下，其氣亦有三，是人身應地的部分，是在泉之氣所主持的。用上下來指明它的勝氣和復氣，用氣來指明人身部位而說明疾病。「半」就是指天樞。

所以上部的三氣勝而下部的三氣都病的，以地氣之名來命名人身受病的臟氣；下部的三氣勝而上部的三氣都病的，以天氣之名來命名人身受病的臟氣。以上所說，是指勝氣已經到來，而復氣尚屈伏未發者而言；若復氣已經到來，則不能以司天在泉之名來區別之，當以復氣的情況為準則。

【原文】

帝曰：勝復之動，時有常乎？氣有必乎？

岐伯曰：時有常位，而氣無必也。

帝曰：願聞其道也。

岐伯曰：初氣終三氣，天氣主之，勝之常也。四氣盡終氣，地氣主之，復之常也。有勝則復，無勝則否。

帝曰：善。復已而勝何如？

岐伯曰：勝至則復，無常數也，衰乃止耳。復已而勝，不復則害，此傷生也。

帝曰：復而反病何也？

岐伯曰：居非其位，不相得也。大復其勝則主勝之，故反病也。所謂火燥熱也。

【譯文】

黃帝道：勝復之氣的運動，有一定的時候嗎？到時候是否一定有勝復之氣呢？

岐伯說：四時有一定常位，而勝復之氣的有無卻不是必然的。

黃帝道：請問是何道理？

岐伯說：初之氣至三之氣，是司天之氣所主，是勝氣常見的時位；四之氣到終之氣，是在泉之氣所主，是復氣常見的時位。有勝氣才有復氣，沒有勝氣就沒有復氣。

黃帝道：說得好。復氣已退而又有勝氣發生，是怎樣的？

岐伯說：有勝氣就會有復氣，沒有一定的限制，只有氣衰減才會停止。復氣之後就會有勝氣發生，而如果勝氣之後沒有相應的復氣發生，就會有災害，這是由於生機被傷的緣故。

黃帝道：復氣反而致病，又是什麼道理呢？

岐伯說：復氣所至之時，不是它時令的正位，與主時之氣不相融洽。所以復氣大復其勝氣，則被主時之氣所勝，因此反而致病。這是以火、燥、熱三氣來說的。

【原文】

帝曰：治之何如？

岐伯曰：夫氣之勝也，微者隨之，甚者制之；氣之復也，和者平

之，暴者奪之。皆隨勝氣，安其屈伏，無問其數，以平為期，此其道也。

帝曰：善。客主之勝復奈何？

岐伯曰：客主之氣，勝而無復也。

帝曰：其逆從何如？

岐伯曰：主勝逆，客勝從，天之道也。

【譯文】

黃帝道：治療之法怎樣？

岐伯說：六氣之勝所致的，輕微的隨順它，嚴重的制止它；復氣所致的，和緩的平調它，暴烈的削弱它。都宜隨著勝氣來治療被抑伏之氣，不論其次數多少，總以達到和平為目的。這是治療的規律。

黃帝道：好。客氣與主氣的勝復是怎樣的？

岐伯說：客氣與主氣二者之間，只有勝沒有復。

黃帝道：其逆與順怎樣區別？

岐伯說：主氣勝是逆，客氣勝是順，這是自然規律。

【原文】

帝曰：其生病何如？

岐伯曰：厥陰司天，客勝則耳鳴掉眩，甚則咳；主勝則胸脅痛，舌難以言。

少陰司天，客勝則鼽嚏，頸項強，肩背瞀熱，頭痛少氣，發熱，耳聾目瞑，甚則胕腫，血溢，瘡瘍，咳喘；主勝則心熱煩躁，甚則脅痛支滿。

太陰司天，客勝則首面胕腫，呼吸氣喘；主勝則胸腹滿，食已而瞀。

少陽司天，客勝則丹胗外發，及為丹熛瘡瘍，嘔逆喉痺，頭痛嗌腫，耳聾，血溢，內為瘛瘲；主勝則胸滿，咳仰息，甚而有血，手熱。

陽明司天，清復內餘，則咳衄，嗌塞，心鬲中熱，咳不止而白血出者死。

太陽司天，客勝則胸中不利，出清涕，感寒則咳；主勝則喉嗌中鳴。

【譯文】

黃帝道：客氣與主氣相勝所致之病是怎樣的？

岐伯說：厥陰司天，客氣勝則病耳鳴、振掉、眩暈，甚至咳嗽；主氣勝則病胸脅疼痛，舌頭僵直難以說話。

少陰司天，客氣勝則病鼻塞流涕、噴嚏、頸項強硬、肩背悶熱、頭痛、少氣、發熱、耳聾、視物不清，甚至浮腫、出血、瘡瘍、咳嗽氣喘；主氣勝則心熱煩躁，甚則脅痛、支撐脹滿。

太陰司天，客氣勝則病頭面浮腫、呼吸氣喘；主氣勝則病胸腹滿，食後胸腹悶亂。

少陽司天，客氣勝則病疹發於皮膚，以及赤遊丹毒、瘡瘍、嘔吐氣逆、喉痹、頭痛、咽喉腫、耳聾、血溢，內症為手足抽搐；主氣勝則病胸滿、咳嗽仰息，甚至咳而有血、兩手發熱。

陽明司天，清氣復勝而有餘於內，則病咳嗽、衄血、咽喉窒塞、心膈中熱，如果咳嗽不止，出現吐白血就會死亡。

太陽司天，客氣勝則病胸悶不暢、流清涕、感寒就咳嗽；主氣勝則病咽喉中有痰鳴之聲。

【原文】

厥陰在泉，客勝則大關節不利，內為痙強拘瘲，外為不便；主勝則筋骨繇並，腰腹時痛。

少陰在泉，客勝則腰痛，尻股膝髀腨足病，瞀熱以酸，胕腫不能久立，溲便變；主勝則厥氣上行，心痛發熱，鬲中眾痹皆作，發于胠脅，魄汗不藏，四逆而起。

太陰在泉，客勝則足痿下重，便溲不時，濕客下焦，發而濡瀉，

及為腫、隱曲之疾；主勝則寒氣逆滿，食飲不下，甚則為疝。

少陽在泉，客勝則腰腹痛而反惡寒，甚則下白、溺白；主勝則熱反上行而客于心，心痛發熱，格中而嘔，少陰同候。

陽明在泉，客勝則清氣動下，少腹堅滿而數便瀉；主勝則腰重腹痛，少腹生寒，下為鶩溏，則寒厥于腸，上沖胸中，甚則喘，不能久立。

太陽在泉，寒復內餘，則腰尻痛，屈伸不利，股脛足膝中痛。

【譯文】

厥陰在泉，客氣勝則病大關節活動不利，內為瘛瘲、僵直、抽搐，外為運動不便；主氣勝則病筋骨振搖強直，腰腹時時疼痛。

少陰在泉，客氣勝則病腰痛，尻、股、膝、髀、腨、脛、足等部位病瞀熱而酸，浮腫不能久立，二便失常；主氣勝則病逆氣上沖，心痛發熱，膈內及諸痹都發作，病發於胠脅，汗多不收，四肢厥冷因之而起。

太陰在泉，客氣勝則病足痿、下肢沉重、大小便不時而下、濕客下焦，則發為濡瀉以及浮腫、前陰病變；主氣勝則病寒氣上逆而痞滿、飲食不下、甚至發為疝痛。

少陽在泉，客氣勝則病腰腹痛而反惡寒，甚至下痢白沫、小便清白；主氣勝則熱反上行而侵犯到心胸，致使心痛發熱，中焦格拒而嘔吐。其他各種徵候與少陰在泉所致者相同。

陽明在泉，客氣勝則清涼之氣動於下部，少腹堅滿而頻頻腹瀉；主氣勝則病腰重、腹痛、少腹生寒、大便溏泄、寒氣逆於腸胃、上沖胸中，甚則氣喘不能久立。

太陽在泉，寒氣復勝而有餘於內，則腰、尻疼痛，屈伸不利，股、脛、足、膝中疼痛。

【原文】

帝曰：善。治之奈何？

岐伯曰：高者抑之，下者舉之，有餘折之，不足補之，佐以所利，和以所宜，必安其主客，適其寒溫，同者逆之，異者從之。

帝曰：治寒以熱，治熱以寒，氣相得者逆之，不相得者從之，余已知之矣。其于正味何如？

岐伯曰：木位之主，其瀉以酸，其補以辛；火位之主，其瀉以甘，其補以鹹；土位之主，其瀉以苦，其補以甘；金位之主，其瀉以辛，其補以酸；水位之主，其瀉以鹹，其補以苦。

【譯文】

黃帝道：說得好。治法應該怎樣？

岐伯說：上沖的抑之使下降，陷下的舉之使上升，有餘的折其勢，不足的補其虛，以有利於正氣的藥物輔助，以適宜的藥食來調和，必須使主客之氣安泰，寒溫相適，客主之氣相同的用逆治法，相反的用從治法。

黃帝道：治寒用熱，治熱用寒，主客之氣相同的用逆治，相反的用從治，我已經知道了。應該用哪些適宜的味呢？

岐伯說：厥陰風木主氣之時，其瀉用酸，其補用辛；少陰君火與少陽相火主氣之時，其瀉用甘，其補用鹹；太陰濕土主氣之時，其瀉用苦，其補用甘；陽明燥金主氣之時，其瀉用辛，其補用酸；太陽寒水主氣之時，其瀉用鹹，其補用苦。

【原文】

厥陰之客，以辛補之，以酸瀉之，以甘緩之；少陰之客，以鹹補之，以甘瀉之，以酸收之；太陰之客，以甘補之，以苦瀉之，以甘緩之；少陽之客，以鹹補之，以甘瀉之，以鹹軟之；陽明之客，以酸補之，以辛瀉之，以苦泄之；太陽之客，以苦補之，以鹹瀉之，以苦堅之，以辛潤之。開發腠理，致津液，通氣也。

【譯文】

厥陰客氣為病，補用辛，瀉用酸，緩用甘；少陰客氣為病，補用鹹，瀉用甘，收用酸；太陰客氣為病，補用甘，瀉用苦，緩用甘；少陽客氣為病，補用鹹，瀉用甘，軟堅用鹹；陽明客氣為病，補用酸，瀉用辛，泄用苦；太陽客氣為病，補用苦，瀉用鹹，堅用苦，潤用辛。開發腠理，使津液和陽氣通暢。

【原文】

帝曰：善。願聞陰陽之三也，何謂？

岐伯曰：氣有多少，異用也。

帝曰：陽明何謂也？

岐伯曰：兩陽合明也。

帝曰：厥陰何也？

岐伯曰：兩陰交盡也。

【譯文】

黃帝道：好。請問陰陽各分之為三，是什麼意思？

岐伯說：這是陰陽之氣各有多少，作用各有不同的緣故。

黃帝道：何以稱為陽明？

岐伯說：兩陽相合而明，故稱陽明。

黃帝道：何以稱為厥陰？

岐伯說：兩陰交盡，故稱為厥陰。

【原文】

帝曰：氣有多少，病有盛衰，治有緩急，方有大小，願聞其約奈何？

岐伯曰：氣有高下，病有遠近，證有中外，治有輕重，適其至所為故也。

《大要》曰：君一臣二，奇之制也；君二臣四，偶之制也；君二

臣三，奇之制也；君二臣六，偶之制也。故曰：近者奇之，遠者偶之；汗者不以奇，下者不以偶；補上治上制以緩，補下治下制以急；急則氣味厚，緩則氣味薄。適其至所，此之謂也。

病所遠而中道氣味之者，食而過之，無越其制度也。是故平氣之道，近而奇偶，制小其服也。遠而奇偶，制大其服也。大則數少，小則數多。多則九之，少則二之。

奇之不去則偶之，是謂重方。偶之不去，則反佐以取之。所謂寒熱溫涼，反從其病也。

【譯文】

黃帝道：六氣有太過和不及，所引發的疾病有盛衰之別，因之治療有緩有急，方劑有大有小，請問其中的一般規律是怎樣的？

岐伯說：病氣有高下之別，病位有遠近之分，症狀有內外之異，治法有輕重的不同，總之以藥氣適達病所為準則。

《大要》說，君藥一，臣藥二，是奇方的制度；君藥二，臣藥四，是偶方的制度；君藥二，臣藥三，是奇方的制度；君藥二，臣藥六，是偶方的制度。所以說：病所近的用奇方，病所遠的用偶方；發汗不用奇方，攻下不用偶方；補益與治療上部的方制宜緩，補益與治療下部的方制宜急。急的氣味厚，緩的氣味薄。方制用藥要恰到病處，就是指此而言。

如果病所遠，藥之氣味經中道者，當調劑藥食的時間，病在上可先食而後藥，病在下可先藥而後食，不要違反這個制度。所以適當的治療方法，病位近用奇方或偶方，宜制小其方藥之量；病位遠而用奇偶之方，宜制大其方藥之量，方劑大的是藥味數少而量重，方制小的是藥味數多而量輕。味數多的可至九味，味數少的可用兩味。

用奇方而病不去，則用偶方，叫作重方；用偶方而病不去，則用相反的藥味來反佐，以達治療之目的。所謂反佐，就是佐藥的性味與病情的寒熱溫涼相同。

【原文】

帝曰：善。病生于本，余知之矣。生于標者，治之奈何？

岐伯曰：病反其本，得標之病；治反其本，得標之方。

帝曰：善。六氣之勝，何以候之？

岐伯曰：乘其至也。清氣大來，燥之勝也，風木受邪，肝病生焉；熱氣大來，火之勝也，金燥受邪，肺病生焉；寒氣大來，水之勝也，火熱受邪，心病生焉；濕氣大來，土之勝也，寒水受邪，腎病生焉；風氣大來，木之勝也，土濕受邪，脾病生焉。所謂感邪而生病也。乘年之虛，則邪甚也；失時之和，亦邪甚也；遇月之空，亦邪甚也。重感于邪，則病危矣。有勝之氣，其必來復也。

【譯文】

黃帝道：好。病生於風熱濕火燥寒的，我已經知道了。那麼生於三陰三陽之標的又該怎樣治療？

岐伯說：懂得病生於本，反過來就會明白病生於標，同樣的，治療病生於本的方法，反過來就是治療病生於標的方法。

黃帝道：好。六氣的勝氣，要怎樣候察呢？

岐伯說：當勝氣到來的時候進行候察。清氣大來是燥氣之勝，風木受邪，肝病就發了；熱氣大來是火氣之勝，燥金受邪，肺病就發生了；寒熱氣大來，是水氣之勝，火熱受邪，心病就發生了；濕氣大來是土氣之勝，寒水受邪，脾病就發生了；這些都是感受勝氣之邪而生病的。如果遇到運氣不足之年，則邪氣更甚；如主時之氣不和，也會使邪氣更甚；遇月廓空虛的時候，其邪亦甚。重復感受邪氣，其病就危重了。有了勝氣，其後必然會有復氣。

【原文】

帝曰：其脈至何如？

岐伯曰：厥陰之至其脈弦，少陰之至其脈鉤，太陰之至其脈沉，少陽之至大而浮，陽明之至短而濇，太陽之至大而長。至而和則平，

至而甚則病，至而反者病，至而不至者病，未至而至者病，陰陽易者危。

　　帝曰：六氣標本，所從不同奈何？

　　岐伯曰：氣有從本者，有從標本者，有不從標本者也。

【譯文】

　　黃帝道：六氣到來時的脈象是怎樣的？

　　岐伯說：厥陰之氣到來，其脈為弦；少陰之氣到來，其脈為鉤；太陰之氣到來，其脈為沉；少陽之氣到來，其脈為大而浮；陽明之氣到來，其脈為短而澀；太陽之氣到來，其脈為大而長。氣至而脈和緩的是平人，氣至而脈應過甚的是病態，氣至而脈相反的是病態，氣至而脈不至的是病態，氣未至而脈已至的是病態，陰陽交錯更易的，其病危重。

　　黃帝道：六氣各有標本，變化所不同，是怎樣的？

　　岐伯說：六氣有從本化的，有從標本的，有不從標本的。

【原文】

　　帝曰：願卒聞之。

　　岐伯曰：少陽、太陰從本，少陰、太陽從本從標，陽明、厥陰不從標本，從乎中也。故從本者，化生于本；從標本者，有標本之化；從中者，以中氣為化也。

　　帝曰：脈從而病反者，其診何如？

　　岐伯曰：脈至而從，按之不鼓，諸陽皆然。

　　帝曰：諸陰之反，其脈何如？

　　岐伯曰：脈至而從，按之鼓甚而盛也。

【譯文】

　　黃帝道：我希望聽你詳細地講講。

　　岐伯說：少陽、太陰從本化，少陰、太陽既從本又從標，陽明、

厥陰不從標本而從其中氣。所以從本的化生於本；從標本的或化生於本，或化生於標；從中氣的化生於中氣。

黃帝道：脈與病看似相同而實相反的，應該怎樣診察呢？

岐伯說：脈至與症相從，但按之不鼓擊於指下，就不是真正的陽病，諸似陽證的，都是這樣。

黃帝道：凡是陰證而脈與病相反的，其脈象怎樣？

岐伯說：脈至與症相從，但按之卻鼓指而強盛有力。

【原文】

是故百病之起，有生于本者，有生于標者，有生于中氣者；有取本而得者，有取標而得者，有取中氣而得者，有取標本而得者，有逆取而得者，有從取而得者。逆，正順也；若順，逆也。

故曰：知標與本，用之不殆，明知逆順，正行無問。此之謂也。不知是者，不足以言診，足以亂經。

故《大要》曰：粗工嘻嘻，以為可知，言熱未已，寒病復始，同氣異形，迷診亂經。此之謂也。

夫標本之道，要而博，小而大，可以言一而知百病之害。言標與本，易而勿損，察本與標，氣可令調，明知勝復，為萬民式。天之道畢矣。

【譯文】

所以各種疾病開始發生，有生於本的，有生於標的，有生於中氣的。治療時有治其本而得癒的，有治其標而得癒的，有治其中氣而得癒的，有治其標本而得癒的，有逆治而得癒的，有從治而得癒的。所謂逆其病氣而治，其實是順治；所謂順其病氣而治，其實是逆治。

所以說：知道了標與本的理論，用之於臨床就不會有困難；明白了逆與順的治法，就可正確地進行處理而不至產生漏洞。就是這個意思。不知道這些理論，就不足以談論診斷，卻足以擾亂經旨。

所以《大要》說：技術粗淺的醫生，沾沾自喜，以為什麼病都能

知道了，結果他認為是熱證，言語未了，而寒病又開始顯露出來了。他不瞭解同是一氣所生的病變有不同的形證，就會診斷迷惑，經旨錯亂。就是這個道理。

標本的理論，扼要而廣博，從小可及大，舉一個例子就可以瞭解許多病的變化。所以懂得了標與本，就易於掌握而不致有所損害，察知屬本與屬標，就可以使病氣調和，明確勝復之氣，就可以指導人們養生防病。關於自然界六氣的變化規律，都在這裏了。

【原文】

帝曰：勝復之變，早晏何如？

岐伯曰：夫所勝者，勝至已病，病已慍慍，而復已萌也。夫所復者，勝盡而起，得位而甚。勝有微甚，復有少多，勝和而和，勝虛而虛，天之常也。

帝曰：勝復之作，動不當位，或後時而至，其故何也？

岐伯曰：夫氣之生，與其化衰盛異也。寒暑溫涼，盛衰之用，其在四維。故陽之動，始于溫，盛于暑；陰之動，始于清，盛于寒。春夏秋冬，各差其分。故《大要》曰：彼春之暖，為夏之暑，彼秋之忿，為冬之怒。謹按四維，斥候皆歸，其終可見，其始可知。此之謂也。

【譯文】

黃帝道：勝氣復氣的變化，時間的早晚怎樣？

岐伯說：大凡所勝之氣，勝氣到來就要發病，待病氣積聚之時，而復氣就開始萌動了。復氣，是勝氣終了的時候開始的，得其氣之時位則加劇。勝氣有輕重，復氣也有多少，勝氣和緩，復氣也和緩，勝氣虛，復氣也虛，這是自然變化的常規。

黃帝道：勝復之氣的發作，萌動之時不當其時位，或後於時位而出現，是什麼緣故？

岐伯說：因為氣的發生和變化，盛和衰有所不同。寒暑溫涼盛衰

的作用，表現在辰戌丑未四季月之時。故陽氣的發動，開始於春季氣候溫暖之時，旺盛於夏季的暑熱之時；陰氣的發動，開始於秋季涼爽之時，旺盛於冬季寒冷之時。春夏秋冬四季之間，有一定的時差。故《大要》說：因春天的溫暖，成為夏天的暑熱，因秋天的肅殺，成為冬天的凜冽。謹慎地體察四季月的變化，伺望氣候的回歸，如此可以見到氣的結束，也可以知道氣的開始。就是這個意思。

【原文】

　　帝曰：差有數乎？

　　岐伯曰：又凡三十度也。

　　帝曰：其脈應皆何如？

　　岐伯曰：差同正法，待時而去也。

　　《要脈》曰：春不沉，夏不弦，冬不濇，秋不數，是謂四塞。沉甚曰病，弦甚曰病，濇甚曰病，數甚曰病，參見曰病，復見曰病，未去而去曰病，去而不去曰病，反者死。

　　故曰：氣之相守司也，如權衡之不得相失也。夫陰陽之氣，清靜則生化治，動則苛疾起。此之謂也。

【譯文】

　　黃帝道：四時之氣的差分有常數否？

　　岐伯說：大約是三十天。

　　黃帝道：其在脈象上的反應是怎樣的？

　　岐伯說：時差與正常時相同，待其時過而脈亦去。《脈要》說：春脈無沉象，夏脈無弦象，冬脈無濇象，秋脈無數象，是四時生氣閉塞。沉而太過的是病脈，弦而太過的是病脈，濇而太過的是病脈，數而太過的是病脈；參差而見的是病脈，去而復見的是病脈，氣未去而脈先去的是病脈，氣去而脈不去的是病脈，脈與氣相反的是死脈。

　　所以說：氣與脈之相守，像權衡之器一樣不可有所差失。大凡陰陽之氣，清靜則生化就正常，擾動則導致疾病發生。就是這個道理。

【原文】

帝曰：幽明何如？

岐伯曰：兩陰交盡故曰幽，兩陽合明，故曰明。幽明之配，寒暑之異也。

帝曰：分至何如？

岐伯曰：氣至之謂至，氣分之謂分；至則氣同，分則氣異。所謂天地之正紀也。

【譯文】

黃帝道：幽和明是什麼意思？

岐伯說：太陰、少陰兩陰交盡，叫作幽；太陽、少陽兩陽合明，叫作明。幽和明配合陰陽，就有寒暑的不同。

黃帝道：分和至是什麼意思？

岐伯說：氣來叫作至，氣分叫作分；氣至之時其氣同，氣分之時其氣就異。所以有春分秋分二分和夏至冬至二至，這是天地正常氣化紀時的綱領。

【原文】

帝曰：夫子言春秋氣始于前，冬夏氣始于後，餘已知之矣。然六氣往復，主歲不常也，其補瀉奈何？

岐伯曰：上下所主，隨其攸利，正其味，則其要也。左右同法。《大要》曰：少陽之主，先甘後鹹；陽明之主，先辛後酸；太陽之主，先鹹後苦；厥陰之主，先酸後辛；少陰之主，先甘後鹹；太陰之主，先苦後甘。佐以所利，資以所生，是謂得氣。

【譯文】

黃帝道：先生所說的春秋之氣開始在前，冬夏之氣開始於後，我已知道了。然而六氣往復運動，主歲之時又非固定不變，其補瀉方法是怎樣的？

岐伯說：根據司天、在泉之氣所主之時，隨其所宜，正確選用藥味，是治療上的主要關鍵。左右間氣的治法與此相同。《大要》說：少陽相火主令時，先甘後鹹；陽明燥金主令時，先辛後酸；太陽寒水主令時，先鹹後苦；厥陰風木主令時，先酸後辛；少陰君火主令時，先甘後鹹；太陰濕土主令時，先苦後甘；佐以所宜的藥物，助其生化之源泉，就掌握了治療六氣致病的規律。

【原文】

帝曰：善。夫百病之生也，皆生于風寒暑濕燥火，以之化之變也。經言盛者瀉之，虛者補之。余錫以方士，而方士用之，尚未能十全。余欲令要道必行，桴鼓相應，猶拔刺雪汙，工巧神聖，可得聞乎？

岐伯曰：審察病機，無失氣宜。此之謂也。

【譯文】

黃帝道：講得好！許多疾病的發生，都由於風寒暑濕燥火六氣的變化。醫經上說：實證用瀉法治療，虛證用補法治療。我把它告訴了醫工，但是醫工們運用它，卻不能收到十全的效果。我要使這些重要的理論得到普遍運用，並且能夠收到桴鼓相應的效果，如拔刺、雪汙一樣，讓一般醫生對於望聞問切的診察方法和技術也能達到高明的程度，可以告訴我嗎？

岐伯說：審察疾病和發展變化的機理，切勿失卻氣宜。就是這個意思。

【原文】

帝曰：願聞病機何如？

岐伯曰：諸風掉眩，皆屬于肝。諸寒收引，皆屬于腎。諸氣膹鬱，皆屬于肺。諸濕腫滿，皆屬于脾。諸熱瞀瘛，皆屬于火。諸痛癢瘡，皆屬于心。諸厥固泄，皆屬于下。諸痿喘嘔，皆屬于上。諸禁鼓栗，

如喪神守，皆屬于火。諸痙項強，皆屬于濕。諸逆沖上，皆屬于火。諸脹腹大，皆屬于熱。諸躁狂越，皆屬于火。諸暴強直，皆屬于風。諸病有聲，鼓之如鼓，皆屬于熱。諸病胕腫，疼酸驚駭，皆屬于火。諸轉反戾，水液渾濁，皆屬于熱。諸病水液，澄澈清冷，皆屬于寒。諸嘔吐酸，暴注下迫，皆屬于熱。

故《大要》曰：謹守病機，各司其屬，有者求之，無者求之，盛者責之，虛者責之。必先五勝，疏其血氣，令其調達，而致和平。此之謂也。

【譯文】

黃帝道：請問疾病發生和發展變化的機理是怎樣的？

岐伯說：凡是風病，振搖眩暈，都屬於肝。凡是寒病，收引拘急，都屬於腎。凡是氣病，喘急胸悶，都屬於肺。凡是濕病，浮腫脹滿，都屬於脾。凡是熱病，神志昏亂，肢體抽搐，都屬於火。凡是疼痛瘙癢的瘡瘍，都屬於心。凡是厥逆，二便不通或失禁，都屬於下焦。凡是痿證，喘逆嘔吐，都屬於上焦。凡是口噤不開，鼓頷顫抖，神志不安，都屬於火。凡是痙病，頸項強急，都屬於濕。凡是氣逆上沖，都屬於火。凡是脹滿腹大，都屬於熱。凡是躁動不安，發狂越常，都屬於火。凡是突然發生的強直，都屬於風。凡是因病有聲，叩之如鼓，都屬於熱。凡是浮腫，疼痛酸楚，驚駭不寧，都屬於火。凡是轉筋反折，排出的水液渾濁，都屬於熱。凡是排泄的水液澄明清冷，都屬於寒。凡是嘔吐酸水，急劇下痢，都屬於熱。

所以《大要》說：謹慎地掌握病機，分別觀察其所屬關係，有邪、無邪均必須加以推求，實證、虛證都要詳細研究。首先分析五氣中何氣所勝，然後疏通其血氣，使之調達舒暢，而歸於和平。就是這個意思。

【原文】

帝曰：善。五味陰陽之用何如？

岐伯曰：辛甘發散為陽，酸苦湧泄為陰，鹹味湧泄為陰，淡味滲泄為陽。六者，或收或散，或緩或急，或燥或潤，或耎或堅，以所利而行之，調其氣使其平也。

帝曰：非調氣而得者，治之奈何？有毒無毒，何先何後？願聞其道。

岐伯曰：有毒無毒，所治為主，適大小為制也。

【譯文】

黃帝道：講得好。藥物五味有陰陽之分，它們的作用怎樣？

岐伯說：辛甘發散的屬陽，酸苦湧泄的屬陰，鹹味湧泄的屬陰，淡味滲泄的屬陽。辛甘酸苦鹹淡六者，或收斂，或發散，或緩和，或急暴，或燥濕，或潤澤，或柔軟，或堅實，根據病情之所宜進行運用，以調理氣機，使陰陽歸於平衡。

黃帝道：有的病不是用調氣之法所能治癒的，應該怎樣治療？有毒無毒之藥，哪種先用，哪種後用？我想知道它的方法。

岐伯說：有毒無毒藥物的使用，以適應所治病證的需要為原則，根據病情的輕重制定方劑大小。

【原文】

帝曰：請言其制。

岐伯曰：君一臣二，制之小也；君一臣三佐五，制之中也；君一臣三佐九，制之大也。寒者熱之，熱者寒之，微者逆之，甚者從之，堅者削之，客者除之，勞者溫之，結者散之，留者攻之，燥者濡之，急者緩之，散者收之，損者溫之，逸者行之，驚者平之，上之下之，摩之浴之，薄之劫之，開之發之，適事為故。

【譯文】

黃帝道：請你講講方劑的制度。

岐伯說：君藥一，臣藥二，是小方的組成法；君藥一，臣藥三，

佐藥五，是中等方的組成法；君藥一，臣藥三，佐藥九，是大方的組成法。寒病用熱藥治療，熱病用寒藥治療；病輕的逆其病氣而治，病重的從其病氣而治；堅實的削弱它，有客邪的驅除它，因勞所致的溫養它，鬱結的疏散它，滯留的攻逐它，乾燥的滋潤它，拘急的緩和它，耗散的收斂它，虛損的溫補它，安逸的通行它，驚悸的平靜它；在上者使之上越，在下者得使之下奪，或用按摩，或用湯浴，或迫使其外出，或劫截其發作，或用開導，或用發洩，以適合病情為度。

【原文】

帝曰：何謂逆從？

岐伯曰：逆者正治，從者反治，從少從多，觀其事也。

帝曰：反治何謂？

岐伯曰：熱因寒用，寒因熱用，塞因塞用，通因通用。必伏其所主，而先其所因。其始則同，其終則異。可使破積，可使潰堅，可使氣和，可使必已。

【譯文】

黃帝道：什麼叫逆從？

岐伯說：逆就是正治法，從就是反治法。從治用藥的多少，要根據病情而定。

黃帝道：反治是怎樣的？

岐伯說：就是熱因寒用，寒因熱用，塞因塞用，通因通用。要制伏疾病的根本，必先探求發病的原因。反治法開始時藥性與病性似乎相同，但最終其藥性與病性是相反的。可以用來破除積滯，消散堅塊，調暢氣機，使疾病痊癒。

【原文】

帝曰：善。氣調而得者何如？

岐伯曰：逆之，從之，逆而從之，從而逆之，疏氣令調，則其道

也。

帝曰：善。病之中外何如？

岐伯曰：從內之外者，調其內；從外之內者，治其外；從內之外而盛于外者，先調其內而後治其外；從外之內而盛于內者，先治其外而後調其內；中外不相及，則治主病。

【譯文】

黃帝道：好。有應和六氣變化而得病的該怎樣治療呢？

岐伯說：或用逆治，或用從治，或先逆後從，或先從後逆，疏通氣機，使其調達，這就是調氣的治法。

黃帝道：好。病有內臟與體表相互影響的，如何治療？

岐伯說：從內臟影響到體表的，先治其內臟病；從體表影響到內臟的，先治其體表病；從內臟影響到體表而偏重於內臟的，先治其內臟病，後治其體表病；從體表影響到內臟而偏重於內臟的，先治其體表病，後治其內臟病；內臟與體表沒有相互影響的，就治其發病部位所主之病。

【原文】

帝曰：善。火熱，復惡寒發熱，有如瘧狀，或一日發，或間數日發，其故何也？

岐伯曰：勝復之氣，會遇之時，有多少也。陰氣多而陽氣少，則其發日遠；陽氣多而陰氣少，則其發日近。此勝復相薄，盛衰之節。瘧亦同法。

帝曰：論言治寒以熱，治熱以寒，而方士不能廢繩墨而更其道也。有病熱者寒之而熱，有病寒者熱之而寒，二者皆在，新病復起，奈何治？

岐伯曰：諸寒之而熱者取之陰，熱之而寒者取之陽，所謂求其屬也。

【譯文】

　　黃帝道：說得好。火熱之病，反覆惡寒發熱，有如瘧疾之狀，或一天一發，或間隔數天一發，這是什麼緣故？

　　岐伯說：是勝復之氣相遇的時候，陰陽之氣有多少的關係。陰氣多而陽氣少，則發作的間隔時日就長；陽氣多而陰氣少，則發作的間隔時日就短。這是勝氣與復氣的相互搏鬥，也是寒熱盛衰的關鍵。瘧疾的原理也是這樣。

　　黃帝道：醫論上說，治寒證當用熱藥，治熱證當用寒藥，醫工是不能違背這些準則而改變其規律的。但是有些熱病，服寒藥後更熱；有些寒病，服熱藥後更寒。不但原有的寒與熱仍舊存在，而且更有新病增加，這應該怎樣治療呢？

　　岐伯說：凡是用寒藥而反熱的，應該滋其陰，用熱藥而反寒的，應該補其陽，這就是探求其根本而治的方法。

【原文】

　　帝曰：善。服寒而反熱，服熱而反寒，其故何也？

　　岐伯曰：治其王氣，是以反也。

　　帝曰：不治王而然者，何也？

　　岐伯曰：悉乎哉問也！不治五味屬也。夫五味入胃，各歸所喜。故酸先入肝，苦先入心，甘先入脾，辛先入肺，鹹先入腎。久而增氣，物化之常也；氣增而久，夭之由也。

　　帝曰：善。方制君臣，何謂也？

　　岐伯曰：主病之謂君，佐君之謂臣，應臣之謂使，非上下三品之謂也。

【譯文】

　　黃帝說：好。服寒藥而反熱，服熱藥而反寒，是什麼原因呢？

　　岐伯說：僅注意治療其亢盛之氣，而忽略了虛弱之根本，所以有相反的結果。

黃帝道：有的並非由於治療亢盛之氣所造成的，是什麼道理？

岐伯說：問得真詳盡啊！沒有治療亢盛之氣，那就是由於不知道五味所屬的關係。大凡五味入胃後，各歸入所喜的臟。所以酸味先入肝，苦味先入心，甘味先入脾，辛味先入肺，鹹味先入腎。服用日久便能增強各臟之氣，這是藥物在人體氣化的一般規律；若使臟氣增強過久，就是導致死亡的原因。

黃帝道：說得好。方劑的制度分君臣，是什麼意思？

岐伯說：主治疾病的藥叫作君，輔助君藥的叫作臣，應順臣藥的叫作使，並不是指上、中、下三品的意思。

【原文】

帝曰：三品何謂？

岐伯曰：所以明善惡之殊貫也。

帝曰：善。病之中外何如？

岐伯曰：調氣之方，必別陰陽，定其中外，各守其鄉。內者內治，外者外治。微者調之，其次平之，盛者奪之，汗者下之，寒熱溫涼，衰之以屬，隨其攸利。謹道如法，萬舉萬全，氣血正平，長有天命。

帝曰：善。

【譯文】

黃帝道：什麼叫三品？

岐伯說：三品是用來說明藥性有毒無毒的分類法。

黃帝道：很好。疾病的內在外在該怎樣分別治療？

岐伯說：調治病氣的方法，必須辨別陰陽，確定它在內還是在外。根據病之所在，在內的治內，在外的治外。輕微的調理它，較盛的平靜它，亢盛的劫奪它，在表的用發汗法治療，在裏的用攻下法治療。根據寒熱溫涼的不同屬性，來衰減其所屬的病證，隨其所宜為準。謹慎地遵守如上的法則，可以萬治萬全，使氣血和平，確保他的

天年。

黃帝道：講得好極了。

著至教論篇第七十五

提示：本篇指出學醫之道，必須對天文、地理、人事作整體分析和認識，此外還說明三陽對人體的危害和三陽獨至的發病情況。

【原文】

黃帝坐明堂，召雷公而問之曰：子知醫之道乎？

雷公對曰：誦而頗能解，解而未能別，別而未能明，明而未能彰，足以治群僚，不足治侯王。願得受樹天之度，四時陰陽合之，別星辰與日月光，以彰經術，後世益明，上通神農，著至教，疑于二皇。

帝曰：善。無失之，此皆陰陽、表裏、上下、雌雄相輸應也。而道上知天文，下知地理，中知人事，可以長久，以教眾庶，亦不疑殆。醫道論篇，可傳後世，可以為寶。

雷公曰：請受道，諷誦用解。

【譯文】

黃帝坐於明堂，召見雷公問道：你懂得醫學的道理嗎？

雷公回答說：我誦讀醫書不能完全理解，有的雖能粗淺地理解，但還不能分析辨別；有的雖能分析辨別，但還不能深入瞭解其精奧；有的雖能瞭解其精奧，但還不能加以闡發和應用。所以我的醫術只足以治療一般官吏的病，還不足以治療侯王之疾。我很希望你能教我如何去分析天地自然之道的法度，如何合之四時陰陽，以測日月星辰之光等方面的學問，從而能進一步闡發其道理，使後世醫家更加明瞭，可以上通於神農，並讓這些精確的道理得到發揚，其功勳足以和二皇

相媲美。

　　黃帝說：好。不要忘掉，這些都是陰陽、表裏、上下、雌雄相互聯繫、相互感應的道理。就醫道而言，必須上通天文，下通地理，中知人事，才能長久流傳下去，用以教導群眾，也不致發生疑惑。把這些醫學道理著於書籍，才能傳於後世，而作為寶貴的資料。

　　雷公說：請把這些道理傳授給我，以便背誦和理解。

【原文】

　　帝曰：子不聞《陰陽傳》乎？

　　曰：不知。

　　曰：夫三陽天為業，上下無常，合而病至，偏害陰陽。

　　雷公曰：三陽莫當，請聞其解。

　　帝曰：三陽獨至者，是三陽並至，並至如風雨，上為巔疾，下為漏病。外無期，內無正，不中經紀，診無上下，以書別。

　　雷公曰：臣治疏癒，說意而已。

【譯文】

　　黃帝問：你沒聽說過有《陰陽傳》這部書嗎？

　　雷公說：不知道。

　　黃帝說：三陽之氣，主護衛人一身之表，以適應天氣的變化，若人之上下經脈的循行失其常度，則內外之邪相合而病至，必使陰陽有所偏盛而為害。

　　雷公說：「三陽莫當」這句話，應當怎樣理解？

　　黃帝說：所謂三陽獨至，就是三陽之氣合併而至，並至則陽氣過盛，其病來疾如風雨，犯於上則發為巔頂疾患，犯於下則發為大小便失禁的漏病。由於這種病變化無常，外無明顯的氣色變化等症狀可察，內無一定的徵象可以預期，其病又不符合一般的發病規律，所以在診斷時，也就無法記錄分辨其病變的屬上屬下，應根據《陰陽傳》所載加以識別。

雷公說：我治療這類病，很少治癒，請你詳解，以解我的疑惑。

【原文】

帝曰：三陽者，至陽也，積並則為驚，病起疾風，至如礔，九竅皆塞，陽氣滂溢，乾嗌喉塞。並于陰，則上下無常，薄為腸澼。此謂三陽直心，坐不得起，臥者便身全。三陽之病，且以知天下，何以別陰陽，應四時，合之五行。

雷公曰：陽言不別，陰言不理，請起受解，以為至道。

帝曰：子若受傳，不知合至道以惑師教，語子至道之要。病傷五臟，筋骨以消，子言不明不別，是世主學盡矣。腎且絕，惋惋日暮，從容不出，人事不殷。

【譯文】

黃帝說：三陽是至盛之陽，若三陽之氣積並而致病，則發而為驚，病起迅如疾風，病至猛如霹靂，九竅皆因之閉塞，因陽氣滂浮盈溢，而致咽乾喉塞。若並於陰，則為盛陽之氣內薄於臟，病亦上下失常，如果迫於下，則發為腸澼。若三陽之氣直沖心膈，就會使人坐而不得起，臥下覺得全身舒適，這是三陽積並而致之病。由此而知，欲通曉人與天地相應的關係，必須知道如何辨別陰陽，及其上應於四時，下合地之五行等道理。

雷公說：對這些道理，明白地講，我不能辨別，講隱晦的，我更不能理解，請你再解釋一下其中的精微，使我能更好地領會這一深奧的道理。

黃帝說：你受了老師的傳授，若不知與至道相合，反而會對老師的傳授產生疑惑，我現在告訴你至道的要點。若人患病傷及了五臟，筋骨就會日漸瘦削，如果像你所說的那樣不能辨別，世上的醫學豈不要失傳了嗎？例如腎氣將絕，則終日心中惋惋不安，早晨和晚上尤其嚴重，想靜處不想外出，更不想頻繁地進行人事往來。

示從容論篇第七十六

提示：本篇指出臨證診斷應遵法守度、從容不迫，同時舉例說明了肺、腎、脾病的具體脈象、症狀和治法事宜。

【原文】

黃帝燕坐，召雷公而問之曰：汝受術誦書者，若能覽觀雜學，及于比類，通合道理，為余言子所長，五臟六腑，膽、胃、大小腸、脾、胞、膀胱、腦髓，涕唾，哭泣悲哀，水所從行，此皆人之所生，治之過失，子務明之，可以十全，即不能知，為世所怨。

雷公曰：臣請誦《脈經》上、下篇甚眾多矣，別異比類，猶未能以十全，又安足以明之？

【譯文】

黃帝安閒地坐在那裏，召喚雷公問道：你學習醫術，誦讀醫書，似乎已能博覽群書，並能取象比類，貫通融會醫學的道理。那就請你對我談談你的專長吧。五臟六腑、膽、胃、大小腸、脾、胞、膀胱、腦髓、涕唾，哭泣悲哀，以及水液運行。這一切都是人體賴以生存，治療中易於產生過失的，你務必明瞭這些道理，治病時才能夠十不失一，若不能通曉，就不免要出差錯，而為世人抱怨。

雷公回答說：我誦讀過《脈經》上、下篇已經很多遍，但鑒別於異同、取類比象，還不能盡善盡美，又怎能說完全懂得呢？

【原文】

帝曰：子別試通五臟之過，六腑之所不和，針石之敗，毒藥所宜，湯液滋味，具言其狀，悉言以對，請問不知。

雷公曰：肝虛、腎虛、脾虛，皆令人體重煩冤，當投毒藥、刺灸、砭石、湯液，或已或不已，願聞其解。

【譯文】

　　黃帝說：那麼你在《脈經》上、下篇之外，以所通曉的理論，來解釋五臟的病變，六腑的不和，針石治療的禁忌，毒藥治療的適宜，以及湯液的滋味等方面的內容，並具體說明其症狀，詳細地作出回答，如果有不知道的地方，請提出來問我。

　　雷公說：肝虛、腎虛、脾虛都能使人身體沉重和煩冤，但施以毒藥、刺灸、砭石、湯液等方法治療後，有的治癒，有的不癒，想知道這應如何解釋。

【原文】

　　帝曰：公何年之長而問之少，余真問以自謬也。吾問子窈冥，子言《上下篇》以對，何也？

　　夫脾虛浮似肺，腎小浮似脾，肝急沉散似腎，此皆工之所時亂也，然從容得之。若夫三臟，土木水參居，此童子之所知，問之何也？

　　雷公曰：于此有人，頭痛，筋攣骨重，怯然少氣，噦噫腹滿，時驚，不嗜臥，此何臟之發也？脈浮而弦，切之石堅，不知其解，復問所以三臟者，以知其比類也。

【譯文】

　　黃帝說：你已經如此年長了，為什麼提的問題卻這麼膚淺呢？也許是我提的問題不太恰當吧。我本來想問你比較深奧的道理，而你卻用《脈經》上、下篇的內容來回答我，是什麼緣故呢？

　　脾病脈象虛浮像肺脈，腎病脈小浮像脾脈，肝病脈急沉而散像腎脈，這些都是醫生時常所易於混亂的，然而如能從容不迫地去診視，還是可以分辨清楚的。至於脾、肝、腎三臟，分屬於土、木、水，三者部位相近，均居膈下，這是小孩子都知道的，你問它做什麼？

　　雷公說：如果在此有這樣的病人、頭痛、筋脈拘攣、骨節沉重、畏怯少氣、噦噫腹滿、時常驚駭、不欲臥，這是哪一臟所發生的病

呢？其脈象浮而弦，重按則堅硬如石，我不知應如何解釋，故再問三臟，以求能知如何進行比類辨析。

【原文】

帝曰：夫從容之謂也。夫年長則求之于腑，年少則求之于經，年壯則求之于臟。今子所言皆失。八風菀熱，五臟消爍，傳邪相受。夫浮而弦者，是腎不足也；沉而石者，是腎氣內著也；怯然少氣者，是水道不行，形氣消索也；咳嗽煩冤者，是腎氣之逆也。一人之氣，病在一臟也。若言三臟俱行，不在法也。

雷公曰：于此有人，四肢解墮，喘咳血泄，而愚診之，以為傷肺，切脈浮大而緊，愚不敢治。粗工下砭石，病癒多出血，血止身輕，此何物也？

【譯文】

黃帝說：這應從容詳細地進行分析。一般來說，老年人的病，應從六腑去探求；少年的病，應從經絡來探求；壯年的病，應從五臟來探求。現在你只講脈證，卻不談致病的根由。如八風鬱熱，則五臟消爍為內傷，這是外邪向內傳變而引起的。脈浮而弦的，是腎氣不足；脈沉而堅硬如石的，是腎氣內著而不行；畏怯少氣的，是因為水道不行，而行氣消散；咳嗽煩悶的，是腎氣上逆所致。這是一人之氣，其病在腎一臟，如果說是肝、脾、腎三臟俱病，是不符合診病的法則的。

雷公問：在此有這樣的病人，四肢懈怠無力，氣喘咳嗽而血泄，我診斷了一下，以為是傷肺，診其脈浮大而緊實，我未敢治療。有一個粗率的醫生治之以砭石，病癒，但出血多，血止以後，身體覺得輕快，這是什麼病呢？

【原文】

帝曰：子所能治，知亦眾多，與此病失矣。譬以鴻飛，亦沖于

天。夫聖人之治病，循法守度，援物比類，化之冥冥，循上及下，何必守經。

今夫脈浮大虛者，是脾氣之外絕，去胃外歸陽明也。夫二火不勝三水，是以脈亂而無常也。四肢解墮，此脾精之不行也。喘咳者，是水氣並陽明也。血泄者，脈急血無所行也。若夫以為傷肺者，由失以狂也。不引比類，是知不明也。

【譯文】

黃帝說：你所能治的和能知道的病，已經很多了，但對這個病的診斷卻錯了。醫學的道理是非常深奧的，好比鴻雁的飛翔，雖有時也能上沖於天，卻夠不到浩渺長空的邊際。所以聖人治病，遵循法度，引物比類，掌握變化於冥冥莫測之中，察上可以及下，不一定要拘泥於常法。

現在病人脈浮大而虛，這是脾氣外絕，不能為胃輸送津液，以致津液獨歸於陽明經。由於二火不能勝三水，所以脈亂而無常。四肢懈怠無力，是脾精不能輸布的緣故。氣喘咳嗽是水氣並走陽明所致。便血是由於脈急而血不暢行而旁溢的緣故。假如把本病診斷為傷肺，是錯誤的狂言。診病不能引物比類，主要是認識還不夠透徹、明確。

【原文】

夫傷肺者，脾氣不守，胃氣不清，經氣不為使，真臟壞決，經脈傍絕，五臟漏泄，不衄則嘔，此二者不相類也。

譬如天之無形，地之無理，白與黑相去遠矣。

是失，吾過矣，以子知之，故不告子，明引比類從容，是以名曰診經，是謂至道也。

【譯文】

如果肺氣受傷，則脾氣不能內守，致胃氣不清，肺經之氣也不為其所使，肺臟損壞，就會治節不通，致經脈有所偏絕，精氣不得布

散，五臟之氣俱漏泄，不是衄血就是嘔血，病在肺和病在脾，二者是不相同的。

如果不能辨別，就如天之無形可求，地之無方可理，黑白二色相差得很遠一樣。

你這次診斷失敗，也是我的過錯，我以為你已經知道了，所以沒有告訴你，診病必須明曉引物比類，以求符合從容篇的說法，即診治的一般常法，而這正是至真至確的道理。

疏五過論篇第七十七

提示：本篇說明診治上的五種過錯，並指出診治時必須結合陰陽四時的變化、體質、年齡、病人的生活環境、心理情緒等方面進行分析研究，才能避免診治錯誤。

【原文】

黃帝曰：嗚呼遠哉！閔閔乎若視深淵，若迎浮雲，視深淵尚可測，迎浮雲莫知其際。聖人之術，為萬民式，論裁志意，必有法則，循經守數，按循醫事，為萬民副，故事有五過四德，汝知之乎？

雷公避席再拜曰：臣年幼小，蒙愚以惑，不聞五過與四德，比類形名，虛引其經，心無所對。

【譯文】

黃帝說：啊，深遠啊！探求醫學之道就好像視探深淵，又好像迎看浮雲，但淵雖深，尚可以測量，而迎看漂浮不定的浮雲，卻不知道其邊際。聖人的醫術，是萬民學習的榜樣，它討論裁定醫學上的認識，必有一定的法則；因循遵守醫學的常規和法則，來審查醫事，從而能成為萬民的輔助，所以醫事有五過和四德，你知道嗎？

雷公離開席位再拜回答說：我年齡幼小，蒙昧無知，不曾聽說過

五過和四德，雖然也能從病的症狀和名目上來比類，但只是虛引經義而已，心裏還不明白其深遠博大的道理，無法回答您的提問。

【原文】

帝曰：凡未診病者，必問嘗貴後賤，雖不中邪，病從內生，名曰脫營；嘗富後貧，名曰失精。五氣留連，病有所並。

醫工診之，不在臟腑，不變軀形，診之而疑，不知病名。身體日減，氣虛無精，病深無氣，灑灑然時驚。病深者，以其外耗于衛，內奪于榮。良工所失，不知病情，此亦治之一過也。

【譯文】

黃帝說：醫生在未診病前，應問清病人地位變遷的情況，如果是先貴後賤，雖然沒有感受外邪，也會病從內生，這種病叫「脫營」；如果是先富後貧，發病叫作「失精」。這些疾病都是由於五臟之氣留連不運，積並而為病。

醫生診察這種病，病的初期，由於病不在臟腑，形體也無改變，因此醫生在診斷時往往會發生疑惑，不知是什麼病。但病人的身體日漸消瘦，氣虛而精無以生，病勢深重，真氣被耗，陽氣日虛，灑灑惡寒而心怯時驚，病勢日益深重。這是因為在外耗損了衛氣，在內劫奪了營血。這種病即便是技術高明的醫生，若不問明病人的情況，就不知其致病的原因，也就不能治癒此症，這是診治上的第一個過失。

【原文】

凡欲診病者，必問飲食居處，暴樂暴苦，始樂後苦，皆傷精氣，精氣竭絕，形體毀沮。暴怒傷陰，暴喜傷陽，厥氣上行，滿脈去形。愚醫治之，不知補瀉，不知病情，精華日脫，邪氣乃並，此治之二過也。

善為脈者，必以比類奇恒，從容知之，為工而不知道，此診之不足貴，此治之三過也。

【譯文】

　　凡欲診治疾病時，一定要問病人的飲食情況和居住環境，以及是否有精神上的突然歡樂，突然憂苦，或先樂後苦等情況，因為這些都能損傷精氣，使精氣竭絕，形體敗壞。暴怒會傷陰氣，暴喜會傷陽氣，陰陽之氣俱傷，就會使人氣厥逆而上行，充滿於經脈，而神亦浮越，去離於形體，令形體清瘦。醫術粗陋的醫生，在診治這種疾病時，既不能恰當地運用補瀉法，又不瞭解病情，致使病人五臟精氣日漸耗散，邪氣得以積並，這是診治上的第二個過失。

　　善於診脈的醫生，必能將病之奇恒進行比類辨別，從容分析，而能得知其病情。如果醫生不懂得這個道理，那麼他的診治技術就沒有什麼可貴之處，這是診病上的第三個過失。

【原文】

　　診有三常，必問貴賤，封君敗傷，及欲侯王。故貴脫勢，雖不中邪，精神內傷，身必敗亡。

　　始富後貧，雖不傷邪，皮焦筋屈，痿躄為攣。醫不能嚴，不能動神，外為柔弱，亂至失常，病不能移，則醫事不行，此治之四過也。

【譯文】

　　診病時須注意三種情況，即必須問其社會地位的貴賤，是否曾有被削爵失勢之事，以及是否有欲作侯王的妄想。因為原來地位高貴的人，失勢以後，其情志必抑鬱不伸，這種人，雖然未中外邪，但由於精神已經內傷，身體必然受到損壞，甚至死亡。

　　先富後貧的人，雖未傷於外來的邪氣，也會發生皮毛焦枯，筋脈拘急等症狀，進而發生足痿弱拘攣不能行走。對這類病人，醫生如果不能嚴肅地對其開導，不能動其思想改變其精神面貌，而一味地對其柔弱順從，任其發展下去，則必然會丟掉治療上的法度，導致病人的疾患根本不能消除，醫治也不發生效果，這是診治上的第四個過失。

【原文】

凡診者，必知終始，有知餘緒，切脈問名，當合男女。離絕菀結，憂恐喜怒，五臟空虛，血氣離守，工不能知，何術之語。嘗富大傷，斬筋絕脈，身體復行，令澤不息，故傷敗結，留薄歸陽，膿積寒炅。粗工治之，亟刺陰陽，身體解散，四肢轉筋，死日有期，醫不能明，不問所發，惟言死日，亦為粗工，此治之五過也。

凡此五者，皆受術不通，人事不明也。

【譯文】

凡診治疾病，必須瞭解病人發病初期和現在的病情，又要知其病之本末，在診脈問證時，應結合男女在生理及脈證上的特點。如因親愛之人分離而懷念不絕，致情志鬱結難解，以及憂恐喜怒等，都可使五臟空虛，血氣離守，醫生如不知道這些道理，就沒有什麼診治技術可言。曾經大富之人，一旦失去財勢，必大傷心神，致筋脈嚴重損傷，形體雖然依能夠行動，但津液已不再滋生了。若舊傷敗結，致血氣留聚不散，鬱而化熱，歸於陽分，久則成膿，膿血蓄積，使人寒熱交作。粗劣的醫生治療這種病，不能瞭解病因何而發，而多次刺其陰陽經脈，結果使氣血更虛，致身體懈散、四肢轉筋，死期已不遠了。而醫生對此既不能明辨，又不問其發病原因，只是說病已危重，這也是粗劣的醫生。此為診治上的第五個過失。

上述五種過失，都是由於醫生學術不精，人情事理不明所造成。

【原文】

故曰：聖人之治病也，必知天地陰陽，四時經紀，五臟六腑，雌雄表裏，刺灸砭石，毒藥所主，從容人事，以明經道。貴賤貧富，各異品理，問年少長，勇怯之理，審于分部，知病本始，八正九候，診必副矣。

【譯文】

所以說：聖人治病，必知自然界陰陽之氣的變化，四時寒暑的更替規律，五臟六腑之間的關係，經脈之陰陽表裏，刺灸、砭石、毒藥治病之所宜，能周密詳審人情事理，掌握診治之常道。從病人的貴賤貧富，區分其體質差異及發病的各自特點；問其年齡之長幼，知其性情勇怯之理；審察病色出現的部位，以知其病之本始，並結合四時八風正氣及三部九候脈象進行分析，所以他的診療技術是全備的。

【原文】

治病之道，氣內為寶，循求其理，求之不得，過在表裏。守數據治，無失俞理，能行此術，終身不殆。不知俞理，五臟菀熱，癰發六腑，診病不審，是謂失常，謹守此治，與經相明。上經下經，揆度陰陽，奇恒五中，決以明堂，審于終始，可以橫行。

【譯文】

治病的道理，應重視病人元氣的強弱，從其元氣的強弱變化中，探求其病。如果求之不得，其病便是在陰陽表裏之間。治病時應遵守氣血多少及針刺深淺等常規，不要違背取穴的理法，能這樣來進行醫療，則終生可不發生差錯。如果不知取穴的理法，而妄施針石，可使五臟積熱，癰發於六臟。若診病不能詳審周密，便是失常；若能遵守這些診治法則，自會與經旨相明，能通曉《上經》《下經》之義，知道如何揆測度量陰陽的變化，能從明堂之色診察奇恒之疾和五臟之病，以及審知疾病的始終等道理，便可隨心所欲而遍行於天下。

徵四失論篇第七十八

提示：本篇分析醫者在工作中常犯的四種過失，並指出其要害是「治不能循理」。

【原文】

　　黃帝在明堂，雷公侍坐。

　　黃帝曰：夫子所通書，受事眾多矣，試言得失之意，所以得之，所以失之？

　　雷公對曰：循經受業，皆言十全，其時有過失者，請聞其事解也。

【譯文】

　　黃帝坐在明堂，雷公侍坐於旁。

　　黃帝說：先生所通曉的醫書和所從事的醫療工作，已經很多了，請你試著談談對醫療上的成功與失敗的看法，為什麼有成敗呢？

　　雷公說：我遵循醫經學習醫術，書上都說可以得到十全的效果，但在醫療中有時還是有過失的，請問這應該怎樣解釋呢？

【原文】

　　帝曰：子年少智未及邪，將言以雜合耶？夫經脈十二，絡脈三百六十五，此皆人之所明知，工之所循用也。所以不十全者，精神不專，志意不理，外內相失，故時疑殆。

　　診不知陰陽逆從之理，此治之一失矣。

　　受師不卒，妄作雜術，謬言為道，更名自功，妄用砭石，後遺身咎，此治之二失也。

【譯文】

　　黃帝說：這是由於你年紀輕智力不足，考慮問題不周到呢，還是對眾人的學說只有簡單的雜合而缺乏分析呢？經脈有十二，絡脈有三百六十五，這是人們所知道的，也是醫生所遵循應用的。治病之所以不能收到十全的療效，是由於精神不夠專一，沒有認真分析探求，不能將外在的脈證與內在的病情綜合在一起分析，所以時常產生疑難。

　　診病不知陰陽逆從的道理，這是治病失敗的第一個原因。

隨師學習沒有學完，學術未精，盲目施行各種不正規的療法，以荒謬之說為真理，亂立病名來誇大自己的功勞，亂施砭石，結果給自己遺留下過錯，這是治病失敗的第二個原因。

【原文】

　　不適貧富貴賤之居，坐之薄厚，形之寒溫，不適飲食之宜，不別人之勇怯，不知比類，足以自亂，不足以自明，此治之三失也。

　　診病不問其始，憂患飲食之失節，起居之過度，或傷于毒，不先言此，卒持寸口，何病能中，妄言作名，為粗所窮，此治之四失也。

【譯文】

　　治病不能適宜於病人的貧富貴賤的生活、居處環境的好壞、形體的寒溫，不能適合飲食之所宜，不區別病人性情的勇怯，不知道用比類異同的方法進行分析。這種做法，只能擾亂自己的思想，不能使自己有清楚的認識，這是治病失敗的第三個原因。

　　診病時不問病人開始發病的情況，以及是否曾有過憂患等精神上的刺激，飲食是否失於節制，生活起居是否超越正常規律，或者是否曾傷於毒，如果診病時不先問清楚這些情況，便倉促去診視寸口，怎能準確診斷病情？只能是胡言亂語，編造病名，令自己因為粗率的治療而陷入困境，這是治病失敗的第四個原因。

【原文】

　　是以世人之語者，馳千里之外，不明尺寸之論，診無人事。治數之道，從容之葆，坐持寸口，診不中五脈，百病所起，始以自怨，遺師其咎。是故治不能循理，棄術于市，妄治時癒，愚心自得。嗚呼！窈窈冥冥，孰知其道？道之大者，擬于天地，配于四海，汝不知道之諭，受以明為晦。

【譯文】

所以社會上的一些醫生，其言語足以誇大到千里，卻不明白尺寸的道理，診治疾病，不知參考人事，更不知診病之道應以能做到比類從容為最寶貴的道理，只知診察寸口，這種做法，既診不中五臟之脈，更不知疾病的起因，於是就開始埋怨自己的學術不精，繼而歸罪於老師傳授不明。所以治病如果不能遵循醫理，必為群眾所不信任，亂治中偶然治癒疾病，不知是僥倖，反自鳴得意。唉！醫道之精微深奧，有誰能徹底瞭解其中道理？醫道之大可以比擬於天地配於四海，你若不能通曉道之教諭，即使老師講得很清楚，還是不能徹底明白。

陰陽類論篇第七十九

提示：本篇說明三陰三陽的命意和作用，以及症狀、脈象等，最後指出預測死期應結合時節。

【原文】

孟春始至，黃帝燕坐，臨觀八極，正八風之氣，而問雷公曰：陰陽之類，經脈之道，五中所主，何臟最貴？

雷公對曰：春，甲乙，青，中主肝，治七十二日，是脈之主時，臣以其臟最貴。

帝曰：卻念上下經，陰陽從容，子所言貴，最其下也。

【譯文】

在立春的這一天，黃帝很安閒地坐著，觀看八方的遠景，候察八風的方向，向雷公問道：按照陰陽的分析方法和經脈理論，配合五臟主時的規律，你認為哪一臟最重要？

雷公回答說：春季為一年之首，屬甲乙木，其色青，五臟中主

肝，肝旺於春季七十二日，此時也是肝脈當令的時候，所以我認為肝臟最重要。

黃帝說：我依據《上經》《下經》陰陽比類分析的理論來體會，你認為最重要的，卻是其中最不重要的。

【原文】

雷公致齋七日，旦復侍坐。

帝曰：三陽為經，二陽為維，一陽為遊部，此知五臟終始。三陰為表，二陰為裏，一陰至絕作朔晦，卻具合以正其理。

雷公曰：受業未能明。

帝曰：所謂三陽者，太陽為經，三陽脈至手太陰，弦浮而不沉，決以度，察以心，合之陰陽之論；所謂二陽者，陽明也，至手太陰，弦而沉急不鼓，炅至以病，皆死；一陽者，少陽也，至手太陰，上連人迎，弦急懸不絕，此少陽之病也，專陰則死。

【譯文】

雷公齋戒了七天，早晨又侍坐於黃帝的一旁。

黃帝說：三陽為經，二陽為緯，一陽為遊部，懂得這些，就可以知道五臟之氣運行的終始了。三陰為表，二陰為裏，一陰為陰氣之最終，也是陽氣的開始，有如朔晦交界，都符合天地陰陽終始的道理。

雷公說：我還沒有明白其中的意義。

黃帝說：所謂「三陽」，是指太陽經脈，其脈至於手太陰寸口，如見弦浮不沉之脈象，應當根據常度來判斷，用心體察，並參合陰陽之論，以明好壞。所謂「二陽」，就是陽明經脈，其脈至於手太陰寸口，如見脈象弦而沉穩，不鼓擊於指，則火熱大至之時有此病脈，大多有死亡的危險。「一陽」就是少陽經脈，其脈至於手太陰寸口，上連人迎，如見脈象弦急且懸而不絕，這是少陽經的病脈，如見有陰而無陽的真臟脈象，就要死亡。

【原文】

三陰者，六經之所主也，交于太陰，伏鼓不浮，上空志心；二陰至肺，其氣歸膀胱，外連脾胃；一陰獨至，經絕，氣浮不鼓，鉤而滑。

此六脈者，乍陰乍陽，交屬相並，繆通五臟，合于陰陽，先至為主，後至為客。

【譯文】

「三陰」為手太陰肺經，肺朝百脈，所以為六經之主。其氣交於太陰寸口，脈象沉浮鼓動而不浮，是太陰之氣陷下而不能上升，以致心志空虛。「二陰」是少陰，其脈至於肺，其氣歸於膀胱，外與脾胃相連。「一陰」是厥陰，其脈獨至於太陰寸口，經氣已絕，故脈氣浮而不鼓，脈象如鉤而滑。

以上六種脈象，或陽臟見陰脈，或陰臟見陽脈，相互交錯，會聚於寸口，都和五臟相通，與陰陽之道相合。如出現此種脈象，凡先見於寸口的為主，後見於寸口的為客。

【原文】

雷公曰：臣悉盡意，受傳經脈，頌得從容之道，以合從容，不知陰陽，不知雌雄。

帝曰：三陽為父，二陽為衛，一陽為紀；三陰為母，二陰為雌，一陰為獨使。

二陽一陰，陽明主病，不勝一陰，脈軟而動，九竅皆沉。

三陽一陰，太陽脈勝，一陰不能止，內亂五臟，外為驚駭。

二陰二陽，病在肺，少陰脈沉，勝肺傷脾，外傷四肢。

二陰二陽皆交至，病在腎，罵詈妄行，巔疾為狂。

二陰一陽，病出于腎，陰氣客遊于心脘，下空竅堤，閉塞不通，四肢別離。

一陰一陽代絕，此陰氣至心，上下無常，出入不知，喉咽乾燥，

病在土脾。

二陽三陰，至陰皆在，陰不過陽，陽氣不能止陰，陰陽並絕，浮為血瘕，沉為膿胕。陰陽皆壯，下至陰陽。上合昭昭，下合冥冥，診決死生之期，遂合歲首。

【譯文】

雷公說：我已經完全懂得您的意思了。但把您以前傳授給我的經脈道理，以及我自己從書本上讀到的從容之道，和今天您所講的從容之法相結合起來，我還是不明白其中陰陽雌雄的意義。

黃帝道：三陽如父親那樣高尊，二陽如外衛，一陽如樞紐；三陰如母親那樣善於養育，二陰如雌性那樣內守，一陰如使者一般能交通陰陽。

二陽一陰是陽明主病，二陽不勝一陰，則陽明脈軟而動，九竅之氣沉滯不利。

三陽一陰為病，則太陽脈勝，寒水之氣大盛，一陰肝氣不能制止寒水，故內亂五臟，外現驚駭。

二陰二陽則病在肺，少陰脈沉，少陰之氣勝肺傷脾，在外傷及四肢。

二陰與二陽交互為患，則土邪侮水，其病在腎，則有狂罵妄行，癲疾狂亂的症狀。

二陰一陽，其病出於腎，陰氣上逆於心，並使脘下空竅如被堤壩阻隔一樣閉塞不通，四肢好像離開身體一樣不能為用。

一陰一陽為病，其脈代絕，這是厥陰之氣上至於心而發生的病變，或在上部，或在下部，而無定處，飲食無味，大便泄瀉無度，咽喉乾燥，病在脾土。

二陽三陰為病，包括至陰脾土在內，陰氣不能超過陽，陽氣不能制止陰，陰陽相互隔絕，陽浮於外則內成血瘕，陰沉於裏則外成膿腫；若陰陽之氣都盛壯，而病變趨向於下，在男子則陽道生病，女子則陰器生病。上觀天道，下察地理，必以陰陽之理來決斷病者死生之

期，同時還要參合一歲之中何氣為首。

【原文】

雷公曰：請問短期。

黃帝不應。

雷公復問。黃帝曰：在經論中。

雷公曰：請聞短期。

黃帝曰：冬三月之病，病合于陽者，至春正月，脈有死征，皆歸出春。

冬三月之病，在理已盡，草與柳葉皆殺，春陰陽皆絕，期在孟春。

春三月之病，曰陽殺，陰陽皆絕，期在草乾。

夏三月之病，至陰不過十日；陰陽交，期在溓水。

秋三月之病，三陽俱起，不治自已。

陰陽交合者，立不能坐，坐不能起。三陽獨至，期在石水。三陰獨至，期在盛水。

【譯文】

雷公說：請問疾病的死亡日期。

黃帝沒有回答。

雷公又問。黃帝道：在醫書上有說明。

雷公又說：請問疾病的死亡日期。

黃帝道：冬季三月的病，如病症脈象都屬陽盛，則春季正月見脈有死征，那麼到出春交夏，陽盛陰衰之時，便會有死亡的危險。

冬季三月的病，根據天理，勢必將盡，草和柳葉都枯死了，如果到春天陰陽之氣都絕，那麼其死期就在正月。

春季三月的病，名為「陽殺」。陰陽之氣都絕，死期在秋天草木枯乾之時。

夏季三月的病，若不痊癒，到了至陰之時，那麼其死期在至陰後

不超過十日；若脈見陰陽交錯，則死期在初冬結薄冰之時。

秋季三月的病，出現了手足三陽的脈證，不給治療也會自癒。

若是陰陽交錯合而為病，則立而不能坐，坐而不能起。若三陽脈獨至，則獨陽無陰，死期在冰結如石之時。三陰脈獨至，則獨陰無陽，死期在正月雨水節。

方盛衰論篇第八十

提示：本篇說明陰陽之氣的盛衰，與五中五度的強弱虛實有密切的聯繫，在診斷上必須掌握全面的情況，如果「持雌失雄，棄陰附陽」，就會失之片面，產生不良後果。

【原文】

雷公請問：氣之多少，何者為逆，何者為從？

黃帝答曰：陽從左，陰從右；老從上，少從下。是以春夏歸陽為生，歸秋冬為死；反之，則歸秋冬為生，是以氣多少，逆皆為厥。

【譯文】

雷公請問道：氣的盛衰，哪一種是逆？哪一種是順？

黃帝回答道：陽氣主升，其氣從左而右；陰氣主降，其氣從右而左。老年之氣先衰於下，其氣從上而下；少年之氣先盛於下，其氣從下而上。因此春夏之病見陽證陽脈，以陽歸陽，則為順為生；若見陰證陰脈，如秋冬之令，則為逆為死。反過來說，秋冬之病見陰證陰脈，以陰歸陰，則為順為生。所以不論氣盛或氣衰，逆則都成為厥。

【原文】

問曰：有餘者厥耶？

答曰：一上不下，寒厥到膝，少者秋冬死，老者秋冬生。氣上不

下，頭痛巔疾，求陽不得，求陰不審，五部隔無征，若居曠野，若伏空室，綿綿乎屬不滿日。是以少氣之厥，令人妄夢，其極至迷。三陽絕，三陰微，是為少氣。

【譯文】

雷公又問：氣有餘也能成厥嗎？

黃帝答道：陽氣一上而不下，陰陽兩氣不相順接，則足部厥冷至膝，少年在秋冬見病則死，而老年在秋冬見病卻可生。陽氣上而不下，則上實下虛，為頭痛巔頂疾患，這種厥病，說它屬陽，本非陽盛，說它屬陰，則又非陰盛，五臟之氣隔絕，沒有顯著微象可察。病人好像置身於曠野，又像伏居於空室，視物不清，對細微的東西，就算是全神貫注，仍然看不清楚。所以，氣虛的厥，使人夢多荒誕；厥逆盛極，則夢多離奇迷亂。三陽之脈懸絕，三陰之脈細微，就是所謂少氣之候。

【原文】

是以肺氣虛，則使人夢見白物，見人斬血藉藉，得其時則夢見兵戰。

腎氣虛，則使人夢見舟船溺人，得其時則夢伏水中，若有畏恐。

肝氣虛，則夢見菌香生草，得其時則夢伏樹下不敢起。

心氣虛，則夢救火陽物，得其時則夢燔灼。

脾氣虛，則夢飲食不足，得其時則夢築垣蓋屋。

【譯文】

肺氣虛則夢見悲慘的事物，或夢見人被殺流血，屍體狼藉，當金旺之時，則夢見戰爭。

腎氣虛則夢見舟船淹死人，當水旺之時，則夢見自己潛伏在水中，好像非常害怕而恐慌。

肝氣虛則夢見芬芳的草木，當木旺之時，則夢見藏匿在大樹底下

不敢出來。

　　心氣虛則夢見救火或雷電交加的場景，當火旺之時，則夢見火焚燒自己的身體。

　　脾氣虛則夢飲食不足，得其土旺之時，則夢見築牆蓋屋。

【原文】

　　此皆五臟氣虛，陽氣有餘，陰氣不足，合之五診，調之陰陽，以在經脈。

　　診有十度，度人脈度、臟度、肉度、筋度、俞度。陰陽氣盡，人病自具。脈動無常，散陰頗陽，脈脫不具，診無常行。診必上下，度民君卿。受師不卒，使術不明，不察逆從，是為妄行，持雌失雄，棄陰附陽，不知併合，診故不明，傳之後世，反論自章。

【譯文】

　　這些都是五臟氣虛，陽氣有餘，陰氣不足所致。當參合五臟見證，調其陰陽，其內容已在《經脈》篇中論述過了。

　　診法有十度，就是衡量人的脈度、臟度、肉度、筋度、腧度，揆度它的陰陽虛實，對病情就可以得到全面瞭解。脈息之動本無常體，或出現陰陽散亂而有偏頗，或脈象搏動不明顯，所以診察時也就沒有固定的常規。診病時必須知道病人身份的上下，是平民還是君卿。如果對老師的傳授不能全部接受，醫術不高明，不僅不能辨別逆從，而且會使診治帶有盲目性和片面性，看到了一面，看不到另一面，抓住了一點，放棄了另一點，不知道結合全面情況加以綜合分析，所以診斷就不能明確。如以這種診斷方法授給後人的話，在實際工作中自會明顯地暴露出它的錯誤。

【原文】

　　至陰虛，天氣絕；至陽盛，地氣不足。陰陽並交，至人之所行。陰陽並交者，陽氣先至，陰氣後至。

是以聖人持診之道，先後陰陽而持之，奇恒之勢乃六十首，診合微之事，追陰陽之變，章五中之情，其中之論，取虛實之要，定五度之事，知此乃足以診。

是以切陰不得陽，診消亡；得陽不得陰，守學不湛。知左不知右，知右不知左，知上不知下，知先不知後，故治不久。知醜知善，知病知不病，知高知下，知坐知起，知行知止。用之有紀，診道乃具，萬世不殆。

【譯文】

至陰虛，則天之陽氣離絕；至陽盛，則地之陰氣不足。能使陰陽互濟交通，這是有修養的醫生的能事。陰陽之氣互濟交通，是陽氣先至，陰氣後至。

所以，高明的醫生診病，是掌握陰陽先後的規律，根據奇恒之勢六十首辨明正常和異常，把各種診察所得的點滴細微的臨床資料綜合起來，追尋陰陽的變化，瞭解五臟的病情，作出中肯的結論，並根據虛實綱要及十度來加以判斷，知道了這些，方可以診病。

所以切其陰而不能瞭解其陽，這種診法是不能行於世的；切其陽而不能瞭解其陰，其所學的技術也是不高明的。知左而不知其右，知右而不知其左，知上而不知其下，知先而不知其後，他的醫道就不會長久。要知道不好的，也要知道好的；要知道有病的，也要知道無病的；既知道高，亦知道下；既知道坐，也要知道起；既知道行，也要知道止。能做到這樣有條不紊，反復推求，診斷的步驟才算全備，也才能永遠不出差錯。

【原文】

起所有餘，知所不足，度事上下，脈事因格。是以形弱氣虛，死；形氣有餘，脈氣不足，死；脈氣有餘，形氣不足，生。

是以診有大方，坐起有常，出入有行；以轉神明，必清必淨，上觀下觀，司八正邪，別五中部；按脈動靜，循尺滑澀，寒溫之意；視

其大小，合之病能，逆從以得，復知病名，診可十全，不失人情。故診之，或視息視意，故不失條理，道甚明察，故能長久；不知此道，失經絕理，亡言妄期，此謂失道。

【譯文】

疾病的初期，見到邪氣有餘，就應考慮其正氣不足，因虛而受邪；檢查病者的上下各部，脈證參合，以窮究其病理。例如形弱氣虛的，主死；形氣有餘，脈氣不足的，亦死；脈氣有餘，形氣不足的，主生。

所以，診病有一定的大法，醫生應該注意起坐有常，一舉一動，保持很好的品德；思維敏捷，頭腦清靜，上下觀察，分別四時八節之邪，辨別邪氣中於五臟的何部；觸按其脈息的動靜，探切尺部皮膚滑澀寒溫的概況；視其大小便的變化，與病狀相參合，從而知道是逆是順，同時也知道了病名，這樣診察疾病，可以十不失一，也不會違背人情。所以診病之時，或視其呼吸，或看其神情，都能不失于條理，醫生只有技術高明，才能永久不出差錯；假如不知道這些，違反了原則和真理，亂談病情，妄下結論，這是不符合治病救人的醫道的。

解精微論篇第八十一

提示：本篇討論哭泣涕淚的疾病，關鍵在於神志的變化。

【原文】

黃帝在明堂，雷公請曰：臣授業，傳之行教以經論，從容形法，陰陽刺灸，湯藥所滋，行治有賢不肖，未必能十全。若先言悲哀喜怒，燥濕寒暑，陰陽婦女，請問其所以然者。卑賤富貴，人之形體所從，群下通使，臨事以適道術，謹聞命矣。請問有毚愚僕漏之問，不在經者，欲聞其狀。

帝曰：大矣。

公請問：哭泣而淚不出者，若出而少涕，其故何也？

帝曰：在經有也。

【譯文】

黃帝在明堂裏，雷公請問說：我接受了您傳給我的醫道，再教給我的學生，教的內容是經典所論、從容形法、陰陽刺灸、湯藥所滋。然而他們在臨證上，因有賢愚之別，所以未必能十全。至於教的方法，是先告訴他們悲哀喜怒、燥濕寒暑、陰陽婦女等方面的問題，再叫他們回答之所以如此的原因；向他們講述卑賤富貴及人之形體的適從等，使他們通曉這些理論，再通過臨證適當地運用。這些在過去我都已經聽您講過了。現在我還有一些很愚陋的問題，在經典中找不到，要請您解釋。

黃帝道：你鑽研的問題真是深而大啊！

雷公問：有哭泣而淚涕皆出，或淚出而少有鼻涕的，這是為何？

黃帝說：在醫經中有記載。

【譯文】

復問：不知水所從生，涕所從出也。

帝曰：若問此者，無益于治也，工之所知，道之所生也。夫心者，五臟之專精也；目者，其竅也；華色者，其榮也。是以人有德也，則氣和于目，有亡，憂知于色。

是以悲哀則泣下，泣下水所由生。水宗者，積水也；積水者，至陰也；至陰者，腎之精也。宗精之水，所以不出者，是精持之也，輔之裹之，故水不行也。夫水之精為志，火之精為神，水火相感，神志俱悲，是以目之水生也。故諺言曰：心悲名曰志悲，志與心精，共湊于目也。

【譯文】

雷公又問：眼淚是怎樣產生的？鼻涕是從哪里來的？

黃帝道：你問這些問題，對治療上沒有多大幫助，但也是醫生應該知道的，因為它是醫學中的基本知識。心為五臟之專精，兩目是它的外竅，光華色澤是它的外榮。所以一個人在心裏有得意的事，就會神氣和悅於兩目；假如心有所失意，就會表現出憂愁之色。

因此悲哀就會哭泣，泣下的淚是水所產生的。水的來源，是體內積聚的水液；積聚的水液，是至陰；所謂至陰，就是腎臟之精。來源於腎精的水液，平時之所以不出，是由於受著精的約制，有夾輔、包纏的作用。水的精氣是志，火的精氣是神，水火相互交感，神志俱悲，因而淚水就出來了。所以俗語說：心悲叫作志悲，因為腎志與心精，同時上湊於目。

【原文】

是以俱悲則神氣傳于心精，上不傳于志而志獨悲，故泣出也。泣涕者腦也，腦者陰也，髓者骨之充也，故腦滲為涕。

志者骨之主也，是以水流而涕從之者，其行類也。夫涕之與泣者，譬如人之兄弟，急則俱死，生則俱生，其志以早悲，是以涕泣俱出而橫行也。夫人涕泣俱出而相從者，所屬之類也。

【譯文】

所以心腎俱悲，則神氣傳於心精，而不傳於腎志，腎志獨悲，水失去了精的約制，因而淚水就出來了。哭泣而涕出的原因在腦，腦屬陰，髓充於骨並且藏於腦，而鼻竅通於腦，所以腦髓滲漏而成涕。

腎志是骨之主，因此淚水出則鼻涕也隨之而出，這是因為涕淚是同類的關係。涕之與淚，譬如兄弟，危急則同死，安樂則共存，腎志先悲而腦髓隨之，所以涕隨泣出而涕淚橫流。涕淚所以俱出而相隨，是由於涕淚同屬水類的緣故。

【原文】

雷公曰：大矣。請問人哭泣而淚不出者，若出而少，涕不從之何也？

帝曰：夫泣不出者，哭不悲也。不泣者，神不慈也。神不慈則志不悲，陰陽相持，泣安能獨來？

夫志悲者惋，惋則沖陰，沖陰則志去目，志去則神不守精，精神去目，涕泣出也。且子獨不誦不念夫經言乎？厥則目無所見。夫人厥則陽氣並于上，陰氣並于下。陽並于上，則火獨光也；陰並于下則足寒，足寒則脹也。夫一水不勝五火，故目眥盲。

是以沖風，泣下而不止。夫風之中目也，陽氣內守于精，是火氣燔目，故見風則泣下也。有以比之，夫火疾風生乃能雨，此之類也。

【譯文】

雷公說：你講的道理真博大！請問有人哭泣而眼淚不出的，或雖出而量少，且涕不隨之而出的，這是什麼道理？

黃帝道：哭而沒有眼淚，是內心上並不悲傷。不出眼淚，是心神沒有被感動；神不感動，則志亦不悲，心神與腎志相持而不能相互交感，眼淚怎麼能出來呢？

凡是志悲就會有淒慘之意。淒慘之意衝動於腦，則腎志去目；腎志去目，則神不守精；精和神都離開了眼睛，眼淚和鼻涕才能出來。你難道沒有讀過或沒有想到醫經上所說的話嗎？厥則眼睛一無所見。當一個人在犯厥證的時候，陽氣並走於上部，陰氣並走於下部。陽並於上，則上部亢熱；陰並於下則足冷，足冷則發脹。因為一水不勝五火，所以眼目就看不見了。

所以迎風就會流淚不止的，因風邪中於目而流淚，是由於陽氣內守於精，也就是火氣燔目的關係，所以遇到風吹就會流淚了。舉一個比喻來說：火熱之氣熾甚而風生，風生之後才會有雨，與這個情況是相類同的。

國家圖書館出版品預行編目資料

黃帝內經／佚名原典；朱斐譯注，初版
新北市：新視野 New Vision，2018. 09
　　面；　公分--
　　ISBN 978-986-96269-4-1（平裝）
　　1.內經 2.中醫典籍 3.養生
413.11　　　　　　　　　　　　107011704

黃帝內經

作　　者　佚名
譯　　注　朱斐

策　　劃　周向潮
出 版 人　翁天培
出　　版　新視野 New Vision
製　　作　新潮社文化事業有限公司
　　　　　電話 02-8666-5711
　　　　　傳真 02-8666-5833
　　　　　E-mail：service@xcsbook.com.tw

印前作業　菩薩蠻數位文化有限公司
印刷作業　福霖印刷有限公司

總 經 銷　聯合發行股份有限公司
　　　　　新北市新店區寶橋路 235 巷 6 弄 6 號 2F
　　　　　電話 02-2917-8022
　　　　　傳真 02-2915-6275

初版一刷　2018 年 10 月
初版五刷　2023 年 06 月